Christine Daiminger

Vom begeisterten Aufbruch zu ersten Richtungsauseinandersetzungen

Ein Lesebuch mit Interviews zur Geschichte der Verhaltenstherapie in der Bundesrepublik Deutschland

dgvt Verlag

Christine Daiminger

Vom begeisterten Aufbruch zu ersten Richtungsauseinandersetzungen

Ein Lesebuch mit Interviews zur Geschichte der Verhaltenstherapie in der Bundesrepublik Deutschland

dgvt Verlag
Deutsche Gesellschaft für Verhaltenstherapie
Tübingen
2010

Kontaktadresse:

Christine Daiminger
Hochschule München
FK 11 – Fachbereich Angewandte Sozialwissenschaften
Am Stadtpark 20
81243 München

E-Mail: christine.daiminger@hm.edu

Bibliografische Information der Deutschen Nationalbibliothek

Die Deutsche Nationalbibliothek verzeichnet diese Publikation in der Deutschen Nationalbibliografie; detaillierte bibliografische Daten sind im Internet über http://dnb.d-nb.de abrufbar.

Im Sudhaus
Hechinger Straße 203
72072 Tübingen

E-Mail: dgvt-Verlag@dgvt.de
Internet: www.dgvt-Verlag.de

Umschlaggestaltung: Christine Daiminger, München
Layout: VMR, Monika Rohde, Leipzig
Herstellung: TOPP Digital GmbH, Ismaning

ISBN 978-3-87159-065-8

Inhalt

Einleitung

Lilly Kemmler: Und das war einfach so: Wir waren unglaublich aufgeschlossen und interessiert, haben über alles geredet. Jedes Jahr sind wir alle – von Professor bis Student – mit dem Unibus auf Exkursion gewesen, zum Beispiel in Holland, in Belgien und wir waren in der Schweiz bei Piaget ... Also das war ein unendlicher Aufbruch, und wir waren mitten dazwischen.

Jarg Bergold: Höhepunkt war gleich die Anfangsphase, habe ich dir ja erzählt, die würde ich überschreiben mit „anything goes", wirklich in dem Sinne. Das war absolut faszinierend. Das ging ja hui: so hoch, wie wahnsinnig.

Peter Gottwald: Es gab diese Phase, wo man sich wirklich für die Speerspitze des wissenschaftlichen Fortschritts in diesem Bereich gehalten hat. Und das war, glaube ich, bei allen damals so.

Einen begeisterten Aufbruch beschreiben die „Pioniere" der Verhaltenstherapie. Dieser Aufbruch lässt sich in der Bundesrepublik Deutschland ab Mitte der 60er Jahre verorten. Begleitet und geprägt von der Studentenbewegung finden ab Ende der 60er Jahre heftige Richtungsauseinandersetzungen auf verschiedenen Ebenen statt: In konzeptueller Hinsicht lässt sich die sogenannte Kognitive Wende als Beispiel nennen. Gestritten wird auch um die Verbesserung der Strukturen der psychosozialen Versorgung und um die Frage, welche Aufgaben und Funktionen die neugegründeten Fachorganisationen übernehmen sollen. In diesen Auseinandersetzungen werden Weichen gestellt und Grundlagen gelegt, die langfristige Auswirkungen auf die weitere Formierung der Verhaltenstherapie (VT) wie auch der Deutsche Gesellschaft für Verhaltenstherapie (DGVT) bis hin zur Verabschiedung des Psychotherapeutengesetzes zeitigen. Diese Geschichte der Verhaltenstherapie ist eng verwoben mit der Entwicklung und Formierung der Klinischen Psychologie.

Mit dem vorliegenden Lesebuch möchte ich diese Prozesse durch Interviews mit ZeitzeugInnen, Pionieren und ExpertInnen der Verhaltenstherapie für interessierte LeserInnen nachvollziehbar machen. Diese Interviews entstanden im Rahmen meiner Promotion zur Geschichte der VT und der DGVT. Von 31 Interviews, die eine Quellengrundlage dieser Arbeit waren, habe ich für dieses Buch 20 ZeitzeugInnen ausgewählt, nämlich diejenigen, welche die VT bis Anfang der 70er

Jahre kennen gelernt haben und in diesem Zusammenhang aktiv geworden sind. Die Gespräche fanden von September 2001 bis Januar 2003 statt und standen teilweise auch unter dem Eindruck des 1999 in Kraft getretenen Psychotherapeutengesetzes. Sämtliche Gespräche habe ich aufgezeichnet, transkribiert und mit Unterstützung der Interviewten sprachlich überarbeitet und etwas gekürzt. Trotz der Überarbeitung sollten die Texte meines Erachtens möglichst nahe an der gesprochenen Sprache verbleiben. Das bedeutet, dass die vorliegenden Texte *nicht* unseren Lesegewohnheiten entsprechen: Sie sind weder der „geschriebenen Sprache" noch dem geläufigen Stil von Interviews in populären Medien angepasst.

Aus unterschiedlichen Gründen waren zunächst nicht alle Interviewten mit diesem Vorgehen einverstanden: Kritikpunkte waren zum Beispiel, dass dieser Stil sprachästhetische Ansprüche verletze oder der sprachliche Ausdruck in der geschriebenen Sprache viel besser wäre. Obwohl diese Argumente nachvollziehbar sind, habe ich mich zu dieser Form entschieden, um den Interviewcharakter zu erhalten und weitergehende sprachliche Eingriffe oder gar inhaltliche Veränderungen zu vermeiden. Die AutorInnen aller hier veröffentlichten Interviews akzeptierten diese Entscheidung, selbst wenn manche oder mancher sich eine weitergehende Überarbeitung gewünscht hätte.

Einige der Interviewten bereiteten sich auf die Gespräche vor, indem sie beispielsweise alte Dokumente „vom Dachboden" holten und durchsahen, einige nutzten die Gespräche als Anlass für eine berufliche Bilanzierung, andere antworteten und erzählten spontan. Dies zeigt, dass diese Interviews weder „die historische Wahrheit" darstellen, noch „die Geschichte abbilden". Oral History Interviews sind autobiographische und teilweise sehr persönliche Quellen und Erzählungen zu zeitgeschichtlichen Themen; in den Gesprächen wurden sehr unterschiedliche Gefühle und Erinnerungen geweckt und vermittelt.

Gleichzeitig sind Oral Interviews immer geprägt von der aktuellen Kommunikationssituation, von aktuellen Interessen und Motiven der GesprächspartnerInnen sowie von der jeweiligen historischen Situation, wie beispielsweise der Eindruck des Psychotherapeutengesetzes in einigen Gesprächen deutlich macht. Was erinnert wird, muss nicht das sein, was erzählt wird. Und was erzählt wird, wird von einem „eigenwilligen" Gedächtnis geprägt. Dass man zudem in der spontanen Gesprächssituation Daten oder Fakten häufig nicht korrekt erinnert, werden die LeserInnen auch aus eigener Erfahrung kennen. Soweit möglich wurden Daten in der Überarbeitung korrigiert.

All die Momente der Subjektivität der Oral History bringen gleichzeitig Probleme als auch großes Potenzial für historische Analysen mit sich. Dies bitte ich die Leser und Leserinnen mitzubedenken, ebenso bitte ich beim Lesen immer zu berücksichtigen, dass die Interviews sehr nahe an der gesprochenen Sprache belassen sind. Die Reihenfolge der Interviews entspricht der chronologischen Reihenfolge der Gespräche selbst.

Abschließend möchte ich mich bei allen InterviewpartnerInnen bedanken: für die spannenden Gespräche, für ihre große Geduld und Unterstützungsbereitschaft bei der Überarbeitung der Interviews und dafür, dass sie es ermöglicht haben, die Interviews unanonymisiert zu veröffentlichen.

Bedanken möchte ich mich an dieser Stelle auch noch einmal bei der DGVT, die meine Promotion durch ein Stipendium unterstützt und darüber hinaus mit zusätzlichen Projektmitteln ermöglicht hat, dieses Buch herauszugeben, eine Homepage zum Projekt zu erstellen und die von mir gesammelten Materialien und Quellen am Psychologischen Forschungsinstitut an der FernUni Hagen zu archivieren und für wissenschaftliche Zwecke verfügbar zu machen.

Berlin, den 7. 7. 2010 *Christine Daiminger*

Prof. Dr. Heiner Keupp

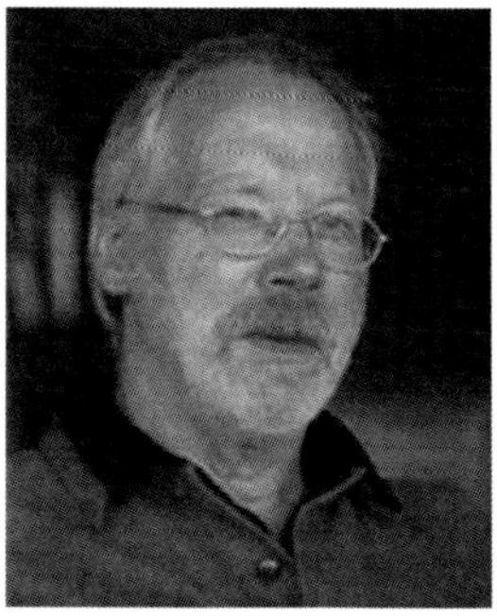

Interview am 26.09.01 in München

Christine Daiminger (CD): Meine erste Frage ist, wie hast du die Verhaltenstherapie kennengelernt und in welchem Kontext war das? Kannst du dich noch erinnern, was daran für dich spannend und attraktiv und interessant war?

Prof. Dr. Heiner Keupp: Ich habe mich damals schon in München aufgehalten und habe an der Uni in München Psychologie studiert. Nach dem Vordiplom, das war 1967, also kurz vor der Studentenbewegung, gab es hier einen neuen Lehrstuhlinhaber für Klinische Psychologie, das war Albert Görres. Görres war einer der renommierten Analytiker, hatte aber auch eine Art Enquete über die Zukunft der Psychotherapie veröffentlicht. Er kam in einer Zeit hierher, in der die Universitäten expandierten, und hat eine ungeheuer große Abteilung im konservativen bayrischen Kultusministerium herausgehandelt. Er war auch ein sehr konservativer Katholik, nein, er war ein progressiver Katholik, aber er war konservativ, in diese Richtung etwa. In dieser Zeit hat er mit einer Mannschaft von sieben bis neun Leuten die Abteilung aufgebaut. Und er kam mit der Botschaft: „Ich bring euch die Psychoanalyse, aber ich bring euch auch die Verhaltenstherapie." Er hat sein Haus damals als „seltsames Kloster" bezeichnet, wo zwei sich eher feindliche Brüder unter einem Dach waren. Die VT-Ecke war mit Jarg Bergold, Wolfgang Tunner und Karl Herbert Mandel besetzt, der dann später Familientherapie gemacht hat; andererseits gab es eine starke psychoanalytische Fraktion. Von meiner inneren Haltung her war ich damals ganz eindeutig auf der psychoanalytischen Seite und habe die VT mit großen Vorbehalten erlebt. Die kam damals auch mit so einem ideologischen Flair daher, was sie alles Tolles kann. Ich war in meinem Studium, bevor ich nach München kam, immerhin schon durch die Frankfurter Schule gewandert, und dieser Machbarkeitswahn kam mir einfach verdächtig vor: dieses Denken, jedes denkbare Problem, das Menschen haben können, können wir locker beeinflussen. Wenig später hat ein Kommilitone von mir, der etwas früher mit dem Studium fertig war – Jens Corrsen –, im Spiegel ein Interview gegeben, in dem er diese Großmannssucht, diesen Größenwahn klassisch formuliert hat: „Wir können alles Verhalten in die gewünschte Richtung bringen, und es ist letztlich nur eine Frage der Ethik, ob wir es wollen oder nicht wollen." Und das war ein Habitus, dem ich misstraut habe.

Dann war es aber so, dass ich sehr intensiv zum Beispiel mit Jarg Bergold ins Gespräch kam. Ich habe damals an einem Thema gearbeitet – ich war immer schon ein bisschen quer zu diesen Richtungen: Mich hat das Thema Beziehung in der Therapie interessiert, soziale Macht in der Beziehung, und ich habe intern ein Papier über die Macht des Therapeuten und über so etwas wie eine innere Demokratisierung der therapeutischen Beziehung geschrieben. Damit bin ich zu meinem analytischen Ansprechpartner gegangen und habe gehofft, dass er auf seine eigene Richtung bezogen Interesse hat, weil in der habe ich selber gerade auch praktisch meine ersten Erfahrungen gemacht. Er hieß Anton Hugen, ein Holländer, ein sehr lieber Kerl. Aber ich habe gemerkt, dass es in seine Vorstellungen von der Berufsrolle des Therapeuten überhaupt nicht hineinpasste über Macht zu reden. Das hat mich schon sehr enttäuscht und ich habe auch Konflikte mit ihm gehabt.

Ich habe eine Beratung, eine psychoanalytisch orientierte Beratung mit einem jungen Mann gemacht, der seinen ersten LSD-Trip, und zwar einen Bad-Trip, hinter sich hatte. Und Hugen, der deutlich älter ist, sagte: „Ich glaube, ich bin zu alt für den, willst du nicht die Beratung übernehmen?“ Ich habe mich dann mehrfach mit dem jungen Mann auch in Kneipen getroffen, auch an einem Treffpunkt für junge Leute – heute würden wir sagen in einer Disko –, weil ich dachte, man muss auf den Rahmen achten, damit er dann auch die Form findet, dass er sich mir gegenüber wirklich auf vertrautem Boden finden kann. Das habe ich irgendwann dem Hugen erzählt, der hellauf entsetzt war.

Das war eigentlich der konkrete Anlass für dieses Papier, weil ich denke, in den Ritualen, in den technischen Vorschriften von Therapie steckt auch schon Macht mit drin. Und das konnte ich dann – das war sozusagen der Kontakt zu Jarg Bergold – sehr viel besser mit ihm diskutieren, weil die VTler auch ein sehr viel weniger von Geheimnissen umgebenes Modell der Therapeut-Klient-Beziehung hatten. In damaligen Seminaren bin ich auch Christoph Kraiker begegnet, der als studentische Hilfskraft mit Görres nach München gekommen war. Das war auch jemand, der die Abgrenzung von Verhaltenstherapie und Psychoanalyse eher nicht geschätzt hat, sondern mehr die Frage, wie man die Erfahrungen beider Richtungen miteinander verbinden kann. Das war immer auch ein Interesse, das ich hatte. Mit ihm zusammen habe ich ein paar Jahre später, 1977, für die Kindler Enzyklopädie den Artikel über das Verhältnis von Psychoanalyse und Verhaltenstherapie geschrieben.

Jetzt aber wieder zurück: Es gab dann einen Kongress in München über das Verhältnis von Psychoanalyse und Verhaltenstherapie. Daraus ist auch ein Fischer Taschenbuch geworden.

CD: Wann war der denn?

Prof. Dr. Heiner Keupp: Der müsste so 1970 gewesen sein. Claus-Henning Bachmann hat dieses Büchlein herausgegeben, und da habe ich mit Jarg zusammen diesen Artikel über Macht und Verhaltenstherapie veröffentlicht. Der war so allmählich aus meinem ersten Papier gewachsen und wir haben das mit der Verhaltenstherapie verbunden. Damit ist auch mein Bild langsam ein bisschen positiver geworden, weil ich gesehen habe, dass die Verhaltenstherapie, wenn sie nicht zu eng und nicht zu behavioristisch verkürzt ist, auch die Möglichkeit enthält, die Gesellschaft, gesellschaftliche Rahmenbedingungen, Lebensbedingungen mit einzubinden. Das war ja damals unser Hauptinteresse – du musst dir vorstellen, wir sind mitten in der Studentenbewegung. Wie kann man das Psychologische mit dem Gesellschaftlichen zusammendenken, ohne es reduktionistisch in die eine oder andere Richtung zu verengen oder zu verkürzen? Meine erste Veröffentlichung (lacht) war ein Artikel in der Medizinischen Klinik über tiefenpsychologisch fundierte Therapieverfahren. Du siehst, wo ich damals war. Und die VT ist so langsam zumindest aus der Feindbildrolle herausgewachsen, hat sich differenziert, und dafür waren vor allem auch Personen wichtig.

Dann kam der große europäische VT-Kongress in München. Das war, glaube ich, 1971. Da kam Eysenck, und da waren die VTler der Tradition sehr dominant, die ich auch wirklich immer abgelehnt habe.

CD: Vor allem auch aus dem angloamerikanischen Raum?

Prof. Dr. Heiner Keupp: Ja, genau. Da kam auch Kanfer, den ich nicht so ablehnenswert fand wie Eysenck. Und es war der Rachman da, das weiß ich gar nicht mehr alles im Detail. Aber da war schon klar, da waren dann Personen wie Peter Gottwald und Jarg Bergold schon wichtig – außer Brengelmann, der diesen Kongress gemanagt hat. Wir haben damals aus einem Seminar heraus eine Kongressarbeitsgruppe geplant, mit der wir sozusagen die gesellschaftliche Rolle und Gefahren von Verhaltenstherapie in diesen Kongress hineingepflanzt haben. Das werde ich nie vergessen. Das war natürlich vom Veranstalter eigentlich nicht gewollt, aber dadurch, dass jemand wie Jarg mitgemacht hat, war es sicher leichter, das in den Kongress hineinzutragen. Da sehe ich bis heute noch Peter Gottwald, der dort mit Walden Two von Skinner saß und das wie die rote Mao-Bibel geschwenkt hat: „Da steht doch alles drin, man kann emanzipatorische Positionen viel besser mit der Lerntheorie verbinden als mit irgendeiner anderen."

So habe ich den Peter kennengelernt, mit dieser Begeisterung, die später immer wieder neue, andere Objekte der Begierde gefunden hat bis hin zum Zen-Buddhismus. Das fand im größten Hörsaal in der Münchner Uni statt, wo ganz viele Leute hinkamen. Die hatten uns erst einen kleinen Hörsaal angeboten, der hinten und vorne zu klein war. Das heißt, das war schon ein Thema, das mehr Leute als nur uns beschäftigt hat. Und dann gab es einen Kladderadatsch im GVT-Vorstand, den wir aber nur von der Ferne mitgekriegt haben. Ich glaube, den Kongress-Bericht haben Tunner und Brengelmann herausgebracht, meiner Erinnerung nach 1973. Und es war wohl lange sehr umstritten, ob unser Papier dort mit hineinkommt. Da war ich aber nicht beteiligt, das haben wir uns genüsslich von außen angeschaut, wie sie sich damit schwer tun. Sie haben sich dann eben entschieden, es hinein zu tun, weil es ja nun tatsächlich etwas mit dem Kongress zu tun hatte.

CD: Wieso war das schwer? Weißt du noch, worum es da ging?

Prof. Dr. Heiner Keupp: Wenn du dir das Papier anschaust, das war wirklich vom Geist der Zeit geprägt: emanzipatorische Forderungen, sehr viel Ideologiekritik. Und das hat, glaube ich, den Leuten, die damals wirklich sehr eng an der Verhaltenstherapie dran und auch sehr positiv überzeugt waren, nicht so besonders gefallen. Brengelmann, damals ja noch Vorstand, erster Vorsitzender, war sehr stark durch Eysenck und den Behaviorismus geprägt. Er war Positivist und hatte mit diesen ganzen vom Marxismus angeregten Ideen nichts am Hut. Das war für ihn Ideologie und hatte mit Wissenschaft nichts zu tun. Und wir wollten genau zeigen, dass es eben keine unpolitische Wissenschaft gibt und dass man nicht so tun kann, als ob man in einem herrschaftsfreien Raum sein Geschäft macht. So wie das damals überall passierte, dass man die Dinge hinterfragt hat, gesellschaftlich einordnen wollte, natürlich aus einem kritischen, gesellschaftskritischen Impetus heraus.

CD: Du hast vorhin von den Machbarkeitsvorstellungen erzählt und über das Spiegelinterview, in dem die sich auch herauskristallisiert haben. Kannst du dich erinnern, woran die Machbarkeitsvorstellungen wahrnehmbar waren, wie sich die geäußert haben?

Prof. Dr. Heiner Keupp: In einer positiven und einer negativen Weise. In der negativen Weise vor allem bei Eysenck, der der ganzen damaligen Psychotherapie Ineffektivität, Placeboeffekte nachzuweisen versucht hat. Und das ist von vielen damals übernommen worden. Das war eine Keule vor allem gegen Psychoanalyse und gegen ... Die Humanistische gab es ja noch nicht so, erst in Anläufen. Rogers gab es schon, aber das war noch keine eigene Szene, die man damals hätte ausmachen können. Das war das negative, das hat mich geärgert. Ich fand die Methodenkritik von Eysenck auch unseriös, wir haben uns sehr bemüht, diese Kritik auch genau zu lesen und auch wissenschaftstheoretisch auszuhebeln, weil das eine sehr aggressive, eigentlich der anderen Richtung ihr Existenzrecht bestreitende Kritik war, aber im Namen von harter Wissenschaft. Das war das eine. Das zweite war aber, ich kann mich gut erinnern, es lagen ja noch kaum größere Erfolgsuntersuchungen vor, es wurde aber schon immer betont, zum einen, dass man eben mit einer wissenschaftlich fundierten Theorie arbeitet und dass dann eben auch die Möglichkeiten von Therapie dort wissenschaftlich kontrolliert würden. Das war aber sozusagen noch Programmmusik, das war ein Versprechen, die Daten lagen ja noch nicht auf dem Tisch. Und das zweite war so ein Habitus: „Wir können alle Störungen behandeln, wir haben effektive Lösungen dafür."

Das war auf folgendem Hintergrund: an vielen Punkten bis hin zur Schizophrenie haben die eben gezeigt ... Da gab es einen sehr eindrucksvollen Aufsatz von Krasner und Ullmann, das weiß ich nicht mehr ganz genau, die eben gezeigt haben, dass zum Teil auch die Psychiatrie ... Das muss ich vielleicht noch dazu sagen, viel wichtiger war damals für uns die ganze Psychiatriekritik, die Kritik an psychiatrischen Kliniken und die Hospitalismusforschungen. Rosenhan hat seine Experimente gemacht, wo er Studenten in die Klinik geschickt hat, und die sind ganz locker auch eingeordnet worden. Das war etwas sehr Wichtiges, und genau darauf haben sich zum Beispiel auch Krasner und Ulman in ihrem Lehrbuch, ich glaube, es hieß „Abnormal Psychology" und müsste so 1969 erschienen sein, bezogen. Und dann haben sie auch den Labeling-Aspekt sehr positiv aufgenommen, an dem ich schon in meiner Doktorarbeit gearbeitet hatte.

Das hat mir das durchaus sympathisch gemacht und auch eine Brücke gebaut zu den VTlern, weil sie die Kritik am medizinischen Modell, das war meine Doktorarbeit damals, sehr positiv aufgenommen haben. Auch Autoren wie Birbaumer, die später nicht mehr viel mit mir gemeinsam hatten, haben sich in allen Publikationen in den Einleitungen in der Kritik am medizinischen Modell immer auf mich bezogen. Da war auch ein Stück Gemeinsamkeit. Das war eine positive Verbindung. Ich habe dann für das Handbuch der Verhaltenstherapie 1974 auch den Artikel zum Krankheitsbegriff geschrieben. Das waren eher die positiven Verbindungen, die es auch möglich gemacht haben, einfach zu sagen, da finde ich den Ort, wo ich meine eigenen Ideen, die nicht unbedingt VT-definiert waren, gut mit einbringen kann. Aber was mich schon genervt hat war dieser therapeutische Triumphalismus, das habe ich in einem Vortrag auf dem ersten Berliner Kongress der DGVT 1977 einmal so bezeichnet, so in dem Sinne: „Wir können alles und wir sind die super Typen und wir haben die besten Methoden." Dem habe ich immer sehr skeptisch gegenübergestanden.

CD: War das auch etwas, was aus dem angloamerikanischen Raum kam, oder wurde das hier so rezipiert?

Prof. Dr. Heiner Keupp: Das kam. Eysenck war ja ein großer Propagandist, er hat sehr viel dafür getan, dass die VT auch bekannt wurde. Er war in England ein bekannter Medienmensch und hat viele Bücher geschrieben, auch auf der Taschenbuchebene, wo viele Leute auch etwas wahrgenommen haben. Das war ganz ausgesprochen da und es passte – was den amerikanischen Teil angeht – natürlich sehr gut zu diesem Machertypus. Amerikaner sind ja viel mehr als die Deutschen Machertypen, mit dem Pragmatismus als Philosophie im Hintergrund, wo man sagte: „Na ja, da muss man nicht lang rumdiskutieren, da können wir doch zeigen, dass wir Kinder bis Psychiatriepatienten mit sehr effektiven Methoden auch von bestimmten Symptomen befreien können."

Da ist jetzt sicher noch längst nicht alles gesagt, aber man muss ja nicht die letzten Feinheiten herausarbeiten.

CD: Das geht, glaube ich, auch gar nicht.

Prof. Dr. Heiner Keupp: Aber du merkst, wenn man diese Etappe jetzt schon mal zusammenfassen wollte, das war nie eine totale Identifikation mit dem V. Und jetzt kommt noch ein Punkt dazu: Es stand immer noch im Raum, ob ich dann als Praktiker weitermache, zumal ich an der Uni ein eher unbequemer Zeitgenosse war und mir irgendwie gar nicht vorstellen konnte, dass ich dort einmal ein Angebot kriegen würde. Als ich dann hier eingestellt wurde, soll ein alter Kollege – wir waren noch drüben im Hauptgebäude der Universität – angeblich laut schreiend über den Gang gerannt sein, als der Sozialpsychologe, bei dem ich dann eingestiegen bin, gesagt hat, dass er mich zum Assistenten machen will: „Wie können Sie uns das antun!“ *(Beide lachen)*

CD: Wann war das denn ungefähr?

Prof. Dr. Heiner Keupp: Das war im Winter 71, ich habe meine Doktorarbeit Ende 71 abgeschlossen, habe dann im Frühjahr Prüfungen gemacht und war auf dem Weg weg von München. Ich war ein knappes Jahr bei Görres als wissenschaftliche Hilfskraft gewesen und hatte dann von mir aus gekündigt, weil das absolut mörderisch gewesen war. Das wäre eine eigene lange Geschichte – da kannst du den Christoph Kraiker mal danach fragen. Ich habe dann mit einem Stipendium ein Jahr meine Doktorarbeit zu Ende geschrieben und war Ende 71 fertig. Ich habe damals den Markt sondiert und war kurz davor, nach Bremen zu gehen. Die Uni ist gerade aufgebaut worden, und man hätte sozusagen mit einer frischen Promotion gleich Professor werden können. Ich war aber nicht so sicher, ob ich wirklich nach Bremen will. Ich war auch in Berlin, damals ist dort das Zentrale Institut für Soziale Medizin gegründet worden, 1971, 72. Ich hatte ein Angebot für eine Stelle in Erlangen, eins für eine Stelle in Konstanz, es war eine üppige Zeit, da sind die Unis ja aufgeblüht. Und dann kam die Anfrage von dem Herrn Lukaschek, das war der Sozialpsychologe. Das war auch interessant. Er sagte, „Ich habe ganz viele Studierende, die eigentlich von mir zu Recht erwarten, dass ich mich auch mit Marxismus auseinandersetze, gerade als Sozialpsychologe, aber davon verstehe ich nix“, und er fragte mich dann, ob ich das nicht machen wollte. Er ließe mir völlig freie Hand. Das habe ich dann gemacht. Es war auch eine Stelle, die auch die Perspektive bot, mit einer Habilitation zu einer Professur zu führen. Das habe ich dann gemacht und bin trotz mehrerer Abwerbeversuche hängen geblieben.

Berlin hätte ich sehr gerne gemacht, aber es war eine sehr schwierige Geburtsphase. Das war total politisiert in Berlin. Zwischen den verschiedenen linken Fraktionen gab es Krieg. Das kann man sich heute gar nicht mehr vorstellen. Es gab die Argument-Gruppe, die sich sehr mit Sozialer Medizin beschäftigt hatte, mit der ich aus der Ferne sehr sympathisiert habe. Ich habe die Psychologenstelle gekriegt, zusammen mit Rosemeyer, der ja noch dort ist, aber ich habe sie dann abgelehnt, weil ich jemand bin, der auch sehr vom Arbeitsklima abhängt. Ich habe gemerkt, dass das so stark von Misstrauen und von Aggressionen geprägt war, dass ich da nicht gut zurecht gekommen wäre. Dann bin ich in München geblieben, aber das ist jetzt eine andere Geschichte. Neben diesen inhaltlichen Berührungspunkten (medizinisches Modell und das Macht-Thema) gab es noch einen zweiten Pfad: Nämlich die

Psychoanalyse, für die immer noch mein Herz schlug, bei der hat mir das ganze Professionalisierungskonzept überhaupt nicht gepasst. An diesen Akademien hatte die Psychoanalyse einen autoritären Stil, die kritischen, kulturtheoretischen Aspekte waren völlig weg. Studenten hatten da überhaupt keine Chance irgendwie mitzureden.

Die GVT dagegen war sehr offen, es gab noch keine feste Struktur, und wir sind dann auch in diesen Verband eingestiegen. Es gab sogar dann studentische Vorstandsmitglieder. Und es gab eine wichtige Schwelle, nämlich an dem Punkt, an dem einige Leute aus dem VT-Bereich eine Grenze gezogen haben zwischen dem normalen Mitglied und denen, die definieren dürfen, was jemand können muss, um Vollmitglied zu werden. Da fing es auch an mit privatwirtschaftlichen Ideen, dass nämlich die, die schon auf der guten Seite sind, Geld verlangen dürfen, damit die anderen die Weihen bekommen, obwohl sie selber die Weihen auch nicht irgendwo hergeholt haben. Gut, einige waren in England oder Amerika gewesen, aber das war ein sehr heftiger Konfliktpunkt und speziell auch der Aspekt, dass dann immer stärker mit ökonomischen Interessen hantiert wurde.

CD: Was war denn der Unterschied zwischen Vollmitglied und vielleicht normalen Mitgliedern oder Halb-Mitgliedern, was hat die ausgemacht, was bedeutete das eigentlich?

Prof. Dr. Heiner Keupp: Das weiß ich gar nicht mehr im Detail. Der entscheidende Punkt war, dass man sagte, das Vollmitglied muss schon eine bestimmte Art von Praxis haben und es gibt bestimmte Ausbildungsangebote, die dazu führen, dass man Vollmitglied werden kann. Das war dann auch der Punkt, wo die eine Seite sagt: „Wir sind die Lehrer, die dafür, dass sie lehren, Geld verdienen dürfen, und das andere sind die, die die Weihen erwerben müssen und bei uns eben bestimmte Ausbildungskurse machen."

CD: Es ging also um Kompetenzen, die man erworben oder nicht erworben hat?

Prof. Dr. Heiner Keupp: Genau. Das ist immer legitim, darüber nachzudenken, ob ein noch nicht fertig Diplomierter schon einen Vollstatus hat, das war, glaube ich, auch gar nicht so sehr umstritten. Bei den Studenten war es eher die Frage: Dürfen die studentischen Mitglieder auch überall dabei sein, ist Öffentlichkeit hergestellt oder wird in irgendwelchen geheimen Sitzungen irgendetwas gemauschelt und manipuliert? Das war, glaube ich, tatsächlich immer wieder der Punkt. Der eigentliche Anlass für diese Revolution in der GVT war aber eigentlich das unseriöse Umgehen mit Macht und Geld. Und das war so offenkundig unseriös, dass auch das Gericht die Einsetzung eines Notvorstandes beschlossen hat. Und das hat damals eigentlich einen tiefen Riss in die Szene getragen.

CD: In die Münchner Szene?

Prof. Dr. Heiner Keupp: In die Münchner Szene vor allem, das war ja damals noch überwiegend alles hier.

CD: Die Mitglieder waren zu dieser Zeit wahrscheinlich auch vor allem Münchner?

Prof. Dr. Heiner Keupp: Ich denke, ein hoher Anteil. Es gab in Bochum eine wachsende Gruppe, es gab wohl auch in Hamburg einige. Dieter Henkel war studentisches Mitglied, der kam aus Hamburg. Es gab die Frau Ketigen, die später wieder aus der DGVT abgewandert ist. Ich glaube sogar, dass Manfred Zaumseil damals schon in Hamburg dabei war, aber das weiß ich nicht ganz genau, es könnte auch sein, dass ich ihn in der DGSP wahrgenommen habe. Nein, nein, Hamburg hatte eine starke Gruppe, jetzt fällt es mir auch wieder richtig ein.

Die Notvorstandsära dauerte, schätze ich, so ungefähr ein halbes Jahr, dann musste ja eine reguläre Mitgliederversammlung einberufen werden. Peter Gottwald ist dann als Kompromisskandidat gewählt worden, der zwar ursprünglich zu der MPI-Brengelmann-Szene gehörte, der aber von seinem ganzen Verhalten her gerade mit diesen ganzen unseriösen Dingen überhaupt nichts zu tun hatte. Er war wahrscheinlich eine ganz wichtige Person, weil er zwar von den Linken nicht hundertprozentig ernst genommen wurde, aber trotzdem akzeptiert war. Ich glaube, dass er heftige Probleme mit den Leuten bekommen hat, mit denen er ursprünglich zusammen war, weil sie das auch als Verrat betrachtet haben. Er war eine wichtige Integrationsfigur.

Damals kamen auch erste versprengte Teile aus Münster dazu, die Tübinger waren sehr stark und die Hamburger. Die hatten eine Gruppe, die sehr stark auch gewerkschaftlich orientiert war. Hannes Kebbel gehörte dazu, der später oberster Psychiatrie-Koordinator oder Chef des Gesundheitsamtes in Bremen wurde, Uli Stuhr ist inzwischen Psychoanalytiker in Hamburg an der Psychosomatik. Waltraud Bolz gehörte dazu und Thomas Bock sogar auch, aber da bin ich mir nicht sicher. Und die Tübinger: Da tauchte das erste Mal dann Bernd Röhrle auf und eine Kollegin, ich habe den Namen jetzt immer noch nicht, die Vertreterin der Tübinger Schule war. Das waren so progressive Inseln. Aus Münster kam der Peter Fiedler, dem wir damals immer noch ein bisschen misstraut haben, weil er für uns etwas undurchschaubar war. Der junge Dieter Kleiber tauchte auf. Ich werde nie vergessen, wie er mich dann fragte, ob er in diesen ersten Vorstand mit reingehen sollte.

CD: Das war dann 74?

Prof. Dr. Heiner Keupp: 1973/74 war das. Da war er schon so jugendlich, wie er jetzt noch ist. Seitdem haben wir auch eine wirklich enge Freundschaft, weil wir auch einfach über vieles, viele Etappen geredet haben. Dieter ist dann später im Vorstand gewesen, vielleicht sogar studentisches Mitglied, das weiß ich jetzt gar nicht genau. Und wir – die eigentlichen Radikalinskis – haben das Redaktionskollektiv – wie es damals noch hieß, nicht Redaktionskommission – übernommen und haben eigentlich die VPP gemacht, die hieß damals noch anders ...

CD: Mitteilungen der GVT.

Prof. Dr. Heiner Keupp: Das habe ich vorhin noch vergessen zu erzählen: Ich habe im Auftrag von Wolfgang Tunner über viele Jahre so etwas wie eine Zeitschriften-Umschau für mehrere englische Journale gemacht. Da habe ich ziemlich konformistisch einfach nur berichtet, was ich da gefunden habe, und habe manche Artikel, die ich besonders spannend fand, ein bisschen ausführlicher dargestellt, unter anderem von einem südamerikanischen Kollegen, der in Nordamerika war, Alessandro Portes, werde ich nicht vergessen. Der hat diese These begründet, die mir sehr eingeleuchtet hat.

Er hat gefragt, warum die VT so erfolgreich ist. Von ihren nachgewiesenen Erfolgen her ist es gar nicht so leicht erklärbar. Und er hat gesagt, die passt in diese Aufbruchszeit, in diese Machermentalität: „Wir packen an, und wir gestalten, und wir formen." Das habe ich damals dann ein bisschen ausführlicher dargestellt, aber ansonsten war ich ein sehr braver Mitarbeiter, der auch über die VT berichtet hat. Insofern habe ich mir eigentlich auch ein ganz solides wissenschaftliches Basiswissen erarbeitet, obwohl es mich oft sehr wenig interessiert hat.

CD: Was ich immer nicht ganz verstehe, in den Institutionen und den Strukturen, MPI und Uni, da gab es ja anscheinend eine Personalidentität, auch mit GVT und dem Vorstand?

Prof. Dr. Heiner Keupp: Das MPI ist in freier Trägerschaft der Max-Planck-Gesellschaft, die mit der Uni überhaupt nichts gemeinsam hat, aber Max-Planck kann seine Mitarbeiter nicht habilitieren oder promovieren, die müssen dann sozusagen an die Uni kommen. Und als damals die Klinische Psychologie hier in München aufgebaut wurde, gab es natürlich auch Kontakte zum MPI, weil dort saßen Cohen und Brengelmann. Brengelmann war Leiter der Psychologischen Abteilung. Cohen ist zwar relativ bald nach Kostanz an die Uni gegangen, aber er war wichtig, weil er ein sehr machtvoller, forschungsorientierter Mann war. Er war, glaube ich, aus Hamburg gekommen, hat sich bei Hofstätter habilitiert und war dann in München.

Gerade die Leute, die sich an der VT orientiert haben, zum Teil gemeinsame Kurse beim Kanfer gemacht haben oder sich auf irgendwelchen Kongressen getroffen haben, die haben dann irgendwann beschlossen: „Wir gründen eine Deutsche Gesellschaft zur Förderung der Verhaltenstherapie." Da musst du vielleicht auch den Tunner oder irgendwen fragen, wie das genau war. Es gab keine institutionelle Verbindung, aber das MPI hatte natürlich relativ günstige Ressourcen, gerade der Leiter der Psychologischen Abteilung. Und Brengelmann hatte damals schon ein eigenes Institut, das IFT (Institut für Therapieforschung).

CD: Das war damals schon ein eigenes Institut?

Prof. Dr. Heiner Keupp: Ich bin nicht sicher, ob es damals schon IFT hieß oder ob er es damals noch komplett in seiner eigenen Abteilung mitgemacht hat, das war ja irgendwie noch sehr handgestrickt. Aber er hatte eben üppige Ressourcen und hat wohl einfach angeboten, wir machen die Kartei und die Vorstandsarbeit dort. Später war das ja immer noch am MPI: Als Peter Gottwald das übernahm, hat die ganze Aufbauarbeit im Wesentlichen seine Sekretärin mitgemacht, später hat sie wohl auch ein bisschen Geld gekriegt, als die DGVT so langsam auch etwas Geld hatte. Nein, es ist immer eine Frage der Ressourcen. Und an der Uni und am MPI sind gegenüber den Praktiker-Kollegen, die es ja auch gab, immer eher Ressourcen vorhanden, die man für so einen Zweck auch nutzen kann. Aber mehr Verbindung war da nicht. Das war, glaube ich, eher ein pragmatischer Klumpen. Man kannte sich eher durch die Nähe von MPI und Uni, beides mit Forschung und Klinischer Psychologie. Das war eine relativ überschaubare kleine Szene damals.

CD: Ja.

Prof. Dr. Heiner Keupp: Es gab die Erna Duhm in Göttingen und dann noch die Lilly Kemmler. Interessanterweise waren zwei Frauen die ersten Lehrstuhlbesitzerinnen.

CD: Für Klinische Psychologie?

Prof. Dr. Heiner Keupp: Ja. Dann kamen so langsam die Positionen: An allen deutschen Universitäten sind so langsam Lehrstühle für Klinische eingerichtet worden. Hier in München war der erste dann eben Görres.

CD: Du hast ja vorhin dein Verhältnis zur DGVT und zur VT beschrieben, das hat ja so ein bisschen was Distanziertes und trotzdem Nahes. Wie hat sich das weiterentwickelt?

Prof. Dr. Heiner Keupp: Das ist eigentlich in gewisser Weise relativ konstant geblieben. Am Anfang gab es auch noch mehr den Versuch, die sogenannte Verhaltensgleichung auch stärker sozialwissenschaftlich aufzufüllen, den Stimulus eben nicht nur einfach als Stimulus zu sehen, sondern als eine Struktur gesellschaftlicher Prozesse. Und das hat noch eine Zeit lang eine Rolle gespielt. Das hat vielleicht auch damit zu tun, dass ich allmählich noch weiter weggerückt bin, dass ich dann eigentlich in meinem Tätigkeitsbereich richtiger Sozialwissenschaftler wurde. Ich mache in der Lehre auch bis heute ja Sozial- und Gemeindepsychologie, aber schwerpunktmäßig für alle Studenten Sozialpsychologie. Das war dann nach dieser Stipendienpause, auch der Wiedereinstieg in Richtung Sozialpsychologie. Ich habe das von Anfang an immer als eine Mischung von Sozialpsychiatrie und

Gemeindepsychologie gesehen. Auf dem 73er Kongress habe ich einen Vortrag über die amerikanische Gemeindepsychiatrie gehalten.

CD: Woher hast du eigentlich die Gemeindepsychiatrie rezipiert? War das ein Ergebnis aus deiner Literaturumschau oder wie kamst du auf dieses Gedankengut?

Prof. Dr. Heiner Keupp: Das war eine Mischung von konkreten Initiativen, an der Psychiatrie was zu ändern, und dann natürlich ein Blick in die internationale Literatur. Wir haben die Italiener zuerst entdeckt, die waren ja in den 60er Jahren schon sehr aktiv. Wir haben die Holländer entdeckt. Und natürlich war für alle irgendwie auch die Entwicklung in der amerikanischen Psychiatriereform wichtig, in der Kennedy-Ära ist ja praktisch dieser Community-Mental-Health-Act verabschiedet worden. Und der hat eigentlich die Basis gelegt, die dann auch bei uns in der Psychiatrie-Enquete Spuren hinterlassen hat. Und das haben wir alle natürlich auch – so wir uns mit der Wissenschaft beschäftigt haben – zur Kenntnis genommen. Das war auch auf der praktischen Ebene wichtig. Für die DGVT-Geschichte hat das keine Relevanz, aber wir haben hier auch sozialpsychiatrische Dienste aufgebaut, wir haben ein Kriseninterventionszentrum aufgebaut. Das war immer ein Stück auch eine Quelle, aus der Energie kam, aus der Überzeugung kam, dass es in die Richtung gehen muss, dass es eben auch nicht ausreicht, nur eine V-Therapie zu machen. Da kam dann die Frage, kann man in dem reduzierten Denkmodell der VT zum Beispiel die Lebenswelt-Dimensionen unterbringen? Wir haben damals sehr stark mit dem Begriff der Lebenswelt angefangen zu arbeiten, als komplexem Lebenszusammenhang aus der Sicht der Subjekte. Das war aus meiner Sicht immer zu wenig in dieser lerntheoretischen Begrifflichkeit repräsentierbar. Das war immer so ein Spannungsmoment. Aber es war trotzdem auch so ein Stück Heimat. Es gab ja auch die DGSP. Viele von uns waren lange Zeit in beiden Verbänden aktiv, ich eine Zeit lang sogar aktiver in der DGSP als in der DGVT. Ich habe da den gesundheitspolitischen Ausschuss geleitet. Parallel dazu haben Manfred Cramer, Bernd Röhrle und noch ein paar andere die Gesundheitspolitik in der DGVT gemacht.

Und damals sind auch diese Plattformideen entstanden. Beide Verbände zusammen waren damals schon auch ziemlich wichtig, und in die Satzung der DGVT ist dann irgendwann auch diese gemeindepsychologische Orientierung miteingegangen. Es war sicherlich auch Bernd Röhrle, der sich noch mehr als ich auch mit dem V identifiziert hat, der aber innerhalb der DGVT – nicht immer sehr erfolgreich – noch mehr von der gemeindepsychologischen Orientierung unterbringen wollte. Manfred Cramer war damals übrigens auch wichtig. Er hat diesen 73er Kongress übernommen, als Student, der gerade fertig mit dem Studium war. Manfred ist ein großer Chaos-Mensch, und er kam irgendwann und hat gesagt: „Ich habe den Paul Lüth, ich habe den Klaus Dörner, ich habe den Niels Pörksen und ich habe die und die Leute alle angerufen und die kommen zu diesem Kongress." Aber er wusste nicht, wie er das in eine Form bringt. Und dann kam er mit seinen ganzen Zetteln zu mir nach Hause, und wir saßen da einen Nachmittag und haben versucht, diese Zettel in eine Struktur zu bringen. Irma Gleiss aus Berlin war damals da, Rainer Seidel ...

CD: Waren die beiden auch an der Kongressvorbereitung beteiligt, die Irma Gleiss und der Rainer Seidel?

Prof. Dr. Heiner Keupp: Nein, die hatten wir eingeladen. Die hatten damals gerade ihr Buch „Soziale Psychiatrie" veröffentlicht. Ich werde das nie vergessen, Irma ist heute eine selbstbewusste Frau, immer noch ein bisschen schüchtern, aber eine selbstbewusste Frau. Und die war völlig vor Angst zitternd und hat dann da so mit ganz leiser, zittriger Stimme ihre radikalen Thesen vorgetragen. Das ist auch interessant, da gab es ja noch die Maoisten.

CD: Wer war das denn?

Prof. Dr. Heiner Keupp: Schlirf und Peter Durst, später kam dann der Ulf Geuter noch aus dieser Ecke dazu, die es eben sehr stark mit „dem Volke dienen" und diesen maoistischen Positionen hatten. Wir haben auf dem 73er Kongress auch eine Arbeitsgruppe über gewerkschaftliche Organisierung gehabt, das ist auch in dem Kongressbericht damals abgedruckt worden. Also gut, Manfred Cramer war damals ziemlich wichtig, wir haben das damals irgendwie zusammengebastelt. Und es war ein interessanter Kongress, das kann man gar nicht anders sagen. Warum kam ich jetzt gerade auf ihn, das war eine Rückblende. Wo war ich davor?

CD: Meine letzte Frage war, wie du die Gemeindepsychologie rezipiert hast.

Prof. Dr. Heiner Keupp: Ich habe gesagt, es war meine Heimat und ich bin nie am Überlegen, dort mal auszutreten. Im Unterschied zu Manfred, der mich irgendwann in den 70er Jahren mal anrief. Es gab immer wieder Gründe, sich auch zu ärgern, zu viel Eiapopeia mit dem DBV, mit der dann doch engen VT-Professionalisierung, was wir damals auch in dem gemeinsamen Papier der DGVT zum Entwurf des ersten Therapeutengesetzes, 1978, abgelehnt haben. Wir haben gesagt, es kann gar keinen Sinn machen, jetzt eine enge berufsrechtliche Regelung zu schaffen, wir müssen eine Gesetzgebung anstreben, die für den ambulanten Bereich, und zwar für das gesamte Feld von Sozialpsychiatrie bis eben zu Psychotherapie, eine Struktur entwickelt, die sich unterscheidet vom ärztlichen Modell. Das war die klare Überzeugung. Und da war Manfred auch ein sehr entschiedener Vertreter, und wann immer da mal Abweichungen von dieser Linie erkennbar waren, war er sehr schnell ganz heftig in der Kritik, und ich glaube, er ist zweimal aus solchen Anlässen aus der DGVT ausgetreten. Ich habe ihm dann immer gesagt: „Manfred, ich bleibe drin, weil ich das zwar auch nicht so toll finde, aber ich möchte diesen Ort nach wie vor haben, denn allein die Kongresse ..." Die haben alle zwei Jahre stattgefunden, ich glaube sogar, am Anfang eine Zeit lang jedes Jahr. „... das sind einfach die wichtigsten Orte, wo auch eine Öffentlichkeit da ist, um über Fragen, auch über solche Fragen, die uns beschäftigen, sich auseinanderzusetzen." Die Kongresse waren damals auch noch ein bisschen größer. An der FU gab es diesen großen Hörsaal, den man teilen konnte, der war in Plenarsitzungen dann ungeteilt wirklich von oben bis unten rammelvoll.

CD: Das heißt, wenn die Kongresse im Vergleich größer waren, dann muss ja so die ganze Szenerie, die ganze Psychologen- oder psychosoziale Szene auf irgendeine Art beteiligt oder vertreten gewesen sein?

Prof. Dr. Heiner Keupp: Ja, das glaube ich auch, zumindest, soweit sie nicht völlig eindeutig und abgeschottet im psychoanalytischen Feld war, obwohl wir die auch eingeladen haben. Wir haben zum Beispiel einmal den österreichischen Psychoanalytiker und Sozialpsychiater Hans Strotzka Ende der 70er Jahre da gehabt. Wir haben immer wieder auch Psychoanalytiker mit eingeladen, und das hat mir den Kongress auch wert gemacht. Ich bin vielleicht auch jemand, der auch Kompromisse wichtig findet, und nicht nur so einen reinen, sauberen, ideologisch unangefochtenen Weg gehen wollte. Ich habe gesagt, da muss man Kompromisse schließen. Nach den Kongressen kann man immer hinterher – das haben wir ja auch oft gemacht – in der Nachberichterstattung Rückschau halten, inwiefern zum Beispiel unsere Themen dann doch ein bisschen auch Feigenblätter waren.

CD: Wer ist denn jetzt „wir", was sind „unsere" Themen?

Prof. Dr. Heiner Keupp: Erst hat man das die gesundheitspolitischen Themen genannt, also Themen, bei denen man sagt, muss man nicht nur gucken, „wie man sein Schäfchen ins Trockene kriegt", sondern „wir wollen eine veränderte Gesundheitspolitik" haben. Das hat sich dann erweitert in Richtung auf „wir wollen gesellschaftlichen Entwicklungen einbeziehen, die Auswirkungen haben auf das Leben der Menschen, Auswirkungen haben auf die Art, wie sie mit dem Leben zurecht kommen oder nicht zurecht kommen". Da war zum Beispiel Arbeitslosigkeit sehr früh ein Thema, Rassismus kam später dazu. Wir haben auf diesen Kongressen versucht, den Bezug des Psychologischen zum Gesellschaftlichen sichtbar zu machen. Das ist nicht immer sehr gut gelungen, glaube ich. Ich finde es ein bisschen platt in der Formulierung, weil ich denke, so einfach sind die Verhältnisse nicht, dass man einfach das Soziale gegen das Biologische hält, aber man muss sich kritisch Gedanken machen über die neue Rolle der Gen-Therapie und auch über eine Rebiologisierung innerhalb der Psychologie. Das ist unstrittig. Das war eigentlich immer der Versuch, die Verbindung der Psychotherapie, der Psychologie zu den Sozialwissenschaften, zu den gesellschaftlichen Entwicklungen herzustellen. Das hat mir den Kongress von allen psychologischen Kongressen, die ich sonst wahrgenommen habe, außer dem kleinen Pflänzchen der „Neuen Gesellschaft für Psychologie", so wert gemacht, dass man dort eigentlich immer eine ganze Menge Möglichkeiten hatte. Dass Themen wie das Geschlechterverhältnis oder Frauen-Therapie-Projekte eine große Rolle gespielt haben, eine Frauen-AG gegründet wurde, eine Antirassismus-AG gegründet wurde, das waren alles irgendwie die Kinder dieser frühen Politisierung.

Und das „wir“, nach dem du gefragt hast, bezog sich auf die Leute, die sich in diesem Selbstverständnis irgendwie einig waren und sagten: „Wir kommen aus der Studentenbewegung, wir sind politisiert, wir wollen nicht ein gesellschaftsblindes Therapiegeschäft machen.“ Viele von denen haben immer stärker eine klar gemeindepsychologische Ausrichtung entwickelt. Es gab immer auch ein paar Leute, die wichtige Brückenfunktionen inne hatten, wie Bernhard Scholten, der sehr politisch engagiert war und in Rheinland-Pfalz noch ein politisches Amt hat. Das war früher Anne Börner, die aus dem DKP-Lager kam und sehr stark Verbindungen zur Friedensbewegung hatte. Die Friedensbewegung war Anfang der 80er Jahre natürlich auch ein großes Thema. Das ging bis hin zu Leuten wie Steffen Fliegel, der zwar immer sehr stark auf Kompromisse geguckt hat, man sollte nicht zu sehr in ein radikales Eck driften, aber es war für ihn nie strittig, dass man zum Beispiel bei Politiker-Diskussionen auch einen Menschen aus der DKP-Ecke oder später dann von den Grünen eingeladen hat. Das wäre auf einem Kongress der Deutschen Gesellschaft für Psychologie nie möglich gewesen.

Wenn man das jetzt auf die gesamte Entwicklung bezieht, das könnte man an tausenden oder zumindest an zehn Beispielen illustrieren, dass die DGVT nach ihrer Urgeschichte – die mache ich in den frühen 70er Jahren fest – in der Konsolidierungsphase – das waren die späten 70er, die 80er Jahre, in denen auch eine gesundheitspolitische Position noch gemeinsam getragen wurde – von der Spannung lebte, dass zum einen das V für viele wichtig war, die sich in diesem therapeutischen Verfahren beheimatet haben, aber viele von ihnen waren auch politisch sehr dankbar, dass ... Ich habe einmal eine Nachbefragung nach einem DGVT-Kongress gelesen, da sagte eine Frau: „Es ist mir ganz wichtig, zu wissen, wo die politischen Themen der DGVT sind, ich habe die dem Kongressprogramm entnommen, ich war dankbar, dass die immer noch politisch ist, aber ich musste jetzt grade mal in den Workshop und den Workshop, weil ich das für meine Praxis brauche.“ Selbst die, die bevorzugt im engeren Sinn therapeutische Workshops wahrgenommen haben, haben, glaube ich, das andere auch wertgeschätzt, und es hat ihnen auch ein Stück Orientierung vermittelt. Es war, wenn man so will, auch ein Stück weltanschauliche Fachheimat. Ich werde es aber auch nie vergessen, dass ich bei mindestens drei oder vier Kongressen die damaligen Vorständler ein bisschen ängstlich erlebt habe, weil sie nicht wussten, ob nicht bei der Vorstandswahl die Mehrheiten so eindeutig gegen diese gesundheitspolitischen Ausrichtungen laufen würden. Es gab immer welche, die damit auch unzufrieden waren, die mehr Berufs- und Therapie- und Verbandspolitik erwartet haben. Alexa und Bernd habe ich mehrfach so erlebt, dass die gesagt haben: „Jaaa, da brauchen ja nur ein paar Gruppen ihre ganzen Mitglieder nach Berlin bringen.“ So haben das die Jusos oder die Julis oder wer auch immer im politischen Raum gelegentlich gemacht – dann ist mit einem Schlag die Mehrheit anders herum.

Das war schon deutlich, das ist ein Spagat, den dieser Verband machen muss.

Und es ist kein unproblematisches, harmonisches Nebeneinander und Sich-Freuen-Ach-du-bist-auch-noch-da, das war immer schon ein Stück internes Konfliktthema. Aber ich finde das eigentlich auch die Leistung der DGVT, dass sie diese Konflikte nicht im Sinne einer Vereinseitigung aufgelöst hat. Wenn man Erfolgsgeschichte schreiben würde, wäre das für mich ein Teil des Erfolgs, dass ihr das gelungen ist. Wenn man die großen Vergleiche heranzieht, kann man sagen, wie es zum Teil der SPD gelungen ist, kritische Intellektuelle aus der Studentenbewegung sozusagen zu integrieren, ist es der DGVT gelungen – und da steckt dann auch ihr Profil mit drin –, einen Teil dieser kritischen Psychologie zu binden, insoweit sie klinisch interessiert war. Wir hatten ja immer wieder auch zum Beispiel die Vertreter der Kritischen Psychologie eingeladen, ich werde nie den Auftritt von Klaus Holzkamp vergessen ... warst du da schon dabei?

CD: Nein, das war vor meiner Zeit ...

Prof. Dr. Heiner Keupp: Den Satz, den ich öfter in anderem Rahmen auch von ihm gehört habe, wenn jemand irgendwas kritisiert hatte, war: „Ihr müsst erst mal unsere fünfhundert ... fünftausend Seiten lesen, dann würdet ihr so 'ne Kritik gar nicht mehr äußern." Es war immer die Frage: „Habt ihr nicht ein riesengroßes Praxisdefizit?" Und dann haben sie immer den Ole Dreier aus Dänemark angeführt.

CD: Die Kritischen Psychologen?

Prof. Dr. Heiner Keupp: Die Kritischen Psychologen. Aber ich glaube, auch die sind ganz gerne gekommen, weil so ein großer Rahmen war ihnen ja auch nicht immer beschert.

CD: Ja.

Prof. Dr. Heiner Keupp: Mit einer gewissen Bekennerhaltung muss ich sagen, da ist natürlich auch so eine narzisstische Komponente: Du kannst zur Neuen Gesellschaft fahren und dann sind eben 70 bis 150 nette Leute beieinander, oder du fährst nach Berlin und weißt, da ist ein volles Haus. Das habe ich dann immer auch als Ansporn genommen. Wenn ich das jetzt mal ganz persönlich anschaue, ich habe die großen, wichtigen Themen fast alle erstmals auf einem DGVT-Kongress präsentiert.

CD: Deine großen Themen?

Prof. Dr. Heiner Keupp: Meine Themen. Ich habe mit Manfred Zaumseil dieses Buch zur Klinischen Psychologie gemacht, das ist bei Suhrkamp erschienen, „Gesellschaftliche Organisierung ...". Das war 1973.

CD: Die „Gesellschaftliche Organisierung ...", hm.

Prof. Dr. Heiner Keupp: Der Text dort zur Gemeindepsychologie im engeren Sinn, das ist vielleicht der Schlüsseltext gewesen, den habe ich in einer Vorform auf dem DGVT-Kongress vorgetragen. Danach war dann „Im Schatten der Wende", wo ich mit Dieter und Bernhard Scholten diesen Bericht gemacht habe. Da war ich aber eher in einer moderierenden Rolle, da habe ich keinen eigenen größeren Text abgeliefert. Aber 1986 habe ich dieses „Psychosoziale Praxis im gesellschaftlichen Umbruch" geschrieben. Das ist ein Buch geworden, das war ein ganz wichtiger Text, mal genauer hinzuschauen, ob nicht jetzt viele Dinge, die wir heute viel klarer sehen ... Ich habe vor Kurzem noch mal mit Studenten diesen damals aktuellen Aufsatz gelesen, und ich würde sagen, das war schon relativ nah an bestimmten Entwicklungen dran, wenn auch manches noch ein bisschen idealistisch war, was man heute nüchterner formulieren würde. Und dann kam zwei Jahre später dieser Identitätskongress, „Identität und Widersprüche". Auch so ein Titel spricht ja Bände, und daraus ist ein zwölfjähriges Forschungsprojekt geworden. Und so ging es weiter.

CD: Deine berufliche Biographie findet sich also sehr stark wieder in den Kongressen der DGVT?

Prof. Dr. Heiner Keupp: Ich habe zumindest immer dieses Forum gerne genutzt, um die Dinge, die mich beschäftigt haben, öffentlich zu präsentieren. Es gab natürlich auch andere Foren, aber das war ein wichtiges Forum. Das ist nicht immer ganz harmonisch gelaufen, es ist manchmal ... Ich kann mich gut an diesen 77er Kongress erinnern, der war Ende September im Herbst. Da kam ich aus dem Urlaub in Italien und in genau der Zeit war die Schleyer-Entführung. Auf dem Weg von Süditalien nach München sind wir – meine Kinder erinnern sich auch noch daran – mehrfach kontrolliert worden, mit MPs aus dem Auto rausgeholt worden. Auf dem Weg nach Berlin musste ich über Frankfurt fliegen, hatte da eine Stunde Aufenthalt und höre da Heiner Geißler, der damals CDU-Parteigeneral war, wie er die ganzen Menschen, die in meiner Entwicklung so wichtig waren, Adorno, Horckheimer, Gollwitzer – ich komme ja aus einer evangelischen Ecke –, Niemöller und Mitscherlich als geistige Ziehväter des Terrorismus bezeichnet. Das hat mich tief verstört, und dann bin ich nach Berlin weitergeflogen.

Ende September war da also der Kongress und da waren ... Ich sehe noch, wie sich manche Teilnehmer nach meinem Vortrag über Gemeindepsychologie wild beschwert haben. Mein späterer enger Mitkämpfer Wolfgang Stark war noch Student in Würzburg, und er hat sich dann in einem Leserbrief in der VPP oder, ich glaube, sie hieß noch nicht VPP ...

CD: Ich glaube, damals hieß es noch Mitteilungen der DGVT.

Prof. Dr. Heiner Keupp: Ja, da hat er sich dann beschwert über diese abgehobenen Vorträge, die da gehalten wurden. Das war nicht nur immer total positive Resonanz, es war doch immer eine etwas plurale Geschichte. Ich bin nicht dahin gegangen wie die Grawe-Gruppe, die erlebe ich so, dass die ihre tollen Auftritte organisieren, selbstbewusst und als Mannschaft, alles schon mehrfach geübt und immer wieder erfolgreich durchgeführt. Ich bin da oft mit großem Druck hingefahren, weil ich mit mir selber und mit meinen Ideen noch nicht fertig war. Und deswegen war ich da nicht so locker, wie ich das heute sein kann, wenn ich mich sehr sicher fühle. Das verbinde ich auch damit, dass es für mich auch ein Forum war, wo ich mich manchmal mit neuen Sachen präsentiert habe und selber auch sehr, sehr verunsichert war, ob die anderen das verstehen und ob ich das auch richtig verstanden habe (lacht), was ich jetzt ausdrücken möchte.

CD: Und gleichzeitig war der Kongress aber auch ein Forum, wo das ging.

Prof. Dr. Heiner Keupp: Er war ein Forum, wo das ging, wo ich wusste, ich habe da auch eine bestimmte Unterstützung, ich bin da ja auch eingeladen worden, das zu machen. Also das ist so eine Mischung. Es gehört für mich auch dazu, dass ich das als eine wichtige Herausforderung erlebt habe und nicht nur als einen Kongress, wo man billig zum x-ten Mal irgendetwas noch mal zum besten gibt. Als wir dann später unsern eigenen Verband hatten, die GGFP, wo wir dann auch zum Beispiel beweisen wollten ... Ich weiß nicht, warst du dabei bei dem ...?

CD: Bei der Gründung, oder?

Prof. Dr. Heiner Keupp: Nein, als wir in Berlin versucht haben, ein sehr differenziertes Konzept für die Form der Kongressgestaltung zu erarbeiten. Wir haben gesagt, wir müssen mehr auch unsere eigene Kultur, die wir in Thurnau und auch schon vorher entwickelt hatten, in diese Kongresse hineintragen, denn sie sind auch oft nur Bühnen, wo die Leute predigen und die anderen zuhören. Wir wollten auch eine bessere Verbindung von Theorie und Praxis sichtbar machen, den Anspruch fand ich auch wichtig. Übrigens hat dann auch der DGVT-Vorstand die Kritik, die dann immer häufiger kam, dass sich Leute oft sehr wenig publikums- oder nutzerorientiert präsentieren und dass man auch andere Formen überlegen sollte, sehr ernst genommen. Das ging bis dahin, dass wir dann den letzten wie eine Art Zukunftswerkstatt aufgebaut haben, was auch nicht hundertprozentig gelungen ist. Aber allein so etwas machen zu können, denken, entwickeln, vorschlagen zu können, das dann mit anderen zusammen auch zu machen, das kann ich mir eigentlich in so einem großen Rahmen sonst nirgendwo vorstellen. Und deswegen war ich da eigentlich immer auch dankbar und habe mich auch an mehreren Kongressvorbereitungen beteiligt. Das war für mich immer auch klar, das kannst du nicht einfach nur nutzen, sondern da musst du auch etwas dafür tun.

CD: Du beschreibst das als etwas Einzigartiges, was die DGVT für dich hat oder was ihr Profil ausmacht. Was denkst du, wie war das möglich, gerade in dem Spannungsverhältnis, dass die Linien sich so reiben konnten und streckenweise vielleicht auch parallel liefen? Was waren das für Mechanismen? Waren das Strukturen, sind das Personen, ist das auch etwas Zeitgeist-gesellschaftliches, was sich darin ausdrückt?

Prof. Dr. Heiner Keupp: Das ist eine ganz schwierige Frage. Ich habe sie mir schon oft gestellt, und ich habe darauf keine einfache Antwort, sondern vielleicht ein paar Facetten, die zu Antworten führen könnten. Das eine ist, ich glaube, dass man es einfach nicht unabhängig von der allgemeinen Sozialen Bewegung und den Bewegungen sehen kann, die damals Ende der 60er Jahre entstanden sind. Die Verhaltenstherapie mit ihrem eigenen Profil ist da genau in der Zeit hineingekommen, und das hat irgendwie an bestimmten Punkten zu einer Passung geführt. Die Verhaltenstherapie kam zu einer Zeit ins Gespräch, in der ein gesellschaftlicher Aufbruch stattfand, und sie passte da mit ihrem Angebot vielleicht auch ganz gut hinein. Gerade wenn man das psychologische Feld anschaut, hatten die Analytiker ja schon ein sehr durchstrukturiertes Modell. Es gab die schon relativ etablierten Analytiker mit ihrem Ausbildungsstrukturen, und die haben die aufrührerischen Studenten nicht reingelassen, es sei denn, sie haben sich gebeugt, sie haben sich dem Ritual angeschlossen, das vorher schon längst etabliert war. Das ist der eine wichtige Punkt. Diese zeitliche Koinzidenz, das ist vielleicht ein reiner historischer Zufall.

Dann kommen sicher noch ein paar andere historische Zufälle dazu, mit diesem ersten großen Konflikt um den ersten GVT-Vorstand, dass da ein macht- und geldorientierter Mensch auch sehr provoziert hat. Gerade uns, mit diesen neuen Wünschen und Bedürfnissen, die wir damals als Studenten und junge Diplom-Psychologen und Therapeuten vertreten haben, hat das einfach total angewidert, und das war auch ein echter Skandal, gegen den wir da revoltiert haben. Wenn das, wie in anderen Ländern, irgendwie friedlicher, verträglicher, kompromissvoller, anständiger gelaufen wäre, wäre es möglicherweise hier auch nicht viel anders gelaufen, und die unruhigen Studenten hätten vielleicht an einer anderen Stelle versucht ihre Heimat zu finden. Das war ein zweiter wichtiger Punkt. Da war sozusagen eine Politisierung von innen her in dieser Konfliktdynamik vorhanden. Das Weitere war, dass diejenigen von uns, die auch an der Psychiatriereform aktiv beteiligt waren, sich als Psychologen oft in der DGSP zu wenig in ihrer Identität wahrgenommen gesehen haben. Ich habe das oft so erlebt, dass wir Psychologen uns dort eigentlich gar nicht als Psychologen zeigen durften, weil dann im Zweifelsfall die Krankenschwester vorgeführt wurde, die genauso wichtig war. Das sehe ich ja auch so, das ist überhaupt keine Frage. Aber es gab eine gewisse Ortlosigkeit innerhalb der DGSP für das, was uns als Psychologen wichtig war. Das hat übrigens später auch zu dem Gemeindepsychologischen Gesprächskreis geführt, in dem wir uns auch ausdrücklich auf das Psychologische konzentriert haben. Auch die DGVT war ja eigentlich berufsgruppenübergreifend gedacht, obwohl sie letztlich doch zu einem Psychologenverband geworden ist. Das musst du ja mal sehen, wenn du es dir von den Zahlen anschaust, dass sich die Psychologen von den 60er bis in die 80er Jahre, bis in die 90er Jahre hinein, in unglaublichen Wellen vermehrt haben. Und die brauchten eine Heimat, die suchten eine Heimat. Das war ein Beruf, der noch keine etablierten, festen Strukturen hatte, und da hat dann dieser DGVT-Rahmen, glaube ich, mit seiner Offenheit und mit seinem politischen Anspruch für viele Anknüpfungspunkte geboten. Mit einer bestimmten, relativ über Jahre hin stabilen Gruppe und Leuten, die da auch gearbeitet haben, sich engagiert haben, ist es immer wieder gelungen, da neue Leute mit hereinzuholen, auch wenn man das wahrscheinlich an zwei Händen abzählen kann. Aber das darf man nicht unterschätzen. Das waren wichtige Personen, die über die Jahre das Spannungsverhältnis in diesem Verband auch personell repräsentiert haben. All diese Faktoren, glaube ich, braucht man. Ohne einen Manager und Macher-Typ wie Steffen Fliegel wäre es anders gelaufen, ohne einen eher grundsätzlich denkenden und einklagenden Vertreter wie Bernd Röhrle wäre vieles nicht möglich gewesen; ohne einen politisch ausgleichenden, aber politisch denkenden wie den Bernhard Scholten wäre manches anders gelaufen; und so kann man eine ganze Reihe von Personen nennen, und dann auch die Geschäftsstelle, die bestimmte Personen beinhaltet hat. Das ist ein weiterer Faktor, dass eine bestimmte Gruppe von Menschen sich dort auch ihre Heimat gebaut hat, ihre fachliche, fachpolitische Heimat. Und es dann offenbar nicht so verkehrt gemacht hat. Aber meiner Meinung nach gibt es keinen einzigen Grund, einen einzelnen Grund, den man jetzt dafür nennen könnte

CD: Ja, wahrscheinlich.

Prof. Dr. Heiner Keupp: Das ist in der Geschichte selten so. Die großen Männer erklären nie die Geschichte, ohne sie ging es aber wahrscheinlich auch nicht. Große Frauen gab es auch ein paar.

CD: Gab es in der DGVT große Frauen?

Prof. Dr. Heiner Keupp: Na ja, ich denke schon, richtige Promi-Frauen, das war am ehesten eine Zeit lang Alexa Franke, da war sie aber auch noch eher auf der Mittelbauebene. Seit sie Professorin ist, hat sie sich etwas zurückgehalten. Irmgard Vogt hat später in der Frauen-AG, glaube ich, eine wichtige Rolle gespielt, Ute Sonntag war in der Zeit, in der sie im Vorstand war, eine sehr energische und wichtige Frau. Und dann gibt es natürlich die Entscheidung, ich weiß nicht, wie lange die jetzt schon zurückliegt, dass bei jeder Eröffnungsveranstaltung der DGVT mindestens eine Frau Rednerin ist.

CD: Ach, das war eine explizite Entscheidung?

Prof. Dr. Heiner Keupp: Ja. Das waren dann zum Beispiel Elisabeth Beck-Gernsheim oder Frigga Haug und viele, viele andere, beim letzten Mal war es Regine Hildebrandt, die sonst, glaube ich, nicht da gesprochen hätten. Und ich kann mich erinnern, wie man dann oft nach einer interessanten Frau gesucht hat, die wir noch nicht hatten. Das war auch wichtig, es sollten nicht immer die Gleichen reden. Ganz vielen Frauen, mit Namen, am Anfang war ja nur die Irmela Florin dabei, das war, glaube ich, die einzige Frau, dann später war noch Eva Jaeggi wichtig; Irma Gleiss ...

CD: Ich weiß jetzt nicht, worauf du hinauswillst?

Prof. Dr. Heiner Keupp: Ich will darauf hinaus, dass es wichtige Frauen auch für den Verband gab, aber dass das Wichtige eigentlich war, dass der Verband sich dann irgendwann dazu verpflichtet hat, aktiv dafür zu sorgen, dass bei der Kongresseröffnung auch eine wichtige, interessante Frau einbezogen wird, als Hauptreferentin und nicht nur als Begrüßungsrednerin.

Das, finde ich, sollte man dem Verband auch positiv anrechnen, dass das eigentlich eine frühe Festlegung, Selbstfestlegung war, diesen Aspekt einfach nicht nach hinten rutschen zu lassen. Und das ist ja auch völlig richtig. Ich weiß nicht, wie es bei der Mitgliedschaft aussieht, hast du eine Ahnung? Wie viel Frauen, wie viel Männer Mitglied sind?

CD: Im Geschlechterverhältnis? Nein, das weiß ich auch nicht.

Prof. Dr. Heiner Keupp: Ich schätze mal, dass es bei uns wie in der Psychologie insgesamt aussieht, dass wir im Schnitt vielleicht 60 Prozent Frauen haben, vielleicht sogar 70 Prozent

CD: Ich würde eher mehr vermuten, aber das ist natürlich eine Vermutung.

Prof. Dr. Heiner Keupp: An unserem Institut sind es 77 Prozent Frauen unter den Studierenden.

CD: Ich habe jetzt nur die Information zu Ausbildungsgruppen, dass es anscheinend einige Ausbildungsgruppen gibt, in denen nur noch Frauen sind. Von der Tendenz her verschiebt das Geschlechterverhältnis anscheinend noch mal stärker.

Prof. Dr. Heiner Keupp: Da fällt mir übrigens noch ein Punkt ein, den habe ich vorher kurz im Kopf gehabt. Ich glaube, ein wichtiger Punkt für die DGVT war auch, dass sie damals im Ausbildungsbereich die Selbstorganisationsprinzipien, die damals politisch wichtig wurden, lange Zeit sehr gepflegt hat und sehr viel dafür getan hat. Das lief nicht immer optimal, aber sie hat diesen Gedanken noch gehabt. Das war ein Element für die Struktur der DGVT, das sehr stark aus den neuen Sozialen Bewegungen aufgenommen wurde, also nicht die Anerkennung der großen Lehrer, denen man sich dann guruhaft zu Füßen wirft, sondern eher die, sagen wir mal, Selbstorganisation der Geschwisterebene, durchaus auch mit Problemen.

Ich kann mich an einen Kongress erinnern, den ich hochinteressant fand, unter folgendem Aspekt: Erich Wulff nahm daran teil und er war damals ziemlich bekannt. Er war ein politisch engagierter Psychiater, war in Vietnam gewesen und hat im Russell-Tribunal zu Vietnam über die Verbrechen von Amerikanern berichtet. Er hatte also einen wichtigen Namen. Ich habe die Sitzung damals moderiert, ich habe ihn vorgestellt. Und ich war total baff, denn er hat einen unglaublichen Beifall bekommen. Das hing meiner Meinung nach damit zusammen, dass wir in der DGVT eigentlich keine Elterngeneration gehabt haben, keine Mütter, keine Väter. Jemand wie Wulff, der vom Alter her auch in dieser Rolle sein konnte, wie Strotzka übrigens auch, der bei einem anderen Kongress da war, hat ungcheuer viel Sympathie gekriegt, die natürlich was mit seiner Lebensleistung und seinem fachlich Tun zu tun gehabt hat. Aber es war noch viel mehr drin. Das ist auch ein Teil der DGVT, dass es lange Zeit eigentlich keine großen Generationsdifferenzen gab. Brengelmann und die Gruppe um ihn herum, das waren ein bisschen Ältere. Dann kam der Vatermord, aber es war ein korrupter Vater, eindeutig. Und dann war sozusagen die Urhorde ohne Vater, aber auch ohne schlechtes Gewissen, würde ich behaupten.

CD: Das ist jetzt ein neues Thema, das mich sehr interessieren würde.

Prof. Dr. Heiner Keupp: Da haben wir aber jetzt keine Zeit mehr.

CD: Ja, leider. Ich danke dir für das Interview.

Biographische Angaben

Prof. Dr. Heiner Keupp
geboren 1943 in Kulmbach (Oberfranken)
Heiner Keupp hat Psychologie und Soziologie studiert und ist seit 1978 Hochschullehrer für Sozial- und Gemeindepsychologie an der Universität München

Forschungsprojekte

1979 bis 1982 „Die Reform der psychosozialen Versorgung in der Bundesrepublik Deutschland als sozialpolitischer Prozess“
1983 bis 1986 „Probleme der Vernetzung professioneller und nicht-professioneller Hilfen im psychosozialen Bereich“
„Lebenswelt und Familienwirklichkeit. Praxisforschung und Familienarbeit“
1985 bis 1988 „Transfermodelle sozialwissenschaftlichen Wissens“
1987 bis 1990 Begleitungsforschungsprojekt zur Inititiierung und Förderung eigenverantwortlicher Elternarbeit in der Frühförderung durchgeführt

1989 bis1998 Längsschnittprojekt „Diskontinuierliche Erwerbsverläufe, soziale Netzwerke und Identitätsentwicklung junger Erwachsener“
1991 bis 1993 Projekt zur wissenschaftlichen Begleitung der Etablierung des ersten ambulanten gerontopsychiatrischen Dienstes im großstädtischen Bereich. Dieses Projekt wurde 1994 mit dem Preis der Schrader-Stiftung ausgezeichnet.
1992 bis Juli 1995 Projekt „Schwule Netzwerke im Zeichen von AIDS“
1994 bis 1996 „Jugend und Gesundheit“
Projekt „Homosexuelle in der Arbeitswelt“
1997 bis 1999 Untersuchung zu gesundheitlichen Problemen von Migrantenjugendlichen in München und ihren Erfahrungen mit dem Gesundheitssystem der Bundesrepublik
Projekt „Individualisierung und posttraditionale Ligaturen – die sozialen Figurationen der reflexiven Moderne“
Ab 2000 Begleitforschung zum Modellversuch „Bürgerarbeit“ des Bayerischen Sozialministeriums (Laufzeit: zweieinhalb Jahre)

Wissenschaftspublizistische Aktivitäten

Gemeinsam mit Manfred Pflanz (Hannover) und Johannes Siegrist (Marburg) Herausgabe der Buchreihe „Medizin und Sozialwissenschaften“ (von 1974–1980) bei Urban & Schwarzenberg.
Von 1982 bis 1997 Mitglied des Wissenschaftlichen Beirats des Psychologie-Programms bei Urban & Schwarzenberg (später aufgegangen in der Psychologie Verlags Union).
Beirats- und Beratertätigkeit für die Verlage Campus und Psychiatrie-Verlag.
Im wissenschaftlichen Beirat der Zeitschrift „Gestalt Theory“ (seit 1979).
Im wissenschaftlichen Beirat der Zeitschrift „Verhaltenstherapie und psychosoziale Praxis“ (seit 1983).
Im wissenschaftlichen Beirat der Zeitschrift „Neue Praxis“ (seit 1984).
Im wissenschaftlichen Beirat der Zeitschrift „Gruppenpsychotherapie und Gruppendynamik“.
Im wissenschaftlichen Beirat der Zeitschrift „Psychotherapie und Sozialwissenschaft. Zeitschrift für qualitative Forschung“ (seit 1998).
Im wissenschaftlichen Beirat der Zeitschrift „Kultur – Handlung – Interpretation“ (seit 1998).
Herausgeber der Buchreihe „Gemeindepsychologische Perspektiven“ im Profil Verlag (München). Erschienen sind bisher neun Bände.
Herausgeber der Buchreihe „Münchner Studien zur Sozial- und Kulturpsychologie“ im Centaurus Verlag, Pfaffenweiler, in der seit Herbst 1992 die ersten neun Bände erschienen sind.

Gutachtertätigkeiten

1979 Gutachten zum Aufbau eines neuartigen Studienganges „Psychologie im Gesundheitswesen“ auf dessen Grundlage das Stellentableau der Hochschullehrerpositionen beschlossen wurde
Fachgutachter für den Modellstudiengang „Fachkräfte für die psychosoziale Versorgung“ an der Freien Universität Berlin in der Zeit von 1984–1988
Gutachter für das Forschungsprojekt „Zivilisationsgeschichte und Historische Psychologie“ an der Technischen Universität Berlin von 1982–1986
Mitglied der internationalen Kommission der Österreichischen Rektorenkonferenz zur Untersuchung der Lage der Minderheiten in Österreich (1987/88)
Gutachter beim Forschungsprojekt „ATLAS“ (Entwicklung eines Computerprogramms für die Verwaltung und Auswertung qualitativer Daten) an der Technischen Universität Berlin von 1988–1991
Gutachter für das Projekt „Gemeindepsychologische Forschung“ an der Freien Universität Berlin von 1988–1990
Expertise zum 8. Jugendbericht der Bundesregierung zum Thema: „Lebensbewältigung im Jugendalter aus der Perspektive der Gemeindepsychologie – Förderung präventiver Netzwerkressourcen und Empowermentstrategien“ (1989)
Von 1991 bis 1995 Mitglied der Gutachterkommission der KSPW (Kommission zur Erforschung des sozialen und politischen Wandels in den neuen Bundesländern)
Seit 1995 Gutachter im Projektverbund Friedens- und Konfliktforschung in Niedersachsen
1997 Erstattung eines Gutachtens für die Zukunftskommission der Freistaaten Bayern und Sachsen zum Thema „Freiwilliges soziales Engagement außerhalb der Erwerbsarbeit“ (mit Prof. Heinze, Universität Bochum)
Expertise zum 11. Jugendbericht der Bundesregierung zum Thema Bewältigungsressourcen Jugendlicher (2000)

Beiratstätigkeiten

Mitglied des Programmbeirats des Bereichs Psychologie und Pädagogik der Münchner Volkshochschule (seit 1994)
Mitglied im wissenschaftlichen Beirat des Instituts „Jugend, Film und Fernsehen“ (seit 1995)
Mitglied des Kuratoriums der Münchner Volkshochschule (seit 1998)
Mitglied des wissenschaftlichen Beirats des Deutschen Jugendinstituts (seit 1999)

Berufs- und gesellschaftspolitische Aktivitäten

Aktive Beteiligung an der Arbeit reformorientierter Verbände: „Deutsche Gesellschaft für Soziale Psychiatrie" (als langjähriger Sprecher des Gesundheitspolitischen Ausschusses) und in der „Deutschen Gesellschaft für Verhaltenstherapie" seit ihrer Gründung; bis 1999 Mitglied des Gründungsvorstandes der „Gesellschaft für gemeindepsychologische Forschung und Praxis".

Kontaktadresse

LMU-Universität München
Institut für Psychologie
Leopoldstr. 13
80539 München
E-Mail: keupp@psy.uni-muenchen.de

Dr. August Rüggeberg

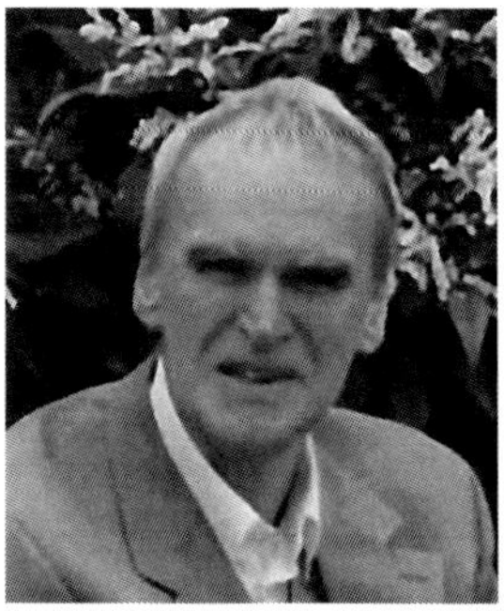

Interview am 28.09.01 in München

CD: Ich habe zwei Schwerpunkte, die mich interessieren. Das eine ist, wie kamen Sie zur Verhaltenstherapie, in welchem Kontext haben Sie davon gehört und was hat Sie daran angesprochen oder interessiert? Was fanden Sie auch problematisch? Das andere ist dann, die Frage nach den ganzen Ereignisse, die den Anfangszeiten in der GVT stattgefunden haben. Was haben Sie da erlebt, welche Rolle und Funktion haben Sie da übernommen?

Dr. August Rüggeberg: Okay. Ich habe 1967 bis 69 das Grundstudium in Bochum gemacht. Der Studiengang in Bochum war verglichen zu anderen Unis damals ziemlich systematisch und auch sehr positivistisch orientiert. Experimentalpsychologie und die Einführung in positivistische Wissenschaftstheorie waren sehr wichtig. Dann kam die ganz kritische Auseinandersetzung: Frankfurter Schule und linke Theorie, Holzkamp und so weiter. Das kam natürlich weniger vom Lehrköper als von den linken Studenten hinein und hat im ersten Studienabschnitt eine große Rolle gespielt.

Nach dem Vordiplom wechselte eine ganze Clique von fast 20 Leuten von Bochum nach München, die waren fast schon eine richtige Bande *(lacht)*, das war ganz lustig. Und die kamen hier in einen Lehrbetrieb, der irgendwie noch verstaubt war. Es wurde noch ziemlich viel altes Zeug gelehrt, ich weiß nicht mehr genau, Lersch und dergleichen. Und es gab eine relativ starke Sektion, die sich mit Psychoanalyse beschäftigte, das waren aber von der politischen Seite her gesehen – so wie wir das wahrgenommen haben – eher sehr konservative Dozenten oder Professoren. Und es gab eben auch die Möglichkeit, Verhaltenstherapie zu machen. Als wir dann „Verhaltensmodifikation 1" besuchten, fanden wir das stinklangweilig, weil wir das alles schon gehabt hatten ...

CD: In Bochum?

Dr. August Rüggeberg: ... in Bochum. Dann haben wir erst einmal durchgesetzt, dass wir gleich bei „Verhaltensmodifikation 2" oder „3" anfangen durften. Und für viele der Kommilitonen war es enorm attraktiv, dass man bei den Verhaltenstherapeuten praktisch mittun konnte. Die machten hier an der Uni im Institut für Klinische Psychologie Therapie, und dazu gab es auch eine ziemlich ausgedehnte Zusammenarbeit mit dem Max-Planck-Institut für Psychiatrie. Da konnte man bei Assistenten an der Therapie mitwirken oder für diese die Therapie auch durchführen; man konnte Diplomarbeitsthemen kriegen, bei denen man bestimmte Therapiemethoden erprobt und untersucht hat. Es war ein ganz wesentliches Interesse daran, den Einstieg in die praktische Arbeit zu bekommen, und da gab es ein großes Bedürfnis, weil das ganze Psychologiestudium sonst purer Theoriekram war.

Die zweite Seite war folgende: Aus der kritischen Auseinandersetzung mit der bürgerlichen Wissenschaft und der Wissenschaftstheorie schien es so, als ob die Verhaltenstherapie greifbarer, nüchterner, konkreter und überprüfbarer wäre. Es gab ein Seminar bei Heiner Keupp, das lief über mehrere Semester, ich glaube von 69 bis 72, und in diesem Seminar haben wir uns mit all diesen Themen kritisch auseinandergesetzt. Anfangs gab es eine Meinung, nach der die Verhaltenstherapie weniger autoritär und manipulativ als die Psychoanalyse ist, weil die Verhaltenstherapie konkreter durchschaubar ist oder zumindest gemacht werden kann. Während es in der Psychoanalyse durch Konzepte wie Widerstand so zirkulär wird, dass der Patient gegebenenfalls keine Chancen hat zu sagen, „Nein, es ist anders als der Therapeut meint". Dass das eine trügerische Hoffnung war, kristallisierte sich in den Diskussionen langsam heraus, weil bei der Verhaltenstherapie zwar manches etwas konkreter gemacht werden kann, das aber noch lange nicht immer gemacht wird, und weil sie mit ihrer technologischen Methodik eben ein Weltbild mittransportiert, das doch relativ auf Manipulation und Anpassung hinausläuft, das sag ich mal im Präsens. Diese die Einschätzung verbreiterte sich dann so nach und nach. Aber wie gesagt, es bestand ein ganz großes Interesse, viel Kontakt zur Praxis zu bekommen.

Und die GVT, wie sie damals noch hieß, war sehr im Max-Planck-Institut verwurzelt, weil der Professor Brengelmann zu der Zeit noch der Vorsitzende war. Dann hatten sie noch dieses GVT-Zentrum, das glaube ich, in der Parzivalstraße war. Aus unserer damaligen Sicht war das so, dass die mit dieser GVT eigentlich nichts anderes machten, als ihre wissenschaftlichen Privatinteressen zu befördern und die GVT für ihre persönlichen Zwecke nutzbar zu machen. Und das fanden wir undemokratisch. Diese wissenschaftlichen Projekte, die da liefen, fanden wir zum Teil ziemlich blöd und schwachsinnig, wenn man es mal ganz direkt sagen soll.

Und da kam die Idee auf zu sagen, „Mensch, so ähnlich wie wir uns an der Uni gegen solche Professoren-Herrschaft und Machenschaften zur Wehr setzen, kann man das in der GVT auch tun. Und vielleicht kann man es hinkriegen, dass die GVT eine Form von Therapiegesellschaft wird, die eben anders funktioniert", als das bei diesen klassischen Therapieverbänden zum Beispiel in Psychoanalyse der Fall war und wohl auch noch ist. Dann haben wir versucht, konkret Ziele zu formulieren und das funktionierte alles nicht. Die Studenten, die praktisch sehr viel in der Verhaltenstherapie arbeiteten, hatten auch keine Chancen, viel zu erreichen, weil sie kein Stimmrecht hatten. Das Stimmrecht war, wenn ich das recht erinnere, auf Leute beschränkt, die entweder ein Diplom in Psychologie oder einen Abschluss in Medizin hatten. Und im Zusammenhang der ganzen Mitbestimmungsdiskussion, die damals ja sehr wichtig war, haben wir gesagt: „Das muss geändert werden."

Das war zu einem Zeitpunkt, als eine ganze Reihe aus unserer linken Clique an der Uni gerade ihr Diplom machten. So dass wir einige in unserer Gruppe hatten, die offiziell schon Mitglieder werden konnten und andere, die das noch nicht konnten. Dann haben wir gesagt, „Jetzt bringen wir den Laden ordentlich durcheinander". Irgendwoher hatten wir den Tipp gekriegt, dass es diese Sache mit dem Notvorstand gibt und man einen Notvorstand vor dem Amtsgericht ziemlich flott durchkriegt, wenn man a) Mitglied ist und b) nachweisen kann, dass der Verein – formal betrachtet – in keiner Weise satzungskonform handelt. Um Inhalte geht es im Vereinsrecht nicht. Dann haben wir einen Notvorstand etabliert und wollten die Zeit des Notvorstandes dazu nutzen, das, was wir Machenschaften der alten Führungsriege der GVT nannten, erstens alles aufzudecken und zweitens Konzepte zu entwickeln und zu propagieren, wie man diesen Verein umkrempeln könnte.

Das ist dann passiert und das kann man, glaube ich, in der Dokumentation noch viel besser nachlesen, als ich das jetzt aus dem Kopf schildern könnte. Nachdem diese Dokumentation herausgekommen war, gab es eine Mitgliederversammlung, die für mich ein sehr erstaunliches Erlebnis war, nicht nur für mich. Ich weiß gar nicht, wie viele Mitglieder zugegen waren, ich schätze vielleicht 60. Über die 13 Stunden, die die Mitgliederversammlung insgesamt dauerte, wurden es dann immer weniger. Die Versammlung ging mittags los, nachts um eins war sie zu Ende und zog dann zwischenzeitlich in das GVT-Zentrum um. Das war heiß! Unsere Clique, das waren ungefähr so 15 Leute, wir hatten wirklich ein ganz klares Konzept: Studenten, die klinisch in dem Bereich arbeiteten, sollten auch schon Mitglied werden können. Das war der demokratische Hauptpunkt. Und wir hatten die Taktik, dass an jeder zweiten, dritten Stelle auf der Diskussionsliste jemand von uns stand. Dadurch konnten wir in dieser Versammlung einen solchen Meinungsdruck erzeugen, dass wir diesen Coup tatsächlich geschafft haben. Das war vorher nicht unbedingt sicher, aber es hat geklappt, ja?

CD: Das war jetzt die Mitgliederversammlung, bei der es darum ging, den alten Vorstand zu kippen, oder?

Dr. August Rüggeberg: Der alte Vorstand war ja schon gekippt. Es gab den Notvorstand.

CD: Und Sie waren der Notvorstand.

Dr. August Rüggeberg: Ich weiß gar nicht mehr genau, wer exakt dem Notvorstand angehörte. Ich glaube, Albrecht Egetmeyer, genannt Bob, war der Notvorsitzende.

CD: Ach, ich habe gedacht, das wären Sie gewesen?

Dr. August Rüggeberg: Nee, war ich nicht. Oder gab es da mehrere? Das weiß ich nicht mehr so genau.

CD: Aha, das ist ja interessant, weil von den Dokumenten hatte ich den Eindruck, als wäre das eine Person gewesen und als wären das Sie gewesen. Ich habe mich auch schon gewundert, dass da auch nur eine Person ist...

Dr. August Rüggeberg: Ich glaube, man brauchte eigentlich nur einen Notvorstand, der als Person die Vertretung des Vereins nach §26 des BGB übernimmt und das hatten wir natürlich. Dafür brauchten wir jemand, der nach der alten Satzung schon volles Mitglied war...

CD: Das waren Sie zu dem Zeitpunkt dann wahrscheinlich schon?

Dr. August Rüggeberg: Ich bin gar nicht mehr so sicher, ob ich mein Diplom zu der Zeit schon hatte oder nicht. Aber das kann man sicher irgendwo nachlesen. Jedenfalls ist dieser Notvorstand natürlich kein Einmann-Betrieb gewesen, sondern das war ein richtiges Cliquenprojekt damals.

CD: Wissen Sie denn noch, wer alles an der Clique beteiligt war?

Dr. August Rüggeberg: Also da war eben Albrecht Egetmeyer, Manfred Cramer, der ist hier an der Fachhochschule, Heiner Keupp hat auch mitgemacht, aber so ein bisschen im Hintergrund, nichts desto weniger effektiv. Dann war da der Michael Schalkhaußer. Um Gottes willen, wer war denn da noch? Uli Stuck fällt mir ein, vielleicht Uli Gudert? Hanna Permin, die war lange beim Jugendinstitut. Ja mehr fällt mir jetzt nicht ein. Eine Reihe Namen stehen aber auch in der Dokumentation. Oder wenn man das MV-Protokoll nachliest, da müssten eine ganze Reihe Namen auftauchen.

CD: Bei der Mitgliederversammlung, die Sie gerade beschrieben haben, worum ging es denn da? Was war für Sie das Erstaunliche und was konnten Sie da durchsetzen?

Dr. August Rüggeberg: Also das Hauptziel war, das Mitgliedskriterium zu ändern, weil auf diese Weise eben ein ganzer Schwung von – sagen wir mal – links orientierten Studenten in den Verband eintreten konnten. Die wurden bei der Mitgliederversammlung dann auch gleich aufgenommen. Und nachdem das geschehen war, sah das mit der Entscheidungsstruktur natürlich radikal anders aus. Das war das Hauptziel. Ansonsten war es die inhaltliche Ausrichtung, zur Förderung einer emanzipatorischen Verhaltenstherapie zu kommen, oder wie das damals genau formuliert wurde. Das Vokabular habe ich nicht mehr so ganz drauf *(beide lachen)*.

CD: Wie erinnern Sie das, also wenn ich mir die Texte so angucke, habe ich den Eindruck, es gab unterschiedliche Gruppierungen – Sie waren Mitglied von der einen –, die ganz unterschiedliche Interessen verfolgt haben.

Dr. August Rüggeberg: Es gab natürlich die Clique, die sozusagen abgesetzt wurde. Die wollten natürlich, dass das alles nicht funktionierte, dass sie wieder eingesetzt wurden und weiter machen konnten. Und nachdem die während dieser MV so langsam ihre Felle wegschwimmen sahen ... Also ich erinnere, am Anfang war Herr Brengelmann noch da und nach ein paar Stunden ist er dann abgezogen, weil er einfach gesehen hat, da ist nichts mehr zu holen. Das war natürlich einc große Freude, „Jetzt haben wir es geschafft, er ist abgezogen". Da gab es ja auch sehr viel Streitbarkeit, sehr starke Konflikte und Hassgefühle waren damit auch verbunden, weil man einfach sah, die nutzen eine Gesellschaft für ihre ganz privaten Wissenschaftler-Zwecke. Das fanden wir das Letzte, ja? Was es ja in einer Weise auch ist. Und da hat man sich natürlich auch gefreut, als man gesehen hat, sie ziehen sich zurück, weil sie in einer Weise auch bemerkt haben, sie können sich damit nicht durchsetzen.

CD: Sie haben die Macht verloren.

Dr. August Rüggeberg: Dann gab es eine Fraktion, das ist das falsche Wort, weil es eigentlich keine zusammengehörige Gruppe war. Es gab ein ganze Reihe Leute, die schätzten wir als liberal ein, in dem Sinne, dass man mit ihnen zusammenarbeiten konnte. Weil die wünschten sich auch, dass das ganze auf einer demokratischeren und praxisorientierteren Basis laufen sollte, zum Beispiel Gottwald, der dann ja eine große Rolle spielte. Die arbeiteten aber im Max-Planck-Institut und waren damit verwurzelt, weshalb sie unseren radikal linken, emanzipatorischen Vorstellungen auch nicht hundertprozentig einfach folgen konnten. Das waren die Leute, eigentlich mehr Einzelleute, mit denen dann immer Kompromisse gefunden werden mussten. Das kann man bei der Versammlung und auch bei einer späteren Versammlung sehen. Ich weiß gar nicht mehr, wo die stattfand, ich glaube in Würzburg gab es später mal eine Mitgliederversammlung. Da gab es dann so verrückte Sachen, dass ein Vorstand gewählt wurde und wir brauchten Herrn Gottwald als ersten Vorsitzenden. Und nachdem der Vorstand, fertig gewählt war, hat Herr Gottwald gesagt, er sei zwar zum Ersten Vorsitzenden gewählt worden, aber mit dem Vorstand würde er das Amt nicht übernehmen. Dann musste alles noch einmal gemacht werden, ja? *(beide lachen)*. Also das waren so Sachen, zum Teil wirklich verrückt ...

CD: Wofür brauchten Sie Herrn Gottwald?

Dr. August Rüggeberg: Wieso wurde er eigentlich unbedingt gebraucht? Wir brauchten ihn unbedingt als Ersten Vorsitzenden. Ich weiß es nicht mehr. Ich weiß nur, dass wir mehr oder weniger zähneknirschend einsahen, es geht nicht anders.

CD: Er muss erster Vorsitzender sein?

Dr. August Rüggeberg: Ja. Also ich kann mich nicht mehr dran genau erinnern. Ich erinnere mich nur noch an das Gefühl „Ach blöd, dass wir das haben müssen", es wäre viel einfacher ohne ..., aber es geht nicht anders.

CD: Was ich der Dokumentation entnehme, ging es in der Entwicklung um ganz unterschiedliche Konfliktpunkte, also was zu dem Absetzen der Gruppe um Brengelmann geführt hat, war es letztendlich auch ein problematisches Umgehen – jetzt mal neutral formuliert –mit Finanzen, das dann zum Absetzen geführt hat, oder?

Dr. August Rüggeberg: Ja, weil in der Art und Weise, wie mit den Geldern des Vereins umgegangen wurde, zeigte sich die Verwirklichung der Ziele dieser Gruppe. Und das waren – rein taktisch – Dinge, die nicht in Ordnung waren. Und die konnte man sehr gut in der vereinsöffentlichen Auseinandersetzung auf den Tisch bringen und präsentieren, um die andere Seite schwach zu machen.

CD: Und war der Umgang mit den Finanzen speziell eine Angelegenheit von Brengelmann oder ging das von der Gruppierung oder was von den sogenannten Vollmitgliedern aus? Wie lief das eigentlich?

Dr. August Rüggeberg: Ich erinnere mich nicht mehr daran, wer außer Brengelmann noch in dem alten Vorstand war, aber es war mehr oder weniger eine Max-Planck-orientierte Crew. Und unser Eindruck war, dass Brengelmann also wirklich tat, was er wollte. Das zeigte sich dann auch, als wir diese Berechtigung als Notvorstand hatten und alle Verbands-Unterlagen haben wollten: Da hat er sich erst mal geweigert. Und dann musste mit Gerichtsvollzieher und Polizei gedroht werden und dann lief das.

CD: Dann haben Sie auch tatsächlich die Unterlagen bekommen, die Vereinsunterlagen?

Dr. August Rüggeberg: Wir haben sie dann bekommen. Es ging dann ohne Gerichtsvollzieher und Polizei. Das war aber doch eine etwas härtere Auseinandersetzung, diese Dinge zu kriegen. Was die Wirkung angeht, habe ich das Gefühl, es ist zwar etwas ganz anderes herausgekommen, als sich die Beteiligten damals erträumt haben. Aber ich finde es ganz interessant und auch gut, was da heraus gekommen ist, weil es doch über Jahrzehnte ein Verein war, der zum Beispiel in der Nähe der DGSP stand und auch sozialpolitisch, psychiatriepolitisch eine Menge Hand in Hand ging. Und das unterschied den Verein schon von anderen therapeutischen Vereinen. Wie es jetzt ist, kann ich gar nicht so richtig beurteilen.

CD: Wie ging denn Ihre Rolle in dem Verband weiter, nach der Notvorstandszeit?

Dr. August Rüggeberg: Das war dann so: Nachdem dann die GVT nun anderen politischen Charakter gewonnen hatte, sind ältere Therapeuten hergegangen und haben den Berufsverband gegründet.

CD: Den DBV meinen Sie jetzt?

Dr. August Rüggeberg: Genau. Und in dem Berufsverband hat man sehr bald erkennen können, dass wieder eine ganze Menge ständische Regelungen und Stufenleitern etabliert wurden. Man hat also versucht, über einen neuen Verein den alten Zustand wieder herzustellen und dadurch auch politisches Gewicht von der umgekrempelten GVT wieder wegzunehmen. Das ist auch zum Teil gelungen, es gab eine Menge Konflikte und Auseinandersetzungen und auch Verhandlungen. Man konnte dies und das erreichen und anderes nicht... Es war bei mir dann so, dass ich 72 mit dem Studium fertig wurde und in die Berufspraxis ging, und weil andere Dinge in den Vordergrund traten, wurde das relativ bald für mich persönlich uninteressanter.

CD: Uninteressanter wurde für Sie dann das verbandpolitische oder auch die Verhaltenstherapie?

Dr. August Rüggeberg: Also ganz persönlich bei mir war es so: Ich habe 73 bis 74 in meinen ersten Job als Heimpsychologe gearbeitet, teils mit Verhaltenstherapie, teils auch mit allem möglichen anderem, was da passte. Sofern Therapie da überhaupt hinpasste. Und weil die da nicht sehr gut hinpasste, bin ich irgendwann weggegangen. Heimpsychologe zu sein, ist eigentlich eine ganz blöde Rolle. Auf einen Seite ist die Heimleitung mit ihrer Leitungsfunktion und will, dass die Psychologen ihr nicht hineinreden. Auf der anderen Seite sind die Mitarbeiter in den Gruppen Erzieher und Sozialpädagogen. Und die wollen auch nicht so gerne mit den Psychologen. Und die Kinder oder Jugendlichen wollen es nur zum Teil, weil es für sie zum Teil noch mehr Verpflichtung ist. Also ein ganz blöde Rolle, auf die ich keine Lust hatte. Ich hatte das Gefühl, als Psychologe therapeutisch zu arbeiten, da kommt nicht viel bei raus; man müsste, mit dem was man über seelische Probleme gelernt hat, wirklich in eine Position kommen, in der man Einfluss hat, entscheiden und gestalten kann. Dann habe ich die Internats- und Tagesstättenleitung in der Pfennigparade übernommen. Das war genau so eine Position. Da habe ich versucht, mehr zu gestalten und mehr Demokratie hineinzubringen. Vor allen Dingen habe ich die Linie vertreten, zu unterstützen, dass die Heimbewohner – Kinder, Jugendliche, junge Erwachsene – nach draußen kommen und nicht in diesem Ghetto hängen bleiben. Die Chancen waren groß hängen zu bleiben, weil es da auch Werkstätten und Gott-weiß-was alles gab. Es gab dann Riesen-Konflikte, weil plötzlich ein 17-Jähriger in eine eigene Wohnung auszog, und der Heimplatz dann leer war und die Geschäftsführung sauer, ja? Da gab es dann dergleichen Konflikte. Konflikte, die einfach im System begründet werden, wurden immer ärger. Dann hatte ich das Gefühl, das ist Quatsch, was wir machen: Wir holen Behinderte dahin, wo irgendwelche Sozialprofis Hilfe anbieten, das muss man genau umgekehrt machen. Man muss die Hilfe dahin bringen, wo Leute eigentlich leben wollen. Daraus ist dann die Vereinigung „Integrationsförderung" entstanden, die habe ich dann gegründet. Das war damals ein ziemlich neues und teils noch radikales Modell, weil wir eben auch ganz, ganz schwerbehinderte Leute genommen haben und denen geholfen haben. Also dass Leute, die eine Rund-um-die-Uhr-Beatmung brauchen aus einem Heim ausziehen, das war in Deutschland ganz neu ...

CD: Das war dann Mitte der 70er?

Dr. August Rüggeberg: Das ging 77 los. In USA und England ist das alles schon viel früher gelaufen. Aber hier musste man sehr auf der Hut sein, damit einem nicht ängstliche Mediziner quer kamen, wenn einer mal in seiner eigenen Wohnung Schnupfen kriegte. Da habe ich lange gearbeitet, das war immer nicht therapeutisch. Eigentlich bin ich erst vor einigen Jahren wieder auf eine therapeutische Arbeit zurückgekommen, als ich die Kinesiologie entdeckt habe.

CD: Und haben Sie sich in den 70er Jahren auch noch verbandspolitisch engagiert, oder war das dann damit beendet?

Dr. August Rüggeberg: Das war eigentlich mehr oder weniger passé. Ich habe immer noch ein bisschen in der DGSP mitgetan. Ich war aber politisch nicht groß aktiv, sondern bin zu Tagungen und Kongressen oder Fortbildungen gegangen. Dann gab es ja den eigenen Verein, da muss man viel für tun. Die „therapievereinspolitische" Zeit, die war dann ungefähr 73 vorbei.

CD: Was mich noch interessieren würde, belangt auch andere Verbände in der Zeit an, da bin ich nicht so beschlagen. Aber wieso haben Sie sich gerade die GVT ausgesucht?

Dr. August Rüggeberg: Wieso gerade die GVT? Das lag daran, dass es hier diese linke Studentenclique an der Uni gab, die hatten sich für Verhaltenstherapie statt für Psychoanalyse entschieden, und wollten da arbeiten und haben die Prinzipien des hochschulpolitischen Engagement in diesen Verein hineingetragen, Gesprächstherapie wurde nicht angeboten, weiß der Himmel, was da sonst geschehen wäre, keine Ahnung *(beide lachen)*. Das hatte, wenn man so will, zum Teil sicher etwas Zeitgeschichtliches an sich, aber es hatte auch etwas sehr Lokales an sich. Weil das hier in München so war.

CD: Gleichzeitig gab es in den Anfangszeiten und Ende der 60er verschiedene regionale Gruppierungen, die sich irgendwie in der GVT wiedergefunden haben, wenn ich das aus den Dokumenten richtig verstanden habe. Sie sagen, Sie kamen aus Bochum, es werden auch immer wieder Leute aus Bochum, die schon in der GVT engagiert waren, und aus Münster aufgeführt ...

Dr. August Rüggeberg: Die Münchener Clique, die das hier hauptsächlich gemanagt hat, hatte linken Studentenkontakte zu anderen Unis. Und als wir die Mitgliederkartei der GVT in der Hand hatten, und dann diese Dinge herauskamen, da haben sich natürlich Kontakte ergeben, und in Bochum und in Münster waren auch kritische Leute. Das war aber ein Phänomen, das nur auf dem Hintergrund der antiautoritären und der linken Studentenbewegung zu verstehen ist. Die Kontakte haben sich gebildet, und die haben natürlich an ihren Unis auch etwas getan, dann hat man eben zusammengearbeitet. Die fanden das auch toll, dass wir das hier umgekrempelt hatten. Das lief dann ganz gut.

CD: Waren die Leute aus den verschiedenen Regionen auch Studierende oder hatten sie auch gerade frisch ihr Diplom?

Dr. August Rüggeberg: Das waren linke Studenten und andere Leute an den Hochschulen, vor allem Assistenten, die ähnlich ausgerichtet waren. Professoren waren es nur wenige. Da gab es Holzkamp, der aber mit Verhaltenstherapie nur wenig zu tun hatte. Sonst fallen mir eigentlich keine mehr ein.

CD: Jetzt fällt mir noch eine Frage ein, die ein bisschen abführt, die ich schon am Anfang stellen wollte: Können Sie sich noch erinnern, wer die Seminare gemacht hat, die Sie in München besucht haben? Wer die angeboten hat?

Dr. August Rüggeberg: Also gab es den Herrn Tunner aus Österreich.

CD: Den Herrn Tunner, der war da an der Uni Assistent?

Dr. August Rüggeberg: Ja, der war Assistent bei den Klinischen Psychologen, dann Herrn Birbaumer, Herr Frenzel fällt mir ein. Am Max-Planck-Institut, zu dem auch Connections bestanden, gab es Peter Gottwald, Herrn Kockott, der hat sich sehr viel mit Sexualität beschäftigt. Dann gab es den Innerhofer, der dieses Innerhofer Trainingsmodell entwickelt hat ...

CD: Eltern-Kind ... war das damals schon sein Thema?

Dr. August Rüggeberg: Ja. Was auf seine Art für mich ein sehr originelles Modell ist, obwohl es mir heutzutage lernpsychologisch reduziert ist, aber es war schon ganz gut. Fällt mir da noch wer ein? Ja, der Heiner Keupp natürlich, wobei der jetzt nicht so spezifisch mit Verhaltenstherapie zu tun hatte. Da ging es mehr um Wissenschaftstheorie und Sozialpsychologie. Ich erinnere jedenfalls die schöne Geschichte, wie ich in der Diplomprüfung Sozialpsychologie zu Heiner Keupp kam, und wir redeten dann eine halbe Stunde, und es war einfach eine Fortsetzung der Diskussion, die am Donnerstag im Seminar gelaufen war, und ich bekam am Schluss meine eins. Die Beisitzerin war die Helga Bilden, auch bei den Sozialpsychologen. Und die sagte dann, sie wäre schon einverstanden damit, allerdings müsste sie sagen, sie hätte von der ganzen halbe Stunden nichts, aber auch gar nichts verstanden *(beide lachen)*. Weil wir in der Diskussion einen Intern-Jargon hatten.

CD: Ist ja interessant.

Dr. August Rüggeberg: Das war sehr lustig. Die Frau Metz war da, die fällt mir noch ein, die hatte am Institut zwar mehr Diagnostik gemacht, aber hatte auch einen inneren Kontakt zur Verhaltenstherapie. Ja und dann gab es natürlich Professor Görres, der das Institut leitete. Und der war nun sehr eindeutig psychoanalytisch orientiert. Nach unserer Wahrnehmung einer der ganz autoritären, rechten Professoren. Aber er hatte immerhin diese Verhaltenstherapiesektion an seinem Institut.

CD: Und zu der Zeit gab es schon Leute, die verhaltenstherapeutisch gearbeitet haben, also am MPI und bei den Klinischen Psychologen ...

Dr. August Rüggeberg: Ja, bei den Klinischen Psychologen, Jarg Bergold, Tunner, Birbaumer und Frenzel vor allem.

CD: ... und wo haben die ihre verhaltenstherapeutischen Kenntnisse herbekommen?

Dr. August Rüggeberg: Das weiß ich nicht so genau, da weiß der Heiner Keupp sicher mehr drüber.

CD: Da muss ich noch mal recherchieren. Weil in dieser Dokumentation geht es ja ganz viel um sehr unterschiedliche Vorstellungen und Ziele zu einer verhaltenstherapeutischen Ausbildung und zu Konzeptionen für die Ausbildung, habe ich den Eindruck.

Dr. August Rüggeberg: Die hatten ja nach unserer Vorstellung eine völlig technokratische Vorstellung von Therapieausübung: ein Bettnässer gehört trocken gemacht und fertig. Und das war es dann. Das fanden wir natürlich ausgesprochen zu kurz gegriffen, und das finde ich immer noch zu kurz gegriffen. Da war aber auch mit Herrn Tunner und Herrn Birbaumer eigentlich nicht darüber zu reden. Ich weiß noch, ich hatte „Verhaltensmodifikationen bei Epilepsien“ als Diplomthema und Heiner Keupp und Birbaumer als Betreuer der Arbeit. Mit dem Birbaumer habe ich zum Teil mit den sozial orientierten Kapiteln der Arbeit ganz schön Schwierigkeiten gekriegt. Das war nicht ganz einfach, ihn dazu zu kriegen, dass er das mit unterschrieb, ja?

CD: Was hat Ihrer Meinung dazu geführt, dass einerseits die DGVT und andererseits die Verhaltenstherapie sich so professionalisiert haben? Was waren da wesentliche Schritte?

Dr. August Rüggeberg: Ich kann das nicht so konkret beantworten, weil ich am Prozess nicht mehr so konkret beteiligt war. Aber soweit ich das wahrgenommen habe, ist es nach dem üblichen Muster gegangen: Wenn jemand seinen Studienabschluss hat und entweder in der wissenschaftlichen Karriere oder in der praktisch therapeutischen Karriere etwas werden will, kommt man ziemlich bald zu der Frage, wer die Therapie finanziert, „Wer bezahlt meine Leistung". Und da gab es zwei Hauptströmungen: Die einen wollten vor allen Dingen die Kassenanerkennung für diese Form Therapie haben, Peng fertig. Und andere sagten, „Nee, wir wollen nicht im Akkord bezahlt werden, stundenweise, danach, wie viele Patienten wir durchschleusen können, sondern wir wollen ein System ambulanter Gesundheitszentren, in denen Therapie für jedermann greifbar ist. Und die sollen kassenfinanziert sein."

Das war – sagen wir mal – ein etwas radikal-demokratisches Konzept. Wir fanden das damals sehr, sehr links und schon fast ein Stück Kommunismus im Lande. Das war es aber gar nicht. Wäre es auch nie geworden, selbst, wenn es wahr geworden wäre. Was sich durchgesetzt hat, sieht man im Therapeutengesetz. Das genau wollten wir nicht, dass die Therapieberechtigung wieder nur um einen Berufsstand – nämlich die Psychologen – erweitert wird, ja? Das ist dann daraus geworden.

CD: Was waren für Sie die Gründe und Argumente, das Berufsständische abzulehnen?

Dr. August Rüggeberg: Wir haben seelische Probleme als Auswirkungen des kapitalistischen Gesellschaftssystems verstanden und haben gesagt, die müssen auf einer gesellschaftlichen Ebene gelöst werden, und nicht dadurch, dass man bestimmten Berufsgruppen neue Privilegien einräumt, wie andere Berufsgruppen schon sie haben. Das war die eine Seite. Die andere Seite war, dass man natürlich doch immer nur etwas als Recht forderte, was bisher nur die Mediziner hatten. Und da kam man dann in den Zwiespalt ...

CD: Die Heilbehandlung oder?

Dr. August Rüggeberg: Ja, das Delegationsverfahren hat auch eine große Rolle gespielt. Wenn ich das richtig im Kopf habe, war es das was der Berufsverband anstreben wollte. Und wir hatten aber gesagt, „Nee, da wollen wir gar nicht erst hin, weil da begeben wir uns nur in die Abgängigkeit der Mediziner". Was sich dann ja auch so entwickelt hat, und was, denke ich, mit eine Basis für die Art Therapeutengesetz geworden ist, die jetzt am Ende herauskam.

CD: Gab es in der frühen Zeit für Sie Personen oder auch Literatur aus dem VT-Bereich, die sehr wichtig waren. Oder auch Konzepte?

Dr. August Rüggeberg: Das waren eigentlich die weniger technologischen Strömungen in der Verhaltenstherapie, die mehr Richtung Einbeziehung von kognitiven und sozialen Aspekten gingen. Wobei wir, wissenschaftskritisch wie wir waren, recht bald bemerkten, dass man mit Vorstellungen von Lerntheorie irgendwann an Grenzen stößt, wenn man ein Konzept von Klassengesellschaft als Alternative zu einer individuellen Anpassungstherapie in eine Politik umsetzen will, die zu mehr Gesundheit führt. Was waren das für Sachen? Ja, man hat auch klassische Lehrbücher gelesen, aber sehr viel Wissenschaftskritik und Gesellschaftskritik.

CD: Was ich ein spannendes Phänomen finde, womit Sie auch begonnen haben zu erzählen, ist die Vorstellung, dass man mit der Verhaltenstherapie möglicherweise emanzipatorische Ziele mit einer linkspolitischen Identität realisieren kann.

Dr. August Rüggeberg: Das war eine Durchgangsvorstellung, an die wir irgendwann nicht mehr geglaubt haben. Und trotzdem hat man noch ... Es ging darum: Man muss einen berufspraktischen Zugang kriegen und praktisch arbeiten, und die linksalternative Berufspraxis gab es ja nirgends ... Da kam dieses Thema „Gang durch die Institutionen“ und so ...

CD: Ja, sollen wir dann mal Schluss machen?

Dr. August Rüggeberg: Machen wir mal einen Schlusspunkt.

CD: Ich danke Ihnen!

Biographische Angaben

Dr. August Rüggeberg
geboren 1947
Praxis und Aloha-Institut in München

Qualifikationen und beruflicher Werdegang

Seit 1972 Diplom-Psychologe, Sonderpädagoge, Familienaufsteller (IAG), Hawaiian-Huna-Lehrer (HI), Tierkommunikator.
1984 Promotion in München am Lehrstuhl von Prof. Speck im Hauptfach Sonderpädagogik mit der Dissertation: „Autonom-Leben – Gemeindenahe Formen von Beratung, Hilfe und Pflege zum selbständigen Leben von und für Menschen mit

Behinderungen", Schriftenreihe des Bundesministers für Jugend, Familie und Gesundheit Bd. 173, Kohlhammer Verlag, Stuttgart 1985.

August Rüggeberg – von Kindheit an stark sehbehindert und ab Anfang 20 dann nach und nach (bis heute) blind – besuchte auf Initiative seiner Eltern dennoch das „normale" Gymnasium und meint dazu: „vielleicht die beste pädagogische Entscheidung, die meine Eltern je für mich getroffen haben. Man lernt dabei, dass es doch immer einen Weg gibt, auch wenn ihn zunächst niemand sieht."

Er arbeitete lange Jahre im Bereich „Behindertenarbeit", u.a. war er Gründer der „Vereinigung Integrationsförderung e.V." in München (VIF), dem in dieser Form ersten deutschen ambulanten Beratungs- und Hilfsdienst zur Integration behinderter Menschen durch Hilfen im Wohnbereich, in der Schule, im Studium, am Arbeitsplatz und in der Freizeit.

Später beschäftigte er sich aktiv mit der Verbesserung der Qualität von Blindenführhunden in Deutschland, insbesondere mit der wesensmäßigen Eignung, dem Verhalten und der sanften Ausbildungsmethodik für diese segensreichen vierbeinigen Mobilitätshelfer blinder Menschen.

Kontaktadresse

Pidinger Straße 10
81379 München
Homepage: aloha-star.de

Michael Schalkhaußer

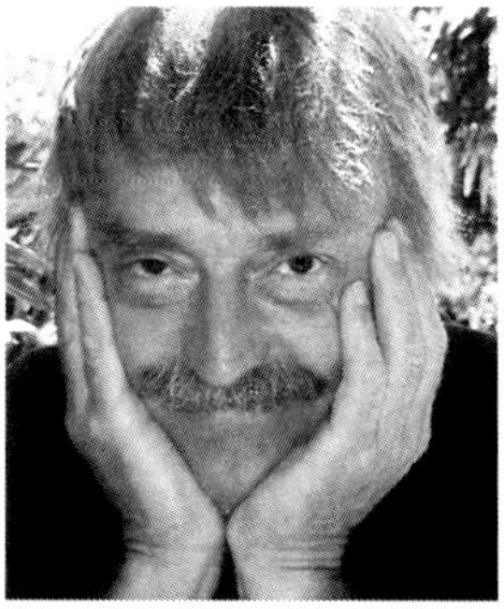

Interview am 01.10.2001 in München

CD: Wie sind Sie zur Verhaltenstherapie und zur GVT gekommen? In welchem Zusammenhang sind Sie darauf gestoßen? Was war für Sie an der Verhaltenstherapie interessant, was hat sie versprochen und was fanden Sie andererseits problematisch daran?

Michael Schalkhaußer: Ich bin Mitglied in einer Münchner studentischen Gruppe gewesen, die sich nach dem Vordiplom der Klinisch-psychologischen Abteilung zugewandt hat. So war das damals in München aufgeteilt. Das Grundstudium bis zum Vordiplom, und dann gab es die Klinische Abteilung und diese andere Abteilung, die kurioserweise Angewandte Psychologie hieß. Das war Wirtschaftspsychologie, hieß aber Angewandte. Ich bin in die Klinische Abteilung gegangen, und der Vorstand der Klinischen Abteilung war Albert Görres, Professor Albert Görres, der auch Psychoanalytiker war. Den habe ich damals im Studium näher kennengelernt. Es war nicht ganz klar, was sein Motiv als Psychoanalytiker gewesen war, aber er hatte sich Jarg Bergold und Wolfgang Tunner geholt. Tunner hatte in den USA eine Verhaltenstherapie-Ausbildung gemacht, das war für uns ganz faszinierend. Als ich in die Klinische Abteilung kam, war Bergold schon länger da. Heiner Keupp war damals auch noch dort, er hat da sein Diplom gemacht und wurde dann Assistent an der Uni. Aber daher kenne ich ihn auch noch aus den Zeiten. Auf jeden Fall gab es auch schon die GVT, und Ende der 60er Jahre war auch die Zeit, in der die Hochschulrahmengesetzgebung ganz neu diskutiert wurde.

Einerseits wurden wir damals immer unzufriedener mit dieser Ausbildung an der Klinischen Abteilung. Es war sehr spannend, dass Professor Görres sich da eine verhaltenstherapeutische Assistentenschaft im einen Eck angeschafft hatte, das andere Eck war ja sowieso psychoanalytisch orientiert. Und in dieser Kontroverse war es eben so, dass die, die diese lerntheoretische Richtung vertreten haben, für uns viel einleuchtender argumentiert haben. Das erschien uns auch sehr viel praktischer. Plötzlich konnte man dieses tun, jenes tun, analysieren, Schemata machen, überlegen, welche Pläne man anwenden wollte. Während die anderen ihre Tätigkeit immer zum Kunstwerk erklärt haben. Das war für uns sehr dubios, sagen wir es mal so. Es war ganz schnell so, dass die Mehrheit der Studenten, die auch hochschulpolitisch engagiert waren und in der Klinischen Abteilung studierten, auf diese lerntheoretische Seite tendierte.

Dazu kam der Norbert Bischoff vom Max-Planck-Institut Seewiesen, der hier in München mit einem Lehrauftrag an der Uni Kybernetik und diese kybernetischen Modelle lehrte. Da sind wir alle dringesessen und haben darüber gerätselt und nachgedacht, was das jetzt eigentlich für die Psychologie bedeutet.

Gut, das war die eine Seite. Die andere Seite war die Beschäftigung mit der Hochschulpolitik als Teil der gesamten Politik: Was werden da für Ziele vertreten? Welche Inhalte werden vertreten, in welche Formen soll es gegossen werden? Dabei ist uns aufgefallen, dass die Assistenten an der Universität nebenher immer solche seltsamen Dinge gemacht haben. Sie haben irgendwelche Kurse angeboten, die Geld gebracht haben. Während wir uns immer herum gestritten haben, warum diese Ausbildung an den Klinischen Instituten in unseren Augen so schlecht ist und warum man da nicht mehr praktisch machen kann, warum man sie dann nicht ausweiten kann und so weiter.

CD: Wenn Sie sagen, die Ausbildung sei schlecht gewesen, bezieht sich das darauf, dass sie zu wenig praktisch war?

Michael Schalkhaußer: Zum einen darauf, und dass zu wenig stattfand. Es waren nur Tunner und Bergold, die da Vorlesungen und Seminare gehalten haben. Und das war uns zu wenig. Christoph Kraiker, der damals auch noch studierte und dann kurz danach Assistent wurde, ist eigentlich erst später dazugekommen.

Dann sind wir darauf gestoßen, dass es hier im Münchner Norden in der Parzivalstraße ein Haus gibt, wo der Frederik Kanfer immer hinkommt und für teures Geld für irgendwelche Leute irgendwelche Kurse hält. Da wollten wir wissen: Wer ist das, wer verdient da dran, was machen die da? Und das war eigentlich unser ursprünglicher Einstieg bei der GVT. Wir haben recherchiert, was da jetzt wirklich los ist, weil die, die da aus- und eingingen, vor allem die Uni-Assistenten, nicht sehr mitteilsam waren. Solches Schweigen war damals gar nicht selten. Wir haben Kanfers Seminar in der Parzivalstraße gesprengt und haben gesagt: „So geht das nicht."

CD: Sie sind dann da als Gruppe zu einer Veranstaltung mit Kanfer gegangen?

Michael Schalkhaußer: Ja, wir sind reingegangen ins Seminar und haben gesagt, „wir studieren an der Klinische Abteilung", und haben erklärt, was wir für Studienpläne haben, was uns da alles nicht passt, und wir fordern ihn auf, das in der Universität zu halten, dass das allgemein zugänglich ist. Wir wollten, dass das praktisch nicht gegen Studiengebühr rezipiert werden kann, sondern dass es allgemein zugänglich ist.

Das war insgesamt der Grundmotor, zu sagen, diese Ausbildung gefällt uns so nicht. Wir waren mehr oder weniger fasziniert von dieser – wie soll ich sagen – eigentlich vulgär-materialistischen Herangehensweise der Lerntheoretiker an psychische Probleme. Es erschien uns so vieles machbar und plötzlich erklärbar. Und wir haben gesagt, das muss frei zugänglich sein. Die sollen ihr Institut da zumachen oder was das auch immer war, das war uns damals ja noch nicht bekannt. Damit sind wir mit der GVT ziemlich am Anfang konfrontiert worden.

Dann kam kurz danach auch Birbaumer, Niels Birbaumer, ans Institut an die Uni. Das war ein total faszinierender Mensch, wie er es ja auch heute noch ist. Da fing das plötzlich an, wir haben experimentiert, wir haben zum Beispiel Vögel und Ratten dressiert. Es war wahnsinnig spannend, was man jetzt praktisch alles tun konnte, was jetzt da passierte. Und Birbaumer konnte so viele Abläufe neurophysiologisch erklären. Das, was bis dato nur in der Physiologievorlesung an der Medizinischen Fakultät todlangweilig und im Allgemeinen erläutert worden war und für Psychologen sowieso langweilig schien, war plötzlich mit Leben erfüllt, und es hatte plötzlich etwas zu tun, mit dem was man tun wollte.

Die MPI-Leute und die Uni-Leute haben sich dann wohl gesagt, am besten ist es, man zieht diese „aufmüpfigen“ Studenten mit in die Arbeit rein, dann geben sie schon Ruhe. Das war übrigens jetzt genau vor 30 Jahren, genau im Oktober 1971, ja genau. Sie haben uns eingeladen zu diesen Vorstandssitzungen und wir sind dann immer ins MPI für Psychiatrie in der Kraepelinstraße gewandert.

CD: Die Initiative, dass Sie da zu den Vorstandssitzungen kamen, ging von der GVT aus?

Michael Schalkhaußer: Am Anfang gab es einen Unterschied zwischen Vollmitgliedern und irgendwelchen anderen, wie der Begriff lautete, weiß ich nicht mehr. Das hat uns sowieso so empört. Was sollen „die anderen“, wenn sie genauso viel oder fast das Gleiche zahlen müssen, warum gibt es gleich von Anfang an eine Kastenbildung? Wir haben also von Anfang an gefordert, dass Studenten und dass überhaupt alle Mitglieder werden können müssen. Es war auch die Zeit, in der die Deutsche Gesellschaft für Soziale Psychiatrie insgesamt schon sehr in der Diskussion war.

August Rüggeberg, der später Notvorstand war, zum Beispiel kam auch ganz stark von der DGSP her und Heiner Keupp auch. Von daher haben wir von Anfang an solche Haltungen vertreten, wie sie auch dort stark vertreten wurden: Auch Krankenschwestern, Lehrer und Erzieher müssen diese Ausbildung mitmachen können. Das war natürlich überhaupt nicht im Sinne von Brengelmann und anderen, für die sollte das irgendwie eine Elitegeschichte werden.

Insofern nehme ich an, dass sie uns sicherlich aus taktischen Gründen eingeladen haben, weil sie eben gehofft haben, sie könnten uns da irgendwie einbinden. Es hatte wieder zwei Effekte. Zum einen war uns das alles eigentlich dann ziemlich schnell sehr unangenehm. Man kann sagen, wir sind mit einem humanistischen Anspruch und mit einem sehr basisdemokratischen Impetus da angekommen. Und was wir als dominierend erlebt haben, das war vor allem Klüngelbildung und argwöhnische Bewachung der „Pfründe". Das war für uns enttäuschend und wir haben sehr schnell den Respekt verloren.

Ich habe später immer wieder Leute getroffen – auch aus Regensburg, wo Brengelmann damals einen Lehrauftrag hatte –, die sich inhaltlich und persönlich enorm schwer mit ihm getan haben. Aber das haben so charismatische Personen wohl oft an sich, dass sie Leute anziehen wie das Licht die Fliegen, und wenn die sich verbrennen, dann ist dem das wurscht, was da passiert. Und so war das halt. Wir haben uns z.B. viele Kriegsgeschichten anhören müssen, was er alles erlebt hat und wie er überlebt hat. Das war ja eigentlich eine entsetzliche Biografie im Krieg.

CD: Und da hat er auch viel darüber erzählt oder?

Michael Schalkhaußer: Er hat viel darüber erzählt. Das war für uns so, wie wenn meine Großeltern zum Beispiel aus dem Ersten Weltkrieg erzählt haben. Das hat uns wenig tangiert, solche Kriegsgeschichten. Der zweite deutsche Krieg und wie es dazu gekommen ist, das hat uns viel mehr tangiert und sehr interessiert, die Frage, warum sich die Menschen damals so wenig gewehrt haben. Auf diese Weise sind wir zur GVT gestoßen und dann ging es ja ziemlich schnell.

Wir haben im Juli 1970 ... Ich habe jetzt selber noch mal nachgelesen, weil ich so vieles schon vergessen habe.

CD: Ich habe mich gerade schon gewundert, dass Sie das alles noch so präsent haben.

Michael Schalkhaußer: Na, das habe ich mir gestern noch einmal angeguckt. Im Juli 1970 habe ich hier an der Uni im Hörsaal innerhalb einer der ersten GVT-Mitgliederversammlungen zum ersten Mal eine Resolution der Studenten vorgetragen, der Hörsaal war voller Studenten. Es ging darum, dass auch Studenten Mitglieder der GVT sein können, und um eine allgemein zugängliche Berufsausbildung für Psychologen; es sollte nicht sein, dass das alles erst nach dem Studium passiert und dann teueres Geld kostet. Mitte Oktober 1971 sind wir dann in den Vorstand aufgerückt: der Vorstand hat zwei studentische Mitglieder kooptiert. Es ist ihnen aber gelungen, den Dieter Henkel aus Hamburg irgendwie aus der Tasche zu ziehen, der dann gewählt worden ist. Er hat überhaupt nichts mit diesen ganzen Auseinandersetzungen zu tun gehabt. Ihn haben sie aus der Tasche gezogen. Aber gut, alles taktische Geschichten.

Und hier war es so, dass zu unserer Verblüffung weder August Rüggeberg noch ich gewählt worden sind, sondern aus der Münchner Gruppe eine sehr liebe Kommilitonin, von der sich der Vorstand wohl erhofft hat, dass sie nicht so „wild" ist wie wir – und dieser Hoffnung ist die Mitgliederversammlung damals ja auch gefolgt. Als unsere Studienkollegin plötzlich so krank geworden war, dass sie ihren Posten nicht hat antreten können, hat die Münchner Gruppe dann mich als Vertreter gewählt, und das hat der GVT-Vorstand überraschenderweise auch akzeptiert.

Ja, und das Weitere kann man jetzt eigentlich abkürzen, denn das was jetzt alles passiert ist, steht in dieser Dokumentation, die wir etwas großspurig „Dokumentation zur Entwicklung der Verhaltenstherapie in Westdeutschland" betitelt haben – großspurig, weil es gab ja nun schließlich mindestens drei Orte, Hamburg, Münster und München, wo es solche Initiativen gab. Aber München war eben der Sitz der GVT. Das ist eigentlich akribisch genau dokumentiert, was dann alles passiert ist. Und ich verrate jetzt sicher kein Geheimnis, wenn ich sage, dass ich der Autor dieser Broschüre bin.

CD: Ich weiß, dass Sie da auch mitgemacht haben. Am Anfang werden ja mehrere Autoren genannt, und unter anderem stehen Sie da auch mit drauf.

Michael Schalkhaußer: Das waren eigentlich immer sehr, sehr gute Diskussionen in der Gruppe, und dann haben wir auch dieses oder jenes geändert, Schwerpunkte geändert. Insofern war es schon ein Autorenkollektiv. Das war wie eine Forschungsarbeit zu diesen ersten Jahren, weil ich mir gedacht habe, so etwas darf man nicht verloren gehen lassen, wenn man am Anfang von so einer Bewegung steht. Und das war eine Bewegung am Anfang, es waren ja die ersten Jahre der sozialliberalen Koalition, die ersten fünf Jahre, sagen wir mal, wo ja viel passiert ist und auch finanziert und gegründet worden ist. Von daher habe ich eben auch geschmunzelt, als ich von Ihrem Projekt las, weil vor vielen Jahren hätte ich beinahe darüber promoviert.

CD: Ehrlich? Das ist ja spannend.

Michael Schalkhaußer: 1974 habe ich diese Stelle hier gekriegt. Damals habe ich die Promotion dann sausen lassen. Was dann alles passiert ist, ist in dieser Broschüre dokumentiert. Nicht dokumentiert ist natürlich, was passiert ist, nachdem das praktisch alles umgestürzt worden war.

CD: Da ist viel dokumentiert, und trotzdem frage ich lieber noch einmal nach. Das wird ja häufig als Revolution oder als Palastrevolution bezeichnet. Letzte Woche habe ich mit Heiner Keupp gesprochen, der hat den Begriff Revolution benutzt. Was waren das für Ereignisse, die dazu geführt haben, und wie war das dann weitergegangen?

Michael Schalkhaußer: Auf dieser Mitgliederversammlung in München, auf der diese studentischen Mitglieder kooptiert worden sind, haben Heiner Keupp und Jarg Bergold ein Seminar abgehalten: „Emanzipation und Verhaltenstherapie." Diese eher provokante Fragestellung hat uns Studenten sehr angelockt. Plötzlich mussten wir, die wir ja von den „strengen Kontingenz-Plänen", die zu ihrer Realisierung eher Labor-Bedingungen erheischen, durchaus viel hielten, fragen: „Was hat die Realität der Verhaltenstherapie mit Emanzipation zu tun?" Das wurde ein sehr aufregendes und spannendes Seminar.

Wolfgang Tunner und Johannes C. Brengelmann waren die Herausgeber der *Mitteilungen der GVT,* und wir studentischen „Vorstandsmitglieder“ haben verlangt: Dieses Seminarpapier, das wird abgedruckt in den *Mitteilungen*. Dann haben wir erlebt, wie Tunner und Birbaumer gesagt haben: „Also so hirnrissige Geschichten kommen niemals in dieses qualifizierte Blatt hinein.“ Wir waren darüber natürlich ziemlich sauer, weil das für uns ein ziemlich wichtiges Seminar war. Der Hörsaal war ja total voll gewesen, das hatte inhaltlich einen großen Stellenwert für uns gehabt. Und wir waren sauer, wie die mit uns umgegangen sind, dass die einfach sagten: „Das ist uns völlig wurscht, wir bestimmen, was die Linie ist und aus und Punktum.“ So hatten wir uns unsere Mitarbeit nicht vorgestellt. Wir sind im Übrigen auch nicht immer zu allen Sitzung eingeladen worden – und wir vermuteten, dass es in solchen Sitzungen um die wirklich wichtigen Dinge ging. Also haben wir uns beschwert. Niels Birbaumer, der damals Schriftführer war, hat dann feixend gesagt: „Ah ja, euch lad ich doch sowieso nicht ein.“ So lief das damals ab. „So“, das heißt, wir haben mitgekriegt, wie die, die wir fachlich für sehr kompetent hielten, sich plötzlich im inneren Klüngel-Zirkel bewegten. Tunner war z.B. ein total sauberer lerntheoretischer Arbeiter, mit der Irmela Florin zusammen hat er diese allerersten Bücher veröffentlicht, das steht noch da irgendwo im Regal. *(Herr Schalkhaußer holt ein Buch aus seinem Bücherregal)*

CD: Das haben Sie noch? *(Beide lachen)*

Michael Schalkhaußer: Ja, hier. Und dem war das alles total zuwider, dass man über das hinausschauen und über diesen fachlichen Rahmen hinausgehen soll, dass man mal überlegen soll, was das für einen Stellenwert hat und wo das überhaupt herkommt und ob man das überhaupt anwenden kann. Dann haben wir Walden Two gelesen, also Futurum zwei, und haben uns gefragt, ob das jetzt sein kann oder nicht. Das alles hat da eine Rolle gespielt.

Das war das eine, und das andere war die Unzufriedenheit mit der Ausbildung. Und dass wir da festgestellt haben, dass die alle ihre Geschäfte machen und sich in unseren Augen viel mehr auf das konzentriert haben, was da nebenher passiert als auf die Uni. Das traf da aufeinander. Und das ist eigentlich der ursprüngliche Einstieg für unser Engagement in der GVT. Natürlich waren wir hochschulpolitisch alle engagiert, ein Teil von uns war auch deutlich organisiert.

CD: Innerhalb der Hochschulpolitik oder auch außerhalb?

Michael Schalkhaußer: Innerhalb der Hochschulpolitik. Und alle waren interessiert an dieser Gewerkschaftsfrage, was das ist, weil das alles ja so abstrakt für uns war. Da war der Vertreter dann Ulrich Mühlen. Er war später auch im Vorstand und im Herausgeberkollektiv der damaligen *Mitteilungen*. Er war immer für Gewerkschaftsarbeit zuständig, weil er nämlich eine proletarische Herkunft hatte. Er hat sich das alles erkämpft, dass er studieren kann. Und der war ganz fest verbunden.

Das war für uns, die wir alle andere Herkünfte hatten, natürlich unheimlich aufregend – was das jetzt bedeutet, sich plötzlich gewerkschaftlich zu organisieren, was wir da plötzlich bundesweit über alle Betriebe vertreten oder nicht. Also raus aus unserem Eckerl, hier studiere ich in der Kaulbachstraße am Klinischen Institut Psychologie, so in diese Richtung.

So, das waren diese zwei entscheidenden Momente, zum einen sicherlich diese Reform, dass wir die Verhaltenstherapie oder die Lerntheorie als Reformbewegung gegenüber traditionellen Formen in der Psychologie begriffen haben. Aber darüber hinaus auch die Überlegungen, was bedeutet das, was wir lernen, gesellschaftlich. Das war sehr beeinflusst durch die DGSP, die Deutsche Gesellschaft für Soziale Psychiatrie.

Jetzt fällt mir noch etwas ein, nämlich die damalige heftige Auseinandersetzung über die standesärztlichen Organisationen. Da gab es damals Paul Lüth zum Beispiel, um den zu nennen. Der war ein kritischer Arzt, der praktisch die Bundesärztekammer und die Kassenärztliche Bundesvereinigung angegriffen und diese ungebrochene Tradition durch den Faschismus hier genau dokumentiert hat. Er hat zum Beispiel dokumentiert, dass die Ärztekammer als nationalsozialistisches Organ verboten worden war und sich dann als Bundesärztekammer wieder etabliert hat und solche Geschichten. Das hat uns auch stark beeinflusst, später dann auch in den Fragen zum Psychologengesetz, zur Psychologenkammer.

Gut, das andere war, das habe ich schon erwähnt, dass man plötzlich das Innere dieses etablierten Wissenschaftszirkels kennengelernt hat, und zwar jetzt weniger über die Frage: „Was haben die für Forschungsprojekte oder was tun die da?“, sondern wie sich die da aufgeführt haben. Für uns war das jenseits jeglicher demokratischer Verpflichtbarkeit. Jarg Bergold, der ja dann weggegangen ist, als er die Stelle in Bern gekriegt hat, hat das dann am eigenen Leibe verspürt: Als er aus dem Zirkel dann raus war, geographisch raus war, hat er auch nichts mehr erfahren. Ich weiß noch gut, wie der auf den Tisch gehauen und gesagt hat: „Seid ihr wahnsinnig?“ „Na ja gut, wärst nicht weggegangen, hättest schon ...“ So in diese Richtung ging das. Von daher ist die Andacht dieser damaligen Studenten gegenüber diesen Koryphäen relativ schnell geschrumpft. Und ich hatte ja dann das Diplom und war Stipendiat der Studienstiftung, Promotionsstipendiat, und da ist das dann ganz schnell gegangen, dass ich gedacht habe, so würde ich weder beruflich noch menschlich arbeiten wollen. In Bezug auf die fachliche Geschichte bleibt mir jetzt wirklich nur noch Birbaumer als jemand, mit dem ich mich wirklich gerne befasse. Gut, also das war der damalige Anfang. Auf dieser Mitgliederversammlung in Münster, da war es ja so: Als die Brengelmann-Leute begriffen haben, dass das jetzt alles nicht mehr so einfach geht, haben sie den DBV gegründet, aber das war ja eigentlich eine Personal-Union, das waren ja praktisch keine anderen Leute. Erst mal haben wir das aber gar nicht mitgekriegt, dass der DBV gegründet worden ist. Das ist praktisch erst durch die *Mitteilungen der GVT* bekannt geworden. Es stand dann plötzlich in den *GVT-Mitteilungen* „... und das Organ des DBV.“ Irgendwann hat Tunner das veröffentlicht, und als wir dann nachgefragt haben, „Ja, was ist denn jetzt das wieder?", herrschte wieder das Feixen und das Schweigen vor. Das waren eigentlich immer Geheimforen und -zirkel, und die haben immer gehofft, dass sie so damit durchkommen.

Wir haben dann zur Gründung dieser berufsständischen Organisation deutlich gesagt: „Nee, diese ganze berufsständische Diskussion, die müssen wir überhaupt erst mal anfangen. Damit wollen wir zunächst eigentlich erst mal gar nicht zu tun haben. Wir sind eine Gesellschaft zur Förderung der Verhaltenstherapie, wir hoffen, dass das ein therapeutischer Ansatz ist, der breit angewandt werden kann, dass der zugänglich ist für alle diejenigen, die es brauchen, und für die, die eine Ausbildung machen wollen. Wir wollen nicht, dass die Ausbildung wieder in elitären Zirkeln verläuft und dass das Diplom eine berufsqualifizierende Ausbildung sein soll und nicht eine Berufseinstiegsprüfung, wo man hinterher dann erst die Berufsausbildung macht." Ja. Das waren die Linien, die wir so diskutiert haben.

Und die Münster-Geschichte, da hat dann Dieter Kallinke, von dem wir – diese Münchner Gruppe – immer nicht genau gewusst haben, auf welcher Seite er denn sympathiemäßig steht...

CD: Dieter Kallinke war aus Münster?

Michael Schalkhaußer: Nein, die Mitgliederversammlung war in Münster. Kallinke kam aus Heidelberg. Und Dieter Kallinke hatte zunächst zugestanden, er macht das mit dem Vorstand. So ist er in Münster auch gewählt worden. Dann hat er aber plötzlich mitgeteilt, dass er die Wahl nicht antritt.

CD: Er hat nach der Wahl gesagt, dass er die Wahl nicht antritt?

Michael Schalkhaußer: Ja. Und zwar, weil er wohl da erst begriffen hatte, wie es um die Finanzen der GVT wirklich steht, dass da dieses Haus, das GVT-Zentrum, mit dranhängt und so weiter. Nach der Wahl hat er gesehen, dass er für all diese Geschäfte haftbar ist, die überhaupt nicht geregelt waren.

Wir sind dann zu ihm nach Heidelberg gefahren und er hat uns das Ganze auch noch persönlich erklärt. Und dann haben wir eben hier in München beim Registergericht so schnell wie möglich einen Notvorstand beantragt und auch bekommen, und plötzlich war der junge August Rüggeberg Vorstand der GVT, besser gesagt Notvorstand der GVT. Und wir anderen waren dann halt alle im Notvorstandsumfeld organisierend tätig. Es war ja die Aufgabe des Notvorstandes, möglichst schnell die Mitgliederversammlung einzuberufen, um das Ganze wieder gangbar zu machen, um einen neuen Vorstand zu wählen.

CD: Nach dem Notvorstand kam dann Peter Gottwald.

Michael Schalkhaußer: Ja, nach dem Notvorstand. Da gab es lange Diskussionen, weil dem Peter Gottwald, der ebenfalls am MPI tätig war, in seiner bedächtigen

Art natürlich viele Dinge überhaupt nicht gepasst haben, die wir gewollt haben bzw. eigentlich weniger, *was* wir wollten, als *wie* wir es wollten. Es gab in diesen Auseinandersetzungen ja immer welche – da gehören neben Jarg Bergold und Dieter Kallinke auch Peter Gottwald dazu – die haben sich in diesen Diskussionen mal so und mal so verhalten. Peter Gottwald etwa war sehr lange ganz still auf Seiten von Brengelmann, bis er sich dann auch entschieden hat, dass er sich auf die andere Seite neigen will.

Wir haben erst später auch durch die Filme mitgekriegt, dass von ihm diese allerersten Aversionsexperimente mit autistischen Kindern stammen. Das war sehr schwierig, ein schwieriges Kapitel. Auf alle Fälle habe ich als Listenführer gegen Peter Gottwald kandidiert, aber nicht weil das ein persönliches Zerwürfnis gewesen wäre. Wir haben uns ja wirklich gut verstanden. Aber wir haben gesagt, wenn Peter Gottwald Vorstand wird, dann setzt sich diese berufsständische Politik völlig durch. Und das wollen wir nicht. Es war uns wohl damals schon bewusst, dass wir die Wahl nicht gewinnen werden, weil wir ja dann in die Redaktionskommission gegangen sind.

CD: Wer gehört denn alles zu diesem „Wir" dazu?

Michael Schalkhaußer: „Wir", das waren nach wie vor die, die da in der Dokumentation vorne drin stehen. In der Redaktionskommission, da waren dann ... Hier habe ich gestern ein altes Briefpapier gefunden ...

CD: Das ist ein altes Briefpapier?

Michael Schalkhaußer: Ja, das ist ein altes Briefpapier von der GVT, und das war die Redaktionskommission: Albrecht Egetmeyer, Heinrich Keupp, Christoph Kraiker, Ulrich Mühlen, Michael Schalkhaußer und Ulrich Stuck. Wir waren alle aus München. Albrecht Egetmeyer ist Arzt. Er war schon Arzt, hat dann Psychologie studiert und war in der Bayrischen Gesellschaft für Soziale Psychiatrie sehr engagiert. Wo er jetzt ist und was er macht, das weiß ich nicht. Bei Heiner Keupp ist es klar. Bei Christoph Kraiker ist es auch klar. Ulrich Mühlen, das weiß ich nicht, aber er war später Assistent an der Uni. Und Uli Stuck ist jetzt ein zu tiefst etablierter Psychoanalytiker hier in München. Wir haben uns Redaktionskollektiv genannt.

CD: Haben Sie das dann so genannt? Ich weiß, dass es erst „Herausgeber" hieß, dann hieß es irgendwann mal „Kollektiv", und dann hieß es „Kommission".

Michael Schalkhaußer: Peter Gottwald war überhaupt nicht damit einverstanden, dass da Kollektiv drüber steht, und danach hieß es ja wieder Kommission. Und zwischendurch bin ich in diese Ausbildungskommission gewählt worden, diese erste Ausbildungskommission, mit August Rüggeberg, Marion Schmid-Heidorfer aus Tübingen und noch anderen zusammen – das kann man nachlesen. Wir haben dann den ersten Ausbildungsstrukturplan vorgelegt, wie wir uns das so vorstellen, wie eine vollständige Verhaltenstherapieausbildung aussehen müsste. Das ist dann an die Hamburger übergegangen.

Irgendwo habe ich mir sogar aufgeschrieben, wer da alles drin war, für den Fall, dass mein Gedächtnis mich verlässt. Das ist ja alles viel zu viel. Roland Knebusch war auch aus München, ein niedergelassener Arzt, der auch irgendein Forschungsprojekt im Rahmen vom Max-Planck-Institut gemacht hat. Dann Gerda Metz, die hatte Brengelmann herangezogen, sie war an der Studentenberatung hier an der Uni. Sie ist aber auch nur für ein paar Sekunden da drin gewesen. Dann August Rüggeberg und ich und Marion Schmid-Heidorfer aus Tübingen, das war also diese erste ASK. Und die hat so lange gearbeitet, bis wir diesen ganzen Ausbildungsstrukturplan hatten, das hatten wir uns vorgenommen.

CD: Haben Sie noch die ganzen Hefte der *Mitteilungen*?

Michael Schalkhaußer: Ich habe eine vermutlich vollständige Sammlung dieser Dinge. Ich habe jetzt wieder festgestellt, dass da so viel drinnen steht. Wir haben ja damals immer gesagt, es muss alles veröffentlicht werden, jeder muss wissen, worum es geht, jeder soll wissen, welche Widersprüche es gibt, welche Entwicklungen.

Gut, und danach war ich also in dieser Redaktionskommission. 1974, im Frühjahr glaube ich, war das dann aus, da bin ich weggegangen. Das war dann die Zeit, da habe ich schon das Promotionsstipendium gehabt, und ich musste mich irgendwie entscheiden, ob ich meine Promotion weitermache. Dann wurde mir aber diese Stelle hier angeboten, und von daher habe ich sie nicht zu Ende gemacht. Diese Arbeitsstelle hier, die war ein Modellprojekt, da war Geld da, zwar auch wieder begrenzt und auch wieder mit Problemen verbunden. Vom kirchlichen Träger her ging die Geschichte sofort so weiter, aber man konnte wirklich das aufbauen, was man wollte, inhaltlich gesehen, von der Struktur der Gruppen und von den Kollegen her. Das war einfach klar, wir haben ein Institut aufgebaut, kann man sagen. Das war schon sehr befriedigend.

CD: Das war 1974, als Sie dann hier begonnen haben.

Michael Schalkhaußer: Das war 1974, im November bin ich angestellt worden und im Februar 75 habe ich die Stelle hier konkret angetreten. Wir haben beispielsweise sofort den Begriff Supervision zurückgewiesen, im dem Sinne, dass einer von außen kommt und klug ist, mal böse formuliert. Ich habe gesagt, ich komme gerne einmal in der Woche, und dann diskutieren wir und ich trage gern dazu bei, was ich als Psychologe beitragen kann, und die Erzieher müssen sagen, was sie dazu beitragen können. Damals waren es nur Erzieher von ihrer praktischen Erfahrung her. Wir haben hier eigentlich immer den Begriff der kollegialen Supervision benutzt, wir haben in diesen ganzen 26 Jahren nie eine Supervision von außen gemacht. Wir haben gesagt, das müssen wir selbst lösen können. Vertrauen auf die eigene Kraft. Das hatte damals vor 30 Jahren auch mit den Mao Tse Tung-Ideen zu tun. Das hat uns sehr fasziniert, wie dieses Volk das damals in die Hände genommen hat. Das hat Mut gemacht, auch ein bisschen das mit Kennedy und dem New Deal hat Mut gemacht. Das ist dann zwar völlig gescheitert, aber in einem gewissen Sinne haben wir schon versucht, irgendwie so eine Mischung hier zustande zu bringen.

Und wir sind, das braucht man nicht verschweigen, nach so vielen Jahren immer noch ein Dorn im Fleische dieser Landeshauptstadt München und ihrer Sozialreferenten, weil wir uns nie zufrieden gegeben haben mit dieser offiziellen Sozialpolitik. Es gibt in München hier einen sehr lebendigen Arbeitskreis gegen Sparmaßnahmen im Sozialbereich, mit Verdi und GEW zusammen, und wir sind praktisch die Aktiven da drin, mit unserem Spezialfreund dem Herrn Frieder Graffe, dem Sozialreferenten. *(lachend)*

CD: Den kenne ich nicht, ich kenne mich in den Münchner Kreisen nicht so gut aus.

Michael Schalkhaußer: Noch mal zurück zur GVT, jetzt wollte ich noch sagen: Diese Ausbildungskommission ging an die Hamburger Gruppe über, da hatte Waltraud Bolz die Leitung. Sie hat in Eppendorf an der Klinik gearbeitet und hat dort promoviert oder war schon promoviert. Und mit Waltraud verbindet uns immer noch eine, auch um die ganze Erde herum existierende Fernfreundschaft. Sie ist jetzt mit ihrem Mann in Sri Lanka. Unser Sohn hat sie dort besucht. Auch das gibt es noch, es gibt noch so etwas über so viele Jahre. Die anderen habe ich alle aus dem Auge verloren. Sie waren auch alle hochschulpolitisch organisiert und engagiert, aber sie kamen aus einem anderen politischen Spektrum als wir hier in München. Das war natürlich weder in Hamburg noch hier in München einheitlich. Das war eigentlich eine sehr gute Übergabe der ganzen Arbeit.

Was jetzt zum Beispiel meine Person betrifft, kann man schon erkennen, wenn man sich die Mitteilungen anguckt, dass ich mich schon immer bemüht habe, inhaltlich zu arbeiten, aber auch eher historisch inhaltlich zu arbeiten, Übersichten zu machen, nachzuvollziehen, warum ist was passiert, was war nacheinander. Dann habe ich auch Buchbesprechungen gemacht. Meine letzte Buchbesprechung war ja dann zum Buch vom Heiner Keupp, wo wir uns dann so richtig in die Haare gekriegt haben.

CD: Welches denn?

Michael Schalkhaußer: Das „Epidemiologie und Sozialstruktur".

CD: Ach so, ich glaube, ich habe Ihre Besprechung auch gelesen.

Michael Schalkhaußer: Das war ja ein ganz wichtiges Buch für uns alle, und wir waren unendlich froh, dass das endlich erschienen ist. Aber es gab eben auch da wiederum Kritik aus unserer Sicht oder aus meiner Sicht. Das Letzte, was ich dann noch veröffentlich habe, das war dann eine Übersetzung von einem chilenischen Artikel. Leider fällt mir der Autor jetzt nicht mehr ein. Als Anfang von dem, was später als Tübinger Reihe erschienen ist, gab es ein Heft, da hat der darüber geschrieben, wie die chilenischen Psychologen sich in der Reformbewegung von Allende engagiert haben und wie die dann umgebracht worden sind, erschossen worden sind. Der Autor des Artikels konnte noch fliehen, und er hat dieses große gesellschaftspolitische Experiment beschrieben. Diese Arbeit habe ich dann übersetzt, weil ich mir gedacht habe, ja, in diese Richtung hätte es gehen müssen, wenn die Chilenen unter der Führung des Nordamerikaners Kissinger in Chile nicht so unendlich Viele und Wertvolle umgebracht hätten. Was ja alles nachgewiesen ist. Dann wäre das in Chile vielleicht anders ausgegangen. Und insofern kann man darauf hinweisen. Es gab immer diesen politischen, gesellschaftspolitischen Aspekt in unserer Münchner Gruppe, immer. Der ist eigentlich immer erhalten geblieben. Wir haben uns ja dann mit diesem Berufsbild Klinischer Psychologe vom BDP auseinandergesetzt, im Papier „Technologe oder was" ist das dokumentiert.

CD: Stimmt, da wollte ich Sie auch noch etwas fragen, zum BDP.

Michael Schalkhaußer: Das habe auch ich gemacht, dieses Papier „Technologe oder was", das haben wir auch wieder gemeinsam diskutiert. Ich bin der eigentliche Autor, aber das wäre nie so gekommen, wären wir nicht so ein konstruktiv arbeitendes Team gewesen. Wir haben immer über Sachen heftig gestritten und über Sätze und Formulierungen diskutiert, die dann geändert worden sind oder auch nicht. Von daher spiegelt das eigentlich die Stärke dieser Gruppe wieder, die wirklich sehr rührig und tätig war.

CD: Meine Frage ist: Warum gerade die GVT? In München war das sicherlich auch eine lokale Spezialität, dass hier der Verein gegründet worden ist. Aber wieso nicht der BDP? Wie war der damals?

Michael Schalkhaußer: Wenn man die chilenische Geschichte studiert, stellt man fest, dass die berufsständischen Organisationen in Chile bei dem Umsturz, der damals stattgefunden hat, eine ganz unrühmliche Rolle gespielt haben. Ich habe dazu für ein Sonderheft der GVT-Mitteilungen diesen Artikel übersetzt. Nun ist Chile nicht mit der Bundesrepublik zu vergleichen gewesen, das ist ein sehr armes Entwicklungsland der Dritten Welt. Aber in Chile ist noch viel deutlicher als in der Bundesrepublik zu Tage getreten, dass gerade auch die berufsständischen Organisationen um ihre Pfründe gekämpft haben. Sie hätten alle was aufgeben müssen, wenn die Reformen, die Salvador Allende im Kopf gehabt hat, Wirklichkeit geworden wären. Dann hätten sie alle etwas verloren, und da haben sie sich alle dagegen gestemmt. Auch die berufsständischen Organisationen gehörten zur Allianz gegen Allende. Das war das eine. Solche Gefahren sahen wir bei berufsständischen Organisationen ganz allgemein.

Das andere war die Rezeption der berufsständischen Organisationen ärztlicher Provenienz in der BRD. Wir haben uns gesagt: „Nein, das kann irgendwie nicht stimmen. Sich berufsständisch zu organisieren, das kann irgendwie nicht stimmen. Das ist immer Privilegienpolitik für einen bestimmten Kreis, und es wird nie geguckt, was eigentlich gesamtgesellschaftlich notwendig ist.“ Und dann kam dazu natürlich die Frage, welchen Stellenwert finden dann einzelne Professionen darin. So wurde für uns zur Frage: berufsständisch oder gewerkschaftlich organisieren?

Aber gleichzeitig gab es natürlich diese seltsame Mischung in der GVT, dass die hier lokal so stark war und dass wir gesagt haben, wir wollen eine ordentliche Ausbildung kriegen und wir als Studenten haben ein Recht auf eine ordentliche Ausbildung. Und wir haben uns eben mit den lokalen Ausbildern auseinandergesetzt. In einem solchen Sinn haben August Rüggeberg, Uli Stuck und ich in den Mitteilungen so einen Abschiedskommentar abgegeben.

CD: Das war dann 1974, oder?

Michael Schalkhaußer: Das war 1974. Wir haben noch einmal begründet, warum wir als Block gegen Gottwald kandidiert haben. Da kann man auch herauslesen, dass wir uns eigentlich inhaltlich schon sehr weit von der GVT-Politik oder DBV-Politik entfernt hatten, weil irgendwie klar war, dass das jetzt in diese Richtung gehen wird.

CD: Das schaue ich mal nach.

Michael Schalkhaußer: Peter Gottwald hat dann noch dazu geschrieben, jetzt ist die Debatte zu Ende und jetzt muss man sich wieder anderen Dingen zuwenden. Da hatte er, auch was uns betraf, sicherlich Recht. Wir haben diesen Streit innerhalb der GVT dann nicht mehr weitergeführt. Das war diese Übergangszeit, in der wir noch in der Redaktionskommission der Mitteilungen gesessen sind. Aber wenn man das betrachtet, kann man feststellen, dass wir dazu übergegangen sind, diese Artikel namentlich mit Copyright zu zeichnen.

CD: Was hat das bedeutet?

Michael Schalkhaußer: Wir haben diese Artikel übergeben und haben immer gesagt, daran darf nichts geändert werden. Vorher war immer klar, es wird dann etwas geändert oder weggelassen oder so etwas. Denn die Redaktion kann sagen: „Du, das passt jetzt nicht, oder mach's doch so oder da fehlt uns was.“ Und da waren wir dann schon ganz vorsichtig geworden. Von mir aus waren wir auch empfindlich oder überempfindlich, man kann das ganze Spektrum sehen. Das ist mir gestern beim Durchsehen aufgefallen, dass wir irgendwann dazu übergegangen sind, überall Copyright draufzuschreiben, um irgendwie der Ernsthaftigkeit dieses Anliegens Ausdruck zu verleihen.

Es gab noch eine andere Auseinandersetzung, und zwar über diese Serie, die wir anfangen wollten, über die Geschichte der standesärztlichen Organisationen. Ich habe damals den ersten Teil geschrieben, wo ich total in einen Rundschlag hineingelaufen bin, in dem Sinn, dass ich mich so weit vorgewagt habe mit, auch mit der Diktion. Den zweiten Teil hat mehrere Monate später Manfred Cramer geschrieben, den haben wir gemeinsam gemacht und er hat dann für die Autorenschaft signiert. Damit war dann auch diese Auseinandersetzung in den *Mitteilungen* zunächst einmal zu Ende. Aber damals haben wir gedacht, wir könnten, indem wir Artikel veröffentlichen, bestimmte Diskussionen inhaltlich weiter gestalten. Es gab in dieser Zeit auch zwischen dem sogenannten Gottwald-Vorstand und der Redaktionskommission durchaus ernsthafte Gespräche darüber, wie unabhängig die Redaktionskommission vom Vorstand sei, beziehungsweise wie sehr sie weisungsgebunden gegenüber dem Vorstand ist. Der Vorstand war ja presserechtlich verantwortlich. Das kann man auch nachlesen in den vielen Protokolle, die da veröffentlicht worden sind.

CD: Wie sehen Sie das denn jetzt im Rückblick?

Michael Schalkhaußer: Jetzt mal anderes herum betrachtet, gestern habe ich mir gedacht, jetzt ist es 30 Jahre später. Ich bin psychologisch-therapeutischer Leiter einer Therapieeinrichtung, wenn jetzt plötzlich welche daher kämen und sozusagen alles umstürzen würden, dann würde ich sagen, das müsste ich nicht befürchten, weil hier ist alles so offen und meinetwegen basisdemokratisch geregelt, es gibt hier keine Entscheidung, die wirklich von oben nach unten durchgedrückt wird. Es werden Vorschläge gemacht und sie werden angenommen oder abgelehnt. Es können Vorschläge abgelehnt werden, die wir gemacht haben, was für uns dann vielleicht auch bitter ist. Meine Kollegin, die die organisatorische Leitung des Hauses hat, und ich diskutieren, und wenn die Vorschläge abgelehnt werden, gibt es gute Gründe dafür. Deshalb würde ich so etwas nicht befürchten. Aber wenn ich mir jetzt vorstelle, man schottet sich so ab, und dann kommt ein Sturz, dann kann ich das nachvollziehen, warum Tunner und Birbaumer und vor allem Brengelmann sich so gewehrt haben. Sie wollten sich weder in die Karten schauen lassen noch wollten sie sich von irgendwelchen jungen Spunden etwas sagen lassen, die da gerade in die Klinische Psychologie reingerochen hatten. Sie haben eben das Pech gehabt, es stimmt, dass wir erst hineingerochen hatten. Viele von uns waren eben hochschulpolitisch engagiert. Wir glaubten auch, sehr viel auch historisch zu wissen, mehr als die gemeint haben. Zum Beispiel gab es hier ja den Herrn Lersch, Philipp Lersch war hier Professor.

CD: War der Ende der 60er Jahre noch an der Uni?

Michael Schalkhaußer: Der war hier Professor und ist dann emeritiert. Also ich hab ihn noch erlebt, in den Vorlesungen, wo er – sagen wir mal – die dreifache Sprechgeschwindigkeit gehabt hat als ich, und da hat man überhaupt nichts mehr verstanden. Man saß andächtig in der Vorlesung und hat nichts verstanden. Wir sind dann hochgegangen in die Bibliothek, da war die *Psychologische Rundschau*. Und siehe da, die Jahre des Nationalsozialismus standen nicht da. Warum? Philipp Lersch war tief verwoben in die ganzen Physiognomiegeschichten und arischen Messungen, vor allem auch im Rahmen der Wehrmacht. Das ist einfach nicht mehr verfügbar gewesen, man konnte das einfach nicht mehr nachlesen. Wenn man dann gefragt hat, „Warum sind diese Jahrgänge nicht da?“, herrschte plötzlich Schweigen. Man kann sich vorstellen, was da passiert ist. Und deswegen hatten wir uns eigentlich schon vorher mit ganz anderen Fragen befasst. Es ist ja auch hier ein Artikel zur Psychologiegeschichte zitiert, in dem die Zeit im Faschismus und nach dem Zweiten Weltkrieg bearbeitet wird ...

CD: In den Mitteilungen drin?

Michael Schalkhaußer: Ja. In diesem Rahmen waren wir schon viel reger, weniger jetzt in diesem verhaltenstherapeutischen Rahmen. Wie gesagt, ich wollte ja promovieren. „Zur Geschichte der Verhaltenstherapie als angewandter Sozialwissenschaft“ war mein Promotionsthema, und wir waren drei Leute, zum einen Bernd Wutka, der zweite fällt mir gerade nicht mehr ein ... Jedenfalls, wir drei haben gesagt: „Das Thema machen wir.“ Und dann wurde die Uni Bremen gegründet. Da die beiden aus Norddeutschland kamen, sind sie nach Bremen gegangen und konnten in dem Wissenschaftsbetrieb dort die Promotion zu Ende machen. Das Buch gibt es, und als ich gestern in den Keller gekrochen bin, um das alles herauszuholen, habe ich meine großen Folianten wieder gefunden, in denen meine ganzen Grundlagenartikel und so weiter drin sind. Ich habe damals sehr viel mit dem amerikanischen Verteidigungsministerium korrespondiert. Ich weiß nicht, ob das bekannt ist ...

CD: Worüber?

Michael Schalkhaußer: Skinner war psychologischer Berater der amerikanischen Truppen im pazifischen Raum. Wenn man die amerikanische Militärgeschichte durchliest: Die haben ja psychologische Kriegsführung noch und noch gemacht. Skinner war – wenn ich mich recht erinnere – für das Training von Delphinen zum in die Luftsprengen von feindlichen U-Booten zuständig oder Ähnliches. Und als die vielen kriegstraumatisierten Soldaten zurückkamen, vornehmlich aus dem Korea-Krieg dann, war die Psychologenzunft relativ aufgeschmissen, vor allem die Psychoanalytiker. So haben sie in Staten Island am Hudson River, glaube ich, riesige Psychiatrielager aufgebaut. Da sind dann Psychologiestudenten aus New York hingefahren und haben angefangen zu therapieren. Sie haben so Kurzfrist-Geschichten gemacht und Traumatherapie. Und das war ja wohl sehr wirksam, für kurze Zeit auf alle Fälle. Auf das alles bin ich dann gestoßen, und da war natürlich meine Grundüberlegung, wo die Wurzeln der Verhaltenstherapie liegen. Der Wolpe in Südafrika war ja ein ganz konservativer, politisch völlig – würde ich zumindest sagen – rassistischer Mensch.

CD: Haben Sie den mal persönlich kennengelernt?

Michael Schalkhaußer: Ich habe ihn hier im Rahmen einer Gastvorlesung kennengelernt. Und Eysenck ist eigentlich eine tragische Figur, weil er musste ja vor den Nazis fliehen, so weit ich weiß. Mit ihm haben wir uns an der Uni wegen seiner Intelligenzgeschichten gefetzt. Er hat dann die Vorlesung verlassen, weil er beleidigt war, dass man das alles nicht glaubt, was er publiziert. Frederik Kanfer dagegen war ein lieber Herr, den hat das auch nicht gestört, dass wir uns so aufgeregt haben. Der hat ganz ehrlich gesagt: „Egal wo ich hingehe, da mache ich es, und da krieg ich auch Geld.“ Der hat immer wieder mit uns diskutiert, also das war nicht so das Problem.

CD: Aber das finde ich auch ein spannendes Phänomen. Dass diejenigen aus dem angloamerikanischen Raum, Eysenck und Skinner oder auch der Wolpe aus Südafrika, die zumindest hier in der Rezeption eine wichtige Rolle gespielt haben, vom Politischen her oder auch von dem, was sich in ihren wissenschaftlichen Arbeiten ausdrückt, sehr konservativ waren. Aber in der Bundesrepublik haben dann Leute wie Sie, die links-politisch organisiert waren oder sich positioniert haben, diese Ansätze rezipiert und auch überlegt, was kann man damit möglicherweise auch an emanzipatorischen Zielen erreichen. Das ist für mich etwas Widersprüchliches und eine spannende Frage.

Michael Schalkhaußer: Mhm, also ich glaube, dass die, die das ungebrochen rezipiert haben, von ihrer Grundhaltung her vermutlich schon eher einfach im Wissenschaftsbetrieb tätig sein wollten. Und ich denke, dass es eher eine süddeutsche oder eine Münchner Kuriosität war, dass wir von der Hochschulpolitik kamen und gesehen haben, was es heißt, Psychoanalytiker zu werden. Wir wollten es allgemein zugänglich machen, psychoanalytische Vereinigungen, Standesorganisationen, wie dort die Ausbildung war: Das wollten wir alles nicht. Wir haben uns im Laufe der Zeit auch innerhalb der GVT zunehmend mehr mit Fragen befasst, die sich um die Entstehung des Bewusstseins drehten, darum etwa, ob das aus Konditionierungsprozessen erklärbar ist. Mir fallen da die Namen Peter Drust und Hans Schlirf ein, die damals Assistenten an der FU Westberlin waren und sehr entschieden einen marxistischen Ansatz auch für die Gesundheitspolitik vertraten – das taten sie dann ja auch auf unsere Einladung hin nochmals in München auf einem GVT-Kongress. In der weiteren Folge gab es in der Redaktionskommission, wenn ich mich recht erinnere, muntere Auseinandersetzungen über das Pawlowsche

Konditionieren und darüber, welche gesellschaftlichen Bedingungen es bräuchte, um solcher Art wissenschaftlicher Untersuchungen voranzutreiben. Damals war gerade Kussmann und Köllings Buch über Pawlow erschienen, und vorher bei Kindler „Die bedingten Reflexe". Die klassischen „Ausgewählten", die Blauen, waren im Westen nur noch antiquarisch oder in der DDR erhältlich. Wir haben uns auch mit den Arbeiten des DDR-Psychologen Pickenhain befasst – und irgendwann erschienen uns diese Ansätze sehr viel angemessener für die Analyse von Verhalten zu sein als die von Skinner und anderen.

Das war die Zeit, ich erinnere mich gut daran, da war es ja eine Expedition ins Unendliche bis man eine Psychotherapie durch die Krankenkasse finanziert gekriegt hat. Und wenn, dann gab es allenfalls eine psychoanalytische Therapie, etwas anderes gab es ja gar nicht. Das haben wir alles wütend kommentiert. Ich nehme an, daher kommt das. Das hat sicher sehr viel damit zu tun, und im Rahmen einer Fachbereichszeitung habe ich etwas veröffentlicht zu der Frage, wo „Kontingenzpläne" herkommen. Da habe ich herausgefunden, dass in den großen englischen Strafkolonien in Australien – jetzt habe ich den Ort vergessen, aber das ist alles belegbar – damals die Gefängnisleitung zusammen mit den Aufsehern Token Economies aufgebaut hatte. Das war damals in diesen Strafkolonien ein wirksames Disziplinarmittel, das Prinzip der Token Economy. Das habe ich für diesen Artikel ausgegraben und ich habe gesagt: „Also, man kann das offensichtlich auch so verwenden."

So sind wir dann auch zu den Aversionsgeschichten gekommen. Wir haben dann diese Aversionsgeschichten rezipiert, wobei es uns damals nicht klar war, dass Peter Gottwald da dabei war. Das haben wir erst später begriffen.

Jetzt bloß als Anekdote am Rande: Götz Kockott, der in den Texten auch manchmal auftaucht, ist ja jetzt Klinikchef der Psychosomatik im Rechts der Isar. Der hat am MPI ein Sexualtherapieprojekt gemacht, Erektionsstörungen bei Männern, und hat dann per Anschlag in der Klinischen Abteilung Leute gesucht. Weil wir praktisch tätig sein wollten, sind wir da hingegangen. Wir alle, die auch in dieser Dokumentation stehen, waren Sexualtherapeuten in dem Projekt bei Kockott und sind auch mit hervorragenden Zeugnissen versehen wieder weggegangen. Und dann haben wir in der Diplom-Klausur eine Arbeit vorgelegt gekriegt von Tunner und Birbaumer, wo wir einen Homosexuellen von seiner Krankheit hätten heilen sollen. Derjenige aus unserer Gruppe, der das am schärfsten kommentiert hat, hat Folgendes hingeschrieben: „Wir kaufen uns ein handliches Selbstschockgerät und legen uns in die mit warmem Wasser gefüllte Badewanne Punkt." Und so hat er seine Arbeit abgegeben. Wir waren so empört, dass die uns so etwas zumuten, und sind im Prinzip alle mit Vieren und Fünfen aus der Geschichte herausgekommen. Aber das war uns wichtig. Wir hatten damals diese Haltung, lieber verpfeifen wir dieses Diplom, als dass wir so etwas beantworten, was man da alles tun muss, damit der gute Mann plötzlich heterosexuelle Appetenzen hat und nicht mehr homosexuell ist. Und obwohl wir alle muntere heterosexuelle Studenten waren, erschien uns das eigentlich skandalös.

Wir hatten damals Glück, wir konnten einen Formfehler nachweisen, sie mussten für die, die das wollten, die Klausur wiederholen und haben sie dann auch wiederholt. Dann sind zwei mit Eins und die anderen alle mit Zwei herausgekommen. Eigentlich waren wir fast alle Einser-Diplomanden. Es wäre eigentlich auch grotesk gewesen, wenn die dann mit den schlechtesten Examina weggegangen wären, weil die, die sich so engagiert hatten, sich auch fachlich engagiert hatten. Aber gut, das hat sich ja dann korrigiert. Aber auch da haben wir nicht locker gelassen. Und man muss ja wissen, dass Tunner, Birbaumer und andere unsere Diplomprüfer waren und dass wir den Streit, über den die Rede ist, geführt haben, bevor wir unsere mündlichen Diplomprüfungen gemacht hatten. Wir haben alle gesagt: „Das ist uns gleichgültig, das ist wichtiger."

Unsere Kinder, die studieren ja alle und sind alle in dem Alter, in dem wir damals waren, und gestern haben wir ein großes Familienessen gehabt und haben darüber diskutiert. Sie äußern ja auch alle diese Unzufriedenheit über ihr Studium. Und dann ist es natürlich ziemlich schwierig, weil sie sich ja hier an ihrer Universität nicht wehren und dann immer irgendwie gucken, als ob wir eine Meise gehabt hätten, dass wir uns damals so gewehrt haben und so viel riskiert haben. Letztlich ist es ja so ausgegangen, dass alle irgendeine Stelle gekriegt haben.

Ich selbst habe meine Diplomarbeit gemacht über Verhaltensanalyse Eltern-Kinder und so was, insofern habe ich dann schon auch die richtige Stelle gefunden. Ich habe noch ein bisschen am Institut für Frühpädagogik gearbeitet, immer als Honorarkraft, und mich damit befasst, ob eigentlich die Kriterien der Verhaltenstherapie, Brengelmanns drei W – wissenschaftlich, wirtschaftlich, wirksam – ob die auf die Arbeiten zu Eltern-Kind-Interaktion und Verhaltenstherapie überhaupt zutreffen. Wir haben damals alle Arbeiten, die es überhaupt gegeben hat, genommen und haben festgestellt, dass von den vielleicht 150 Arbeiten, die wir damals gefunden haben, ganze drei diesen so häufig zitierten drei Ws überhaupt entsprochen haben. Alle anderen haben keine Revision gemacht, die haben nicht später nach zwei oder drei Jahren geguckt, was dann los war. Alles waren solche Laborgeschichten, das geht dann nicht mehr.

CD: Wie ging es eigentlich mit dem GVT-Zentrum weiter?

Michael Schalkhaußer: Der Brengelmann hat das ganze Ding übernommen und das Zentrum ist dann zum IFT geworden. Und Gerhard Bühringer, der auch mit mir studiert hat, wurde von Brengelmann dann als Leiter eingesetzt.

CD: Ach, der war damals auch schon dabei? ...

Michael Schalkhaußer: Gerhard Bühringer hat auch mit uns studiert und all die Auseinandersetzungen mitbekommen. Ich kenne seine genauen Motive nicht, warum er das Angebot von Brengelmann angenommen hat. Ich kann mich aber erinnern, dass wir das nicht lustig fanden, als wir es erfuhren. Das ist auch ein durchaus offenes Geheimnis: Brengelmann hat uns, Uli Stuck und mir, eine Stelle am MPI angeboten, wenn wir still sind.

CD: Das steht auch in der Dokumentation drin.

Michael Schalkhaußer: So war die Politik. Brengelmann hat sich nach Münster völlig aus dieser Vereinsgeschichte zurückgezogen. Er hat das IFT gemacht und zunächst einmal dieses groß angelegte Raucher-Aversions-Programm, da haben sie ja viele Jahre daran gearbeitet. Und dann habe ich ihn völlig aus den Augen verloren, bis zu seinem Tod, bis ich dann mitgekriegt hab: „Jetzt ist er gestorben."

CD: Den DBV gab es ja dann bis 1976, bis zum Zusammenschluss, aber der lief ja bis dahin auch parallel zur GVT?

Michael Schalkhaußer: Der lief parallel, ja, und da war die Münsteraner Gruppe um Dietmar Schulte sehr stark. Dietmar Schulte war für uns hier in München eine ganz schillernde Person.

CD: Aber er war für den DBV eine wichtige Person.

Michael Schalkhaußer: Ja, er war der erste Vorsitzende vom DBV. Sie haben dann immer geklüngelt, das hast du immer mitgekriegt, „Aha, jetzt müssen sie sich wieder besprochen haben, jetzt kommt wieder was Neues daher", und das hat man wieder mühselig nachrecherchiert. Sie haben sich ja dann 1976 vereinigt, weil klar war, dass das zu aufwändig ist. Es waren ja auch immer ähnliche Personen. Wann hat sich denn die GVT in die DGVT umbenannt?

CD: Als sich GVT und DBV zusammengeschlossen haben, ab da hieß es dann DGVT.

Michael Schalkhaußer: Das habe ich dann nur noch anhand der *VPP* nachverfolgt.

CD: Sind Sie ausgetreten oder haben Sie das noch weiter als Mitglied verfolgt?

Michael Schalkhaußer: Ich habe das weiter als Mitglied verfolgt. Ich habe gestern noch darüber nachgedacht. Ich denke, von 1975 bis 85, also zehn Jahre lang, hat mich das überhaupt nicht mehr interessiert. Ich habe allenfalls mal geguckt, wenn Heiner wieder was geschrieben hat: „Aha, Heiner taucht doch wieder auf." Er war ja auch ganz lang überhaupt nicht mehr in dem Rahmen tätig. Es gab dann auch diese ganzen Kongresse, und da habe ich immer geguckt, aber mein letzter Kongress ist der in Münster gewesen. Danach war ich auf keinem Kongress mehr. Dann habe ich die Karriere des Dieter Henkel aus der Ferne verfolgt oder den Peter Fiedler aus Münster, dass die alle irgendwie was geworden sind. Ein wenig hatte ich persönlich noch zu tun mit der GwG, mit den Würzburgern. Da war ich auch noch als Mitglied der ASK eingeladen, glaube ich, und habe mir ein großes Rededuell mit dem BDP geliefert, an das kann ich mich noch erinnern. Aber nach außen aufgetreten bin ich in diesem Rahmen dann gar nicht mehr. Aber die Antwort des BDP war von Anfang an berufsständisch und dann hatte das immer etwas zu tun damit, dass du dir die Leute angeguckt hast, „welche Leute sind das“, und die hatten uns gar nicht gefallen. Wir hatten auch nichts mehr zu tun damit. Ich war einmal, glaube ich, auf so einer BDP-Sitzung, wo sie gesagt haben, „Wir müssen ja auch an die Fleischtöpfe Ägyptens, wir müssen jetzt schauen, dass wir das möglichst schlau machen ...“, und dann haben wir gesagt: „So diskutieren wir nicht.“

CD: Welche Rolle haben GVT, DBV und später DGVT dafür gespielt, dass die Verhaltenstherapie sich zu einer so dominierenden Therapierichtung entwickeln konnte?

Michael Schalkhaußer: Also, da kann ich eigentlich nur Hypothesen aufstellen. Wenn man die Mitgliederentwicklung der GVT schon ankuckt: In der Zeit, in der wir im studentischen Vorstand waren, das ist auch in der Dokumentation schon angedeutet, sind wahnsinnig viele Studenten eingetreten, und es sind ja ganz viele unterschiedliche Berufsgruppen in die GVT dann eingetreten. Das war einfach ein Boom des Eintritts aus diesen Ausbildungsbereichen, Hochschulausbildungsbereichen. Und ich vermute mal eher, dass auf diesem Weg diese Auseinandersetzung und diese Verbreitung dieser Richtung auch an den Hochschulen ihren Fortgang genommen hat. Das wäre jetzt eine Hypothese.

So, und das andere, warum sich das dann neben der Psychoanalyse als die zweite anerkannte Therapierichtung so etabliert hat ...? Ich bin mittlerweile auch approbierter Psychotherapeut mit VT-Grundlage. Da nehme ich an, dass die DGVT aufgrund ihrer Verhandlungspositionen, Teilnahme an Gremien und so weiter sich gut durchsetzen konnte ... Aber eigentlich muss sie die Verbreitung schon erst mal über die ganze Ausbildungsgeschichte genommen haben. Aber da bin ich überfragt, muss ich ehrlich sagen ...

CD: Ja, das ist ja so eine Einschätzungsfrage ...

Michael Schalkhaußer: Ich nehme an, es gab einfach eine große Lobbyorganisation, die sich überall eingemischt hat. Und solange das auch attraktiv war, dass man sich mit Reformgeschichten befasst und auch etwas linker ist als rechts *(beide lachen),* solange hatte das eine große Attraktivität. Das nehme ich an, ja?

CD: Das habe ich jetzt nicht ganz verstanden, die DGVT hat eine große Attraktivität gehabt, solange es angesagt war, ein bisschen linker zu sein?

Michael Schalkhaußer: GVT und im Übergang ... Und dann nehme ich an, tauchen ja diese ganzen Postgraduierten-Geschichten oder FernUniversität und solche Sachen auf. Und das ist sicherlich für viele Leute höchst attraktiv, wenn sie das Geld haben oder wenn sie es bezahlen können. Und darum ist das durchaus genau in diese Richtung gegangen, in die wir befürchtet hatten, dass es gehen würde. Wobei das natürlich mitnichten der DGVT angelastet werden darf, sondern das ist schon eine allgemeine politische Strömung. Aber es ist in diesem Sinn, so wie wir das damals auch waren, Widerspiegelung dieser Verhältnisse.

CD: Vielleicht noch als Abschlussfrage, gibt es noch irgendwelche Geschichten oder Aspekte, was wir jetzt noch nicht besprochen haben, von denen Sie denken, das wäre noch wichtig zu erzählen?

Michael Schalkhaußer: Aufgefallen ist mir noch, dass Tunner damals angefangen hat, Klinische Psychologie in Haar draußen zu machen. In der großen Bezirksklinik haben sie damals eine Token-Economy in der geschlossenen Männerabteilung gemacht. Da haben wir als Studenten dann praktisch die geschlossene Anstaltspsychiatrie von innen kennengelernt. Da waren wir zunächst mal als Beobachter für die Baseline, aber ich kann mich entsinnen, wir haben es nicht ausgehalten.

CD: Was haben Sie denn nicht ausgehalten?

Michael Schalkhaußer: Die Verhältnisse in dieser geschlossenen Abteilung. Es war ja die Zeit der Enquetekommission zur Lage der Psychiatrie, und da habe ich in München ganz am Anfang auch als Vertreter drin gesessen. Ich habe gedacht: „Du gehst in dieses Projekt mit rein."

Als Student saß ich da drin, das war ja auch noch ganz offen. Die Pfleger haben durchaus rumgebrüllt oder Zwangsjacken verpasst oder gleich Spritzen gesetzt, wenn jemand unruhig geworden ist. Das haben wir so nicht ausgehalten. Und dann hat einer dem Stern damals ein Tonband zugespielt aus dieser Abteilung, da gab es einen ziemlichen Skandal. Es ist dann unterbunden worden, was da so passiert ist. Das war mit ein Impetus, dass der Umbau in eine Token-Economy ganz stark forciert worden ist, dass das ganz anders organisiert wird. Das hat uns auch noch ganz stark beeinflusst.

CD: Die Erlebnisse, wie das auf diesen Stationen war?

Michael Schalkhaußer: Diese Erlebnisse da drin, ja, Wir waren der Meinung, dass man das irgendwie anders machen muss, dass das so nicht geht, diese entwürdigenden Verhältnisse. Natürlich waren wir alle ganz jung und haben im Laufe unseres Lebens alle ganz furchtbare Verhältnisse kennengelernt, die denen sehr ähnlich waren, aber eben nicht in dieser Kasernierung. Diese geschlossene Anstalt war schon etwas ganz Besonderes. Wir waren dann alle damals in Bethel bei

Bielefeld auf diesem großen Kongress der DGSP, die damals schon sehr viel weiter waren mit ihrer Reformpsychiatrie. Das hat uns wahnsinnig beeindruckt.

CD: In Bethel war das?

Michael Schalkhaußer: Die waren schon weiter, insgesamt als Reformprojekt. Das hat uns damals sehr beeindruckt als Studierende.

CD: Ja, und wurde hier dann die Token Economy eingerichtet?

Michael Schalkhaußer: Hier, nein. Überhaupt nicht.

CD: Das war dann also von Tunner ein Forschungsprojekt?

Michael Schalkhaußer: Das war ein Forschungsprojekt.

CD: Und das ist dann aber im stationären Alltag nicht umgesetzt worden?

Michael Schalkhaußer: Nein. Ich hoffe, dass ich jetzt keine Gerüchte bilde, aber da war die Irmela Florin mit dabei, und Irmela Florin ist nach Konstanz gegangen und dort hat sie das mit Rudolf Cohen zusammen, der auch Sprecher am MPI war, an der Psychiatrie in dem Landeskrankenhaus etabliert. Da gibt es auch, glaube ich, irgendwelche Veröffentlichungen in den *Mitteilungen*.

CD: Aha, das muss ich mal nachgucken.

Michael Schalkhaußer: Dort wurde das gemacht. Hier in Haar kann ich mich nicht entsinnen, dass das wirklich umgesetzt wurde. Diese ganze verhaltenstherapeutische Geschichte ist ja dann relativ stark zurückgefahren worden, weil Jarg Bergold nach Bern gegangen ist, Birbaumer ist nach Tübingen gegangen, ein gewisser Beier ist auch weggegangen, Kraiker hat dann erst habilitiert. Tunner war dann erst mal alleine. War noch jemand da? Nee, soweit. Anekdoten, nein, da gibt es keine mehr.

CD: Gibt es viele wahrscheinlich.

Michael Schalkhaußer: Da gibt es natürlich viele, ich habe mir das gestern noch so überlegt, es gibt viele Anekdoten und die sind zu persönlich, und das muss auch nicht sein.

Biographische Angaben

Michael Schalkhaußer
Diplom-Psychologe
geboren 1947

Beruflicher Werdegang

Studium in München, approbierter Psychologischer Psychotherapeut

Aufgabe und derzeitige berufliche Position

Seit 1975 psychologisch-therapeutischer Leiter der Heilpädagogischen Tagesstätte Milbertshofen im Münchner Norden

Mitgliedschaften und Beiratstätigkeiten (insbesondere mit Bezug auf die GVT)

In den Gründungsjahren der GVT studentisches Mitglied im Vorstand
Mitglied in der ersten Ausbildungskommission (ASK) und im Redaktionskollektiv der „Mitteilungen der GVT"
Mitbegründer des „Verein für heilpädagogische Aufgaben e. V.", der für über 140 Kinder und ihre Bezugspersonen zwischen dem 3. und 16. Lebensjahr in vier Münchner Einrichtungen teilstationäre heilpädagogisch-therapeutische Hilfen nach SGV VIII, SGB XII und integrativ anbietet.

Vater dreier erwachsener Kinder

Kontaktadresse

HPA München
Schleißheimer Str. 299
80809 München
E-Mail: michael@schalkhausser.com

Prof. Dr. Manfred Cramer

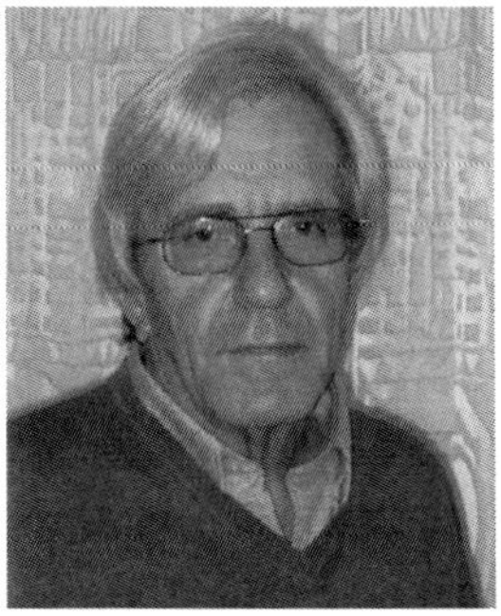

Interview am 04.10.2001 in München

CD: In welchem Kontext haben Sie Verhaltenstherapie und GVT oder DGVT kennen gelernt, was fanden Sie daran interessant, was war für Sie attraktiv, was möglicherweise auch problematisch?

Prof. Dr. Manfred Cramer: Das war so: Mit dem Vordiplom kam das auf, das war eine doppelte Geschichte. Es gab damals Assistenten hier in München, wie Christoph Kraiker oder Wolfgang Tunner, am MPI gab es Peter Gottwald, mit dem ich heute noch Kontakt habe, oder Jarg Bergold war damals Assistent. Es gab Brengelmann am MPI. Es war eine Situation, in der sich Verschiedene – auch ich – angesichts einer vollkommen verquasten Psychoanalyse, die es damals noch gab, eine Aufbruchstimmung innerhalb der Psychologie versprachen. Es waren vor allem Texte, wie das Buch von Ullman und Krasner, also liberale Zugehensweisen, zu dem, was in dem Slang abweichendes Verhalten heißt. Ja, so ging das damals los.

CD: Und Sie waren damals noch Student?

Prof. Dr. Manfred Cramer: Ja. Wir kamen relativ schnell in eine Konstellation hinein, in der Brengelmann und andere in München diese GVT hochgezogen haben, und in Münster gleich den Berufsverband hinterher gesetzt haben. Ich habe Soziologie und Psychologie studiert, und habe in Soziologie Berufssoziologie studiert. Von daher hatte ich gegenüber dieser Art von berufsständischer Herangehensweise, die die DGVT in einem Strang bis heute kennzeichnet, ein äußerst komisches Gefühl. Es kam relativ schnell noch ein zweites oder drittes Element auf, nämlich dass – also aus heutiger Perspektive gesagt – innerhalb der Verhaltenstherapie Sachen wider besseren Wissens verbreitet wurden, so wie heute im EDV-Bereich, wo das Versprechen ist: „Morgen klappt es“ und nie klappt etwas. Wir haben dann Brengelmann gestürzt.

CD: Waren Sie auch in der Gruppe mit drin?

Prof. Dr. Manfred Cramer: Ich? Ja, ich war im Notvorstand damals. Ein Assistent aus Heidelberg, Kallinke hieß er, wurde damals für eine Zeit lang Vorsitzender. Das war damals ein Verein mit, ich glaube, 90 Mitgliedern.

CD: Sie haben ja auch an der Dokumentation mitgearbeitet? Ich will erst noch mal zurück. Sie haben gerade vorhin gesagt, Sie haben schon von Anfang an gegen das Berufsständische ein ungutes Gefühl gehabt oder so etwas Ähnliches. Was war aus Ihrer Perspektive das Problematische daran, was ist das Problematische an dem Berufsständischen?

Prof. Dr. Manfred Cramer: Ach Gott, dieses Zunftwesen, das dahinter ist, und sich bis heute durchzieht! Das ist ein Berufsmodell aus dem Mittelalter, das in der heutigen Welt keinen Platz mehr hat.

CD: Hm, und in dem Notvorstand waren Sie auch mitbeteiligt? Aus dieser Dokumentation oder aus den Texten kann ich das nicht so ganz herauslesen, ob der Notvorstand eine Person war – August Rüggeberg steht oft für den Notvorstand – oder ob das mehrere Leute waren, die da beteiligt waren.

Prof. Dr. Manfred Cramer: Nee, das war im Wesentlichen der Schalkhaußer, der Rüggeberg und ich, genau, wir haben das gemacht.

CD: Und das war eine relativ kurze Periode, und dann kam der neue Vorstand oder wie war das?

Prof. Dr. Manfred Cramer: Ja, das hat sich relativ schnell wieder normalisiert, erstaunlich schnell. Das Interesse an diesem putschartigen Vorgehen, das wir da gemacht haben, war doch sehr groß. Und Rüggeberg und Schalkhaußer sind sehr schnell abgesprungen, das war die Zeit des Endes der linken Bewegung. Der Michael ist dann ganz wo anders hingegangen und Rüggeberg auch ... Also die haben dann alles ganz schnell hingeschmissen.

CD: Und Sie sind aber dann noch mit dabei geblieben?

Prof. Dr. Manfred Cramer: Bis 82. Ich war im Vorstand und in der Redaktionskommission, und ich war lange in dieser Gesundheitspolitischen Kommission.

CD: Und das haben Sie dann hintereinander gemacht?

Prof. Dr. Manfred Cramer: Ja. Ja, das war nacheinander. Parallel war ich dann auch immer Schriftführer in der BayGSP, zusammen mit verschiedenen anderen, Heiner Keupp war auch teilweise dabei. Ich habe mir diesen Weg gesucht.

CD: In der DGSP? Ich habe es jetzt akustisch nicht verstanden.

Prof. Dr. Manfred Cramer: Ja, ja in der BayGSP, im Bayerischen Landesverband. Den haben wir gemacht. Das führte auch dazu, dass wir uns dann die Reformverbände genannt haben, also DGSP, DGVT und ein bisschen daran gehängt auch die GWG. Wir haben versucht eine eigene Position zu entwickeln und haben in der damaligen Zeit das Psychotherapeutengesetz sicherlich um 15 Jahre verzögert. Und das zusammen mit der ÖTV. Diese Position kollabierte dann so Anfang der 80er Jahre, als diese berufsständischen Elemente stärker wurden, vorangetrieben vor allem von Fliegel oder Franke.

CD: Wie haben Sie das Psychotherapeutengesetz um 15 oder 20 Jahre hinausgeschoben? Ende der 70er gab es ja schon den ersten Referentenentwurf. Was waren zum einen Ihre Argumente dagegen und zum anderen, wie haben Sie das hinausgeschoben?

Prof. Dr. Manfred Cramer: Das kann man nachlesen, diese Argumente, die wir damals entwickelt hatten. Ich denke, die gelten heute noch. Die Psychologen haben sich damit marginalisiert: Ich mache jetzt für den Bezirk Oberbayern eine relativ große Untersuchung über Modernisierung der Psychiatrie, also den Umbau der Psychiatrie weg von den großen Kliniken hin zu mehr Arbeit in Verbünden, Arbeit in Sektoren. Ja, das untersuche ich in München Süd. Das ist ein Sektor mit 400.000 Einwohnern, da gehen im Jahr 6.000 Patienten durch. Man sieht eine einzige Psychologin, eine einzige. Also in der psychosozialen Zunft haben sich die alten Verhältnisse wieder hergestellt. Das was früher Fürsorgerin und Psychiater waren, das sind jetzt die neuen Akteure in den neuen Berufsgewändern. Und Psychologen sind draußen. Ja?

Und das geht dann auch weiter, das kennen Sie ja von der FU in Berlin, genauso wie es überall ist. Es war immer klar, dass mit dem Psychotherapeutengesetz die Ärzte in der ganzen Geschichte die Mehrheit kriegen werden, dass auf die Art und Weise die Psychologen so ähnlich wie die Ärzte eigene Praxen aufmachen müssen und als Einzelgänger vor sich hinwirtschaften müssen, mit den entsprechenden Problemen, was die Qualität der Arbeit angeht. Und mittlerweile sind die ja vollkommen abgehängt.

CD: Die Niedergelassenen meinen Sie oder?

Prof. Dr. Manfred Cramer: Ja, hinzu kommt noch dieses Element, das damals schon da war, dass eine Generation gewissermaßen die jüngere Generation ausplündert. Die damals bei der DGVT bei der Stange geblieben sind, die verdienen sich heute ja dumm und dämlich ...

CD: Sie meinen die ältere Generation, die in dem Lehrbereich tätig sind, und die jüngere, die dann ...

Prof. Dr. Manfred Cramer: ... die jungen Studenten. Ja, das ist ja ein einzigartiger Vorgang. Die gehen dann an einem Wochenende mit drei-..., viertausend Mark nach Hause, in dem sie Wissen verkaufen.

Das waren immer die Argumente, also: Marginalisieren, daraus ein privatwirtschaftliches Geschäft machen. Und das letzte Argument ist, dass Verhaltenstherapie idiotisch tot ist. Das ist ja ein Witz, dass die durchgekommen ist. Das liegt eben an den Ärzteverbänden, sonst wäre das auch nicht gelaufen. Allein das Wort Verhaltenstherapie, das hat natürlich in den ärztlichen Kreisen eine ganz andere Bedeutung. Und jetzt sieht man natürlich, dass sich in den letzten zehn Jahren die Verhaltenstherapie in der Psychiatrie auch marginalisiert hat. Das gibt es ja fast gar nicht mehr. Die Analyse ist viel breiter geworden, als man jemals dachte. Ich habe mich gerade mit Zaumseil drüber unterhalten, ob man da nicht etwas gegen machen sollte, weil ...

CD: Wogegen?

Prof. Dr. Manfred Cramer: ... Verhaltenstherapie mit Psychosen, also das wird ja immer wieder gemacht. Das ist unglaublich, was da passiert. Dieser Wildwuchs, den wir ja vorhergesehen haben, der ist in der übelsten Form eingetreten, mit den ganzen Effekten. Und die Verlautbarungen von der DGVT oder von der GWG, die unterscheiden sich in meinen Augen durch nichts mehr von irgendwelchen Massagezeitschriften oder dem Deutschen Verband der Heilbäder oder so was. Die sitzen jetzt auf ihren Geldsäcken und gucken, dass sie die Pfründe verteilen. Das Einzige was von damals noch geblieben ist, wird ein liberaler Unterbau sein, der aber bei den Ausbildungskandidaten natürlich schnell weggewischt wird, weil die ganzen Sachen, die damit verbunden sind ...

Also ich bilde ja jetzt Sozialpädagogen aus, und da kann man die Unterschiede extrem sehen. Ich denke, für Soziapädagogen ist es leicht, einen Job zu kriegen und für Psychologen ist es fast unmöglich geworden. Die haben sich ja überall selber herauskatapultiert. Also das ist nicht nur durch diese Privatisierung der Ausbildung zu erklären, die war immer angelegt in der GWG und in der DGVT, aber das war sicherlich ein Element, wo dieser Gewerkschaftskurs, wie wir ihn damals nannten, einfach ganz praktische Vorteile hatte. Aber das kippte dann Anfang der 80er Jahre.

CD: Das ist dann von der politischen Linie her mehr ins Berufsständische gekippt?

Prof. Dr. Manfred Cramer: Stimmt. Um mitzumachen bei dem Psychotherapeutengesetz. Und zu der anderen Frage, wie wir das gemacht haben? Mein Gott, wir haben zur SPD Kontakte gemacht, wir haben einige Gespräche mit dem damaligen Arbeitsminister Ehrenberg gehabt oder mit dem Staatssekretär, mit Steinbach ... also mit denen; oder wir haben das über die Gewerkschaftsschiene gemacht. Da gab es noch solche Strukturen, die sich dafür interessierten.

CD: Hm, und in der gesundheitspolitischen Kommission gab es ja auch große Auseinandersetzungen auch mit dem Vorstand. Sie haben das jetzt auch angedeutet, es gab berufsständische Interessen, aber es gab auch radikalere oder linkere gesundheitspolitische Interessen ... Können Sie sich noch erinnern, gab es die schon als Sie in die Kommission gegangen sind? Oder wann hat sich diese Kommission eigentlich gegründet, und wie lange gab es die? Und wie stand sie im Verhältnis zu anderen Gremien im Verband, die es damals auch schon gab?

Prof. Dr. Manfred Cramer: Hm, das ist schwer zu sagen. Da war sicherlich ein generatives Element in der ganzen Geschichte enthalten, dann waren das die letzten Ausläufer der so genannten linken Bewegung, wo eine jüngere Generation eine ganz andere Sprache sprach als die ältere Generation. Das war ein Element, was darin enthalten war. Dann war es natürlich eine gewisse Orientierungslosigkeit, die damals schon deutlich wurde.

CD: Ende der 70er meinen Sie jetzt?

Prof. Dr. Manfred Cramer: Nee, so in dem Zeitraum, als die Ideen von Fortschritt und Beruf auseinander gingen, als sich das einfach verabschiedete, das ganze pragmatischer wurde, und Konflikte gab es ohne Ende. Es gab dauernd irgendwelche Art von Krächen. Aber die würde ich nicht überbewerten. Das einzige was damals klar war, dass es ein Verband wie die DGVT eben auch schwer hat. Weil die DGVT im Verhältnis zu den sich schon parallel entwickelten, klassischen Berufsverbänden ja mehr die Habenichtse organisierte, also die Berufsanfänger, die Arbeitslosen, auch ein paar Angestellte, ein paar Hundert vielleicht. Es war ja ein recht großer Verband mit tausenden von Mitgliedern, aber doch mehr diejenigen, die noch eine Orientierung suchten, auch bei den Studenten.

Von daher war der Vorstand natürlich gezwungen ... um als Verein überhaupt Lobbypolitik machen zu können, musste der natürlich ganz anders auftreten, als man das in Arbeitsgruppen, die sich dann Kommissionen nannten, machen konnte.

CD: Anderes Auftreten im Sinne von professioneller oder etablierter, oder angepasster an die anderen berufsständischen Verbände?

Prof. Dr. Manfred Cramer: Es gibt von Tucholsky einen so schönen Artikel: „Jedem Deutschen sein Verein“. So war das ja damals, also da wurden Ausschüsse gegründet und Geheimabsprachen gemacht, zwischen irgendwelchen Vereinsfunktionären aus Hamburg und welchen aus Gütersloh und welchen aus Düsseldorf, so auf der Ebene. Dann kannte der den Abteilungsleiter und der den Abschnittsleiter im Ministerium und da wurde halt so rumgeschoben. Im Wesentlichen ging es bei der ganzen Geschichte, die damals so verhandelt wurde, darum in irgendeiner Form die Klinische Psychologie zu verberuflichen. Und da gab es sehr verschiedene Vorstellungen. Und die Platteste hat sich nun eben durchgesetzt, wie bei den Angelscheinen oder den Segelscheinen mit einem privatwirtschaftlichen Curriculum.

CD: Würden Sie das so sehen, dass die Ausbildung jetzt privatwirtschaftlich gestaltet oder organisiert ist? Wenn ich die Texte von früher angucke, war das immer eine Position, die jetzt auch noch so formuliert wird, nämlich gegen die privatwirtschaftliche Organisation der Ausbildung und Ausbildung soll an die Uni, also eben im staatlichen oder im öffentlichen Bereich angegliedert sein. Würden Sie das so sehen, dass sich das in die Richtung entwickelt hat?

Prof. Dr. Manfred Cramer: Nee, nee, so sehe ich das überhaupt nicht. Ich sehe das eher umgekehrt, dass das ein einzigartiger Vorgang war, der ohne Beispiel ist. Also dass das ein Versuch ist, die Ausbildung aus der Hochschullandschaft herauszubrechen und privatwirtschaftlich zu organisieren. Das ist ja ein anderer Vorgang, in keinem Studiengang finden Sie etwas Ähnliches. Also nicht mal bei den Medizinern, die solche Intentionen in der Form nie hatten ... Oder das Frivole an der Geschichte waren die ganzen Schneeballgeschäfte, wie die Psychoanalyse sie betreibt, die es ja genauso macht: also aus der Uni heraus, dann ist man Kandidat. Und jetzt ist es ja auch so geworden. In München kostet eine Psychoanalyse-Ausbildung etwa 120.000 Mark und eine Verhaltenstherapieausbildung genau die Hälfte. Das Anerkennungsverfahren ist leichter bei der Verhaltenstherapie und das Gehalt später ist schlechter, das Gutachterverfahren ist schwerer. Das heißt also, was beim Psychotherapeutengesetz jetzt herausgekommen ist, ist an den großen Bruder Psychoanalyse angelehnt, eine Art Schmalspurausbildung, aber doch mit drastischen Konsequenzen sowohl für die Psychologiestudenten als auch für den Beruf. Das wäre meine Beschreibung.

CD: Und was würden Sie sagen, was waren die Gründe, dass sich das so entwickelt hat, in Richtung Privatisierung und Herausbrechen der Ausbildungen aus den Universitäten? Und welche Rolle hat die GVT bzw. die DGVT in dem Prozess gespielt?

Prof. Dr. Manfred Cramer: Ich glaube, man kommt weiter, wenn man das auf einer allgemeineren Ebene abbildet. Das war ja die Zeit, die man jetzt im Nachhinein als die Zeit der großen Individualisierung und Enttraditionalisierung beschreibt, wo die Verschiedensten davor standen – also wir alle auch – mit einer gewissen Hilflosigkeit, wie man damit umgeht, wo der Psychoboom aufbrach ... Zu unserer Gruppe gehörte ja auch der Heiko Ernst von der „Psychologie heute".

CD: Ach der war da auch mit dabei?

Prof. Dr. Manfred Cramer: Ja, ja.... die Idee die kam ja aus den USA und dann haben sie es hier nachgemacht, also der Heiko. Das auch noch zu nennen, ist ja ein Witz.

CD: Wieso, das versteh ich jetzt nicht, was Sie meinen?

Prof. Dr. Manfred Cramer: Ja, dass man ein Monatsblatt machen kann mit der Zielgruppe der weiblichen Spiegelleser und damit auch über die Runden kommt. Das wäre zehn Jahre vorher überhaupt nicht denkbar gewesen. Also das ist, das ist ... Oder das Interesse an Psychologie oder an Psychotherapie! Das sind ja bestimmte Metaphern, die gewissermaßen durch sozialen Wandel transportiert worden sind, wo sie gewissermaßen alle davor standen, sicherlich am komischsten innerhalb der GWG mit ihrer Rogerschen Gutmenschen-Metaphorik, die haben diese Begriffe ja heute noch. Ich kann nur mit dem Kopf schütteln, wie die immer noch an ihren bibelartigen Texten festhalten und jetzt eigentlich nur eines im Kopf haben: Dass sie es wie die DGVT schaffen irgendwie da hineinzukommen, und dass sie die drei Kriterien erfüllen, um ihre Ausbildung oder ihre Ideen zu legitimieren.

Also ich würde es auf einer allgemeinen Ebene betrachten. Ich könnte mir vorstellen, dass es eher Hilflosigkeit war. Dass auch so keiner richtig wusste, wie das geht. Jetzt ist Psychotherapie ja in allen westlichen Ländern privatisiert, das ist ja überall hinausgeflogen. Am extremsten und radikalsten sicherlich in New York, wo es das ja fast gar nicht mehr gibt. Diese psychotherapeutische Figur scheint ja wohl ihren Niedergang zu erleben. Oder auch in Holland ist es aus den Krankenkassen rausgeflogen, gibt es Psychotherapie nur noch für Privatzahler. Und das ist ja auch kein Wunder, wenn das ein Resultat dieses sozialen Wandels ist und aus den Hochschulen herausgeht, was es in meinen Augen ist, dann steht es gewissermaßen allein da, und damit wird der Unterbau sehr brüchig.

CD: Jetzt habe ich noch eine Frage, vielleicht eher eine Einschätzungsfrage. Was würden Sie sagen, mit dem Psychoboom: Was war da eigentlich der gesellschaftliche Bedarf, was war das gesellschaftliche Problem, in das die Verhaltenstherapie und sicherlich auch die anderen therapeutischen Ansätze hineingepasst haben?

Prof. Dr. Manfred Cramer: Gerade in den 80er Jahren ist ein sehr guter Body an Literatur auch zum Psychoboom entwickelt worden, der genau diesen Fragen nachgegangen ist. Der Spektakulärste war sicherlich der New Yorker Sazsz mit seinem Mythos der Psychotherapie oder North, dieses Buch war vielleicht interessant, oder auch Castell und Castell, diese Arbeiten, die damals herauskamen. Oder in Holland gab es ein paar, die gewissermaßen glaubten, dass diese Zeit des großen Umbruchs vorbei ist und es jetzt diese kleinen reformistischen Modernisierungsbestrebungen innerhalb der Gesellschaft gibt. Das war natürlich eines. Das andere war sicherlich die Enttraditionalisierung und die Frage „Wer bin ich“, die die Mittelschicht in der ganzen westlichen Welt plötzlich bewegt hat. Dass die Zeitschriften, wie „Brigitte“ damals, anfingen, sich zu psychotherapeutisieren, das hängt sicherlich auch mit der beginnenden Frauenemanzipation zusammen, die sich ja von der Psychobewegung dann komplett abgespalten hat. Soweit ich das sehe, aber ich verfolge das ja kaum noch, ist dieser Unterstrom in den Psychotherapieverbänden gar nicht mehr aufgegriffen worden. Also die haben sich gewissermaßen selber den Boden entzogen, indem sie funktionärshaft geworden sind.

CD: Sie meinen jetzt den kritischen Unterstrom oder den Unterstrom, der das, was da passiert ist, gleichzeitig auch hinterfragt hat?

Prof. Dr. Manfred Cramer: Beide, beide. Das war sicherlich kein Unterstrom auf dem die ganze Psychotherapiekiste aufgesessen hat, die nach Verhaltensmodifikation geschrien hat, sondern die hat sich selbst gesucht.

CD: Und hat sich jetzt gefunden, und muss deshalb nicht mehr strömen oder wie?

Prof. Dr. Manfred Cramer: Ich glaube, jetzt kommt eher so die Herrschaft der Systeme und so etwas. Aber diese Aufbruchstimmung ist vorbei.

CD: Jetzt wieder konkreter zur GVT, wieso hat die GVT in einer relativ kurzen Zeit eine so große Mitgliederzahl bekommen, wieso nicht der BDP, wieso nicht die DGSP?

Prof. Dr. Manfred Cramer: Die DGSP war halb so groß wie die DGVT, aber die DGSP hatte eine ganz andere Mitgliederstruktur als die DGVT. Die DGVT hatte ja ganz wenige Professoren gehabt, drei oder vier vielleicht. Und das konnte man auch an den Beiträgen sehen. Die meisten waren arbeitslos, halbtags beschäftigt oder Studenten. Ich vermute, die ist deshalb so stark gewachsen, weil die Institute, also die Abteilungen für Klinische Psychologie eben diese Fragen, die die Studenten beschäftigten, überhaupt nicht reflektiert haben.

Da wurden die Studenten doch – werden Sie ja bis heute – überzogen mit einem Experiment aus Utah, einem aus Wisconsin, dann noch eines und noch eines. Da stehen die Studenten vor einem Trümmerhaufen an Experimenten, wo eine Variable variiert wird und zwei konstant gehalten werden, und es kommt raus, man muss da weiter forschen. Das ist ein höchst unbefriedigender Zustand für Schülerinnen und Schüler, die irgendwie etwas verändern oder helfen wollen.

CD: Jetzt habe ich schon mehrere Interviews geführt und allmählich kristallisiert sich für mich heraus, dass die DGVT in der Zeit im Grunde genommen auch der Ort für die studentische Generation war.

Prof. Dr. Manfred Cramer: Ja, die es aber nicht geschafft hat, sich zu organisieren. Also wir sind ja alle ... ich glaube, ich bin da noch eine Ausnahme, aber die Zentrifugalkräfte waren extrem groß. Die wenigsten von damals haben noch Kontakt untereinander.

CD: Es gab in den 70ern ein recht breites Spektrum an gesundheits-, (sozial)politischen Positionen und Meinungen. Würden Sie sagen, dass sich das vereinheitlicht hat? Oder findet sich in dem Verband die Vielfalt der Meinungen heute noch wieder?

Prof. Dr. Manfred Cramer: Keine Ahnung, ich weiß es nicht.

CD: Ich weiß auch gar nicht, inwieweit Sie mit dem Verband heute noch etwas zu tun haben.

Prof. Dr. Manfred Cramer: Ich bekomme es nur noch am Rande mit. Ich denke aber, der Verband kann die Vielfalt der Meinungen heute nicht mehr halten, als eine sich selbst als psychotherapeutisch verstehende Angelegenheit mit Unter- und Überordnen der verschiedenen Funktionäre, mit mehrwertsteuerfreiem Geldbetrieb und so was allem: Das geht ja gar nicht mehr richtig.

Was sie nach wie vor wohl noch ganz gut hinzukriegen scheinen, ist dieser Berliner Kongress alle zwei Jahre. Aber auch da sieht man eine Entwicklung, die man eben auch in anderen Feldern sieht, es ist eine psychologische Veranstaltung. Und der Hintergrund ist der, dass die Psychologischen Institute sich marginalisieren, sich in dem Prozess befinden, in dem sie kleiner werden. Und gerade solche Verbände, wie die DGVT haben es da eben schwer. Weil es ja kaum noch bekannte Professoren für Klinische Psychologie gibt, die sich überhaupt noch für Psychotherapie interessieren. Die werden ja immer weniger, oder wenn die jetzt in Ruhestand gehen, bekommen die Stellen KW-Vermerk. Das war's dann. Ich glaube, die einzige Ausnahme ist tatsächlich an der FU in Berlin, die ja jetzt weitergehende Ideen haben, dass sie die Ausbildung über den Masterstudiengang zurückbinden wollen oder so etwas. Dass es solche Strömungen und solche Intentionen gibt, und die auch ein bisschen vorangetrieben werden, das gibt es ansonsten nicht.

CD: Waren Sie eigentlich auch in der Verhaltenstherapie irgendwie tätig oder war die Therapieform für Sie auch in irgendeiner Art und Weise interessant?

Prof. Dr. Manfred Cramer: Ja, ich hatte ja meine erste Stelle an einer integrierten Behindertenschule, an der Montessori-Schule hier in München und war da eingestellt worden. Nachher war ich an einem großen Beratungszentrum auch in München. Da bin ich von einem Freudianer als Verhaltenstherapeut eingestellt worden. Also ich war eigentlich einer der ganz wenigen, von den Leuten, die sich damals so zeigten, die überhaupt in dem Bereich praktisch gearbeitet haben. Das haben die meisten ja nicht gemacht. Das war diese Zeit, wo man sich das noch irgendwie selbst beigebracht hat.

CD: Wann war das denn? Von welcher Zeit sprechen Sie denn?

Prof. Dr. Manfred Cramer: Ende der 70er Jahre. Die meisten heutigen Lehrtherapeuten haben nie therapeutisch gearbeitet. Die kamen nie aus ihrem Assistentensein von der Uni heraus und haben dann sofort angefangen, andere zu zensieren. Aber da sah man dann ziemlich schnell, dass das, was man an der Uni lernt, überhaupt nicht anwendbar ist. Dann kam auch prompt diese Diskussion um Theorie und Praxis auf. Das war eine end- und folgenlose Diskussion, worunter gerade Psychologen schwer zu leiden haben.

CD: Hm, unter dem Thema?

Prof. Dr. Manfred Cramer: Also im Hinblick auf die Frage, was man eben an der Uni so lernt, und was man nachher damit anfangen kann. Da gab es ja unglaubliche Verrenkungen, bis zu dem Extrem, was Legewie in Berlin bis vor kurzem noch immer propagiert hat, gewissermaßen eine induktive Wissenschaft zu erfinden, also aus Narrationen heraus gewissermaßen theoretisch...

CD: ... Kategorien zu entwickeln?

Prof. Dr. Manfred Cramer: Hm.

CD: Können Sie sich noch erinnern, was die Verhaltenstherapie damals für interessant gemacht hat?

Prof. Dr. Manfred Cramer: Ja, das waren verschiedene Elemente. Ich war ja lange Zeit Fachschaftssprecher der Psychologie an der Uni. Klar war für mich nur, dass diese brave Welt der Psychoanalyse für mich nicht in Frage kommt. Die war hier in München auch ungewöhnlich orthodox und ordentlich organisiert. Wenn man sich für Psychologie interessierte, gab es dann nicht viel mehr. Das war für viele sicherlich mangels Alternative. Dann waren es Theoriestränge, wie sie Heiner Keupp damals vermittelt hat, also weichere interaktionistische Modellbildungen, mit Labeling, und was es nicht so alles gab. Oder die Ansätze von Goffman, dann später ethnomethodologische Ansätze, die aber mehr so insgesamt auf die Konzentration von Wirklichkeit durch sich selbst quasi setzten.

CD: Was waren für Sie dann die Gründe, warum Sie sich aus der DGVT heraus bewegt haben?

Prof. Dr. Manfred Cramer: Also wir, das waren primär Bernd Röhrle und ich, wir haben da damals eine Verbandspolitik betrieben, die Bernd Röhrle Doppelstrategie nannte. Irgendwie schwante mir schon, dass es nicht gut geht. Also „Doppelstrategie“ meinte auf der einen Seite, dieses berufsständische Lager nicht zu stark anzugreifen. Um die Namen zu sagen, das waren vor allem Fliegel und Franke, die beide schon versucht hatten, im Berufsverband der Verhaltenstherapie aktiv waren, auch als Studenten. Das war so eine Parallelentwicklung in München und in Münster. Auf der anderen Seite kamen wir dann mit anderen Sachen, ach Gott, was haben wir alles gehabt: Den Allby haben wir aus den USA eingeladen – also mehr die Auseinandersetzung um lebensweltliche Ansätze oder das, was dann später Gemeindeorientierung hieß. Was Gert Sommer, Legewie und Heiner Keupp sich da eben zusammen erarbeitet hatten, das waren alles amerikanische Importe. Auf dem fußte das Ganze.

Und dann war 81, glaub ich, eine Jahresversammlung in Berlin, und da haben wir dann diese Doppelstrategie aufgegeben. Wir sahen, dass wir diese Position auf die Dauer auch nicht mehr halten können. Wir wussten, dass es in irgendeiner Form zu einer psychotherapeutischen Regelung kommt. Meine Idee war noch gewesen ... dass die DGVT sich an diesen Ausbildungsgeschäften beteiligen sollte, aber als Non-Profit-Organisation, die in dem Feld dann eben diese anderen Sachen vorantreibt, die an den Unis damals schon rausgeflogen sind. Diese Idee ist aber ganz komisch realisiert worden. Und diese Position ist dann 81 eigentlich vor die Wand gefahren, da wurde dann gesagt ...

CD: Wie ist die denn vor die Wand gefahren?

Prof. Dr. Manfred Cramer: Es gab Abstimmungen. Es gab einfach Abstimmungen. Das war sicherlich auch schlecht vorbereitet, das war zufällig, und es war auch ein bisschen gewollt, vor die Wand zu fahren. Dann haben wir alle damit aufgehört und es kamen vollkommen neue Leute.

CD: Hm, alle heißt in der Kommission oder die Gruppe, die das vertreten hat?

Prof. Dr. Manfred Cramer: Ja, das waren ja Arbeitsgruppen, aber diese Position ging dann zu Ende. Und dann gab es verschiedene Interpretationen. Es gab etwa die von Heiner Keupp meinetwegen, der sagte, er benutzt die DGVT weiterhin noch als Plattform, um seine Ideen zu verbreiten. Oder es gab andere, wie mich: Ich habe mich da nicht mehr blicken lassen. Es war vorbei, nicht? Es war einfach vorbei. Und dass das solange so gut ging, das hat mich im Nachhinein gewundert, aber diese Sache ... diese Konstellation war so nicht mehr zu halten.

CD: Wieso hat Sie das gewundert? Dass das so parallel in der Spannung, in Konflikten existieren konnte?

Prof. Dr. Manfred Cramer: Na ja, weil der Interessengegensatz ja so extrem war. Die einen bastelten herum an einem Curriculum oder flogen als Lehrtherapeuten durch die Gegend. Und die anderen hatten vollkommen andere Sachen im Kopf, das konnte in jedem Fall nicht gut gehen.

CD: Vielleicht war das gleichzeitig aber auch ein Moment, das den Verband attraktiv gemacht hat, in der Zeit oder vielleicht auch heute noch?

Prof. Dr. Manfred Cramer: Ja, ja, also für Studenten oder Berufsanfänger war das interessant. Sicher. Also das ist für manche Leute, also für viele ja immer noch ein Forum. Aber jetzt sieht man, das ist schon verdampft, jetzt scheint wohl auch dieses gemeindepsychologische Netzwerk kaputt zu sein oder kaputt zu gehen.

CD: Könnten Sie im Nachhinein Phasen bestimmen, also Phasen der Professionalisierung, oder Ereignisse, die wichtige Punkte oder eine Art Meilensteine waren für die Professionalisierung vom Verband und auch für die Professionalisierung der Verhaltenstherapie?

Prof. Dr. Manfred Cramer: Also das kann ich abstrakt. Was sicherlich die Entwicklung gewaltig vorangetrieben hat, war die Protoprofessionalisierung, also das Interesse an Psychotherapie oder Psychologie im Alltag. Das war maßgebend. Dann waren es sehr, sehr viele Veränderungen im Leistungsrecht, also im Arbeitsförderungsgesetz, das sich damals psychologisiert hat, und vor allem im BSHG, im Bundessozialhilfegesetz. Und diese Entwicklung ist ja ungebremst. In dem Sozialgesetzbuch Neun, das jetzt im Juli verabschiedet worden ist, wimmelt es ja von sozialpädagogischen und psychologischen Elementen. Nur das können diese Verbände ja gar nicht mehr aufgreifen, weil das bekommen die gar nicht mehr mit. Aber das waren Änderungen im Leistungsrecht auf der einen Seite und dann, würde ich, sagen im Alltag. Und die Verbände haben eigentlich immer nur darauf reagiert. Also wir hatten ja keine Arena außer dieser Vereinszeitschrift, mehr hatten wir nicht. Und das hatte vielleicht eine gewisse Auswirkung auf liberale Hochschullehrer und so etwas.

CD: Hm, ich habe auch den Eindruck, es gab auch viele Aktivitäten – wahrscheinlich eher von der berufsständischen Seite – außerhalb vom Verband: Kontakte zu anderen Verbänden oder auch die Plattform, die es gab oder dann auch viel Arbeit im politischen ... also in Bezug auf das Psychotherapeutengesetz ... in verschiedenen Gremien.

Prof. Dr. Manfred Cramer: Sicher die Plattform war ja unsere Hauptarbeit. Da war die Idee, die sich sinnigerweise jetzt, 20 Jahre später, realisiert, dass mit einer Reform der psychiatrischen Hilfe eine Entpsychiatrisierung voranzutreiben, mit einem mehr lebensweltlichen Zugang. Das war damals das Zauberwort: mit multiprofessionellen – also „multi“ war immer das Schlagwort – Herangehensweisen im Vordergrund, also genau das Gegenteil von Spezialisierung, Professionalisierung und Psychotherapeutisierung. Das war das, was wir uns auf der Plattformebene ausgedacht hatten. Jetzt ist das real geworden. Jetzt besteht diese Merkwürdigkeit – nicht nur bei den Psychologen, aber auch –, dass die sich auf der einen Seite ganz stark professionalisieren, also bis hin zu diesem Blödsinn, dass man ein Jahr umsonst arbeiten muss. Das haben die sich ja selbst ausgedacht, das ist ja nicht vom Gesetzgeber gekommen, also diese Demutsgeste vor den Lehrtherapeuten, die damit verbunden ist. Und auf der anderen Seite dieses breite Feld an

Möglichkeiten, was etwa das Rehagesetz SGB 9 bietet oder diese Veränderungen im Leistungsrecht, im SGB V, also Krankenkassenrecht. Und diese Entwicklung geht weiter. Ich bin damit ja auch weiter beschäftigt, nur die Arena ist eine ganz andere geworden. Ich habe zum Beispiel im Augenblick sehr viel mit verschiedenen Leuten zu tun, die an psychosozialer Hilfe interessiert sind. Das sind teilweise Leute, mit denen ich früher in diesem Gewand zusammen gearbeitet habe. Also zum Beispiel Bernhard Scholten, das war diese nächste Generation, die dann Vorstandschaft wurde. Der ist jetzt Psychiatriereferent von Rheinland-Pfalz geworden und betreibt diese Entwicklung, die ich jetzt gerade skizziert habe.

CD: Hm und in diesem Rahmen haben Sie auch mit ihm zu tun?

Prof. Dr. Manfred Cramer: Ja, ja. Ich habe zwei Projekte mit der Aktion „Psychisch Kranke", also individuelle Hilfeplanung, diese Entwicklung läuft einfach weiter. Aber als Akteur ist die DGVT oder die GwG überhaupt nicht mehr zu sehen, die werden auch nicht mehr gefragt. Das kann sie auch nicht, weil sie ja in dem Bereich gar nicht mehr drin ist. Und das ist in gewisser Weise natürlich schade. Es ist auch schade, dass die Psychologenausbildung sich in keinster Weise auf diese Situation einstellt. Wir machen jetzt, nicht nur hier in München, einen Master in Klinischer Sozialarbeit. Da machen wir das Gleiche wie in USA, dass wir sozusagen einen sozialstrukturell fundierten Klinischen Psychologen auf den Markt bringen werden. Das bringen wir in Anschub. So gesehen hat mich das Thema eigentlich nicht losgelassen. Es hat aber heute eine andere Textgestaltung, es hat nicht mehr diese Sprache, die es damals hatte, also in so strammen Fortschrittsmetaphern eingebunden.

CD: Ja, das finde ich auch total spannend so diese alten Texte, diese Sprache der Texte zu lesen.

Prof. Dr. Manfred Cramer: Unglaublich. Ja, hat sich vollkommen geändert.

CD: Noch eine Einschätzungsfrage, die Sie schon gestreift haben: Welche Gründe sehen Sie, warum sich die Verhaltenstherapie durchsetzen konnte? Und welche Rolle hat die DGVT in dem Prozess gespielt, in dem Durchsetzungsprozess?

Prof. Dr. Manfred Cramer: Man kann die Frage erst mal umgekehrt stellen: Welches Verfahren sonst? Also von denen, die damals auf dem Markt waren ...

CD: Die GT, die Gestalttherapie ...

Prof. Dr. Manfred Cramer: Ja, aber ich meine, die hatte ja nie dieses Spektrum und daran krankt das Ganze bis heute.

CD: Hm, was meinen Sie denn mit Spektrum?

Prof. Dr. Manfred Cramer: Dieses Spektrum an Möglichkeiten, an Handlungsmöglichkeiten, das die Verhaltenstherapie zumindestens behauptete zu haben. Es gab ja auch Bestrebungen, die beiden Vereine aufzulösen und einen draus zu machen. Das wäre auch ganz gut gewesen, also neben diesen beiden größeren analytischen Vereinen eine ganz große psychosoziale Plattform zu entwickeln. Das scheiterte natürlich im Wesentlichen an den berufsständischen Kräften innerhalb der DGVT und innerhalb der GwG.

CD: Hm. Gab es in der GwG auch so eine Linie?

Prof. Dr. Manfred Cramer: Ja, das konnte nicht gut gehen. Wenn man diese gesprächstherapeutischen Lehrbücher liest, daraus einen Beruf zu machen und das auch noch über Krankenschein hinzukriegen, wie soll das gehen? Das ist mir bis heute nicht ganz gegenständlich. Ich meine, jetzt wäre es denkbar, das als Reha zu etikettieren, aber als Krankenbehandlung? Genau das Gegenteil von Krankenbehandlung, das war ja darin.

Und da spielte sicherlich die Frage: „Wer sonst?“ eine Rolle. Wir haben innerhalb der Gewerkschaft so einen Wind gemacht, also vor allem innerhalb der SPD, so dass also ironischerweise eher wir es waren, die den Boden bereitet haben. Hinzu kam noch diese unglaubliche Veröffentlichungsflut an verhaltenstherapeutischen Materialien, gerade in den USA. Das stoppte aber schon genau in der Zeit, als es langsam zu dem Anerkennungsverfahren kam. Dann bei vielen Ärzteverbänden die Frage: „Welche Kröte schlucken wir?“. Da war sicherlich die Verhaltenstherapie das Schluckbarste, weil es unproblematisch ist, weil es von den theoretischen Modellen doch sehr einfach ist. Und sie ist es ja auch geworden, also die ärztliche Ausbildung in Verhaltenstherapie, na ja ... *(lacht).*

Also da spielte sicherlich ein ganzes Spektrum an Gründen und auch Zufälligkeiten eine Rolle. Also die Plattform war sicherlich auch deswegen für die Anerkennung der Verhaltenstherapie wichtig, aber das haben wir damals überhaupt nicht sehen können. Im Nachhinein habe ich mir überlegt, dass die DGSP natürlich schon die Kraft gehabt hätte, die Verhaltenstherapie kaputt zu machen. Aber es war so gedacht für das Vorfeld der Psychiatrie oder nach der Psychiatrie, in der Psychiatrie sicherlich nicht. So ist es ja auch geblieben, es gibt keine verhaltenstherapeutische Psychiatrie. Ich glaube, so waren die Modelle. Und die müssen ja auch leben, die Psychologen, wenn sie das unbedingt wollen, also so haben diese mächtigen Chefärzte damals gedacht. Ich kann diese Frage nicht sehr...

CD: Hm, also es ist ja auch eine Einschätzungsfrage ... Bevor ich meine letzte Frage stelle, was ich ein Phänomen finde, ist folgender Punkt: Die Protagonisten aus dem angloamerikanischen Raum, inklusive Wolpe aus Südafrika, also vor allem Eysenck, die waren ja – jetzt aus meiner Perspektive – sehr rechts oder sehr konservativ, was sich auch in ihren wissenschaftlichen Arbeiten ausgedrückt hat. Und wie konnte es sein, dass das von Leuten, die emanzipatorische Ziele verfolgt haben oder zum Teil auch links waren, dass die mit den Theorien etwas anfangen konnten, dass die das rezipiert und weitergetragen haben. Und dass die im Grunde genommen auch einen Rahmen geschaffen haben, dass die Verhaltenstherapie sich entwickeln konnte? Das finde ich ein spannendes Phänomen?

Prof. Dr. Manfred Cramer: Also diese Paradoxie ist zweifellos da. Das kann ich auch nicht erklären, wie das zu verstehen ist. Also vermutlich war das doch so, dass eine ganze Generation von Psychologen in der Zeit, in der sich die Studentenzahlen bei den Pädagogen und Psychologen fast verzehnfacht haben, auf der Suche nach irgendeiner Art von Tätigkeit oder Jobs war. Und da kam alles recht. Wenn man genau hinschaut, dann kann man im Kleinen schon sehen, dass diese Paradoxie teilweise nur in Ansätzen gesehen wurde, also Eysenck konnte in München nicht auftreten. Der ist insgesamt, glaube ich, nur zwei oder drei Mal aufgetreten, aber immer mit Polizei, anders ging es nicht. Ich glaube in Berlin war das auch ziemlich spektakulär, aber da müssten Sie mal fragen.

CD: In Berlin, ich habe noch nichts darüber gehört ...

Prof. Dr. Manfred Cramer: Also was wir hier nicht verstanden haben – diese Gruppe hier in München, wir haben immer mehr mit Berlinern herumgehangen – ... warum die Münsteraner zum Beispiel so auf Wolpe standen, also Schulte mit seinem damaligen Lehrbuch. Wo man doch mit gesunden Menschenverstand schon sah, dass das so nicht klappen kann. Das waren so ideologische Metaphern, die da ... auch vom Eysenck ausgespielt wurden. Das waren Konfliktlinien, die sich innerhalb der psychologischen Institute durchgezogen haben, also die einen eher sozialpsychologisch orientiert und die anderen, die haben die Einwegspiegel eingebaut, die Klingelmatratzen bestellt, die Videoanlagen bestellt und dann die Checklisten aufgebaut. Ich kenn ja einige, mit denen ich darüber gesprochen habe, die glaubten tatsächlich, dass man, wenn man das systematisch macht, in acht oder zehn Stunden eine Person ändern kann. Obwohl alles dagegen spricht, es gibt keinen einzigen empirischen Hinweis, dass das klappt. Und der Menschenverstand spricht so sowieso dagegen. Dieser Glaube blieb ja bis heute bei den Fans der Familientherapie...

Und diese Paradoxie zieht sich bis heute durch, finde ich. Da hat es die etablierte Psychoanalyse einfacher, die sagt, also unter vier Jahren läuft da nichts. Ich würde eher sagen, da läuft überhaupt nichts, aber das ist eine andere Meinung. Aber dieser Glaube an die Kurzzeit ... die Effizienz und das Effektive, das ist auch da mit drin. Chomsky hat damals in diesem Buch „Aus Staatsraison“ dieses Bild des Chinaman beschrieben, den man mit ein bisschen Systematik, durch Veränderung der Umweltvariablen gewissermaßen operant unter Kontrolle kriegt. Das war sicherlich eine Welt, die da war. Also mich persönlich hat die nicht angesprochen. Und das war auch ein Unsinn. Gut, ich meine, das war eine Idee...

CD: Gut, das hat aber wahrscheinlich eine wichtige Funktion gehabt, genau dieses Bild.

Prof. Dr. Manfred Cramer: Ja, das finde ich eine interessante Frage, weil die sich, glaub ich, durchzieht. Also ich habe ja viele Freunde, die haben diese Verhaltenstherapiezulassung und die sagen alle das Gleiche.

CD: Was sagen die denn?

Prof. Dr. Manfred Cramer: Ja, „Ich mach alles Mögliche, aber keine Verhaltenstherapie, das geht doch gar nicht." Sagt doch eigentlich jeder, da wird einfach Krankenkassengeld für Lebensberatung und sonst etwas hergenommen. Also dieser Unsinn, der wird sich ... Das wird sich aber auch noch einmal neu sortieren. Ich denke, dass da noch etwas nachkommt. Das wird ähnlich wie in Holland oder USA laufen, also dass diese psychotherapeutische Figur kleiner wird. Einfach so. Dass weniger Leute bereit sind, sich auf dieses hochriskante Verschulden einzulassen, dass Psychotherapie weiter budgetiert wird, in München gibt es jetzt fast 4000 mit Kassenzulassung, also die das Verfahren durchgestanden haben. Und so groß ist München auch nicht.

CD: Jetzt zum Abschluss noch: Gibt es noch etwas, wo Sie sagen würden, das ist wichtig oder das ist ein wichtiger Aspekt, von dem Sie denken, das wäre wichtig, da haben wir aber jetzt noch nicht darüber gesprochen oder ich habe Sie nichts gefragt oder Sie haben es auch nicht erzählt?

Prof. Dr. Manfred Cramer: Ich finde so eine Arbeit, wie Sie sie machen, deswegen so wichtig, weil ja dieser ganze Bereich überhaupt nicht aufgearbeitet ist. Das ist zum letzten Mal so in größerem Stil gemacht worden, glaub ich, in den 80er Jahren in den USA, da gibt es ja ein paar Veröffentlichungen...

CD: In den USA, die beschäftigen sich mehr mit dieser Thematik, hm.

Prof. Dr. Manfred Cramer: Und man sieht jetzt, dass sich diese Psychotherapievereine alle gewissermaßen vollkommen losgelöst haben und relativ wenig ... Sie wissen überhaupt nicht, woher sie kommen und auch nicht, in was für einer Zeit sie leben, welchem sozialen Wandel sie ihrerseits wieder unterliegen. Das spielt sich nicht nur bei den Psychologen ab, das spielt sich bei den Sozialpädagogen, die ich ja ausbilde, genauso ab. Also dieselben Metaphern offenbar, die da in irgendeiner Form durchkommen ...

Und eine Anekdote, pfh? Ach, da wüsste ich viele ... aber ich wüsste nicht, was ich da jetzt erzählen sollte. Was ich schade finde – das ist vielleicht eine: Ich habe jetzt mal mit dem Ernst von Kardorff, mit dem ich zusammen studiert hab, über Folgendes gesprochen: Diese Generation, die fünf Jahre älter ist als ich und die sich über Psychotherapie verberuflicht haben, wie zum Beispiel Schulte in Münster oder Bergold in Berlin oder Jaeggi ... die war die Vorsitzende des Berufsverbandes der Verhaltenstherapie sinnigerweise. Dass die eines alle nicht geschafft haben. Die haben offensichtlich den Blick zu stark auf imaginäre andere gehabt. Und haben es nicht geschafft, Traditionen zu entwickeln, obwohl sie sich teilweise große Mühe gegeben haben. Das Gleiche was sich bei den Verbänden abspielt, spielt sich bei den psychologischen Instituten auch ab, also dass diese klinischen Psychologen irgendwie ihren Unterbau verloren haben. Und das ist natürlich jetzt zum Problem geworden, weil dieser US-Import irgendwie ins Stocken geraten ist. Von daher ist die Frage, was ist da jetzt los, auch eine drängende Frage, auch für die Ausbildung. Ich bin froh, dass ich im Moment nicht an einem Psychologischen Institut arbeite, weil das Gejammere ist doch groß.

CD: Ja, mit Recht, finde ich *(lacht)*.

Prof. Dr. Manfred Cramer: Sie haben es heute schwerer auf Fakultätssitzungen. Früher war klar, dass diese Fachbereiche wachsen und heute ist klar, dass die zu schrumpeln haben. Und trotzdem ist es ja so, und das finde ich nach wie vor interessant, Psychologie ist das einzige Studium in Deutschland, wo die Schülerinnen und Schüler wissen können, wenn sie es studieren wollen, dass sie fast keine Berufschancen haben. Trotzdem ist der Numerus Clausus so hart, so viele wollen das, das ist ein durchgehender Zug. Da sieht man, dass da nach wie vor noch ein Bedarf ist, der aber curricular nicht aufgefangen wird. Im Gegenteil, also der Prinz hier in München sagt: „Wir wollen die nicht".

CD: Der Name sagt mir gar nichts, wer ist das?

Prof. Dr. Manfred Cramer: Das ist hier der Oberpsychologe in München ... Ich weiß gar nicht genau, was der macht, irgendwas im Innenohr; Modellieren von synaptischen Verbindungen am Computer. Der ist Direktor am MPI, Allgemeinpsychologe. Und die gehen ... also Neuroscience, also so diese Richtung ist das.

CD: Ja, diese Richtung wird wichtiger werden oder ist schon wichtiger geworden.

Prof. Dr. Manfred Cramer: Ja, hören wir auf?

CD: Ja, hören wir auf. Gut, ich danke Ihnen.

Biographische Angaben

Manfred Cramer

1969–1975 Psychologie- und Soziologie-Studium an der Ludwigs-Maximilians-Universität München
1976–1977 Wissenschaftlicher Mitarbeiter am Kinderzentrum München der LMU München; Durchführung der Abschluss-Evaluation des „Münchner Erziehungsexperiments“ (den integrierten Unterricht von behinderten und nicht-behinderten Kindern)
1977–1979 Psychologe am Evangelischen Beratungszentrum München in den Abteilungen Erziehungshilfen, Erwachsenenberatung und Schwangerschaftsberatung
1979–1981 Assistent an der Fakultät Wissenssoziologie der Universität Ulm; Projekt „A7“ (Professionalisierung und De-Professionalisierung der psychosozialen Hilfe) für den Sonderforschungsbereich (SFB 129) der Deutschen Forschungsgemeinschaft (DFG)
1977–1981 Arbeit an der Dissertation „Psychosoziale Arbeit“ an der Fakultät für Soziologie der LMU München
1977–1980 Freiberufliche Tätigkeit für Infratest-Sozialforschung. Qualitative Studien zu den Zukunftsaussichten für Kurzzeit- und Langzeitarbeitslose
seit 1981 Professor (C3) an der Hochschule München, Fakultät für Sozialwissenschaften. Lehrgebiete: Soziologie, Psychologie, Sozialpsychiatrie, Sozialinformatik
2003–2005 Entwicklung eines Weiterbildungs-Masterstudiengang „Mental Health“
seit 2005 Studiengangsleitung des Masterstudiengangs „Mental Health“

Arbeit in Vereinen und Verbänden

1975–1985 Mitglied mehrerer Kommissionen der Deutschen Gesellschaft für Verhaltenstherapie e. V. (DGVT)
1980–1984 Mitglied des Vorstands der Bayrischen Gesellschaft für soziale Psychiatrie e. V. (BayGSP)
1984–1988 Herausgeber der Zeitschrift der BayGSP
1982–1989 Mitglied von „Wissenschaft und Verantwortung für den Frieden“, einer Gruppe von Münchner Professoren, die Massenvorlesungen zu friedensbezogenen Themen organisierte
1985–1996 Mitglied des Kontrollrates des Projektevereins der Münchner Arbeiterwohlfahrt
1986–1990 Mitglied des Vorstands des „Global Challenges Network for Survival“. Der Vorsitzende, Prof. Duerr, erhielt den „Right livelyhood award“ (Alternativer Nobelpreis) für dieses Netzwerk
1988–1990 Mitglied des „Healthy Cities Programme“ der WHO

seit 2006 Mitglied des International Advisory Committee für das Forschungsprojekt „Integration of Immigrants" der Massey University Auckland, Neuseeland

Befristete Anstellungen im Ausland

1985–1997 Im Durchschnitt sechs Wochen pro Jahr als „Visiting Professor" am Department für Psychologie an der Auckland University, Neuseeland
1993 Research fellow am Department für Psychologie, Brasilia University (Prof. Günther)
1995 Einladung durch den Justizminister des Bundesstaates Sao Paulo (Brasilien) im Namen der Menschenrechtskommission der Europäischen Union. Ziel war es, die Qualität der psychosozialen Hilfeleistungen für behinderte Menschen durch NGO's zu evaluieren (finanziert durch das Notfallprogramm der EU für benachteiligte Personen in Lateinamerika)

Projekte und Arbeitschwerpunkte

bis 1985 Theoretische und empirische Arbeit an dem Prozess der Professionalisierung der helfenden Berufe, die Organisation von psychosozialer Hilfe und die Evaluation der Betreuung
1985–1992 Arbeit zu verschiedenen Themen der Umweltpsychologie
seit 1991 Empirische Arbeit über die psychosozialen Auswirkungen der Migration Deutscher nach Neuseeland, Brasilien, und zuletzt, nach Südostasien (in Kooperation mit dem Department für Soziologie der Massey Universität Auckland, Neuseeland)
2000–2005 Evaluation des gemeindepsychiatrischen Verbundes München-Süd
2001–2003 Entwicklung eines E-Learning-Moduls für Studenten der Sozialen Arbeit (Hilfeplanung und Need Assessment in der Sozialpsychiatrie), finanziert vom Bundesministerium für Bildung und Forschung
seit 2006 Entwicklung einer Kooperation mit Universitäten in Bangkok und Chiang Mai (Thailand) zur Implementierung des Masters „Mental Health" an diesen Universitäten

Kontaktadresse

Fakultät für angewandte Sozialwissenschaften
Hochschule München
Am Stadtpark 20
81243 München
E-Mail: cramer@hm.edu

Dr. Christoph Kraiker

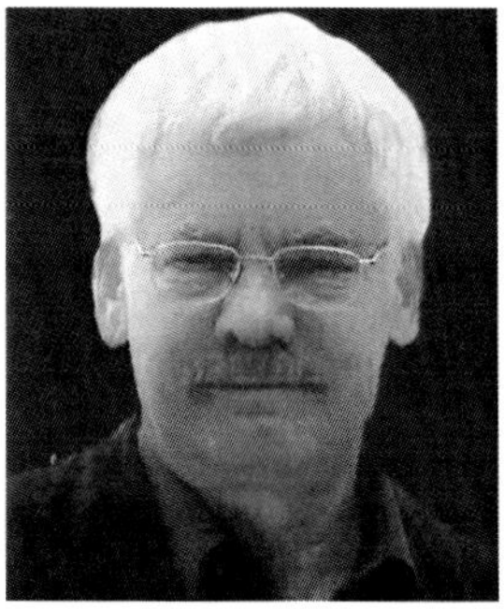

Interview am 04.10.01 in München

CD: Wie haben Sie die Verhaltenstherapie kennengelernt, in welchem Kontext, und was fanden Sie daran interessant ... Was hat Sie angesprochen, was war aus Ihrer Sicht daran vielleicht auch problematisch?

Dr. Christoph Kraiker: Also kennengelernt habe ich sie zunächst durch Vorlesungen von Professor Görres in Mainz. Der hat 1963, 64 angefangen lerntheoretische Therapien vorzustellen, obwohl er ja selber Psychoanalytiker war. Das war auch einer der Gründe oder eigentlich der Grund, warum ich mein Psychologiestudium hier in Deutschland in Mainz begonnen habe. Ich habe mir angeguckt, was es in Deutschland gibt, und fand diese Kombination, die Psychoanalyse und die Verhaltenstherapie, interessant. Damals hieß es ja noch nicht Verhaltenstherapie, der Begriff ist erst später gängig geworden, obwohl er in Amerika als „Behavior Therapy" bereits existierte.

Görres hat also die ersten verhaltenstherapeutischen Therapien vorgestellt, insbesondere die Systematische Desensibilisierung nach Wolpe und Therapieansätze, die aus der Theorie des operanten Konditionierens kamen. Dort in Mainz, das war im Frühjahr 65, 65 bis 66 war ich dann dort, hatte das alles nur rein theoretischen Charakter. Was mich interessiert hat, das war nicht so sehr die praktische Anwendbarkeit, weil das war mir damals nicht klar, dass ich das jemals machen würde. Sondern was mich interessiert hat, das war der wissenschaftstheoretische Aspekt, insbesondere das Problem, wie man an einen Gegenstand, nämlich menschliches Erleben und Verhalten, mit unterschiedlichen Theorien herangehen kann: Was das bedeutet, ob das überhaupt möglich ist, welche Konsequenzen das hat, und ob man sich verständigen kann und Ähnliches. Und Görres hat diese Denkschrift veröffentlicht, deren wesentliche Aussage die war, dass man den Bedarf an psychotherapeutischer Versorgung mit den klassischen psychoanalytischen Therapien nicht decken kann, und zwar auch nicht annähernd decken kann, weil es viel zu wenige sind und die Ausbildungssysteme nicht in der Lage gewesen sind, genug Therapeuten zu produzieren. Nach seiner Auffassung musste man nach Alternativen suchen, das war das Eine. Görres hat dann einen Ruf nach München bekommen und hat hier ein Institut mit einer, selbst für damalige Verhältnisse, außerordentlich üppigen Ausstattung bekommen. Er hat zehn Assistenten gehabt! Zehn Mitarbeiter, was aberwitzig ist.

CD: Das war damals ein Lehrstuhl für Klinische Psychologie?

Dr. Christoph Kraiker: Das war ein Lehrstuhl für Klinische Psychologie und damals ist meines Wissens der Begriff zum ersten Mal aufgetaucht. Es war ja nicht klar, wie man das nennen sollte. In Amerika hieß das in den entsprechenden Lehrbüchern „Abnormal Psychology". Das war im Deutschen unübersetzbar, also man hätte es schon übersetzen können, aber das hätte bei uns ganz andere Konnotationen gehabt. „Abnormale Psychologie", der Begriff existierte bei uns gar nicht. Deswegen heißt z.B. ein so bekanntes Lehrbuch wie das von Comer im Englischen „Abnormal Psychology" und im Deutschen „Klinische Psychologie". Görres hat dieses Institut, das er hier in München gegründet hat, praktisch fifty-fifty mit Psychoanalytikern und mit Leuten, die sich mit Verhaltenstherapie beschäftigen sollten, besetzt. Es gab natürlich noch überhaupt keine Verhaltenstherapie in Deutschland, es gab gar keine Ausbildung. Die Einzige, die wohl vorher auch schon Lehrveranstaltungen dazu angeboten hat, war meines Wissens Prof. Erna Duhm. Man müsste einmal in den Vorlesungsverzeichnissen nachgucken, was das war.

Und die Idee war, dass die sich hier sozusagen zusammenraufen sollten und eine grundsätzliche wissenschaftliche Debatte über Psychoanalyse und Verhaltenstherapie führen sollten. Da es aber keine Verhaltenstherapeuten gab, mussten die erst einmal hergestellt werden. Und da wurde also Jarg Bergold nach London geschickt zum Maudsley und Tunner ...

CD: Ach so ...

Dr. Christoph Kraiker: Sie haben ja, glaub ich, mit ihm schon gesprochen, oder?

CD: Nee, mit den beiden habe ich noch nicht gesprochen. Aber das war mir nicht klar, dass die beiden praktisch im Auftrag von Görres verschickt worden sind.

Dr. Christoph Kraiker: Ja, ja, die sind im Auftrag von Görres verschickt worden. Jarg Bergold war dann ein Jahr im Maudsley. Wolfgang Tunner ist dann später in die USA gegangen und hat dort gearbeitet. Ich weiß nicht mehr, ob er bei Skinner war. Und Bergold kam eben nach einem Jahr zurück vom Maudsley Hospital und war dann hier in Deutschland der Experte für Verhaltenstherapie.

Es gab dann einen vierzehntägigen Workshop von Vic Meyer hier in München am Max-Planck-Institut, der auch die Systematische Desensibilisierung vorgestellt hat. Das muss so 1966, 67 herum gewesen sein. Ich weiß nicht, ob Bergold schon wieder zurück war, aber ich nehme es an. Dieser Workshop war dann ziemlich ausführlich und sehr intensiv, der hat vergleichsweise lange gedauert, 14 Tage. Da haben dann alle dran teilgenommen ...

CD: Wer ist denn alle, wer hat denn da alles dran teilgenommen?

Dr. Christoph Kraiker: Alle Leute vom Max-Planck-Institut und die Nicht-Psychoanalytiker von uns und auch einige Psychoanalytiker.

Ich war ja immer noch Student, also es gab ja noch keine elaborierte Studienordnung, aber man fing dann an ... Bei uns gab es als Prüfungsfach im Diplomstudium das Fach Angewandte Psychologie, das wird an anderen Universitäten nicht anders gewesen sein. Man hat das dann informell so geregelt, dass man in zwei Hauptfächern wählen konnte: Das eine war Klinische Psychologie, das andere Organisations- und Wirtschaftspsychologie. Aber im Diplomzeugnis steht Angewandte Psychologie. Das macht uns heute eine Menge Arbeit, weil viele Leute, die Klinische Psychologie gemacht haben, bei ihren Anträgen auf Approbation eine Bescheinigung brauchten, dass es Klinische Psychologie war. Innerhalb der Klinischen Psychologie konnte man noch mal zwischen dem psychoanalytischen und dem verhaltenstherapeutischen Zweig wählen. Und dafür wurden dann die ersten Lehrveranstaltungen angeboten, Verhaltensmodifikation, Verhaltenstherapie und so weiter. Ich habe hier gleich nach meinem Diplom, das war '69, erst ein Jahr eine Hilfskraftstelle und dann eine Assistentenstelle bekommen. Wir haben zusammen ein Curriculum aufgebaut, das hieß dann „Verhaltensmodifikation eins bis vier". Solche liefen neben den Standardlehrveranstaltungen, die wir hatten. Es gab ja immer noch gewissermaßen den Auftrag, zu einer wissenschaftlichen Diskussion zwischen den Psychoanalytikern und den Verhaltenstherapeuten zu kommen. Das hat letzten Endes nicht funktioniert. Wir haben das versucht über Fallkonferenzen, aber es stellte sich heraus, dass die wirklich nicht miteinander reden konnten.

CD: Was denken Sie denn, was da das Problem war? War das ein Problem der Sprache, dass unterschiedliche Sprachen gesprochen worden sind, oder woran das lag damals? Zumal, es gab ja zwischen den Psychoanalytikern und den Verhaltenstherapeuten auch ganz polemische Auseinandersetzungen, und ich glaub, die Auseinandersetzung kam ja auch schon aus dem angloamerikanischen Raum ... also jetzt habe ich keine richtige Frage gestellt *(lacht)*.

Dr. Christoph Kraiker: Ja, ja, also was Sie da fragen, das ist extrem kompliziert. Ich habe mit Heiner Keupp auch eine Arbeit darüber geschrieben, da kann man das nachlesen. Ich denke, dass die im angelsächsischen Bereich eher konziliant waren. Es gab natürlich die Kontroversen, aber die waren eher konziliant. Wirklich perniziös *(lacht)* war das hier, für andere europäische Länder kann ich das nicht beurteilen. Aber es gab prominente Psychoanalytiker wie Alexander Mitscherlich, die das als Primitivpsychologie bezeichnet haben. Diese sehr polemische Charakterisierung, das war eher charakteristisch für das, was hier stattfand. Das hing möglicherweise auch damit zusammen, dass aus irgendwelchen Gründen die Psychoanalyse in den Geruch kam – sag ich mal in Anführungszeichen –, eine linke, gesellschaftskritische, aufrührerische Theorie zu sein. Während die Verhaltenstherapie in den Geruch kam, eine Anpassungsdressur zu sein, eben die Anpassung an die herrschenden Bedingungen. Und das ist abgelehnt worden. Warum das so ist, das wäre auch eine sehr interessante Geschichte. Weil es ist ja so, dass eines der ersten Lehrbücher, die in deutscher Sprache erschienen sind, von Eysenck war: „Neurosen, Ursachen und Heilmethoden", also „Causes and Cures of Neurosis", was auch ein witziger Titel ist, weil er letztlich von Hildegard von Bingen ist. Die hat ein Buch mit dem Titel „Causae et Curae" geschrieben. Ich weiß nicht, ob Eysenck sich dessen bewusst war, dass das da herkam. Und dieses Buch ist in der DDR übersetzt worden, es gab eine Einleitung von ... Ich weiß nicht mehr, wer der Verfasser war, ein prominenter DDR-Psychologe.

CD: Also Klix und Mehl haben, glaub ich, die Einleitung geschrieben.

Dr. Christoph Kraiker: Ja, das kann durchaus sein. In der Einleitung wurde das zelebriert als eine wissenschaftliche Methode. Aber es war nun mal so. Um noch mal auf das Institut zurückzukommen, ich habe da meine Vordiplomsarbeit – wir haben damals keine Diplomarbeiten – geschrieben, über Wissenschaftstheorie der Psychosomatik. Es war eigentlich eine psychoanalytische Arbeit. Ich habe zu der Zeit sicher mehr Psychoanalyse als Verhaltenstherapie gelesen, zu der Zeit beides und fand es faszinierend diese Sachen zu vergleichen. So interessant die Psychoanalyse war, ich war aber immer davon überzeugt, dass beträchtliche Teile von ihr eher wahnhaften *(lacht)* Charakter hatten. Das schloss aber nicht aus, dass andere Sachen wirklich, wirklich sehr wichtig waren und sehr ... Aber der entscheidende Punkt war, dass die Veränderungstheorie, also die Theorie der Intervention, in meinen Augen absurd war, weil sie überhaupt nicht aus der Psychoanalyse folgte. Ja? Also es gab überhaupt keinen Grund, warum man das so hätte machen sollen, wie es dann de facto gemacht wurde. Ich immer der Überzeugung war, dass das nutzlos ist. Nicht generell nutzlos, natürlich gibt es immer Leute, die davon profitieren, wenn sie einen intelligenten Psychoanalytiker oder Psychoanalytikerin haben, dann kann man eine Menge bewirken. Aber als allgemeines System war es nicht nur nutzlos, sondern auch inkonsequent, weil ich nicht gesehen habe, dass das aus der psychoanalytischen Theorie folgt.

Ich war immer davon überzeugt, dass die Verhaltenstherapie, das verhaltenstherapeutische Forschungsprogramm ... – wir hatten ja schon darüber gesprochen, dass es verschiedene Theorien gab, die gar nicht miteinander vereinbar waren, aber vom Ansatz her, die direkte Modifikation in einer konkreten Lebenswelt und das Einüben, alle diese fundamentalen Sachen –, dass das der Weg war, um effektiv therapeutisch arbeiten zu können. Deswegen habe ich mich dann der Verhaltenstherapie zugewendet. Nur ich hatte nie die Absicht, ein Therapeut zu werden oder mich niederzulassen, ich habe keinen allzu großen therapeutischen Elan. Ich konnte mir nicht vorstellen, 40 Stunden Therapie in der Woche zu machen. Ich war froh, dass ich Therapie im Rahmen unserer Ambulanz gemacht habe, und das hat mir vollkommen gereicht.

Unsere Verhaltenstherapeuten haben von Psychoanalyse nichts verstanden, der Einzige von den verhaltenstherapeutisch Orientierten, der was davon verstanden hat, das war ich. Und ich hatte aber auch Schwierigkeiten, nicht so wie die anderen, ich habe mich sehr gut mit unseren Psychoanalytikern vertragen. Wenn ich mit Therapien irgendwelche Probleme hatte, bin ich zu denen hingegangen und habe sehr hilfreiche Tipps bekommen, Anregungen, vor allem wo ich gucken muss ...

CD: Für das therapeutische Arbeiten?

Dr. Christoph Kraiker: Ja, ja, für das therapeutische Arbeiten, auch als Verhaltenstherapeut, also gerade was Übertragungs- und Gegenübertragungsgeschichten anging. Es war aber letzten Endes nicht mein Interesse, weil ich dachte, die Differenzen sind sehr fundamental. Die theoretischen Differenzen liegen auf einer ganz basalen Ebene, ganz grundlegende Begriffe werden in den beiden Richtungen anders interpretiert, auch wenn sie vielleicht ähnliche Wörter verwenden oder ähnliche Begriffe. Das fand ich sehr faszinierend und darüber habe ich meine Dissertation geschrieben. Das ist das Buch geworden: „Psychoanalyse, Behaviorismus, Handlungstheorie". Da habe ich den Versuch gemacht *(lacht),* das auf einer sehr basalen Ebene zu diskutieren. Was Handeln überhaupt ist, was kann überhaupt eine Erklärung sein, solche Geschichten. Aber das hat eine Weile gedauert, und als dieses Buch fertig war, hatte sich die Situation vollkommen verändert ...

CD: Am Institut?

Dr. Christoph Kraiker: Beides, sowohl am Institut wie in der Welt als Ganzes. Die 68er Bewegung hat ja dann auch bei uns eingegriffen ... ist virulent geworden. Und hat mit dazu beigetragen, dass Görres das Institut verlassen hat. Er war der Auffassung, dass das so etwas wie, wie einen neuen Faschismus bedeutet.

CD: Die 68er oder?

Dr. Christoph Kraiker: Ja, so hat er das gesehen, das war seine Idee, dass die Wissenschaft gewissermaßen wieder niedergepöbelt wird und die Bataillone wieder marschieren, sie waren zwar nicht braun, sondern bunt, aber trotzdem ... Er wollte das einfach nicht haben und hat dann auch innerhalb des Instituts große Auseinandersetzungen gehabt, nicht mit den Verhaltenstherapeuten, sondern mit den anderen Psychoanalytikern ... Jedenfalls ist er dann gegangen.

CD: Ist er dann ...

Dr. Christoph Kraiker: Görres ist in die Medizinische Fakultät gegangen. Die Mediziner waren eben brav und ruhig, die haben nicht gemotzt. 72 ist er dann gegangen.

CD: Ich würde Sie gerne noch mal unterbrechen. Nämlich was mich von dem Herrn Görres noch interessieren würde: Wie kam er überhaupt auf die lerntheoretischen Konzepte oder auf die Verhaltenstherapie? Hat er Literatur rezipiert oder wie?

Dr. Christoph Kraiker: Görres war eine ziemlich komplexe Person, er hatte sehr starke theologische Interessen und hat sich letzten Endes immer mit dem christlichen Menschenbild beschäftigt. Er hat nie Psychologie studiert, sondern Medizin und Philosophie. Und was er konnte, das war Wissenschaftstheorie. Die große Vorlesung, die er Mitte der 60er Jahre in Mainz und München simultan gehalten hatte, die hieß „Phänomenologie und Operationismus als Grundlagen der Psychologie". Es ging nämlich um die Grundlagen: „Was ist Bewusstsein, gibt es das überhaupt?" „Wie kann man eine Wissenschaft des Menschen betreiben?" Und wir hatten hier in München einen sehr bekannten Wissenschaftstheoretiker, Wolfgang Stegmüller, der eine – wie würde man es nennen – neoempiristische Wissenschaftstheorie vertreten hat. Görres hatte sich sehr befasst mit Leuten wie Husserl, Bridgman, die Logik der modernen Physik, diese Theoretiker. Und Stegmüller hatte wiederum eine sehr empiristische Auffassung vertreten, die sowohl mit dem Psychoanalytischen wie mit dem Christlichen unvereinbar war. Natürlich war das Psychoanalytische mit dem Christlichen auch nicht ohne weiteres vereinbar. Freud war ja Atheist und hatte wiederum eine eigene Wissenschaftstheorie, die keine Religiosität erlaubte. Es gab auch wieder eine Menge Versuche, das doch zu vereinigen.

Und ich weiß nicht, was Görres von Verhaltenstherapie gelesen hat, ich kann mich nicht mehr erinnern, auf welche Theorie er sich berufen hat. Ich weiß nur noch, dass er sich mit Wolpe ... Es muss zu der Zeit irgendwelche Veröffentlichungen auf Deutsch von Wolpe gegeben haben, weil Englisch wird er sicher nicht gelesen haben. Denn das erste große Werk von Wolpe „Psychotherapy by Reciprocal Inhibition", das '58 erschienen ist, wurde nie übersetzt. Das ist wirklich schade, weil Wolpe war von Hause aus auch Psychoanalytiker, und in diesem Buch ist alles noch ziemlich vermischt und relativ offen. Es gibt zum Beispiel in dem Buch von Wolpe hinten Zusammenfassungen von Fallberichten, und da gibt es viele Fälle, die dauern Jahre, ja? Ich kann erinnern, dass es ein paar Fälle gab, die haben sechs Jahre gedauert. Und das ist etwas ganz anderes als das, was man später gesagt hat, dass man bei solchen Desensibilisierungen 25 Sitzungen machen kann. Und da gab es noch sehr ausführliche Diskussionen über Abreaktionen, Katharsis und andere psychoanalytische Begriffe. Das wurde später dann alles stärker in eine bestimmte Richtung hin ideologisiert. Görres hat irgendwie Wolpe gelesen, ich weiß aber nicht genau was. Er hat auch Skinner gelesen, ich kann Ihnen aber auch nicht genau sagen, was er da gelesen hat.

Das Ganze hat ihn eigentlich unter zwei Aspekten interessiert: einerseits als potentielle therapeutische Methode, die in großem Maßstab angewendet werden kann, bei der die Ausbildung gegebenenfalls schneller ist als bei der Lehranalyse, die sich was weiß ich über wie viele Jahre hinzieht. Letzten Endes hat ihn eigentlich der anthropologische Aspekt interessiert, wie auch in seinen Veröffentlichungen. Es gibt ja keine klinischen Veröffentlichungen vom ihm, sondern immer nur philosophische Arbeiten.

Ja, das hat sich dann verändert, als Görres gegangen ist. Wir haben hier dann sozusagen als Nachwehen der 68er Revolution Anfang der 70er Jahre den Umsturz in der GVT erlebt, den Sie ja sicher auch schon ausführlich analysiert haben, und dann aber auch den Zusammenbruch dieser ganzen Bewegung. Das heißt, als ich mit dieser Arbeit fertig war, das war 1980, war auch diese erbitterte Kontroverse, die nicht nur einen wissenschaftlichen, sondern auch diesen politischen Hintergrund hatte, einfach vorbei. Es hat die Leute nicht mehr interessiert. Und da zeichnete sich bereits ab, was man heute sieht, dass die theoretische Arbeit verschwand und man sich ganz auf empirische Effektivitätsforschung konzentriert hat. Das gab es vorher auch, also es gab diese ersten Kontrollgruppenuntersuchungen mit zehn Patienten, die kamen schon '66 raus. Ich kann mich erinnern an eine Arbeit, die Pflichtlektüre war, das hieß „Insight versus Desensitization" ...

CD: Woraus ist das verschwunden, meinen Sie damit vor allem den akademischen Bereich oder die Unis oder aus den Diskussionen? Woraus ist das verschwunden und wohin ist das verschwunden?

Dr. Christoph Kraiker: Also die Diskussion und die Kontroverse war eine akademische Diskussion, die Kliniken, die psychosomatischen Kliniken waren ja zum großen Teil in psychoanalytischer Hand und sind es auch geblieben. Also ich spinntisier jetzt ein bissel vor mich hin und versuche das noch mal zu rekonstruieren.

CD: Ja.

Dr. Christoph Kraiker: Die Diskussion hat verschiedene Aspekte, wenn Sie sich die GVT angucken, die hat sich natürlich auch an dieser theoretischen Diskussion beteiligt, z.B. haben Peter Gottwald und ich zusammen mal ein Heft herausgegeben zum Verhältnis von Theorie und Praxis in der Psychotherapie, ich weiß gar nicht, ob es Verhaltenstherapie hieß. Das war auch ein Ausdruck dieser theoretischen Diskussion. Aber worum es in der GVT eigentlich ging ... also bei dieser sogenannten Revolution ging es in erster Linie um ein anderes Konzept der Gesundheitsversorgung. Und zwar eine Gesundheitsversorgung, die sozusagen einen kollektivistischen Charakter hatte. Die GVT unter Brengelmann hatte ja angestrebt, die Verhaltenstherapie als Verfahren anzuerkennen wie die Psychoanalyse. Was bedeutete, dass also Patienten stundenweise hinkommen, ihren Obolus entrichten und therapiert werden. Es war also ein privatwirtschaftlich organisiertes System, wie das medizinische System war. Und da wollte man mit hinein gehen. Und die Personen, die Brengelmann im Rahmen dieser 68er Bewegung abgelöst haben, wollten ein sozialisiertes Gesundheitssystem mit einem anderen Charakter. Diese Diskussion dazu findet sich z.B. in dem Kongressband von dem Münchner Kongress 1973. Kennen Sie den, haben Sie den?

CD: Hm.

Dr. Christoph Kraiker: Der beinhaltet wissenschaftstheoretische Themen, also über Instrumentalismus, und diese Fragen, wie unser neues Gesundheitssystem aussehen soll. Und eine Stoßrichtung war immer die Ablehnung der privat organisierten Gesundheitsversorgung, das war eine Diskussion und die fand nicht an den Universitäten statt. Ich weiß gar nicht, ob sie überhaupt irgendwo stattfand außer in der DGVT, und ich glaube nicht, dass das gesellschaftlich irgendeine Relevanz hatte. Denn diese 68er Bewegung war zwar sehr aufregend für alle, die daran teilhatten. Zehn Jahre lang dauerte das. Leute, die das nicht kennen, können sich das schwer vorstellen, das ist ein chronischer Ausnahmezustand gewesen, weil an den Universitäten alles anders war, als man es gewohnt war. Aber es hat außerhalb der Universität, also in dem Bereich der Wirtschaft, in dem Bereich der arbeitenden Bevölkerung, keinerlei Resonanz gehabt. Und es gab in den gesellschaftlich relevanten Kräften nirgendwo eine ernste oder auch nur die geringste Diskussion darüber, das Gesundheitssystem zu verändern. Also das war eine Diskussion, die fand innerhalb dieser Gruppe statt, außerhalb der Universitäten und außerhalb von allem anderen auch. Aber die wissenschaftstheoretische Diskussion, die fand eben in den Universitäten statt und zum Teil auch in den psychotherapeutischen Verbänden, weil sich die Psychoanalytiker und zum Teil die Verhaltenstherapeuten in ihren Publikationen damit auseinandergesetzt haben. Und wie das verschwunden ist? Ja, das ging parallel, die 68er Bewegung ist auch verebbt, und man fragt sich warum. Die Leute haben die Lust verloren, es hat keine Erfolge gehabt, die Leute haben irgendwann gemerkt, dass sie schauen müssen, wo sie bleiben, wo sie ihre Brötchen herkriegen, und haben dann eben eine akademische Karriere oder sonst irgendwelche Karrieren eingeschlagen. Und es war ja von Anfang an ein gewisses Maß an Heuchelei dabei: Weil es gab Leute, die haben sozusagen mit der linken Hand noch die Rote Fahne der Revolution hochgehalten und mit der rechten Hand bereits die Unterschrift unter den Schwur auf die Verfassung geleistet, womit sie dann ihre Lebenszeit-Professorenstelle bekommen haben und das Volk stand plötzlich da *(lachend),* arbeitslos, und wusste nicht wie ihm geschah. Also das ist eine komplexe Sache, da gibt es sicher auch eine Menge sonstiger Untersuchungen dazu, wie das dazu gekommen ist. Und es ändern sich einfach Interessen, da gibt es vielleicht gar keinen besondern Grund dafür, gar keinen logischen Grund. Das ist schon ein bisschen so wie Kuhn das beschrieben hat: Man macht etwas und es interessiert einen, und irgendwann verliert man das Interesse daran, dann mach man halt etwas anderes. Nachdem das politische Feuer heruntergebrannt war, die Leute sich auch mehr konziliant gegeben haben, und sich entschieden haben zu sagen: „Es geht jetzt nicht darum, die wahre Psychotherapie zu haben, sondern wir machen Pluralismus, wir schauen, dass die verschiedenen Therapien gleichberechtigt zum Zuge kommen können, und gucken einfach, was funktioniert unter welchen Umständen.“ So hat sich das dann entwickelt. Also ich würde sagen, 1980 war das alles vorbei. Da war ja auch bereits die ... ich kann mich gar nicht mehr genau erinnern, wann die GVT mit dem Deutschen Berufsverband verschmolzen ist ...

CD: 76 war das.

Dr. Christoph Kraiker: Ja, da hatte sich das alles schon beruhigt, und es war eine neue Zeit angebrochen.

CD: Inwieweit lassen sich sowohl bezogen auf die Verhaltenstherapie als auch auf die GVT/DGVT im Rückblick bestimmte Phasen oder auch Wendepunkte, Höhepunkte oder Tiefpunkte benennen?

Dr. Christoph Kraiker: Die GVT hat ja angefangen als eine klassische Interessenvertretungsgesellschaft. Die Interessen bestanden darin, wissenschaftliche Anerkennung zu erreichen: durch Abhaltung von Kongressen, Publikationen, die *Mitteilungen der GVT* und politische Arbeit in Zusammenhang mit dem damals schon diskutierten Psychotherapeutengesetz und in der Förderung von Forschung und der Besetzung von Stellen und all das, praktisch als eine Lobby für die Verhaltenstherapie. Ich weiß gar nicht mehr, wann die GVT gegründet wurde, 67 herum schätze ich.

CD: Die GVT ist 68 gegründet worden.

Dr. Christoph Kraiker: Ja, hm, und natürlich war der entscheidende Wendepunkt dann, als Brengelmann abgelöst wurde. Aber das kennen Sie sicherlich besser als ich, weil Sie haben ja mit den Akteuren schon gesprochen. Da gab es ja irgendwelche chaotischen Verhältnisse auf den Vorstandswahlen. Also die Brengelmann-Gruppe hatte das auch ein bisschen wie einen Privatverein geführt und sich dementsprechend nicht um die Formalitäten gekümmert, weil sie dachten, das machen wir dann unter uns aus. Aber sobald jemand auf das Vereinsrecht pochte, waren sie dem relativ hilflos ausgeliefert, weil sie sich damit nicht *(lachend)* befasst hatten. Und dadurch kam es dann, dass dieser Notvorstand unter Herrn August Rüggeberg eingeführt wurde. Und damit änderte sich der Charakter der GVT natürlich total. Die Leute hatten mit der Verhaltenstherapie eigentlich gar nichts im Sinn, ja? Das war dann auch keine Lobby mehr für die Verhaltenstherapie, sondern das war dann in erster Linie eine Lobby für ein neues Konzept der Gesundheitsversorgung. Das war einfach Zufall, dass man diesen Verein unterwandert hatte, es hätte auch ein anderer sein können, wenn das gegangen wäre. Aber es war der. Und die klassische Aufgabe von einem Therapieverein wurde dann nicht mehr wahrgenommen.

Eine Konsequenz davon war, dass dieser Deutsche Berufsverband gegründet wurde. Da waren dann also wieder die anderen drin, die das wohl als berufsständischen Verein betrieben haben. Dietmar Schulte war wohl die treibende Kraft gewesen. Die erste Aufgabe nach dieser Revolution war es, die GVT finanziell zu retten. Das hat dann der Peter Gottwald gemacht. Die hatten ja ein Riesenhaus hier in Schwabing gemietet, dessen Miete die gar nicht bezahlen konnten, also mussten sie Brengelmann irgendwie dazu bringen, das Haus zu übernehmen. Das IFT ist dann da hineingegangen. Und der Verlag, der die *Mitteilungen der GVT* bezahlt hat, hat das dann auch nicht mehr gemacht. Wir mussten ein neues Layout und ein neues Konzept entwickeln. Ich kann mich noch erinnern, dass wir Druckereien gesucht haben ...

CD: Sie waren doch auch Mitherausgeber mit dem Peter Gottwald zusammen?

Dr. Christoph Kraiker: Ich war dann Mitherausgeber mit dem Peter Gottwald zusammen. Ich bin dann noch herumgelaufen, habe bei Druckereien Kostenvoranschläge eingeholt und so weiter. Jedenfalls mussten wir das dann selber bezahlen. Es ist Gottwald dann gelungen, die GVT finanziell zu retten, damit war die GVT aber als Verhaltenstherapieverein eigentlich weg vom Fenster. Weil sie hat sich mit anderen Sachen befasst, eher mit diesen politischen Geschichten. Ich meine, das andere war auch noch da, aber eher am Rande. Und es stellte sich dann bald heraus, dass also beide Vereine, also der Berufsverband und die GVT einfach zu schwach waren, um irgendeine politische Rolle zu spielen. In der GVT hatte dieser revolutionäre Elan bald nachgelassen und dann kam es eben zu den Vereinigungsverhandlungen zwischen GVT und DBV, das wissen Sie sicher auch besser als ich.

CD: Das weiß ich nicht ...

Dr. Christoph Kraiker: Hm?

CD: Das weiß ich nicht, ob ich das besser weiß als Sie *(lacht)*.

Dr. Christoph Kraiker: Na ja, das ist schon so lange her und ich kann mich auch nur vage erinnern, mit Schulte und den anderen Leuten zusammengesessen zu haben. Und als diese Revolution war, war klar, dass ich weder zu der Brengelmann-Gruppe noch zu den Revolutionären gehörte ...

CD: Sie waren da eher so zwischen drin?

Dr. Christoph Kraiker: Ich war eher eine neutrale Person. Zwar von beiden Seiten nicht erwünscht, aber doch akzeptiert.

CD: Weil Sie sich nicht klar zugeordnet haben?

Dr. Christoph Kraiker: ... und ich habe mich mit Peter Gottwald gut verstanden und bin dann in den Vorstand gekommen, eben auch als Herausgeber. Peter Gottwald war der erste Vorsitzende und Herausgeber. Das hat aber nicht lange gedauert, weil auf irgendeinem Kongress dann eben beschlossen wurde, dass die beiden Herausgeber durch ein sogenanntes Redaktionskollektiv ersetzt werden. Das war dann eine Gruppe, die das machte. Das war eigentlich auch ein Coup, weil dieses Kollektiv in der Satzung nicht vorgesehen war. Es wäre eigentlich ein Organ gewesen, das nur unter formalen Voraussetzungen hätte eingesetzt werden können; die waren nicht gegeben, es wurde in der Einladung nicht darauf hingewiesen. Jedenfalls war das dann ein Kollektiv, das die Herausgabe dann eine Weile betrieben hat. Es hat endlos Zeit verschlungen, bis sich die Leute mal auf was einigen konnten.

Dann wurde die Vereinigung von DBV und GVT vollzogen. Aber die DGVT hat nie wieder den Charakter von Interessensvertretung für Verhaltenstherapie gewonnen. Das ist eine ganz interessante Sache. Diese Zeitschrift ist ganz interessant, ja? Aber es ist einfach nicht die klassische Interessensvertretung, wie es sonst Interessensvertretungen gibt, z.B. in der Röntgenologie oder die Gesellschaft für Wissenschaftliche Gesprächstherapie. Das war bei der DGVT nie der Fall, so wie ich das sehe. Ich fand das irgendwann nicht mehr interessant, was die gemacht haben, und bin dann wieder ausgetreten. Ich weiß nicht mehr, wann das war. Ewig her, weil sie nichts gemacht haben, was mich noch interessiert hätte *(lacht)*.

Und ich denke, die Tatsache, dass die Verhaltenstherapie in dem neuen Psychotherapeutengesetz als ein Richtlinienverfahren anerkannt ist, ist sicher nicht das Verdienst der DGVT, sondern beruht darauf, dass die Verhaltenstherapie international Karriere gemacht hat, also zu Ruhm und Ansehen gekommen ist. Sodass ich also nach dieser Vereinigung eigentlich keine wesentlichen Wendepunkte mehr erkennen kann ... Aber wie gesagt, ich habe keine engen Kontakte dahin, das kann also auch ein Wahrnehmungsfehler sein. Ich weiß nur, dass gerade auch bei diesen politischen Diskussionen die DGVT eigentlich keine große Rolle gespielt hat. Da war der BDP dabei ...

CD: Um das Psychotherapeutengesetz?

Dr. Christoph Kraiker: Ja, genau, der BDP war dabei, die Deutsche Gesellschaft für Psychologie war dabei, aber die DGVT und die anderen nicht. Das sind sehr nette Leute und ich mache auch ab und zu noch Vorträge bei denen ...

CD: Was die Anerkennung der Verhaltenstherapie anbelangt, habe Sie gerade einen Punkt genannt, also dass die internationale Anerkennung sicherlich ein Grund war, warum die Verhaltenstherapie mit dem Psychotherapeutengesetz jetzt als wissenschaftlich anerkannt gilt. Gibt es noch andere Gründe, die dazu geführt haben, dass die Verhaltenstherapie sich neben der Psychoanalyse so etablieren konnte und keine andere Therapierichtung?

Dr. Christoph Kraiker: Bei uns?

CD: Hm, in der Bundesrepublik.

Dr. Christoph Kraiker: Also ich denke, dass das schon so war. Man muss sich ja erst mal überlegen, warum die Psychoanalyse und die Tiefenpsychologie als Richtlinienverfahren anerkannt sind, denn die wissenschaftliche Basis ist ja sehr zweifelhaft. Nun kann man bei der Psychoanalyse sagen, okay, da gibt es die mächtigen Verbände, und es gibt ja Riesenliteratur und so. Die ganzen psychoanalytisch orientierten Klinikchefs, die haben das einfach durchgesetzt. Ich kann mir nicht vorstellen, dass die Psychoanalyse das könnte, wenn sie sozusagen neu auf den Plan käme und die Anerkennungskriterien erfüllen müsste, sondern das ist ... Da hat man eine Machtstruktur, die da war, übernommen. Noch ausgeprägter ist das bei der sogenannten tiefenpsychologisch orientierten Psychotherapie, von der sowieso kein Mensch weiß, was das eigentlich sein soll, die undefiniert ist. Das sind Leute, die machen keine richtige Psychoanalyse, sondern irgendetwas anderes. Da ist das Gleiche passiert. Eine Menge Leute, die einflussreich waren, haben das da hineingepresst. Nun Verhaltenstherapie: Ich denke schon, dass der entscheidende Punkt war, dass die Forschung der Verhaltenstherapie am weitesten entwickelt oder am ausgedehntesten war und methodisch die besten Ergebnisse vorzeigen konnte. Das war der entscheidende Punkt. Aber es hat sicher auch geholfen, dass die Bundesregierung ein Gutachten zu dieser Frage bestellt hat, und Verfasser von diesem Gutachten waren so Leute wie Schulte und Grawe et cetera. Auf Grund von deren Orientierung erschienen natürlich die Verdienste der Verhaltenstherapie auch im richtigen Licht. Und ich glaube auch, dass die gerade zur rechten Zeit erschienenen Metaanalysen von Grawe, Donati und Bernauer eine bedeutende Rolle gespielt haben. In denen war es praktisch so, dass eigentlich nur die Verhaltenstherapie und die Psychoanalyse Erfolge vorweisen konnten, wobei das bei der Psychoanalyse irgendwie sehr merkwürdig ist, und in bestimmten Einschränkungen noch Gesprächspsychotherapie. Die anderen Therapien konnten dem eigentlich nichts entgegensetzen, die konnten nur noch lamentieren. „Das ist eingeschränkter Wissenschaftsbegriff“ und so weiter und so fort. Ja, aber das war eine sinnlose Argumentation, man kann nicht sagen, man produziert als Musiktherapeut eine eigene Art von Erkenntnis, das ist lächerlich. Selbst wenn es wahr wäre, müsste man anderes argumentieren. Und dazu waren sie einfach nicht in der Lage. Die Gesprächstherapie hätte genauso gut mit hineinkommen können. Warum sie das nicht ist, ist mir ein Rätsel. Weil sie sogar in dem Buch von Grawe positiv beurteilt wird. Da haben vielleicht die Vertreter von den Gesprächspsychotherapeuten geschlafen, die hätten einfach mehr Druck machen können. Aber die Frage war ja, warum die Verhaltenstherapie ... also zwei Antworten: internationales Renommee und der damit verbundene hohe Stand der Effektivitätsforschung auf der einen Seite und auf der anderen Seite die Tatsache, dass eben das Gutachten von verhaltenstherapeutisch orientierten Leuten gemacht wurde, genauso wie diese große Metaanalyse von Grawe.

CD: Ich habe die These, dass die Verhaltenstherapie mit ihrem Wissenschaftsverständnis im Vergleich zu anderen psychotherapeutischen Richtungen nach dem Methodenstreit in den 50er Jahren am besten in die Psychologie hineingepasst hat und sie sich deshalb im Vergleich zu anderen Therapieverfahren auch gut durchsetzen konnte.

Dr. Christoph Kraiker: Ich denk, das ist sicher richtig, und zwar insbesondere, weil sich die Verhaltenstherapie zu Recht oder zu Unrecht auf die sogenannten Lerntheorien gestützt hat, und die Lerntheorien waren eben ein akzeptierter Bestandteil der psychologischen Forschung in den angelsächsischen Ländern, also in Deutschland ist dazu eigentlich wenig gemacht worden. Es gab bereits in den 40er Jahren unendlich viele Untersuchungen zu den Lerntheorien, die klassischen Werke sind früh erschienen, wie „Behavior of Organisms" von Skinner 39, „Science and Human Behavior" von Skinner 53, Pawlow war eh schon lange da. Von daher konnte man die Verhaltenstherapie in diesen Korpus der Lerntheorie, die man dann erst mal psychologisiert hat, eingliedern. Pawlow ist ja an sich Biologe, die Pawlowsche Neurosenlehre oder Psychopathologie, die es auch gibt, ist ja ganz absonderlich. Eine Schlüsselarbeit ist von Watson und Rayner, 1920, mit dem kleinen Albert: In dieser haben sie diese Phobie konditioniert und damit eine lerntheoretische, eine auf dem klassischen Konditionieren basierende Theorie der Entstehung von Phobien, Ängsten und ein Modell der Behandlung entwickelt. Sie haben die Behandlung dann zwar nicht durchgeführt, weil der Albert wurde von seiner Mutter abgeholt und verschwand auf Nimmerwiedersehen. Aber sie haben eine Theorie der Therapie entwickelt, und obwohl das ein Klassisches Konditionierungsmodell war, sowohl im Hinblick auf die Ätiologie als auch auf die Therapie, hat das mit Pawlow überhaupt nichts zu tun. Pawlow hat zwar das Pawlowsche Konditionieren erfunden, aber er hat seine Psychopathologie nicht darauf basiert, sondern auf etwas ganz anderem, nämlich auf einem Konfliktmodell, also einem zentralnervösen Erregungs-Konflikt-Modell. Dessen Therapien sahen ganz anders aus. Man konnte also Pawlow nicht ohne Weiteres übernehmen, sondern man musste es erst psychologisieren, also entbiologisieren und psychologisieren. Und das haben so Leute wie Watson, Skinner, Hull und letzten Endes auch Wolpe gemacht. Es gab ja bereits in den zwanziger Jahren vereinzelte Berichte von Interventionen, die wir heute verhaltenstherapeutisch nennen würden, aber das waren wirklich Einzelfälle. Vor Wolpe gab es auch schon von Salter – wie hat er das genannt, das Selbstsicherheitstraining, das er gemacht hat – das Self Assertivenesstraining und so weiter.

Aber das dann wirklich zusammen und so massiert in eine klinische Praxis umgesetzt, das hat auch erst Wolpe getan. Ich meine, Skinner hat ja nie einen Patienten gesehen oder behandelt, der hat zwar Theorien dazu entwickelt. Es ist ihm gelungen, diese Pawlowsche Theorie zu einem gewissen Grad in ein rein psychologisches, nicht-physiologisches, nicht-medizinisches Modell zu integrieren, aber das war reine Theorie. Und die Person, die die Skinnersche Theorie umgesetzt hat, das war Lindsley. Lindsley, ob der vielleicht auch den Begriff der Verhaltenstherapie erfunden hat? Das weiß ich nicht.

Aber die entscheidende Figur war tatsächlich der Wolpe gewesen, der von der Theorie her eigentlich auch bei Watson anknüpft, würde ich sagen, aber von der Praxis her bei Wallberg anknüpft. Er ist sozusagen der Vater der Verhaltenstherapie geworden, weil die Theorie der Systematischen Desensibilisierung dann die Theorie war, die sich als Erste verbreitet hat und als Erste stark untersucht wurde. Aber der Wolpe selber war ja auch kein Psychologe. Er war Mediziner und hat eine psychoanalytische Ausbildung unbekannter Qualität gehabt. Er war sehr biologisch orientiert und hat durchaus das medizinische Modell vertreten, ist aber dann auch psychologisiert worden. All diese biologischen Geschichten sind verschwunden, er hat ja ...

CD: In der Rezeption seiner Arbeit oder?

Dr. Christoph Kraiker: In seiner Entwicklung, auch bei ihm selber. Er hat 1958 alles Mögliche zur reziproken Hemmung gemacht. Er hat ja nicht nur Entspannung gemacht. Es gibt in diesem Buch ein Kapitel, das heißt „Systematische Desensibilisierung", er setzt Entspannung ein, aber er setzt auch Medikamente und Hypnose ein; und er hat ein Gasgemisch, das er die Leute einatmen lässt, und so weiter und so fort. Also das war alles noch ziemlich medizinisch und physiologisch orientiert und ist erst später in der Rezeption und auch durch ihn selber in die psychologische Richtung ... sozusagen entmedizinalisiert worden.

Aber das war sicher ein wichtiger Punkt, dass man eine ziemlich große Nähe zwischen der Verhaltenstherapie und dem, was zumindest Teile der akademischen Psychologie gemacht haben, gesehen hat. Und in dieser Beziehung unterschied sie sich auch von der Gesprächspsychotherapie und von der Gestalttherapie, weil die hingen alle irgendwie in der Luft, wie eine Spinne in einem selbstgewebten Netz. Aber die konnten sich da eingliedern.

Und es gab auch sehr früh eine sehr interessante Kontroverse, ob diese Berufung auf die wissenschaftlichen Prinzipien des Lernens, wie Eysenck und Wolpe das ja auch formuliert hatten, ob die wirklich gerechtfertigt war. Es gab eben einige Leute, die gesagt haben, das ist nicht der Fall, das ist einfach ein ideologischer Überbau. Von Perry London gibt es dazu berühmte Arbeiten, die Keupp und ich auch diskutieren. Ich würde auch denken, dass das Sich-Stützen auf die Lerntheorien in vieler Hinsicht eher ideologischen Charakter hatte und möglicherweise eher schädlich als hilfreich für die Entwicklung der Verhaltenstherapie war, weil es einfach nicht stimmte oder nicht wirklich adäquat konzeptionalisiert wurde. Das eklatanteste Beispiel meines Erachtens ist, dass aus einer Konditionierungstheorie der Entstehung von Ängsten, sei es mit oder ohne biologischen Hintergrund, ja noch nicht folgt, wie man das ändern soll. Was man hat sind Löschungsparadigmen: wiederholte Darbietungen von dem konditionierten Stimulus ohne den bedingten Stimulus und so fort. Und wenn man das so überträgt, wie Wolpe das gemacht hat, dann kriegt man eben die Desensibilisierung. Die Desensibilisierung ist einfach ein Löschungsverfahren mit der zusätzlichen merkwürdigen Eigenheit, dass diese Stimuli bei der klassischen Desensibilisierung immer nur in der Imagination dargeboten werden. Das Eigenartige ist, dass sich da eigentlich niemand darüber aufgeregt hat, dass da plötzlich die Imagination auftauchte, die ja weder bei Pawlow noch beim Behaviorismus überhaupt je existierte, ja? Das hat man einfach mit einer Handbewegung weggewischt und hat gesagt, es gibt eine funktionale Äquivalenz von Imagination und Wahrnehmung derart, dass die Imagination eines Stimulus in etwa die gleichen Reaktionen auslöst. Was das jetzt eigentlich ist, Imagination, das war nicht wichtig. Aber der wichtige Punkt war, dass man dieses Löschungsparadigma eingeführt hat, mit wiederholter Darbietung und Hierarchiebildung. Wolpe hat von Anfang an sehr erbittert den Standpunkt vertreten, und den hatte er aus den klassischen Pawlowschen Experimenten, dass eine massierte Konfrontation mit dem konditionierten Stimulus keine positiven Effekte hat, es im Gegenteil noch verschlimmert. Und deswegen dieses elaborierte Vorgehen. Er hat auf diese Weise eigentlich die Entwicklung der effektiven Verfahren, der Reizkonfrontationsverfahren, um zwanzig Jahre verhindert ... Ich glaube, dass bis zu einem gewissen Grad das Anlehnen an lerntheoretische Paradigmen eher Nachteile gebracht hat. Ein Beispiel ist eben die Systematische Desensibilisierung, die sich nach dem Löschungsparadigma aufgebaut hatte, sich aber im Vergleich mit der Reizkonfrontation in den meisten Fällen als ineffektiv erwiesen hatte.

Und es gab zum Beispiel auch bestimmte Behandlungsformen bei Autismus, mit speziellen Verstärkungen für spezielle Verhaltensweisen, und grade was die Sprachentwicklung angeht, denke ich auch, dass sich das insofern als ein Irrweg herausgestellt hat, als so etwas wie Sprache, die Entwicklung der Sprache, nicht einfach lerntheoretisch erklärbar ist oder nicht nur lerntheoretisch erklärbar. Das war auch ein sehr interessanter Aspekt der wissenschaftlichen Kontroverse, weil das war sozusagen der Knackpunkt, in dem sich die Lerntheorie beweisen musste.

CD: Die Sprache?

Dr. Christoph Kraiker: Ja, die Entwicklung der Sprache, die Funktion der Sprache. Skinner hat das in diesem relativ dicken Buch „Verbal Behavior“ versucht. Zu diesem Buch gab es eine sehr ausführliche Rezension, eine vernichtende Rezension von Noam Chomsky. Damit war das gestorben, er hat das praktisch erledigt. Es gab zwar noch eine Gegendarstellung von MacCorquodale, aber das war völlig klar, dass das ein *(lacht)* Wahnsystem war. Das war ein Beispiel, an dem man zeigen konnte, dass man durch isolierte Reaktionsdefinitionen mit speziellen Verstärkern nicht weitergekommen ist. Ich kenne auch niemanden, der mit erwachsenen Patienten so arbeitet, ja? *(Lacht)* Das heißt also, die Praxis der Verhaltenstherapie ist zum großen Teil von Prinzipien bestimmt, die auch relativ vage und unerklärt sind. Aber der Geist, zu überlegen, was zum Teufel muss denn diese Person machen, um besser leben zu können: Das ist die entscheidende Frage. Wie man das dann erreicht, ja, da gibt es viele Wege dazu. Aber ich glaube, das ist wirklich das Besondere der Verhaltenstherapie, dass sie sagt, es reicht nicht in diesem Raum zu reden oder auch zu fühlen, sondern man muss sich wirklich das konkrete Leben anschauen und für dieses Leben alternative Verhaltensmöglichkeiten ausdenken, einüben, trainieren, wie auch immer, damit es zu etwas kommt. Diese Einstellung ist immer noch der entscheidende Vorteil der Verhaltenstherapie.

CD: Wenn man das konsequent zu Ende denkt, was Sie da sagen, würde das bedeuten, dass eigentlich das, worauf die Verhaltenstherapie auch fußt, mit den Lerntheorien, ihrer Wissenschaftlichkeit, mit den empirischen Untersuchungen zur Effektivität, dass das sehr stark anzuzweifeln ist. Zumindest die Frage, inwieweit das, was untersucht wird, mit den Begriffen, mit denen es untersucht wird, überhaupt gefasst werden kann? Wenn man das, was Sie sagen, konsequent zu Ende denkt, gilt dann nicht auch für die Verhaltenstherapie das, was Sie vorhin für die Analyse gesagt haben? Würde sie möglicherweise, wenn man sie streng wissenschaftlich untersuchen würde, den Kriterien auch gar nicht entsprechen?

Dr. Christoph Kraiker: Ich könnte mir vorstellen, dass den Leuten irgendwann klar geworden ist, dass es auch in der Verhaltenstherapie nicht möglich ist, ein logisch in sich geschlossenes, wissenschaftlich begründbares Vorgehen zu definieren. Das fängt an bei Themen, wie der Funktion der Fantasie. Da ist sehr viel dazu gearbeitet worden, Peter Lang hat interessante Arbeiten dazu geschrieben, die aber alle weit über das hinausgehen, was im Tierlabor reproduzierbar ist. Das ist natürlich auch bei diesen ganzen kognitiven Aspekten der Fall: Das bewegt sich alles auf einer sehr intuitiven Ebene, natürlich nicht nur intuitiv. Aber der Weg von Seligmans Hund, der verzweifelt in seiner Ecke kauert, bis zu einem depressiven Patienten, der ist wirklich sehr, sehr weit, ja? Und es gibt dann zum Beispiel die von Seligman reformulierte Attributionstheorie, die aber mit dem Ursprünglichen eigentlich gar nichts zu tun hat. Das in ein in sich geschlossenes System zu bringen, das empirisch-experimentell absicherbar ist, ist wahrscheinlich unmöglich ... unbeschadet der Tatsache, dass man Einzelheiten immer untersuchen kann ... Die Frage, ob es wirklich so ist, dass Depressive einen bestimmten Attributionsstil haben und deswegen depressiv werden, oder ob das umgekehrt ist, das ist ja immer noch nicht entschieden, weil es da auch widersprüchliche Ergebnisse gibt. Man hat das dann einfach aufgegeben, weil man es nicht konnte und man es auch für überflüssig hielt, und hat gesagt: „Wir machen jetzt Nägel mit Köpfen und untersuchen einfach. Wir beschreiben eine Vorgehensweise, das wird manualisiert, da steht drin, was man machen muss, und gucken, ob das funktioniert. Wenn es funktioniert, ist das super. Und wenn es nicht funktioniert, dann machen wir es zwar immer noch, und wenn wir zum dritten, vierten Mal merken, dass es nicht funktioniert, dann lassen wir es irgendwann." Ob man sich wirklich daran hält, das ist wieder eine andere Frage.

Es gab ja diese sehr guten Untersuchungen von Neil Jacobson und anderen Leuten über kognitive Verhaltenstherapie, die wirklich nach allen Regeln der Kunst gemacht worden sind: mit Nachuntersuchungen, nach einem halben Jahr, nach zwei Jahren, mit Hunderten von Versuchspersonen, Manualisierung und Überprüfung der Behandlungstreue mit unabhängigen Ratern et cetera et cetera. Und in diesen Untersuchungen stellte sich heraus, dass alle kognitiven Maßnahmen, sowohl das Arbeiten mit automatischen Gedanken wie tief gehende Cognitive Therapy und die Arbeit an irrationalen Überzeugungen und so weiter, keinen zusätzlichen Effekt haben gegenüber reinem Verhaltenstraining. Meines Wissens hat das nicht dazu geführt, dass man Kognitive Therapien nicht mehr macht. Man macht das genauso wie vorher, weil man es eben so gewöhnt ist. Die Frage, inwieweit sich die Praktiker überhaupt nach dem richten, was bei der Forschung herauskommt, ist wieder eine andere Geschichte. Aber ich denke, man kann schon sagen, dass man das einfach aufgegeben hat, das theoretisch und wissenschaftlich zu analysieren, und man deswegen zu der praxeologisch orientierten Effektivitätsforschung übergegangen ist. Das ist natürlich sinnvoll. Denn es ist nicht die Ausnahme, dass man wirkungslose Interventionsformen anbietet, sondern das ist wohl die Regel, auch im Bereich der Medizin. Deswegen macht man diese Untersuchungen, die so aufwändig sind. Und damit hatte man ein ordentliches Forschungsprogramm, das war anerkannt, man wusste, was man tat, man hat gute Kriterien, was gut ist und was schlecht ist, man konnte veröffentlichen, man hat wissenschaftliche Anerkennung gekriegt und so weiter.

Das ist vielleicht die Antwort auf die Frage, die Sie am Anfang gestellt haben, warum diese theoretische Diskussion abgeflaut ist: Die ist einfach nicht bewältigbar. Wenn jemand ein dickes Buch dazu schreiben würde, das würde wahrscheinlich niemand lesen, denn das ist im Moment nicht ... Das wird sich vielleicht einmal wieder ändern, aber gegenwärtig nicht.

CD: Denken Sie, dass die Verhaltenstherapie in der Bundesrepublik oder im deutschsprachigen Raum eine spezielle Prägung angenommen hat?

Dr. Christoph Kraiker: Sie meinen im Vergleich zum amerikanischen oder?

CD: Ja, im Vergleich ...

Dr. Christoph Kraiker: Also was die Forschungsaktivitäten angeht, das was an verhaltenstherapeutischer Forschung in deutschsprachigen Zeitschriften oder von Autoren, die hier in Deutschland gearbeitet haben, veröffentlicht wird: nein. Das entspricht üblichem Vorgehen. Das ist international gleich. Abgesehen davon, dass die Arbeiten, die in der *Zeitschrift für Klinische Psychologie* erscheinen oder in der *Zeitschrift für Klinische Psychologie, Psychiatrie, Psychotherapie* methodisch oft schwächer sind als empirische Arbeiten im *Journal of Clinical Psychology.* Aber vom Aufbau, von den Intentionen her ist das alles absolut vergleichbar, da sehe ich eigentlich gar keine Unterschiede.

Was die Praxis angeht, wie Verhaltenstherapie in der niedergelassenen Praxis durchgeführt wird, kann ich nicht beurteilen. Was aber in Deutschland eben auch als Folge des Psychotherapeutengesetzes passiert ist, dass es sehr, sehr viele Personen gibt, die eine Zulassung als Verhaltenstherapeut oder Verhaltenstherapeutin haben – auch im Rahmen dieser Übergangsregelungen. Die haben irgendwelche Ausbildungen gemacht, der liebe Himmel weiß wo, auch an den Unis. In Wirklichkeit haben die aber ganz andere therapeutische Loyalitäten, ja? Ich kann das nur deshalb beurteilen, weil ich eine ganze Menge Leute kenne, die im Rahmen dieser Übergangsregelungen qua Verhaltenstherapeut/Verhaltenstherapeutin zugelassen wurden, aber eigentlich andere Sachen machen, irgendwelche eklektischen Geschichten. Es gibt auch einige, die machen mehr oder weniger orthodoxe Verhaltenstherapie, aber die meisten machen so einen Mischmasch von Verhaltenstherapie, Gesprächstherapie, Körpertherapie, Gestalttherapie. Das heißt, dass in Deutschland viel als Verhaltenstherapie abgerechnet wird, was nach halbwegs puristischen Standpunkten wohl keine richtige Verhaltenstherapie ist. Ich kann Ihnen aber nicht sagen, wie das in anderen Ländern ist. Ich weiß nicht, wie jemand, der eine Praxis für Verhaltenstherapie in Amerika oder England hat, damit umgeht. Ich denke, es gibt Gründe dafür, eklektisch zu arbeiten, denn ein orthodoxes verhaltenstherapeutisches Vorgehen ist auf die Dauer ziemlich langweilig. Also Spinnenphobiker zu behandeln, das ödet einen im Laufe der Zeit einfach an. Man kann aus einer therapeutischen Beziehung, auch für sich selber, viel mehr herausholen, wenn man andere Sachen macht. Und ich kenne viele Kollegen und Kolleginnen, die orthodox verhaltenstherapeutisch angefangen haben und dann auf ganz andere Trips geraten sind und das wieder in ihre Praxis einbauen ... Nun das wird in anderen Therapien auch so sein. Zehn Jahre Gesprächstherapie oder Psychoanalyse stell ich mir auch ziemlich öde vor, ja?

CD: Es ist ja ein offenes Geheimnis, dass viele Verhaltenstherapeuten anders arbeiten, als was man unter Verhaltenstherapie versteht, wenn man so strenge Kriterien anlegen würde. Das ist, finde ich, ein interessantes Phänomen, das auch nicht erst mit der Umsetzung des Psychotherapeutengesetzes so kam. Das habe ich vorher auch schon so gekannt, das hat sicherlich auch mit dem Kassensystem zu tun und dem, was man da nachweisen muss, was man tut oder was man auch nicht tut.

Dr. Christoph Kraiker: Und ich bin mir nicht darüber im Klaren, ob das gut oder schlecht ist, denn das hat verschiedene Gründe. Viele Leute haben einfach wirklich keine gute Ausbildung in Verhaltenstherapie. Viele Leute scheuen auch den Druck, der dadurch entsteht, dass man sich klare Erfolgskriterien für seine Therapie setzt, denn wenn man sich klare Erfolgskriterien setzt, dann hat man auch klare Kriterien, wann man gescheitert ist und wann nicht. Man steht auch unter einem gewissen Zeitdruck, der größer ist als bei anderen Therapieformen. Und die Neigung für ein konkret erreichbares Ziel auch verantwortlich zu sein oder die Tatsache, dass man dafür verantwortlich ist oder sich verantwortlich fühlt, das ist ja bei den Verhaltenstherapeuten viel ausgeprägter. Wenn ein Agoraphobiker zu mir kommt ... dann weiß ich eben nach drei Monaten, ob der Mensch in der Lage ist, sich frei zu bewegen oder nicht. Und wenn er das nicht ist, dann hat meine Therapie nicht funktioniert. Wie auch immer ich das attribuiere, ob ich jetzt ihm oder mir die Schuld gebe: Es hat nicht funktioniert. Und wenn jemand mit einer Prüfungsphobie zu mir kommt, der besteht seine Prüfung oder er besteht sie nicht, ja? Und das erzeugt einen Druck, der in anderen Therapierichtungen so nicht da ist und auch ideologisch abgebogen wird. Wenn man also sagt, „Das ist nur Symptombehandlung ..." und so weiter und sofort und „Ich beschäftige mich mit dem ganzen Menschen". Was dann aus dem ganzen Menschen wird, das kann kein ganzer Mensch beurteilen. Man kann sagen, er kann sich immer noch nicht bewegen, aber er hat große innere Fortschritte gemacht. Und es entstehen dadurch auch spezielle Übertragungsprobleme, weil ja der Druck dann nicht nur auf den Therapeuten lastet, sondern auch auf den Patienten, was zu entsprechenden Reaktanzen führt, damit muss man erst mal umgehen können. Also wo man dann sagen kann: „Wieso soll ich mir das antun, der Patientin geht es viel besser, wenn ich gestalttherapeutische Übungen oder Körpertherapie mit Musik mache." Die Frage ist, ob beide vermeiden, ja? Therapie ist immer Konfrontation, und das muss man aushalten, und wenn man es nicht aushalten will, dann macht man eben etwas anderes. Die Vermeidungsmöglichkeiten sind sehr, sehr stark. Und es gibt keine Untersuchung, also mir ist jedenfalls keine bekannt, in der die Addition von anderen therapeutischen Prinzipien zu einem verhaltenstherapeutischen Training irgendetwas zusätzlich gebracht hätte. Aber es macht einfach mehr Spaß.

CD: Hm, ich meine, das würde jetzt in eine spannende Diskussion führen, aber die Zeit ist fast um und es fällt mir schwer noch eine kurze Frage zu stellen. Ich würde sagen, wir beenden das Interview.

Biographische Angaben

Dr. Christoph Kraiker
geboren 1943 in Frankfurt am Main
Institut für Psychologie der Universität München

Beruflicher Werdegang

1962 Abitur
1962–1964 Studium der Klassischen Altertumswissenschaften und Philosophie in Washington DC
1964 Beginn des Studiums der Psychologie in Frankfurt
1965 Wechsel nach Mainz zu Professor Görres
1966 Wechsel nach München. Die Idee dieses Lehrstuhles war die Förderung der

Verhaltenstherapie und der Dialog zwischen dieser Therapierichtung und der Psychoanalyse
Nach dem Diplom in Psychologie, als Assistent Beteiligung an der Ausbildung in Verhaltenstherapie

Interessensschwerpunkte

Im Bereich der Theorie

Publikationen (Auswahl)

1974 Herausgeber „Handbuch der Verhaltenstherapie"
1980 „Psychoanalyse, Behaviorismus, Handlungstheorie"
Mehrere Veröffentlichungen zur Hypnose und Hypnotherapie im Kontext der psychoanalytischen, verhaltenstherapeutischen und kognitiven Modelle

Kontaktadresse

LMU-Universität München
Institut für Psychologie
Leopoldstr. 13
80539 München
E-Mail: kraiker@uni-muenchen.de

Prof. Dr. Dr. Peter Gottwald

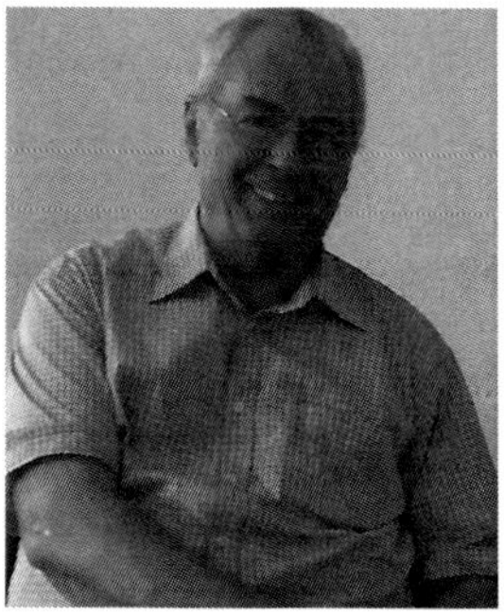

Interview am 10.10.2001 in Oldenburg

CD: Zum Einstieg habe ich folgende Fragen: Wie haben Sie die Verhaltenstherapie kennengelernt? Was fanden Sie interessant? Was haben Sie sich von der Verhaltenstherapie versprochen, was fanden Sie damals interessant und was fanden Sie damals möglicherweise problematisch?

Prof. Dr. Dr. Peter Gottwald: Ich habe sie 1965 in den Vereinigten Staaten kennengelernt, ich war damals Arzt, fertiger Arzt. Ich hatte meine Medizinalassistentenzeit gemacht und hatte vom Max-Planck-Institut, wo ich dann hinterher gearbeitet habe, ein Stipendium bekommen, um mich ein Jahr in Amerika aufzuhalten, und zwar in Boston an der Harvard Universität. Dort hatte ich die Möglichkeit, und das war auch der Auftrag, mich umzutun in den Bereichen der aktuellen psychiatrischen Forschung. Und dann habe ich da an einem großen Hospital gearbeitet, am Massachusetts General Hospital, da gab es eine Forschungsabteilung. Dort bekam ich einen Platz und konnte mit einer ganzen Reihe von Leuten sprechen. Ich habe mir eine ganze Reihe von verschiedenen Forschungsansätzen angeschaut, von denen mich diese neuen Experimente zum operanten Konditionieren am meisten fasziniert haben.

Es gab da eine eigene Abteilung, und es gab auch Leute, die Experimente machten, bei denen das operante Konditionieren mit den Neurowissenschaften verbunden war. Es wurden Split-Brain-Experimente gemacht: Die Tauben waren dressiert, bestimmte Scheibchen zu picken, und dann konnte man Hirnfunktionsableitungen machen. Das Gleiche wurde mit Katzen und mit Affen gemacht. Das hat mich alles sehr fasziniert, einfach unter dieser Idee: Es gibt tatsächlich so etwas wie eine Wissenschaft menschlichen Verhaltens; Vorhersage und Kontrolle sind ja bei Skinner die beiden zentralen Begriffe.

Ich habe dann auch angefangen, eigene Experimente zu machen. Ich habe die technische Seite gelernt, diese elektronische Zusammenstellung der Lernprogramme, die Technik des Versuchskäfigs und der kumulativen Aufzeichnungen, die damals sehr wichtig waren. Dann habe ich auch angefangen, Skinner zu lesen. Ich habe seine eigene Geschichte, wie er diese Entdeckung gemacht hat, gelesen und habe dann mit Ratten gearbeitet und habe bei denen eine bestimmte Untersuchung gemacht, nämlich die konditionierte Unterdrückung, das galt als ein Paradigma für Angst. Es gab also eine Variable Intervallverstärkung, dann gab es ein Signal und am Ende des Signals gab es einen elektrischen Schlag. Da konnte man sehen, wie das Verhalten unterdrückt wurde, sobald das Signal ankam, und erst wieder anfing, wenn der Schlag vorbei war. Damit habe ich damals auch Drogenexperimente gemacht. Es gab einen neuen Neurotransmitter, Gammaaminobuttersäure, die konnte man dann injizieren und schauen, welchen Effekt das auf das Verhalten hat. Und die schien die Angst wirklich aufzuheben. Das war ganz interessant. Das andere war, dass ich drum herum natürlich viele andere Experimente gesehen habe, zum Beispiel operantes Verhalten bei Alkoholikern, das sogenannte operante Trinken. Es gab eine Gruppe um Herrn Mendelson und viele, ganze viele verschiedene andere Dinge.

Was mich noch fasziniert hat, das war diese utopische Seite bei Skinner. Er hat ja dieses Buch geschrieben, „Walden Two", das ist im Deutschen übersetzt worden mit „Futurum Zwei". Das ist nicht sehr glücklich, weil da die ganze Beziehung zu dem Begriff Walden verloren geht. Walden geht ja zurück auf Henry David Thoreau, der zwei Jahre in der Wildnis gelebt und dieses Buch geschrieben hat. Daran hat mich interessiert, dass es vielleicht wirklich so etwas wie eine Form experimentellen Lebens nach bestimmten Prinzipien, nach denen des operanten Konditionierens, geben könnte. Gleichzeitig entsteht daraus das Paradox, dass wirklich eine freie, experimentelle Gesellschaft entsteht und der Kontrolleur sozusagen im Hintergrund verschwindet. Ich weiß nicht, ob Sie das mal gelesen haben, das „Futurum Zwei"?

CD: Nein, habe ich noch nicht, bisher nur Sekundärliteratur.

Prof. Dr. Dr. Peter Gottwald: Es ist wirklich immer noch faszinierend. Und mit diesem ganzen Hintergrundwissen und mit dieser ersten Erfahrung mit dem Experimentieren bin ich dann nach München zurückgekommen. In München war damals das Max-Planck-Institut für Psychiatrie mit seiner Klinik neu eröffnet worden. Das war Anfang 1965, nein, warten Sie mal, das war Anfang 1966. Und da hatte ich ein paar Monate Zeit – die Klinik wurde erst im Juli eröffnet – und habe ein kleines Tierlabor aufbauen können. Da habe ich auch wieder Rattenversuche gemacht und habe diese tierpsychologische Seite eigentlich parallel eine Reihe von Jahren weiterverfolgt, neben dieser Anwendung von Verhaltenstherapie in der Psychiatrie. Es hörte dann schließlich auch auf mit ... ich weiß nicht, ob Sie von Rupert Hölzl schon gehört haben?

CD: Nein, der ist mir ganz unbekannt.

Prof. Dr. Dr. Peter Gottwald: Er ist auch ein Psychologe, der hat jetzt einen Lehrstuhl in Heidelberg oder Freiburg, ich weiß es nicht genau. Er hat damals noch ein

Experiment gemacht, als Diplomarbeit, wo zwei Ratten trainiert worden sind, eine komplizierte Kette von Verhaltensweisen durchzuführen. Die kamen in den Käfig, dann ging ein Signal an, dann mussten sie eine Kette ziehen, dann ging ein Licht, dann mussten sie irgendwas machen und so weiter. Fünf, sechs Chaining-Experimente. Das war eine ganz interessante Arbeit. Übrigens hieß die eine Ratte Siggi und die andere hieß Kalli. Gleichzeitig war sozusagen die Spannung zur Psychoanalyse wieder da: Im Hintergrund standen Sigmund und Karl Gustav.

CD: Ach so, ich wollte gerade fragen, was das bedeutet.

Prof. Dr. Dr. Peter Gottwald: Das war etwas, was ich dann aufgeben musste, weil es einfach zu viel wurde. Ich konnte nicht gleichzeitig ein Tierlabor und daneben die andere Arbeit machen. Ich habe dann damit aufgehört, habe aber noch ein Buch geschrieben, meine eigene zweite Dissertation über die positive Verstärkung bei Ratten durch Futter. Das habe ich als kybernetische Analyse durchgeführt und habe bei dieser Gelegenheit eigentlich versucht, die ethologischen Theorien – von Konrad Lorenz und so weiter – mit den lerntheoretischen zusammenzubringen. Ich denke, das ist eigentlich immer noch wichtig, dass man die verschiedenen Theorieansätze wirklich zu einer gemeinsamen Systemanalyse verschmelzen konnte.

Da sieht man auch schon, dass in München am Max-Planck-Institut ganz verschiedene Strömungen zusammenliefen. Es gab auf der einen Seite eine Psychiatrie, die sich ganz explizit an der Verhaltensforschung ausrichten wollte, wobei auch Verhaltensbeobachtungen bei chronisch Kranken gemacht werden sollten. Es ist eine ganze Beobachtungsstation im fünften Stock aufgebaut worden, wo chronisch schizophrene Patienten beobachtet werden konnten, auch während der Nacht. Die ist aber nie wirklich benutzt worden. Mario von Cranach hatte damals die Leitung der Sozialpsychologischen Abteilung unter Brengelmann und sollte Methoden entwickeln, um diese Verhaltensbeobachtungen durchzuführen. Daraus ist nie etwas geworden. Warum? Das ist, glaube ich, nur psychodynamisch zu erklären. Man hätte genauso gut einfach anfangen können. Aber er hat einen sehr strengen methodischen Zugang gewählt und es ist nie zu einer wirklichen Beobachtung gekommen.

Und auf der anderen Seite gab es nämlich innerhalb der Psychiatrie mit Detlef von Zerssen einen Psychiater, der eigentlich aus Heidelberg kam und ganz andere Vorstellungen von der Psychiatrie hatte. Seine Idee war nämlich die von den therapeutischen Gemeinschaften, die aus England herübergekommen war, und er wollte eigentlich die beiden psychiatrischen Stationen im Sinne solcher psychotherapeutischen Gemeinschaften führen. Das gab wieder andere Schwierigkeiten. Ich habe die ersten zwei Jahre auf einer dieser psychiatrischen Abteilungen gearbeitet und habe da auch Heyse und die anderen Kollegen dort kennengelernt. Ich selbst habe erst mit Verhaltenstherapie angefangen, als ich dann auf die Kinderstation gekommen bin und dort mit autistischen Kindern gearbeitet habe. Wir waren sehr stark beeinflusst von Ivar Lovaas aus Los Angeles und seinem Film „Reinforcement Therapie". Er ist auch mal hier gewesen und ich habe ihn mal besucht in Amerika. Wir haben versucht, seine Experimente zu replizieren. Dabei haben wir festgestellt, dass es eine enorme Vielfalt bei diesen Störungen um Autismus gibt, man manchmal sehr weit mit dem operanten Konditionieren kommen kann, manchmal weniger weit. Diese ganzen Sachen habe ich mit Wiltraud Redlin in einem kleinen Büchlein zusammengefasst. Frau Redlin war Psychologin auf dieser Station. Der Titel lautet „Verhaltenstherapie bei behinderten Kindern", das ist bei Hogrefe 1971, glaube ich, erschienen. Diese Entwicklung ist dann abgebrochen worden oder hat sich verschoben, als ich dann selbst Nachfolger von Mario von Cranach in der Klinik wurde. Da habe ich sehr viel mit Paul Innerhofer zusammengearbeitet. Es ging darum, dass man aus der Verhaltenstherapie heraus aus diesem einfachen Modell ein angemesseneres Modell für familiäre Komplexität entwickelt. Und das hat Innerhofer dann hinterher unter dem Begriff Regelmodell in der *Zeitschrift für Klinische Psychologie* veröffentlicht.

Und damit kommen wir jetzt zur GVT-Geschichte, da kriegte die ganze Sache für mich einen anderen Schwerpunkt. Ich war nicht mehr so in der klinischen Arbeit, sondern mehr in der theoretischen Arbeit und hatte inzwischen ja über die Verhaltenstherapie und die Gründung der GVT auch ganz andere Leute und deren Aktivitäten kennengelernt. Das ist eine andere Geschichte. Aber für mich war während dieser Zeit Verhaltenstherapie eigentlich relativ ungebrochen bis zu der Zeit, als ich gesehen habe, dass die operanten Methoden gerade auch bei Kindern wirklich nur sinnvoll sind, wenn man sie mit pädagogischen Konzepten und Verfahren verbindet. Da ist auch kein Widerspruch. So wird auch heute noch von Feuser und anderen in der Verhaltenstherapie mit Kindern gearbeitet. Dadurch kam ich dann eben mit Innerhofer zusammen. Die Zusammenarbeit mit Innerhofer ging dann mehr in Richtung Familie und Institutionen. Dann bin ich 1976 von München weggegangen nach Oldenburg, und das hat natürlich auch alles etwas mit der Geschichte der GVT zu tun.

CD: Ich würde gerne noch etwas nachfragen. Als Sie in USA waren, haben Sie da beispielsweise auch mit Skinner zu tun gehabt? Haben Sie ihn persönlich kennengelernt?

Prof. Dr. Dr. Peter Gottwald: Nein, ihn selbst habe ich nicht kennengelernt, ich habe die Schüler der ersten Generation zum Teil kennengelernt, Morse und Hernstein und verschiedene andere, aber Skinner selber nicht. Da war ich entweder zu schüchtern oder zu unbedarft, jedenfalls habe ich da keinen Kontakt aufgenommen.

CD: Können Sie sich noch erinnern, wie Sie damals das Verhältnis von der amerikanischen Psychologie zur deutschen Psychologie eingeschätzt haben oder wie sich das gestaltet hat?

Prof. Dr. Dr. Peter Gottwald: Na ja, das kommt natürlich darauf an, wo man hinschaut. Und ich habe mir natürlich nicht die ganze Breite der amerikanischen Psychologie angeschaut, sondern eine bestimmte experimentelle Richtung: Experimentalpsychologie im klassischen Sinne und innerhalb der Experimentalpsychologie dann die operanten Konditionierungsversuche, sonst nichts. Es gab natürlich nebenher eine sehr starke psychoanalytische Orientierung an dieser Klinik, und da habe ich auch an Fallbesprechungen und so weiter teilgenommen, aber dahin habe ich mich nicht orientiert. Ich habe mich wirklich relativ stark auf diese operanten Verfahren konzentriert und deshalb kann ich die Frage so nicht beantworten.

CD: Sie haben erzählt, dass Sie Mediziner sind. War das in der damaligen Zeit etwas Einzigartiges, dass Sie sich so mit der Psychologie beschäftigt haben?

Prof. Dr. Dr. Peter Gottwald: Es gab schon einige Leute, die auch beides richtig studiert haben, ich habe ja nicht beides richtig formell studiert. Aber Heiner Legewie in Berlin zum Beispiel hatte beides studiert, und als er ans Max-Planck-Institut kam, war er auch schon fertiger Psychologe. Ich kann das für mich eigentlich gar nicht so genau sagen, mich hat einfach diese Richtung zunehmend mehr interessiert, das Psychologische. Von der psychiatrischen Seite war ich nicht so besonders angetan gewesen, von den konkreten Richtungen, die das dort genommen hat. Ich wollte eigentlich eher von der psychologischen Seite wissen, wie man an diese Fragen herangehen kann.

CD: Sie waren ja ein Gründer von der GVT. Wie kam es zu dieser Gründung?

Prof. Dr. Dr. Peter Gottwald: Wir wussten, dass sich Brengelmann, der Leiter der Psychologischen Abteilung war, während seines Englandaufenthaltes und durch seine Kontakte mit Eysenck sehr intensiv mit der Verhaltenstherapie beschäftigt hatte, er hat die auch am Institut bekannt gemacht. Auf der einen Seite war er selber aktiv mit diesen verhaltenstherapeutischen Orientierungen, die mehr über die englische Schule gingen: Rachmann, Eysenck, Wolpe und so weiter, diese Richtung. Frau Bleek, die Leiterin der kinderpsychiatrischen Abteilung, hat sich speziell mit diesen autistischen Kindern und eben mit Lovaas und diesen Themen beschäftigt. Wie ich jetzt ganz konkret mit Brengelmann in Kontakt geraten bin, das weiß ich nicht mehr, aber nachdem ich etwa ein Jahr auf der Kinderstation gearbeitet hatte, kam ich mit ihm in Kontakt. Und er hat mich dann wiederum in Kontakt gebracht mit Bergold und Tunner vom Psychologischen Institut München. Sie waren ihrerseits von Görres gefördert worden und waren in England gewesen, um dort speziell die Verhaltenstherapie kennenzu lernen, und brachten von dort ihre Erfahrungen mit. So entstand so etwas wie ein Austausch, erstens zwischen den beiden Instituten und dann innerhalb unserer Gruppe. Dabei möchte ich Cohen erst einmal auch noch mit dazu nehmen.

CD: Die Leute, die Sie jetzt benannt haben, waren eine Gruppe?

Prof. Dr. Dr. Peter Gottwald: Ja, Tunner, Bergold, Brengelmann, Cohen und ich. Das war eigentlich die Gruppe, die das am Max-Planck-Institut intern diskutiert hat, während Görres als Psychoanalytiker, der das aber ja trotzdem toleriert und gefördert hat, im Hintergrund blieb, ebenso wie Ploog, der Direktor des Klinischen Instituts.

CD: Wer war denn das noch mal? War er auch am MPI oder an der Uni?

Prof. Dr. Dr. Peter Gottwald: Ploog war der Direktor der Klinik und Brengelmann war Direktor der Psychologischen Abteilung in der Klinik. Ploog war derjenige, der diese verhaltensorientierte Psychiatrie entwickeln wollte, explizit am Vorbild von Konrad Lorenz orientiert. Er wollte Verhaltensbeobachtung und Hirnforschung für die Schizophrenieforschung fruchtbar machen. Das hatte er in Amerika gesehen, von dort mitgebracht, hat ein Labor am MPI aufgemacht und hat das mitgefördert. Und dann kam tatsächlich aus einer sehr merkwürdigen Laune heraus und aus einer sehr merkwürdigen Stimmung von Brengelmann der Vorschlag, dass es an der Zeit sei, eine Gesellschaft zur Förderung der Verhaltenstherapie zu gründen. Und dann ist die gegründet worden und das war tatsächlich am 11.11.1968. Das ist keine Legende, mit diesen genannten fünf Personen, mit Görres und Ploog waren es sieben, sieben brauchte man für die Vereinssatzung, und die achte Person war Hofstätter in Hamburg.

CD: Das ist mir neu.

Prof. Dr. Dr. Peter Gottwald: Wie Hofstätter dazugekommen ist, das ist mir gar nicht so klar gewesen. Ich nehme an, das war eine persönliche Verbindung zu Brengelmann. Brengelmann war ganz enthusiastisch und hat riesige Zuwachszahlen in den ersten Jahren prognostiziert, die sind dann sogar noch übertroffen worden. Das ist ja die merkwürdige Geschichte, dass das auf einen bestimmten Zeitgeist traf, das war ein sehr fruchtbarer Boden dafür. Dann hat diese Gruppe zum ersten Mal vorgetragen, 1969 auf den Lindauer Psychotherapiewochen, und zwar Bergold, Tunner und ich, Brengelmann auch. Ich sehe das noch heute vor mir, diesen riesigen Saal mit lauter gestandenen Psychotherapeuten, und wir jungen Spunde propagierten jetzt die Verhaltenstherapie, das war eine ganz eigene ...

CD: Sie waren wahrscheinlich die Einzigen, die da die Verhaltenstherapie propagierten?

Prof. Dr. Dr. Peter Gottwald: Ja natürlich. Das war also die erste Öffentlichkeit. Das kriegte auch eine sehr große Öffentlichkeit in der Presse, und auch schon Kritik von Seiten der Psychoanalyse.

CD: Das wollte ich dann gleich fragen, wie die Reaktionen waren.

Prof. Dr. Dr. Peter Gottwald: Biermann in München hat sehr stark drauf reagiert. Die zweite Präsentation in der Öffentlichkeit war dann in Bern im selben Jahr, bei der Tagung der experimentell arbeitenden Psychologen. Da kam dann Frau Florin als Nächste dazu. Dann kamen von anderen Instituten immer mehr Leute dazu, die dann Mitglied in der GVT wurden, und die Sache kriegte so einen exponentiellen Schwung. Dann kamen die großen Kongresse 1970, 1971, 1972 in Deutschland, also zunächst mal in München, dann in Münster. Damit kam diese ganze Sache in Bewegung. Das nenne ich die propagandistische Phase in der Verhaltenstherapie in Deutschland. Da wurden dann auch Experimente gemacht. Ich hatte eine Reihe von Diplomarbeiten, Bergold und Tunner hatten eigene Experimente. Wir haben zusammen einen Film gemacht, „Heilen durch Lernen", den sollten Sie sich auch ansehen.

So kam das einfach in Bewegung und es schlug sich zum Teil in den *Mitteilungen der GVT* nieder und war sozusagen auf dem Wege zu einer riesigen Organisation. Die hat sich dann auch schon gleich europäisch orientiert, weil wir in dieser frühen Zeit natürlich auch immer wieder Gäste aus Amerika und England hatten. Einer der wichtigsten war Vic Meyer aus England, der verschiedene Workshops am Max-Planck-Institut gemacht hat. Dann kamen auch andere Leute, zum Beispiel Lovaas, und unterwiesen uns dann in bestimmten Techniken, bis zu Seligman, der auch schon 1972, 73 in München war und da vorgetragen hat. Alles, was darauf folgte, war dann eigentlich diese besondere Vereinsdynamik.

Es gab nämlich die Vollmitglieder und die assoziierten Mitglieder. Dann war die Frage, wie man jetzt ausbilden soll: Ob man Ausbildungsinstitute braucht, wie sollen die organisiert sein, was muss da geleistet werden, wie muss da praktisch gearbeitet werden können, und so weiter und so fort. Daraus entstand diese Idee zu einem Institut, die sich in diesem ersten Zentrum in der Parzivalstraße in München realisiert hat. Dieses Institut, das heute das „Institut für Therapieforschung", das IFT ist, war eine Gründung von Brengelmann. Er hat diese Villa angemietet und umbauen lassen, hatte auch schon Möbel gekauft und so weiter. Dann kam diese Krise, die eine sehr merkwürdige Krise war. Wir waren schon dabei gewesen, uns jetzt europäisch zu orientieren und uns zu erweitern. Es gab europäische Kongresse für Verhaltenstherapie, beispielsweise zweimal, 1971 und 1972, in Wexford in Irland. Und plötzlich, 1972 auf diesem Kongress in Münster, stellt sich heraus, dass die GVT sehr große Schulden hat, dass sie dieses Zentrum nicht unbedingt behalten kann. Brengelmann war zwar noch Vorsitzender, aber es fand sich keiner, der ihn im Amt bestätigt hätte. Dann gab es Herrn Kallinke, der sich als Vorsitzender wählen ließ. Aber als er die genaue Lage des Vereins erkannte, hat er das Amt nicht übernommen. In dieser Situation kam es zu dem berühmten Notvorstand in München. Es war eigentlich so, dass die GVT über ihre eigenen Füße gestolpert ist, würde ich sagen: Es war zu viel zu schnell. Brengelmann war nach wie vor enthusiastisch und war auch nach wie vor bereit, die ganzen Schulden auf sich zu nehmen und so weiter, aber es hat sich keiner mehr gefunden, der ihn so richtig unterstützt hat.

Was ja auch wieder interessant ist: Wie entstand diese Gruppe um Heiner Keupp? Das ist eine Gruppe von Studenten gewesen, die um ihn herum angefangen hat, kritisch rezeptiv – auch für die Verhaltenstherapie, aber eben auch für andere Schulen der Psychotherapie – sich mit Gesundheitswesen, mit der Rolle der Psychotherapie im Gesundheitswesen, mit der sich neu stellenden Frage nach der Psychiatrie (Psychiatrie-Enquete 1975) und so weiter zu beschäftigen. Und diese Gruppe war dann tatsächlich so unverfroren und so geschickt, sich wirklich wie im Handstreich der GVT zu bemächtigen. So wurde Rüggeberg der Notvorstand und dann war die Frage: „Was nun?" Es sah so aus, als ob die Gruppe ziemlich genau kalkuliert hatte, wie wir Einzelnen reagieren würden. Die hatten prognostiziert, dass ich den Vorstand übernehmen würde. Das habe ich hinterher erfahren und ich habe das auch tatsächlich gemacht. Ich wollte das nicht einfach so auflaufen lassen, inzwischen war ja auch der DBV gegründet worden, der Berufsverband der Verhaltenstherapeuten.

Ich habe mich zum Teil durch diese kritischen Strömungen der Psychiatriekritik, Institutionskritik und von diesen ganzen Sachen sehr stark beeinflussen lassen und bin da auch sehr dankbar für. Ich habe dann gesagt: „Gut, ich mach das." Ich habe auch Leute gefunden, die mitgemacht haben, vor allem Jarg Bergold, der hat dazu gestanden, Hermann Heyse, Christoph Kraiker, Peter Fiedler und Manfred Cramer. Das waren Leute, mit denen ich damals den Vorstand gebildet habe. Die waren zum Teil im Vorstand, zum Teil nicht. Wir haben dann diese theoretische Arbeit aufgenommen, um zu sehen, wie wird Verhaltenstherapie denn überhaupt in der Psychiatrie eingebettet. Und wir haben es geschafft, uns von diesem ganzen Schuldenpaket zu lösen. Das ging natürlich nur, weil Brengelmann generös genug war, das auf sich zu nehmen und das umzuformen in das Institut für Therapieforschung.

CD: Er hat dann das Zentrum und die Schulden übernommen?

Prof. Dr. Dr. Peter Gottwald: Er hat die Schulden übernommen, das Zentrum behalten und umgewandelt ins Institut für Therapieforschung. Er hat es dann auch geschafft, zum Beispiel durch Drittmittel diese ganzen Schulden abzutragen und dann Forschung zu betreiben: bis heute immer wieder Rauchentwöhnung, Drogenexperimente und Ähnliches. Wir auf der anderen Seite haben dann versucht, sagen wir mal, diese neue Basis für die Verhaltenstherapie zu entwickeln, und zwar einmal in der Kontaktaufnahme zu den sozialpsychiatrischen Bewegungen. Wir sind damals Kooperativmitglied in der DGSP zum Beispiel geworden und haben an deren Tagungen teilgenommen. Später kam dann die gemeindepsychologische Orientierung mit dazu. Wir haben gesagt, zu dieser Psychiatrie gehört eine gewisse gemeindepsychologische Orientierung und eine auf Institutionen und auf die Gesellschaft zielende Form von Psychotherapie, nicht die Einzeltherapieform. Das ist die ganz alte Spannung, die bis zum Psychotherapeutengesetz gegangen ist: Wie lange durfte und konnte die DGVT sich dem widersetzen, wann musste sie nachgeben?

CD: Welche Spannung meinen Sie jetzt damit?

Prof. Dr. Dr. Peter Gottwald: Ich meine die zwischen der Arbeit von einzelnen, niedergelassenen Therapeuten und dem gemeindepsychiatrische Team, in dem eine Psychologin oder ein Psychologe mit ihren besonderen Fertigkeiten integriert ist. Das war die Spannung. Und das zeigte sich dann in den nächsten Kongressen, die alle kritisch gemeindepsychiatrisch orientiert waren. Bergold hat da immer eine sehr große Rolle gespielt. Die Berliner waren sehr gute Kongressmanager und haben einen Kongress nach dem anderen unverdrossen organisiert. Das war wirklich gut durchgeführt. Ich habe das bis 1975 als Vorsitzender mitgemacht und habe das dann abgegeben – jetzt müssen Sie mir auf die Sprünge helfen ...

CD: 1976 war dann die Vereinigung mit dem DBV, und ich glaube, dass es vorher schon einen Vorstand gab, in dem zum Beispiel schon Steffen Fliegel und Dirk Zimmer drin waren, wo Sie dann nicht mehr mit im Vorstand waren.

Prof. Dr. Dr. Peter Gottwald: Steffen Fliegel, ja. Ich habe das dann an die übergeben, weil klar war, dass aus diesen beiden Verbänden die DGVT wird. Ich habe das noch alles mit vorbereitet, habe gesagt: „Gut, jetzt ist mein Zwischenspiel in Verbandsarbeit und Vereinspolitik abgeschlossen, das ist auf die Dauer nicht meine Sache." Ich habe das dann an Steffen Fliegel und die ganze Gruppe abgegeben, die das ja jahrzehntelang wirklich enorm gut und kompetent gemacht hat. Inzwischen waren ja aus den *Mitteilungen* riesige Veröffentlichungen geworden, wir hatten ja Tausende von Mitgliedern.

Ich habe mich dann während dieser Zeit besonders um diese theoretische Seite gekümmert. Im Gefolge dieses Sonderheftes „Verhaltenstherapie in der Diskussion" habe ich dann ein Sonderheft mit Christoph Kraiker zur Theorie in der Verhaltenstherapie herausgegeben, dann mit Heiner Keupp eines über Verhaltensmodifikation in der Schule und mit Innerhofer und Müller eines über Verhaltenstherapie in Familien. Das hat mich erst zur Realisierung gebracht, dass ich in dieser Form von psychiatrischer Institution eigentlich gar nicht zu Hause sein kann wie in diesem Max-Planck-Institut, so wie es damals gewesen ist, mit seiner organischen und biologischen Orientierung. Inzwischen war ich durch diese ganzen Experimente auch mehr in die sozialpsychiatrische, psychologische und klinische Richtung gegangen, sodass ich mich hier in Oldenburg auf den Lehrstuhl für Psychotherapie mit Schwerpunkt Verhaltenstherapie beworben habe. Damit bin ich dann aus München weggegangen.

Man kann also sagen, dass der Bruch in dieser GVT-Geschichte und diese ganzen Entwicklungen auch für mich persönlich große Veränderungen und Klarstellungen meiner Orientierungen bedeutet haben. Das hat sich dann niedergeschlagen in einer Veröffentlichung „Forschung der Verhaltenstherapie", das ist dann 1972, 73 im „Handbuch Psychologie" im Hogrefe Verlag erschienen. Dort habe ich noch mal diese Perspektiven von verhaltenstherapeutischer Forschung zusammengefasst.

Das ist die Kurzgeschichte dieser Sache. Es hatte eine sehr interessante Dynamik, eine sehr starke Dynamik. Es gab auf der einen Seite dieser Krise diesen Druck von einigen Leuten – auch von Brengelmann und von Ploog –, die sagten: „Lass bloß die Finger davon, das soll kaputtgehen, die GVT."

CD: In die Vorstandschaft hineinzugehen, da sollten Sie die Finger davon lassen?

Prof. Dr. Dr. Peter Gottwald: Genau, die sollten sich auflösen „... dann können wir die ganze Sache neu machen, dann machen wir die Satzung anders ..." und so fort. Aber das konnte ich nicht. Das war mir zu glatt und irgendwie zu ... Es passte einfach nicht, ging nicht. Und dann entstand auch wirklich Ablehnung, Distanz. Wir waren schon nicht mehr dieselben, nachdem wir das gemacht haben. Ich kann nur sagen, mir hat das sicher gut getan und dem Jarg Bergold hat es sicher auch nicht schlecht getan, der ging ja dann nach Bern. Tunner blieb in München. Aber diese enge Beziehung, die wir ursprünglich hatten, die war weg. Es war nur noch die enge Beziehung zu den Leuten da, mit denen wir uns konkret aus der Krise herausgearbeitet haben. Und das waren eben Bergold, Kraiker und Peter Fiedler und auch Hermann Heyse.

CD: Brengelmann und die Personen, die enger mit ihm zu tun hatten, die waren dann auch komplett draußen?

Prof. Dr. Dr. Peter Gottwald: Die traten aus der GVT aus und haben dann ihre eigenen Sachen gemacht, haben ihre Experimente weiter gemacht. So hat sich das dann auseinanderentwickelt. Die Personen waren nicht mehr da, es ging buchstäblich auseinander. In München blieben Kraiker und Tunner im Institut zurück, Cohen ging nach Konstanz, Heyse in die Praxis. Legewie ging nach Berlin und Bergold ging nach Bern.

CD: War Legewie damals auch in München?

Prof. Dr. Dr. Peter Gottwald: Ja, der war auch am Max-Planck-Institut. Aber er hatte mit dieser engeren Entwicklung nichts zu tun. Er hat sich in der EEG-Abteilung mit neurophysiologischen Fragen beschäftigt und hat eigentlich mit der GVT-Geschichte nichts zu tun gehabt. Man kann sagen, wenn man es schlagwortartig ausdrücken will, dass die letzte Welle der 68er ins Max-Planck-Institut hineingeschwappt ist, mit dieser Gründung und mit diesem Notvorstand, und die wusch sozusagen einige raus und andere zusammen und es entstand etwas Neues.

CD: Wenn ich jetzt als Außenstehende drauf gucke, scheint es mir so zu sein, als wäre das auch ein Gruppen- oder Generationenphänomen, dass es auch darum ging, sich einen Rahmen schaffen, um eine Ausbildung machen zu können, um sich Qualifikationen im Rahmen der Ausbildung anzueignen.

Prof. Dr. Dr. Peter Gottwald: Das war natürlich auch ein wichtiger Punkt. Man wollte als Studentengruppe auf die Gestaltung und die Organisation dieser Ausbildung Einfluss nehmen, man wollte das nicht wieder einer etablierten Gruppe überlassen. Das war ja dieser kritische Impuls, und das war ja auch gut und richtig.

CD: Was würden Sie denn sagen, was in den Konflikten das Wichtigste war, also die wichtigste Konfliktlinie?

Prof. Dr. Dr. Peter Gottwald: Das Wichtigste war meiner Meinung nach, dass man eine Front gegen die etablierte Psychotherapie und auch gegen die herrschende Psychiatrie als Herrschaftsinstrument aufbaute. Es sollte eine Öffnung geben im Sinne von Psychiatriereform und Psychotherapiereform, aber sozusagen Hand in Hand mit Gesellschaftsreform. Es war damals eine ganz starke gesellschaftspolitische Komponente mit dabei, das spielte in jedem Fall eine Rolle. Das wurde auch lange Zeit durchgehalten, bis eben ganz zum Schluss doch bestimmte Ausbildungsrichtlinien akzeptiert werden mussten. Inzwischen war immerhin die Psychiatrie-Enquete-Untersuchung vorgelegt worden, es hatte einige Experimente gegeben. Es hatte sich ja schon einiges getan, auch wenn im Sinne der ursprünglichen kritischen Ansätze noch keine wirkliche Gemeindepsychiatrie existiert.

Das war der Kontext: Aufbruchstimmung in der Psychiatrie, die Aufbruchstimmung in der Gesellschaft im Sinne von Gesellschaftstheorie und Gesellschaftsveränderung. Das wurde gewendet auf Psychotherapie mit ihrer Rolle in der Gesellschaft, kritisch gewendet: Sie sollte nicht Herrschaftsinstrument, sondern sie sollte kritisch und aufklärerisch sein und mit diesen aufgeklärten Strömungen zusammenarbeiten. Natürlich gab es da Varianten. Schalkhaußer war sicher der Extremste von der marxistischen Seite her, während andere mehr pragmatisch waren. Cramer hat zum Beispiel genau untersucht, wie psychosoziale Arbeit gemacht wird, Keupp hat immer wieder im Hintergrund theoretisch gearbeitet, bis heute.

Aber das hat diese Aufbruchstimmung, die die GVT sozusagen als eine mehr professionelle hatte, in diese allgemeine Richtung umgebogen, verstehen Sie? Das ist, glaube ich, ein wichtiger Punkt. Sonst könnte man die ganze weitere Geschichte nicht richtig verstehen, das war der Augenblick der Wahrheit, wo man Farbe bekennen musste. Wofür stehe ich? Für Aufbruch, auch im gesellschaftlichen Sinn, oder für eine konservative Haltung, die an den Verhältnissen festhält, die Verhaltenstherapie-Ausbildung nach bestimmten anerkannten Richtlinien durchführt.

CD: Sie haben vorhin gemeint, dass es sowohl für die Verhaltenstherapie als auch die GVT einen Boom gab, dass das sicherlich auch ein Moment des Zeitgeists war oder gut zum Zeitgeist gepasst hat. Welchen Zeitgeist hat das Ihrer Meinung nach getroffen? Und was hat da vielleicht gut zusammengepasst bzw. auf welche gesellschaftlichen Probleme oder Situationen hat die Verhaltenstherapie auch Antworten oder Lösungen versprochen?

Prof. Dr. Dr. Peter Gottwald: Zunächst einmal wurde, glaub ich, damals immer deutlicher, dass es einen sehr viel größeren Bedarf an Psychotherapie gibt, als man herkömmlich mit der Psychoanalyse überhaupt befriedigen kann. Das war schon mal klar. Das zweite war, dass in dieser Situation – in dieser propagandistischen Phase – die Verhaltenstherapie versprach, die drei Ws zu realisieren, die drei großen Ws: Wissenschaftlichkeit, Wirtschaftlichkeit und Wirksamkeit. Das war die große propagandistische Dreiheit, die wurde vertreten. Es war klar, dass die Verhaltenstherapie damit in ein bestimmtes, herrschendes Modell hineinpasste. Das war genau das, was gefordert wurde in dieser Gesellschaft, die sich restauriert hat und gar nichts wissen wollte von irgendwelchem Aufbruch. Die wollte WWW therapiert werden. Die humanistische Richtung, die über Tausch ja zur selben Zeit in Deutschland auch eingeführt worden ist, hatte nach der Gründung der GVT die GwG gegründet. Und wir haben uns immer lustig gemacht über diese wissenschaftliche Gesprächspsychotherapie.

CD: Wieso haben Sie sich darüber lustig gemacht?

Prof. Dr. Dr. Peter Gottwald: Weil wir gesagt haben: „Wir sind natürlich die Wissenschaftler. Die sind ja gar nicht wissenschaftlich, die untersuchen ja ganz komische Sachen, Verbalisierung emotionaler Gesprächsinhalte und diese ganzen Sachen.“ Das haben wir ins Lächerliche gezogen. Und ich habe erst sehr viel später in genauer Beschäftigung mit Rogers den eigentlichen humanistischen Ansatz kennengelernt. Insofern ist dann sozusagen dieses Augenöffnen, die Erweiterung der Perspektive, was es überhaupt alles gab, als ich hier nach Oldenburg kam, für mich in meiner Berufsgeschichte ganz ungeheuer wichtig gewesen.

CD: So wie Sie das jetzt beschreiben, dass Sie sich zum Beispiel erst über die GwG lustig gemacht haben, da steckt ja auch eine Selbstgewissheit drin, dass das selbstverständlich ist, wie man selber wissenschaftlich arbeitet, das ist wissenschaftlich und das andere ist unwissenschaftlich?

Prof. Dr. Dr. Peter Gottwald: Ja, das war eine riesige Arroganz.

CD: Wo kam die denn her?

Prof. Dr. Dr. Peter Gottwald: Ich denke, zum einen rührte die davon her, dass wir an Instituten, an renommierten Instituten waren und von renommierten Wissenschaftlern gefördert wurden. Es entstand so eine Stimmung, dass das das Beste sein muss. Und wenn wir jetzt da mit dabei sein können, das mit propagieren können, dann ist das doch Spitze. Nicht? Diese Haltung war das. Und das wurde erst gebrochen oder umgebogen durch diese politischen Entwicklungen. Jeder ist auf seine Weise sozusagen mit der Realität in Berührung gekommen. Der eine in der Praxis, der andere an einem Institut, der Dritte auf einem Lehrstuhl, in der konkreten Reform oder wo auch immer. Dann hat er gemerkt, wie komplex die Wirklichkeit wirklich ist und dass auch andernorts gute Sachen gemacht werden. So wurde das langsam gemildert.

Aber es gab diese Phase, in der man sich wirklich für die Speerspitze des wissenschaftlichen Fortschritts in diesem Bereich gehalten hat. Und das war, glaube ich, bei allen damals. Das ist interessant.

CD: Jetzt habe ich Sie eigentlich unterbrochen, als Sie gerade dabei waren zu erzählen, wie die Verhaltenstherapie auch zum Zeitgeist gepasst hat und auf welche gesellschaftlichen Probleme sie geantwortet hat.

Prof. Dr. Dr. Peter Gottwald: Das ist schon der Punkt gewesen. In gewisser Weise hat sich das fortgesetzt bis heute. Dieses Bedürfnis nach Psychotherapie in der Gesellschaft und das Bedürfnis nach einem eigenen Berufsstand hat sich bis zum Kampf um das Psychotherapeutengesetz fortgesetzt. Das begann ja schon 1974, da gab es schon die ersten Sitzungen im Ministerium. Jetzt hat es eben 20 Jahre gedauert bis die verschiedenen Verbände so weit waren, dass die einen anerkannt waren und die anderen nicht; bis dahin, wie wir es jetzt vor uns haben, wie es jetzt da steht, dieses Gesetz. Ob und wie das auf die gesellschaftlichen Verhältnisse antwortet, die Frage ist völlig aus den Augen verloren worden. Es ist eben etwas entstanden, eine neue Struktur, und die hat ihre Auswirkungen und wird die weiterhin haben. Und was sich in der Gesellschaft entwickelt mit Globalisierung und entsprechenden Ängsten und Konsequenzen, das ist eine ganz andere Frage. Aber diese utopische Hoffnung, von der Studentenbewegung bis hin zur Psychiatriereform und so weiter, die ist in den ganzen 30 Jahren Stück für Stück abgebröckelt. Das ist einfach so.

CD: Das ist auch ein allgemeines Phänomen.

Prof. Dr. Dr. Peter Gottwald: Das ist auch ein allgemeines Phänomen, so würde ich das auch sehen. Und dass nun gerade in dieser Zeit, Ende der 60er, diese Bewegungen so zusammenkamen und sich gegenseitig so beeinflusst haben, das ist eben auch das Einmalige dieser Geschichte.

CD: Sie haben jetzt schon öfter erwähnt, dass Sie die erste Phase als propagandistische bezeichnen. Wenn Sie so zurückgucken, welche weiteren Phasen würden Sie beschreiben? Welche Phasen gab es für die Verhaltenstherapie und welche für die GVT bzw. DGVT? Gab es Wendepunkte, Höhepunkte, Tiefpunkte?

Prof. Dr. Dr. Peter Gottwald: Ich glaube, diese erste Phase ist mit diesem Begriff tatsächlich am besten beschrieben. Es war Begeisterung, es war nicht nur Propaganda mit dem negativen Aspekt. Es war wirklich Begeisterung, die sich auch mitgeteilt hat. Und trotzdem entsteht eine Kritik, und die ist damals vor allem von Perry London formuliert worden. Er hat damals ein Buch geschrieben: „The End of Ideology in Behavior Therapy“. Da war schon klar, dass das Sprichwort „Neue Besen kehren gut“ auch auf die Verhaltenstherapie angewendet werden würde. Je mehr man gearbeitet hat, je mehr Fälle bekannt wurden, umso komplexer wurde die Geschichte und umso länger dauerten schließlich auch wieder die Therapien. Man kann also sagen, auf diese erste Phase folgte möglicherweise eine Phase der Ernüchterung, der Versachlichung der Arbeit und der Anpassung der Verhaltenstherapie an diese neuen Bedingungen, theoretisch wie praktisch, wobei diese Anpassung verschiedene Wege genommen hat.

Die kognitive Verhaltenstherapie ist ja auch solch eine Anpassungsbewegung gewesen. Komplexere Systeme anzugehen mit neuen Mitteln der Verhaltenstherapie erforderte neues Denken mit Einbeziehung der kognitiven Inhalte, das wäre für mich die dritte Phase bis hin zu dem Punkt, wo mit Grawe und anderen zur horizontalen Verhaltensanalyse die vertikale Verhaltensanalyse dazukam, die Handlungstheorie. Alles das, was Innerhofer schon 1972 entwickelt hatte, wurde dann plötzlich allgemein anerkannt. Man kann sagen, diese vierte Phase ist eine Konsolidierung auf einer bestimmten Ebene der Anpassung, auch einer theoretischen Anpassung. Es werden jetzt kognitive, systemtheoretische, experimentalpsychologische Dinge zusammengenommen, um Verhalten zu modifizieren, also Erweiterung und Konsolidierung. Die Gefahr darin wäre möglicherweise die Festschreibung auf bestimmte Techniken. Auf der anderen Seite, wenn man die Therapie jetzt im Verhältnis zu den anderen Therapien sieht, muss man sich natürlich auch fragen, ob es Berührungspunkte zur Gesprächstherapie oder zur Psychoanalyse gibt. Es gab ja immer wieder einzelne Leute, die versucht haben, diese Verbindungen herzustellen, Keupp zum Beispiel zur Psychoanalyse. Es gab in Richtung Gesprächstherapie einige Leute, die versucht haben, das zu verbinden – ich habe die Namen jetzt leider vergessen.

Wenn ich also Phasen bestimmen sollte, dann würde ich nach der Begeisterungsphase, der Versachlichungsphase, als dritte Phase die der Anpassung und Erweiterung im theoretischen Sinne nennen. Und die vierte Phase wäre dann sozusagen nach dem Psychotherapeutengesetz die des Einfrierens eines bestimmten Status. Das wäre eine Gefahr, so würde ich das sehen. Woher jetzt im Augenblick irgendwelche Kräfte kommen könnten, die das wieder dynamisieren, sehe ich im Augenblick nicht. Weder von der humanistischen noch von der psychoanalytischen Seite sind irgendwelche neuen Impulse so lebendig, dass sie das mit der Verhaltenstherapie zusammenschmelzen könnten. Das sehe ich einfach nicht. Was sich so zeigt an transpersonaler Bewegung, transpersonaler Psychologie und Psychotherapie ist zu vereinzelt und noch nicht genau untersucht. Und wie weit jetzt weitere Untersuchungen und Anstrengungen zur Verwissenschaftlichung einzelner Therapieformen dazu beitragen können?

Also wenn die Gestaltpsychologie oder -therapie befragt würde oder die Transaktionsanalyse oder die Gesprächstherapie, die als Nächste sozusagen dran wären, dann könnte es sein, dass dann mit Transaktionsanalyse und auch Gestalttherapie wieder mehr dynamische Aspekte hereinkommen. Von Seiten der GwG könnten auch wieder humanistische Aspekte hereinkommen. Wenn diese sich also auch etablieren und akzeptiert werden, dann könnte sich auch die Verhaltenstherapie wieder freier bewegen. Das scheint mir eine Möglichkeit zu sein. Aber das ist nicht mehr mein Interesse und nicht mehr mein besonderes Anliegen. Ich habe mich aus dieser Diskussion eigentlich ziemlich zurückgezogen und habe mich dann eher philosophisch orientiert. Meine beiden Vorträge, 1982 und 1984 auf den Kongressen in Berlin, zeigen einfach, wohin ich mich dann weiterentwickelt habe.

CD: Was waren Ihre Gründe, dass Sie sich von der Verhaltenstherapie, von den Theorien, von den Konzepten und vielleicht auch von den Methoden abgewendet oder wegbewegt haben?

Prof. Dr. Dr. Peter Gottwald: Für mich war der Grund, dass ich gemerkt hab, wie sehr ich mich habe einfangen und faszinieren lassen von diesem einfach aussehenden theoretischen Gefüge in der Verhaltenstherapie. In dem Maße, wie ich mich geöffnet habe und mich öffnen musste, hier in der Lehrtätigkeit, habe ich einfach gesehen, wie groß die wirkliche Vielfalt der therapeutischen Bewegungen ist und wie vielfältig und heterogen die theoretischen Systeme sind. Dann habe ich angefangen zu suchen, ob es irgendeine Möglichkeit gibt, ein theoretisches System auf philosophischen Grundlagen zu entwickeln, das sozusagen die Basis für alle diese Therapieformen werden kann. Damit bin ich heute noch beschäftigt. Ich habe da die ersten tastenden Versuche gemacht und habe die auch wiederum der DGVT in diesen Vorträgen 1982 und 1984 zum Geschenk gemacht, so war ich ihr eben immer noch verbunden. Ich habe wirklich immer nur das gebracht, was mich in diesem Versuch, eine allgemeine Theorie zu entwickeln oder ein allgemeines Fundament zu legen, wirklich gerade bewegt hat. Ja? Das ist so der Punkt. Aber es ist gleichzeitig nicht nur eine Geschichte einer Theorie, es ist einfach auch eine Lebensgeschichte. Wir haben alle unser berufliches Leben mit dieser Bewegung verbracht. Das darf man nicht vergessen, das ist schon interessant.

CD: Ich glaube, ich mache jetzt einen Schwenk hin zur DGVT. Sind Sie damals nach dem Vorstandswechsel auch ganz aus der DGVT ausgetreten?

Prof. Dr. Dr. Peter Gottwald: De facto, ja. Ich habe die ganzen Jahre dann praktisch nicht mehr in den ganzen Institutionen der DGVT mitgearbeitet. Ich habe mit diesen Kongressbesuchen und so weiter den Kontakt gehalten, und das wurde zunehmend loser. Ich habe mich seit 1984 dann nicht mehr artikuliert, bis ich dann 1993 mit Peter Kastner noch mal diesen Artikel für die VPP über die Handlungstheorie geschrieben habe. Damals war ich eigentlich schon nicht mehr in diesem ganzen Geschehen drin. Ich war dann jemand, den man einlud zur 25-Jahr-Feier, weil er eben Geschichten von der Vergangenheit erzählen konnte. So ist das gewesen. Ich kann also sagen, die letzten 15 Jahre spiele ich innerhalb der DGVT überhaupt keine Rolle mehr. Das ist für mich auch überhaupt kein Problem. Ich stehe dazu, was damals gewesen ist, ich bin froh, dass ich den Schritt so gemacht habe und mich nicht auf die andere Seite geschlagen habe, aber es war dann nicht mehr meine Sache. Ich bin aus Anhänglichkeit drin geblieben und letztendlich letztes Jahr ausgetreten, weil ich gesagt habe, ich gehöre nicht mehr dazu. Das ist ein Teil meiner Vergangenheit, ich trete auch nicht im Zorn oder sonst irgendwas aus, sondern weil es einfach Zeit ist, diesen Schlussstrich auch mit meiner Pensionierung zu tun. Und das Interessante ist, dass ich immer noch mit sehr vielen Leuten sehr gute Beziehungen habe und wir eben immer noch sehr verbunden sind.

CD: Aus der frühen Zeit?

Prof. Dr. Dr. Peter Gottwald: Aus der frühen Zeit, aber auch aus der Zeit mit Steffen Fliegel und den Nachfolgenden. Aus dieser Zeit kenne ich noch sehr viele, und irgendwie schätzt man sich, weil man hat eine bestimmte Sache miteinander durchgestanden, sich durchgebissen. Aber in Bezug auf diese ganze Bewegung, „Dove DGVT?“, Wo gehst du hin?, da habe ich noch einmal versucht, diesen Ansatz, diese Handlungstheorie, einzubringen, aber der ist so fremd für die ganze Bewegung, dass er einfach nicht rezipiert worden ist. Das ging einfach nicht. Das ist auch weiterhin mein Interesse: Gibt es eine Form von Interaktion, von Theorie, die so frei ist, dass sie sich mit den ganzen Theorien beschäftigen kann, ohne in einer bestimmten Theorie stecken zu bleiben? Das ist ja immer noch eine offene Frage.

Ich bin weder ein Anhänger der Graweschen systemtheoretischen Versuche noch der kognitiv-theoretischen, bin aber auch nicht in diesem Sinne psychoanalytischer Theoretiker. Vielleicht bin ich doch tatsächlich am ehesten in Richtung humanistische Psychologie gegangen. Ich habe auch da keine Theorie, suche aber einen Umgang mit Theorien, mit der Vielfalt von Theorien. Ich suche einen Umgang als Kommunikation, als eine freie Kommunikation, die nicht von vorneherein theoretisch gebunden ist. Vielleicht ist das sogar eine Reaktion auf die frühe Erfahrung des Gebundenwerdens durch die propagandistische Verhaltenstherapie. Ja, dass ich da so stark reagiert habe, dass ich sage: „Nie wieder will ich in ein bestimmtes System so eingebunden werden, dass ich zur Speerspitze für irgendetwas werde.“ Wenn man es auf einen Punkt bringen sollte, dann wäre das der zentrale. Deswegen war ich eben auch weder beteiligt an den Überlegungen und Kämpfen um die praktische Umsetzung des Psychotherapeutengesetzes – das ist ja vor allen Dingen Steffen Fliegel zu verdanken – noch war ich in den weiteren theoretischen Auseinandersetzungen eingebunden. Ich habe mich jetzt auch nicht mehr mit Grawe auseinandergesetzt, nur noch im Rahmen von Veranstaltungen, weil mir einfach diese besondere Handlungstheorie zusammen mit Neuropsychologie wieder zu stromlinienförmig ist. Heute ist es ja so, wir haben keine Klinische Psychologie mehr, sondern die Hoffnung ist ja die, dass wir eine Neuropsychologie mit bildgebenden Verfahren haben, und die wird dann sozusagen durch Trainingsmethoden und Medikamente so lange verändert, bis das Hirnbild stimmt. Das ist so der Trend, den ich auch hier sehe.

CD: Was mich jetzt noch mal interessieren würde: Was waren Ihrer Meinung nach die Gründe dafür, dass die Verhaltenstherapie sich auch in der Konkurrenz zu den Therapieverfahren, die Sie gerade auch genannt haben, Gesprächstherapie, Gestalttherapie, so etablieren konnte und jetzt letztendlich mit der Verabschiedung vom Psychotherapeutengesetz neben der Psychoanalyse und den tiefenpsychologischen Verfahren als wissenschaftlich anerkannte Methode gilt und die Gesprächstherapie oder die Gestalt- oder Familientherapie oder andere Therapieansätze eben nicht?

Prof. Dr. Dr. Peter Gottwald: Auf der einen Seite gab es ja tatsächlich enorm viele wissenschaftliche Untersuchungen und es gab ein sehr gutes wissenschaftliches Fundament. Das hat letztlich den Ausschlag gegeben. Ich meine, bei der Psychoanalyse ist das letztlich eine ganz andere Geschichte, die war schon viel zu sehr verankert, die hätte man sowieso nicht aushebeln können. Das wäre auf keine Weise möglich gewesen, die musste drin bleiben. Aber dass die Verhaltenstherapie hineingekommen ist, verdankt sie genau diesem Impuls der Wissenschaftlichkeit, Wirksamkeit und Wirtschaftlichkeit. Die anderen Richtungen konnten das bis jetzt in dem Umfang einfach nicht realisieren. In den Graweschen Untersuchungen kommt das auch deutlich zum Ausdruck. Natürlich sind die einen mehr oder die anderen weniger diesen Weg gegangen. Aber wie weit Psychotherapie als wissenschaftliche Methode überhaupt erfasst werden kann, mit wissenschaftlichen Methoden als Technik durchstrukturiert werden kann und inwieweit sie nicht doch offen bleiben muss für dynamische, tiefendynamische oder eben auch für humanistische Kommunikationsaspekte, die nicht wissenschaftlich sind, diese Frage wurde verdrängt, weil die Verhaltenstherapie da war und sagte, das ist nicht so relevant.

Das ist, glaube ich, auch ein Punkt, dass da ein Verfahren war, das von sich demonstrativ sagen konnte, wir können auch ohne Dynamik und ohne Kommunikation therapieren, so hart das jetzt klingt. Das war genau das, was ein bestimmter Teil der Gesellschaft auch wollte und brauchte und dann auch unterstützt hat, zusammen mit der Misere des Krankenkassenwesens und der Therapien, dass die Gesundheit nicht mehr bezahlbar ist. Es wurde das genommen, was anscheinend am ehesten diesem Versprechen gerecht wurde, und nichts, was irgendwie unklar war, unklar humanistisch oder tiefenpsychologisch war. Das ist die einzige Erklärung, die ich dafür habe.

CD: Würden Sie denn im Nachhinein auch sagen, dass die Verhaltenstherapie tatsächlich mit so einem technologischen Verständnis angetreten ist? Für mich stellt sich das im Rückblick durchaus sehr heterogen dar. Wenn man jetzt in der aktuellen Literatur oder auch in die Graweschen Untersuchungen guckt, da ist klar, dass Beziehung ein wichtiges Moment ist.

Prof. Dr. Dr. Peter Gottwald: Aber es ist eine Ressource, es ist nicht mehr die Basis für alles. Das ist ein Unterschied. Wenn – wie in der Psychodynamik und wie in der humanistischen Psychologie gegründet auf Buber und später bei Rogers –, wenn die Beziehung das Allerwichtigste in der Psychotherapie ist, die sich in Empathie und Echtheit und im Einfühlen und Verstehen ausdrückt, dann hat die Verhaltenstherapie damit sozusagen überhaupt nichts zu tun, weil sie das so nie thematisiert hat. Sie ist technologisch formuliert gewesen und hat diesen Beziehungsaspekt, würde ich sagen, erst unter Druck aufgenommen, weil die Beziehung jetzt als Ressource verstanden wird. Wenn aber Beziehung als Ressource verstanden wird, wird sie technisch. Ressource ist ein technischer Begriff. Das ist schon faszinierend, dass das unter Druck aufgenommen wird, aber es kann nicht mit der ganzen Fülle des Beziehungsbegriffs aufgenommen werden, wie er sich in hundert Jahren Psychotherapiegeschichte entwickelt hat.

CD: Weil es eigentlich auch keine Konzepte dafür gibt.

Prof. Dr. Dr. Peter Gottwald: Ja, weil es in gewisser Weise keine Konzepte geben kann, weil jedes Konzept von Beziehung, wenn es dann theoretisch wird, systematisch wird und eben auch technisch werden kann. Das ist der Punkt.

CD: Was ich da jetzt noch einmal von Ihnen wissen wollte, wie haben Sie das damals in der propagandistischen Phase wahrgenommen oder vertreten?

Prof. Dr. Dr. Peter Gottwald: Ich denke, wir haben das damals ziemlich naiv verstanden als eine Befreiungsbewegung. Jarg hat das ja oft so gesagt: Der Verhaltenstherapeut macht sich selber zum Verhaltensingenieur seiner selbst und vermittelt dem Patienten genau das. Du kannst zum Ingenieur deiner selbst werden und kannst dich dann von deinen Phobien und deinen Zwängen und so weiter befreien. Dann bist du frei und kannst den nächsten Schritt selbst gehen. Man kann sie sozusagen als eine missverstandene Freiheitsbewegung verstehen, und so hat man sie wohl auch verstanden. Die ganze Dialektik von Freiheit und Dynamik und Gebundenheit durch das Unbewusste, die kam dann nicht mehr in den Blick. Heute denke ich, man war auch unbewusst froh, dass man die nicht in den Blick nehmen musste.

CD: Warum?

Prof. Dr. Dr. Peter Gottwald: Weil man natürlich auf diese Art und Weise befreit davon war. Man konnte sich in der Illusion der Freiheit wiegen. Das hat auch Schalkhaußer auf seine Weise immer gesagt: „Gebunden im Kapitalismus wiegt man sich in der Freiheit der Entscheidung als Verhaltenstherapeut." Das war ja brillant, der ist ja ein brillanter Kopf. Und so, denke ich, kann man auch bei vielen nicht nur innerhalb der Zeit, sondern auch innerhalb der Personen sagen, dass die Verhaltenstherapie tatsächlich eine Reaktionsbildung gegen die Psychoanalyse war. Viele von uns hatten Berührungen mit der Psychoanalyse, viele hatten vorher Psychoanalyse gelesen, ehe sie Verhaltenstherapie gemacht haben. Und vielleicht könnte man, wenn man das machen könnte, uns alle zu psychoanalysieren, tatsächlich finden, dass Reaktionsbildungen eine große Rolle spielten, dass die ganze Verhaltenstherapiebewegung eine Abwehrbewegung gegen die Psychoanalyse war. So wie Russell Jacoby in seinem interessanten Buch im Grunde gezeigt hat, wie viel Neopsychoanalyse im Grunde eine Reaktionsbildung gegen die orthodoxe Psychoanalyse gewesen ist. „Soziale Amnesie" heißt das Buch.

CD: Das finde ich eine spannende These. Wogegen könnte die Verhaltenstherapie eine Reaktionsbildung gewesen sein?

Prof. Dr. Dr. Peter Gottwald: Gegen die Kränkung, dass man nicht Verhaltensingenieur seiner selber ist. Freud sagt, „Ich bin nicht Herr im Haus" oder „Du bist nicht Herr im Haus, das Ich ist nicht Herr im Haus". Daraus folgt dann, dass auch niemand sozusagen der Ingenieur seiner selber sein kann. Denn dieser Ingenieur tanzt seines Teils wieder an Fäden, die von unbewussten Kräften gesteuert werden. Und diese Kränkung kann verdrängt werden, wenn man eben solche Reaktionsbildung konsequent durchführt.

CD: Spannend.

Prof. Dr. Dr. Peter Gottwald: Spannend, und leider mit sehr vielen positiven und negativen Auswirkungen, deren Verzweigungen keiner richtig verfolgen kann. Aber so ist es, zu einer bestimmten Zeit kommt es zu einer Bewegung, es trifft auf Leute, die bereit sind, so etwas zu propagieren, und dann entsteht so etwas.

CD: Jetzt schlage ich einen Bogen zu dem Buch von Skinner, zu dem utopischen Moment. Was Sie da mit dem Verhaltensingenieur beschreiben, hat ja gleichzeitig auch ein utopisches Moment. Wie Sie vorhin gesagt haben, ist das gesellschaftsutopische Moment, dass sich eine Gesellschaft nach den Prinzipien organisiert und der Kontrolleur nicht mehr sichtbar wird. Aber er ist ja trotzdem da. Also heißt das, es gibt in dem Bild eine Parallele zu dem analytischen?

Prof. Dr. Dr. Peter Gottwald: Ja, die Regeln. Der Kontrolleur verschwindet, hinterlässt aber die Regeln, nach denen weiter gearbeitet wird. Im besten Falle sind es demokratische Regeln, die die Freiheit des Einzelnen respektieren, die Minderheiten schützen und trotzdem das Gemeinwesen lebensfähig halten. Aber es ist trotzdem eine Struktur, und die ist eben immer noch da, auch wenn der Kontrolleur sich selber diesen Regeln unterwirft und damit scheinbar verschwindet. Interessanterweise gibt es in Amerika drei Kommunen, die sich nach diesem Prinzip des Walden Two aufgebaut haben, die könnte man mal besuchen und sehen, was draus geworden ist. Das kann man im Internet finden.

CD: Die gibt es heute noch?

Prof. Dr. Dr. Peter Gottwald: Ja, die gibt es heute noch. Die eine heißt Twin Oakes, also die Zwillingseichen.

CD: Ja, das kommt mir bekannt vor.

Prof. Dr. Dr. Peter Gottwald: Ja, die gibt es schon sehr lange und offenbar nach diesem Prinzip. Man kann sich dort anmelden, dort Tage oder auch länger bleiben und sich an Ort und Stelle informieren. Ich habe es bis jetzt noch nicht geschafft, aber vielleicht schaffe ich das noch mal.

CD: Jetzt mache ich mal noch mal einen Sprung, und zwar wieder zu der DGVT und der Durchsetzung der Verhaltenstherapie. Was würden Sie sagen, welche Bedeutung hat die DGVT für den Professionalisierungsprozess der Verhaltenstherapie gehabt?

Prof. Dr. Dr. Peter Gottwald: Also ich denke, sie hat natürlich eine sehr große Wirkung entfaltet und hat eine sehr große Bedeutung gehabt. In gewisser Weise war es auch ... nicht gerade tragisch, aber auch der hinhaltende Widerstand hat ja letztlich nicht so viel bewirkt.

CD: Der Widerstand gegen das Gesetz?

Prof. Dr. Dr. Peter Gottwald: Ja. Der hat nicht bewirkt, dass zum Beispiel Psychotherapie anders organisiert wird, als sie es jetzt ist, sondern im Team organisiert wird. Das sind Dinge, die einfach nicht gelungen sind, insofern hat dieser hinhaltende Widerstand ... Ich weiß letztendlich nicht, was er bewirkt hat. Ich weiß nur, dass möglicherweise, wenn er nicht gewesen wäre, andere Verbände schneller die Verhaltenstherapie etabliert hätten, so würde ich mal sagen.

Eine ganz andere Geschichte ist, dass meiner Meinung nach bestimmte Ideen wiederkommen werden. Früher oder später – in der jetzigen Situation wahrscheinlich etwas früher – wird man sich dann wieder auf bestimmte Dinge besinnen, die man dann wieder entdeckt. Neue Gemeinschaftsbewegungen, neue Formen des Miteinander, die werden wieder kommen. Wenn die Zeit dafür da ist, werden sie entdeckt werden als wären sie etwas ganz Neues, aber in Wirklichkeit sind es Dinge, die zweihundert, dreihundert Jahre alt sind, von der Aufklärung über die Revolutionen bis zur Gegenwart hin. Insofern, denke ich, auf diese Zeitepoche hin besehen, war das ein heroischer Kampf, der nicht umsonst war, der aber nicht zu den Ergebnissen geführt hat, für die die neue DGVT 1974, 75 angetreten war: nämlich innerhalb der Psychiatrie-Reform eine bestimmte Psychotherapie zu etablieren.

Und das liegt nicht nur an der DGVT, das liegt auch daran, dass die DGSP ihrerseits nämlich psychotherapiekritisch und sogar -feindlich war, bis dahin, das sie auch gegen die Psychoanalyse feindlich eingestellt war. Das ist eine interessante Geschichte, das ist noch gar nicht so genau untersucht worden, glaube ich, was eigentlich diese besondere Psychotherapiefeindlichkeit innerhalb der DGSP eigentlich ausgemacht hat. Das, denke ich, lässt sich bis zu Pörksen und Dörner verfolgen, die es in gewisser Weise abgelehnt haben, für eine bestimmte Form von Psychotherapie, die ganz neu ist, irgendwie Stellung zu beziehen.

CD: Es gab ja – das haben Sie zu Beginn auch erzählt – unterschiedliche verhaltenstherapeutische Richtungen, die englische Schule, wie das manchmal bezeichnet wird, und die amerikanische, Wolpe aus Südafrika. Kann man sagen, dass vielleicht eine von den Schulen besonders stark rezipiert worden ist? Und als zweite Frage: Gibt es in der Bundesrepublik eine spezifische Entwicklung im Vergleich zu anderen europäischen Ländern bzw. zum angloamerikanischen Raum?

Prof. Dr. Dr. Peter Gottwald: Das habe ich nicht mehr so verfolgt, da kann ich nicht viel dazu sagen. Mir scheint, es ist hinterher in der kognitiven Verhaltenstherapie zusammengeflossen, die eben je nach dem Ergebnis der Verhaltensanalyse operante, klassische und kognitive Elemente zusammenbringt. Da gibt es eigentlich nicht mehr diese Spaltung, würde ich sagen. Sonst kann ich da nichts Genaueres zu sagen.

CD: Beim DGVT-Kongress vor zwei Jahren, beim Symposium „Pioniere der Verhaltenstherapie", haben Sie gesagt, dass aus Ihrer Sicht Herr Innerhofer ganz wichtig für die kognitive Wende war? Würden Sie das auch so einschätzen, dass die kognitive Wende in der Bundesrepublik später stattfand als im angloamerikanischen Raum? Wie ging diese Wende Ihrer Meinung nach vonstatten?

Prof. Dr. Dr. Peter Gottwald: Zu dem, was ich damals gesagt habe, stehe ich immer noch. Das ist etwas, was Innerhofer ziemlich früh und unabhängig von amerikanischen Entwicklungen gemacht hat. Die kognitive Verhaltenstherapie kommt bei uns sozusagen sechs bis sieben Jahre später, mit der Rezeption durch die Eva Jaeggi. Mit ihrer Dissertation und Rezeption der kognitiven Verhaltenstherapie ist sie die Erste gewesen, die das sozusagen offiziell in der Bundesrepublik propagiert hat. Aufgrund ihrer eigenen Geschichte, ihrer Richtung, ist sie dann wieder mehr in Richtung Psychoanalyse gegangen.

Was Innerhofer damals gemacht hat und was seine genuine Leistung war, war, dass er gesagt hat, wir brauchen ein Modell, das die Komplexität besser abbildet als dieses unhandliche, unbeholfene Denken des ABC-Schemas. Damit hat er den Regelbegriff eingeführt. Aber er hat ihn so eingeführt, wie er sozusagen in der kognitiven Psychologie schon immer eingeführt gewesen ist, nämlich als etwas, was verhaltensrelevant ist, auf Erwartungen, Befürchtungen und so weiter basiert und durch Konsequenzen gesteuert wird, zum Beispiel durch Sanktionen. Wenn Sie sich in der operanten Literatur mal die Versuche ansehen, den Regelbegriff zu formulieren, das ist unglaublich kompliziert, wenn man versucht den Regelbegriff in dieses Schema von diskriminativen Reizen als besondere Klasse von diskriminativen Reizen einzubauen. Das ist auch so etwa in den 60er Jahren gemacht worden und das ist einfach unhandlich. Da hat Innerhofer sehr konsequent gesagt: „Dann gehe ich zu diesem Begriff der Regel, die Konsequenzen hat, wenn sie befolgt wird oder nicht befolgt wird, aber die ihren Sinn haben muss.“ Eine Regel ist nur eine Regel, wenn sie beobachtbar ist, Konsequenzen hat und einen Sinn hat, der sozusagen kommunikativ zwischen dem Regelgeber und dem Regelnehmer vereinbart wird. Das ist ein kognitives Modell und als solches ist es damals auch veröffentlicht worden.

Interessanterweise gab es Kollegen, die damals nicht verstanden haben, was wir da wollten. Die haben gesagt: „Ich verstehe nicht, warum habt ihr das gemacht?“ Es wurde nicht gesehen, dass dieses Modell den Schematismus zugunsten eines anderen Modells verlässt, das auch verhaltensmäßig basiert werden kann, das sich aber für kognitive Prozesse öffnet, die nicht alle erfassbar sind. Natürlich kann man Befürchtungen erfragen, natürlich kann man sagen: „Du musst deine Hausaufgaben machen, damit du gute Noten in der Schule hast.“ Aber was da wieder dahinter steht, weist eigentlich mehr in die tiefendynamische Richtung.

Die kognitive Richtung ist gleichzeitig offen für die Tiefendimension von Kognitionen, für die Tiefenaffekte. Das haben wir damals nicht so formuliert, aber es war eigentlich klar, dass, wenn man die Kognitionen reinlässt, das Unterbewusste durch die Hintertür mit hereinkommt. Das war der Punkt. Darauf wollte ich noch bei dieser Gelegenheit hinweisen, weil das meiner Meinung nach in der deutschen Rezeptionsgeschichte gar nicht so gesehen wird, dass es hier schon Ansätze gab, die mindestens so weit waren wie das, was sich in den Vereinigten Staaten entwickelt hat, wenn nicht sogar weiter. Innerhofer hat das auch so weiterentwickelt, er hat auch eine Handlungstheorie formuliert, die in diese Richtung gegangen ist, aber das ist alles nicht mehr veröffentlicht worden. Ich glaube, er macht jetzt noch einmal einen Versuch, das noch mal zusammenzubringen. Meiner Erinnerung nach ist dieses Regelmodell dann auch in diesem Modellversuch im Hasenbergl in München eingesetzt worden, das ist in dem Sonderheft, das ich mit Heiner Keupp zusammen herausgegeben habe, beschrieben. Da findet man das auch wieder.

CD: Jetzt noch als Abschlussfrage: Gibt es noch irgendwelche Aspekte oder Punkte, Geschichten oder Anekdoten, über die wir jetzt noch gar nicht gesprochen haben, die Sie aber für wichtig halten?

Prof. Dr. Dr. Peter Gottwald: Interessant ist natürlich immer die Dynamik zwischen den Chefs und uns jungen Assistenten gewesen. Gerade bei Brengelmann war das unglaublich interessant, weil er eine unglaublich dynamische Person gewesen ist. Sie wissen ja vielleicht, dass er im Krieg beide Beine verloren hat und dann das ganze Studium in einer unglaublichen Energieleistung durchgezogen hat. Er war von einer Energie und Ausstrahlung, da konnte man sich wirklich schwer entziehen. Ich bin zweimal mit ihm in Irland gewesen. Ich weiß noch, wie wir die verschiedenen Orte besucht haben, wie wir einen richtigen Kongressort gesucht und gleichzeitig Whiskey getrunken haben. Das war damals natürlich einfach ein unglaubliches Erlebnis. Und dann gab es natürlich dieses Aufeinanderprallen dieser Person mit diesem unglaublich feingeistigen und feinsinnigen Görres. Mit seiner psychoanalytischen Vergangenheit, mit seiner Geschichte als Vatikanberater war der eine unendlich andere Person.

Da gibt es eigentlich nur eine Anekdote, die ich erzählen kann: Görres hatte offensichtlich irgendwann mal Interesse für die Urschreitherapie und Brengelmann hatte zu dem Zeitpunkt das sogenannte Psychomobil gekauft und installiert. Das war ein Wohnwagen, mit dem man umherfahren und ambulant Verhaltenstherapie machen konnte, der war speziell entwickelt worden, um Verhaltenstherapie bei Alkoholikern zu machen. Das kommt auch in dem Film „Heilen durch Lernen“ vor. Die Legende geht dahin, dass Görres im Psychomobil stand oder saß, die Tür geschlossen war und Brengelmann draußen stand und Görres drin den Urschrei ausstieß und Brengelmann sagen sollte, ob man den da draußen hören konnte oder nicht *(beide lachen)*. Ich weiß nicht, wie es ausgegangen ist, ich weiß auch nicht, wie es weitergegangen ist, aber an die Geschichte kann ich mich gut erinnern.

CD: Waren Görres und Brengelmann eigentlich ungefähr gleich alt?

Prof. Dr. Dr. Peter Gottwald: Görres muss wohl so fünf, höchstens zehn Jahre älter gewesen sein. Ploog war im gleichen Alter wie Brengelmann. Und das war wiederum eine ganz andere Sache, der hatte sehr viel Toleranz, sagen wir mal, für uns Mitarbeiter, der hat uns sehr viel auch allein machen lassen.

CD: Brengelmann?

Prof. Dr. Dr. Peter Gottwald: Nein, Ploog, Brengelmann aber übrigens auch. Wenn man konsequent selbstständig etwas durchführen wollte, da hat er wirklich sehr gut unterstützt. Und das haben auch Leute wie Revenstorff, Becker-Carus und andere immer wieder betont, dass das in dieser Abteilung eine einmalige Situation war. Es sind ja auch sehr viele Ordinarien daraus hervorgegangen, zum Beispiel Cohen, Revenstorff, Becker-Carus, von Cranach. Das hat schon eine gewisse Auswirkung gehabt, auch in der experimentellen Schule. Das Lernen in allen Formen von Tests, den Lernaspekt herauszuarbeiten, das war ihm immer wichtig. Insofern sind auch seine Persönlichkeitstheorien eine in sich geschlossene, strenge Form von experimenteller Psychologie. Eine letzte Anekdote, die von ihm überliefert ist: „Die große Erglühung steht uns aber noch bevor.“

CD: Die große Erglühung, was ... *(beide lachen)?*

Prof. Dr. Dr. Peter Gottwald: Er war ja lange in England gewesen und wollte sagen, die große Erleuchtung oder was weiß ich, und sagte: „Die große Erglühung steht uns aber noch bevor.“

CD: Brengelmann ist für mich so eine eigene Persönlichkeit. Ich habe ja jetzt viele Leute interviewt, die in München waren, und so weiß ich jetzt einerseits, dass es diverse Konflikte gab und dass Brengelmann sich möglicherweise auch problematisch verhalten hat, was die Finanzen und die Hierarchien anbelangt. Gleichzeitig scheint er aber eine sehr faszinierende Persönlichkeit gewesen zu sein. Weil Sie jetzt die Anekdote erzählt haben, nutze ich jetzt die Gelegenheit und frage Sie auch noch einmal was auch zu seiner Lebensgeschichte, weil ich bisher relativ wenig über ihn weiß. Er war Arzt und Psychologe und war er bei Eysenck?

Prof. Dr. Dr. Peter Gottwald: Von der Ausbildung her war er Arzt und Psychologe, er hat nach dem Krieg in Deutschland studiert. Wann er genau nach England gekommen ist, weiß ich nicht. Aber er hat dort noch mal studiert, hat den PhD erworben und hat dann in London gearbeitet. Von London aus ist er ans Max-Planck-Institut berufen worden. Er ist bekannt geworden durch seine Arbeiten zur Persönlichkeit – Persönlichkeitsforschung – und Lerneffekten bei Testverfahren, und auch durch seinen frühen Einsatz für neue Psychotherapieverfahren.

Ich möchte auch nicht über ihn sprechen, weil er für mich eine sehr verletzliche Person gewesen ist und auch eine sehr verlässliche Person, und die unendlichen Spannungen, die er nun mit sich auszumachen hatte, sind, glaube ich, auch das Ergebnis dieser schauerlichen Traumatisierung im Krieg.

Auf der anderen Seite hatte er eben diese Großzügigkeit, er hat diesen Wurf gewagt, er hat die Konsequenzen ohne Klage auf sich genommen, das war auch schon interessant und auch wichtig als Vorbild. Mehr kann ich nicht sagen dazu.

CD: Dann ich danke Ihnen vielmals für dieses Interview.

Biographische Angaben

Prof. Dr. Dr. Peter Gottwald
geboren 1935

Beruflicher Werdegang

Studium der Medizin in Kiel
1962 Promotion zum Dr. med. in Kiel
1965 Studienaufenthalt in Boston
1966–1976 Wissenschaftlicher Mitarbeiter am Max-Planck-Institut für Psychiatrie in München
1972 Promotion zum Dr.rer.soz. (Psychologie) an der Universität Konstanz
Seit 1977 war Herr Gottwald Inhaber des Lehrstuhls für Psychologie mit dem Schwerpunkt Psychotherapie an der Carl-von-Ossietzky Universität Oldenburg

Sein Interesse richtet sich insbesondere auf die Verwirklichung des von Jean Gebser so genannten Integralen Bewusstseins
Als Zenschüler steht er seit 1981 in der Tradition der Kamakura Schule der *Drei Kostbarkeiten*

Publikationen (Auswahl)

Gottwald, Peter (1993). *In der Vorschule einer Freien Psychologie. Forschungsbericht eines Hochschullehrers und Zenschülers* (2. Aufl.).
Gottwald, Peter (1998). Psychotherapie und spirituelle Übungswege. Vortrag auf der Tagung der Internationalen Jean Gebser Gesellschaft 1998 in Berlin. In: *Jahrbuch der Internationalen Jean Gebser Gesellschaft 1998.*
Gottwald, Peter (1999). Psychotherapie und die Wege zur Ichfreiheit. *TPP 2*/1999
Gottwald, Peter (2003). *Zen im Westen – Neue Lehrrede für eine alte Übung.* Münster, 2003 (LIT-Verlag).

Konaktadresse

Universität Oldenburg
Amenländer Heerstr. 114–118
26121 Oldenburg
E-Mail: Peter.Gottwald@uni-oldenburg.de

Dr. Steffen Fliegel

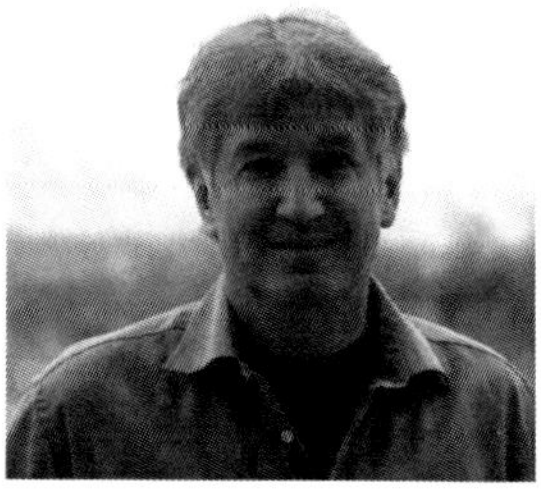

Interview am 17.10.2001 in Essen

CD: In welchem Kontext hast du die Verhaltenstherapie kennengelernt, wann war das, in welchem Kontext, was fandest du an der Verhaltenstherapie damals interessant, was hat die VT vielleicht auch versprochen, was war vielleicht auch problematisch?

Dr. Steffen Fliegel: Ich habe das Glück gehabt, ich habe in Münster studiert und habe drei Schwerpunktausbildungen machen können: Verhaltenstherapie, Gesprächspsychotherapie und Gruppendynamik schon damals mit Patientenbehandlungen. Mir wurde ziemlich schnell klar, dass die Verhaltenstherapie eine sehr aktive Therapie ist, was mir liegt, und ich hatte in Münster in der Verhaltenstherapie eine Ausbilderin und Ausbilder, die Margarete Reiss und den Dietmar Schulte, die mir die Verhaltenstherapie sehr positiv nahegebracht haben. Es gab viele Materialien und viel zu tun, aktiv zu arbeiten mit den Patienten und Patientinnen. Das hat mir eigentlich sehr gelegen. Es waren wirklich inhaltliche Gründe und es war, denk ich, auch bedingt durch die Fachleute, die mir diesen Therapiebereich nahegebracht haben.

CD: Haben damals also die verschiedenen Therapierichtungen in Münster schon eine gewisse Tradition gehabt?

Dr. Steffen Fliegel: Ja, Münster war damals sicherlich schon eine Psychotherapiehochburg für Verhaltenstherapie und Gesprächspsychotherapie. Es waren auch Leute wie – sagen wir mal – Vaitl, heute in Gießen, oder Fiedler, heute in Heidelberg, Schulte in Bochum. Margret Reiss ist leider gestorben. Die waren in diesen Bereichen damals schon recht ausgewiesen, wenn man das zu diesem Zeitpunkt überhaupt schon sagen konnte. Ich habe 71, 72 dann Klinische Psychologie gemacht, hatte eine Stelle als studentische Hilfskraft und dann eine wissenschaftliche Hilfskraftstelle. Nach dem Diplom hatte ich hinterher ein Jahr die Möglichkeit, in der Beratungsstelle der Universität zu arbeiten. Die war auch sehr verhaltenstherapeutisch ausgerichtet und so gab das dann einfach eine Entwicklung in diese Richtung.

CD: Hm, die Beratungsstelle. War das eine Beratungsstelle für Studierende oder war das schon so etwas, was man heute unter einer Ambulanz verstehen würde?

Dr. Steffen Fliegel: Ja, denk ich, heute würde man so etwas darunter verstehen können. Das war eine sogenannte Erziehungsberatungsstelle, die von der Stadt Mittel für die Beratung und Behandlung Kinder, Jugendlicher und Eltern bekam. Es wurden aber auch erwachsene Studierende betreut, das wurde dann aus Uni-Mitteln finanziert. Der Gründer dieser Beratungsstelle war Heckhausen, der dann aber von Münster nach Bochum gegangen ist. Bochum hat viele Münsteraner abgezogen. Und dann war die Lilli Kemmler die Übermutter in Münster. Was die Therapierichtungen anging, war sie sehr offen, sie hat sozusagen ihre drei Bereiche, ihre Zöglinge groß werden lassen.

Es gab für mich eigentlich nichts Kritisches an der Verhaltenstherapie, es war eher so die Abgrenzung von den anderen Richtungen. Ich sah eher kritische Dinge bei der Gesprächspsychotherapie und dachte, nur durch Reden kann man viele Probleme eigentlich nicht lösen, na ja, und der Bereich Gruppendynamik und Gruppentherapie war mir zu eng.

CD: Es wird ja für die Anfangszeit immer so beschrieben, dass es da auch so eine euphorische Begeisterung für die Verhaltenstherapie gab, jetzt mal in Anführungsstrichen. Hast du das bei dir selber auch so erlebt oder hast du das auch noch wahrgenommen?

Dr. Steffen Fliegel: Ja, sicherlich auch, aber ich finde, es war für die Psychotherapie insgesamt viel Euphorie da. Und die Verhaltenstherapie hatte auch durch ihr eigenes Zutun viele Vorurteile auf den Markt geworfen. Sie ist ja natürlich von den tiefenpsychologischen Richtungen sehr kritisiert worden, weil sie durch ihre Kurzinterventionen und ihr klares theoretisches Konzept sehr bedrohlich war. Und sie hat diese Abgrenzung auch durch viel Polemik mitgeschürt, das muss man sagen. Das ist sicherlich heute anders geworden. Aber sagen wir mal so, es war damals nichts besonderes Verhaltenstherapeut zu sein, es war eher was besonderes Analytiker zu sein. Die Verhaltenstherapie damals so auf den Markt zu werfen, war damals gar nicht so einfach, weil sie hatte in Deutschland nicht die Person, die die Verhaltenstherapie verkörperte. Familientherapie hatte Satir, jetzt nicht in Deutschland, aber sie hatte so zugkräftige Personen, Gesprächspsychotherapie hatte Rogers ... Pearls. Es waren überall, sagen wir, Überväter oder Übermütter da. Und die Verhaltenstherapie hatte keinen, nicht eine Person, wo man sagen würde: „Ja, an der orientiere ich mich." Es gab viele. Und in Deutschland, würde ich sagen, hat sicherlich Dietmar Schulte mit die wesentlichsten Impulse gesetzt durch seine damalige Verhaltensanalyse und sein erstes Buch „Diagnostik in der Verhaltenstherapie", Christoph Kraiker durch sein „Lehrbuch der Verhaltenstherapie" oder „Handbuch der Verhaltenstherapie" hieß es damals. Aber trotzdem waren alle nicht so Menschen, an denen man sich so klar orientieren konnte und sagen konnte: „Das sind meine Vorbilder." Deswegen gab es viele Strömungen, vieles wurde ja aus USA herübergeholt, ausprobiert und übernommen. Aber von daher hatten natürlich die Verbände eine bestimmte Funktion, die Verhaltenstherapie stärker zu etablieren, als dass es Einzelpersonen waren.

CD: Denkst du, es war, was den Etablierungsprozess anbelangt, bei anderen Therapierichtungen anders?

Dr. Steffen Fliegel: Ja, ja, also so etwas wie Tausch in der Gesprächspsychotherapie gab es in der Verhaltenstherapie nicht. Und Kanfer, gut, der wurde immer eingeflogen, war dann der, der die Verhaltenstherapie stark aus den USA importierte, aber auch nur eine bestimmte Verhaltenstherapie. Ich glaube, das war ein sehr wesentlicher Punkt, und ich meine, das war sehr positiv für die Vielfalt der Entwicklung der Verhaltenstherapie, ja? Es gab eben nicht den Tausch-Ansatz oder die Klientenzentrierte Psychotherapie. Die Verhaltenstherapie hatte viel Spielraum zur Entwicklung und hat das damals sehr ernst genommen, wirklich nur das auf den Markt zu bringen, was mit einer empirischen Basis versehen war. Das ist sicherlich nicht immer so durchgehalten worden, aber es ist immer so dargestellt worden. Und das war sicherlich ein wichtiges Standbein, die empirische Psychologie als Basis zu nehmen.

CD: Von dem, was aus dem angloamerikanischen Raum rezipiert wurde, gab es ja, wie du sagst, auch unterschiedliche Ausrichtungen in der Verhaltenstherapie. Würdest du sagen, es gab in Münster eine bestimmte Richtung? Es gibt ja in den 60ern und 70ern unterschiedliche Zentren, von denen die Verhaltenstherapie ihren Ausgang genommen hat, und gab es in den unterschiedlichen Zentren unterschiedliche Ausrichtungen, und jetzt speziell in Münster, aber vielleicht weißt du das auch über andere Städte ...?

Dr. Steffen Fliegel: Also bekannt ist mir da nur München und Münster.

CD: Hm, und Hamburg?

Dr. Steffen Fliegel: Nee, Hamburg war eigentlich die GT-Hochburg.

CD: Die GT-Hochburg, ja, aber da gab es ja auch einige DGVT-Mitglieder?

Dr. Steffen Fliegel: Na ja gut, der Zaumseil als Mediziner war damals in Hamburg, der hat ein bisschen die medizinische Seite mit hineingebracht. Aber er war eigentlich immer mehr als Sozialpsychiater zu sehen ... Aber man kann eigentlich nicht sagen, dass die Verhaltenstherapie in Hamburg so etabliert war wie in Münster oder München und danach in Bochum. Das ist dann nach und nach gekommen, weil viele der Assistenten und Assistentinnen dann an anderen Orten Schwerpunkte setzten, z.B. Reinecker in Bamberg, und na ja, Bastine war eigentlich nie so richtig Verhaltens ... aber Fiedler ging dann nach Heidelberg, so wurden dann dort Schwerpunkte gesetzt. Eva Jaeggi war ja damals, als sie an der TU sich stärker engagierte, auch Verhaltenstherapeutin. Schulte war sicherlich ein konservativer Verhaltenstherapeut, der den klassischen Behaviorismus, die Lerntheorien hochgehalten und Klassisches und Operantes Konditionieren in seiner funktionalen Analyse verarbeitet hat. Von daher, denk ich, lassen sich die Strömungen, die die Verhaltenstherapie sich hat entwickeln lassen, sicherlich nicht an einem Ort festmachen. Oder das könnte ich jedenfalls jetzt nicht sehen. Überall ist die Verhaltenstherapie dann mitgeschwommen. Das war nach der Tiefenpsychologie auch das erste Verfahren, das dann eine Kassenanerkennung bekam durch den Ersatzkassenvertrag, der auf Verhaltenstherapie erweitert wurde.

CD: Und wie hat sich für dich dann die Verbindung zur GVT hergestellt, wenn ich richtig informiert bin, warst du erst in der GVT, oder warst du auch Mitglied im DBV?

Dr. Steffen Fliegel: Nein, war ich nie. Das war sozusagen die erste Konkurrenz zwischen Dietmar Schulte und mir. Ich war an seinem Institut Assistent, und er war mein Chef. Ich war Vorsitzender der GVT und er war Vorsitzender der DBV. Das heißt, es hat sich in Bochum damals gebündelt, Dirk Zimmer war ja in Tübingen, nee, der war damals nicht in Tübingen, der war, glaub ich, in der Schweiz. Das weiß ich nicht mehr genau, jedenfalls im Süden war der damals. Der ist ja auch viel herumgekommen und Dirk Zimmer ist Nachfolger von Dietmar Schulte in Münster geworden. Dietmar Schulte und mich hat bis heute ein Leben in Freundschaft verbunden und wir waren immer in Konkurrenz miteinander. Obwohl ich ihm in meiner Entwicklung unheimlich viel verdanke, weil er mir sehr viel Freiheiten gelassen hat und diese Konkurrenz auch akzeptiert hat. Das würde heute nirgendwo mehr so passieren. Für mich war damals die gesundheitspolitische Linie der GVT ausschlaggebend, gar nicht die Verhaltenstherapie.

CD: Kannst du dich noch erinnern, wie du zum ersten Mal von der GVT gehört hast, wie kam man denn überhaupt dazu?

Dr. Steffen Fliegel: Ja. Ich war Student. Wolfgang Fiegenbaum, Gisela Bartling aus Münster, eine andere Kollegin und ich und noch ein, zwei Leute aus Münster, wir hatten uns den ASTA-Bulli geliehen und sind nach München gefahren auf den GVT-Kongress.

CD: Wann war das denn?

Dr. Steffen Fliegel: Das war ... 74 hab ich Diplom gemacht, 1972. Ich hatte überhaupt keine Ahnung, was GVT war. Gesellschaft zur Förderung der Verhaltenstherapie, Verhaltenstherapie fand ich sympathisch, also bin ich hingefahren. Das war der erste Kontakt.

CD: War das dann vielleicht der Kongress, wo auch gleichzeitig der von der EA ... von der europäischen Gesellschaft ...?

Dr. Steffen Fliegel: Brengelmann oder wen meinst du?

CD: Ja, ja?

Dr. Steffen Fliegel: Ja, der war da, den habe ich gerade in meiner Aufzählung vergessen. Der hat natürlich in München die Verhaltenstherapie sehr mitgeprägt. Brengelmann war da sehr maßgeblich, Gottwald, die waren ja damals im Max-Planck-Institut für Psychiatrie in München. Uli Wittchen und Manfred Fichter von Prien am Chiemsee. Das waren damals die kleinen Assistenten zu der Zeit oder noch Studierende in München. die habe ich damals kennengelernt. Das war der Ausgangspunkt. Und dann haben wir, glaub ich, vier Jahre später, 76, die Tagung nach Bochum geholt.

CD: Und bei dem Kongress, da bist du dann auch der GVT beigetreten, oder hast mit deinen AK ...

Dr. Steffen Fliegel: Weiß ich nicht mehr. Kann ich nicht mehr sagen, also da oder kurz danach. Schon als Student war ich Mitglied, das weiß ich.

CD: Und für dich war da auch schon das – also das, was du vorhin gesagt hast – das Gesundheitspolitische das Interessante an dem Verband?

Dr. Steffen Fliegel: Ja, ja.

CD: War das dann eigentlich nach dem, was immer als Revolution bezeichnet wird, also 72 ...

Dr. Steffen Fliegel: ... hat sich der DBV, glaub ich, auch gegründet?

CD: ... hat sich der DBV gegründet. Nee, oder 71 hat sich der DBV gegründet und 72 war dann der Wechsel im Vorstand, als es den Notvorstand gab und sich die gesundheitspolitische Position, glaub ich, über die Studierenden da installiert hat.

Dr. Steffen Fliegel: Na ja, und ich fand die Leute auch interessant. Es war jetzt nicht so, dass ich so unglaublich politisch war, obwohl ich in Münster die ganze 68er Unruhe und 69 mitbekommen habe. Ich war schon fortschrittlich angehaucht, aber hatte jetzt nicht so viel Ahnung über Sozialpsychiatrie und Gemeindepsychologie und diese ganzen Konzepte. Aber mir haben die Leute sehr imponiert, ich fand die in ihrer damaligen Position sehr klar, außer Brengelmann, der war ja eher ein konservativer Verhaltenstherapeut. Die haben mir schon sehr imponiert. Ich glaube, es war einfach eine Aufbruchsstimmung, die mich der GVT sehr nahe gebracht hat, vielleicht war es auch eine Abgrenzung zu Dietmar Schulte, ich weiß nicht, aber auf jeden Fall habe ich mich in den Konzepten damals sehr wohlgefühlt. Und es war auch ganz klar, dass nur so ein Standardversorgungsgebiet, wie die Psychiatrieenquete das formulierte, das einzig Wahre für leidende Menschen wäre. Die private Praxis habe ich absolut abgelehnt.

Ich weiß noch, als die erste gemeinsame Vorstandssitzung mit der GwG war, die Vorsitzende war damals eine Psychologin aus Berlin, die da damals eine Praxis hatte. Und ich habe richtige Bauchschmerzen gekriegt, als ich über diese Schwelle in diese Praxis gegangen bin. Also ich war ein unglaublicher Gegner der privaten Praxis. Das ist natürlich heute anders geworden.

CD: Das war aber noch nicht dann die Plattform oder?

Dr. Steffen Fliegel: Das war die Plattform ...

CD: Das war dann schon die Plattform.

Dr. Steffen Fliegel: ... das entwickelte sich dann eben, ich bin jetzt ein bisschen gesprungen.

CD: Ja, ja, ich frage nach, damit ich es auch zeitlich einordnen kann.

Dr. Steffen Fliegel: Ich weiß noch, 78 war ich schon auf der ersten Anhörung zum Psychotherapeutengesetz in Bonn. Das war, glaub ich, eine meiner ersten alleinigen Aktivitäten, wo ich ganz alleine war und mich von Dietmar Schulte schon sehr abgegrenzt habe. Wir wollten damals nicht akzeptieren, dass nur vier Therapierichtungen genannt werden sollten, wir wollten eine klare Abgrenzung ...

CD: In dem Gesetz?

Dr. Steffen Fliegel: Ja, in der damaligen Gesetzesvorlage. Heute wären wir dankbar, wenn wir das damals angenommen hätten. Das war so viel fortschrittlicher als das, was heute gekommen ist *(lachend),* aber wie das die Zeit dann mit sich bringt.

Na ja, wir hatten die Plattform mit der GwG und der DGSP, das war auch eine sehr stabile Plattform über lange Jahre hinweg. Parallel dazu hatten wir eine Arbeitsgemeinschaft – AGPT hieß die, Arbeitsgemeinschaft der Psychotherapie-Verbände, AGPT oder AGPV, das weiß ich nicht mehr. Das hat so oft gewechselt, da waren noch die Analytiker mit drin, die Klinischen Psychologen des BDP und die Individualpsychologen, aber die Deutsche Gesellschaft für Soziale Psychiatrie nicht. Das waren die Therapieverbände, vier Verbände plus der BDP. Das waren zwei verschiedene Ebenen. Also ich habe eigentlich immer, wenn ich in der Uni Seminare zur psychosozialen Versorgung gehalten habe, zwei Stränge aufgemacht: Das ist die gesundheitspolitische Entwicklung und die berufspolitische Entwicklung. Und das war immer auch der Spagat der DGVT. Dass wir einerseits in der Arbeitsgemeinschaft Therapieverbände drin waren, das war ganz klar für uns, wir haben natürlich fachlich argumentiert, aber es ging um berufspolitische Inhalte. Und auf der anderen Seite waren wir in der gesundheitspolitischen Bewegung mitengagiert und hatten da diese Plattform vor allem mit der DGSP. Damals kamen auch die Kontakte zu Dörner, Zaumseil und Thomas Bock in Hamburg auf, die sich später wieder verloren haben, als die DGVT doch stärker den Spagat gemacht hat hin zur Ausbildungspolitik und letztlich auch zur Berufspolitik.

CD: Wann war das denn?

Dr. Steffen Fliegel: Das ist ganz schwer zu sagen, das ist wirklich ein schleichender Prozess gewesen. Für mein Engagement in der DGVT war mir immer wichtig, dass die gesundheitspolitische Position in der Satzung an erster Stelle stand und dass dann darunter stand, in diesem Sinne engagiert sich die DGVT auch für berufspolitische Inhalte. Das heißt, es musste immer zur übergeordneten Zielsetzung passen. Und das war auch der verbandsinterne Konflikt mit Manfred Cramer, Bernd Röhrle und früher auch Heiner Keupp, die genau da ihre Schwerpunkte setzten. Diese Abgrenzung von der Berufspolitik und als alleiniger VT-Verband hat der DGVT damals auch unglaublich viele Mitglieder gebracht, wir waren ja in der Hochzeit fast 7000 Mitglieder.

Und vor allem die veränderte Sozialpolitik in Deutschland durch CDU und FDP, aber auch schon angefangen durch SPD und FDP, hat auch dazu geführt, dass das ganze Feld sich verändert hat und das Engagement der DGVT, darin die Verhaltenstherapie zu etablieren, auch immer notwendiger war. Das war ja auch ein Ziel im Rahmen der Gesundheitsversorgung. Die Verhaltenstherapie in die Versorgung stärker zu integrieren ist auch heute noch gut damit begründbar, dass es ein gutes Verfahren ist, das auch präventive Inhalte hat, die Selbstheilungskräfte stärkt usw. Aber damit kam natürlich immer die Frage auf: „Wer darf das eigentlich machen?" Und am Anfang wurden die Psychologen und die Ärzte genannt, dann die Sozialpädagogen, die Pädagogen, die Sozialarbeiter und und und. Dann grenzte sich das immer mehr ein.

CD: Von wem wurden die denn genannt, die ganzen Berufsgruppen? War das etwas Allgemeines oder war das auch etwas ...

Dr. Steffen Fliegel: Das kam durchaus von der Plattform her, dass wir gesagt haben, Verhaltenstherapie ist ein Verfahren, das von verschiedensten Berufsgruppen angewendet werden kann. Und dazu stehe ich heute immer noch.

Also für mich ist diese Entwicklung sehr problematisch, dass die Verhaltenstherapie jetzt diese Splittung zwischen heilkundlicher Psychotherapie und sonstiger Psychotherapie erfahren hat. Ich bilde genauso Sozialarbeiter und Sozialarbeiterinnen, Pädagogen und Sozialpädagoginnen im Bereich VT aus und da stehe ich auch dazu. Ich finde, dass die in ihrem Fachbereich, im Suchtbereich, unglaublich gute Therapeutinnen und Therapeuten sind, zum Teil viel engagierter als viele Psychologinnen und Psychologen, die das machen, weil es von der Kasse anerkannt ist, weil sie die inhaltliche Notwendigkeit sehen. Und diese Trennung, diese Berufsgruppenaufteilung, das war für mich eigentlich das, woran ich am schwersten zu schlucken hatte in der Psychotherapiegesetzgebung. Wobei ich sagen muss, ohne überheblich zu sein, dass ich in der DGVT die ganze Gesetzgebung eigentlich ziemlich allein gemacht habe, also jetzt von der ehrenamtlichen Seite her. Sonst war natürlich Waltraud von der Angestellten-Seite da. Also ich denke wir beide haben diese ganze Psychotherapeutengesetzgeschichte letztlich für die DGVT durchgezogen.

CD: Das waren ja sehr unterschiedliche Arten von Aufgaben und Arbeiten, die du da gemacht ist, also wenn man es jetzt mal nur auf das Psychotherapeutengesetz bezieht. Was war das alles, wo du dich engagiert hast, und was hast du auf den unterschiedlichen Ebenen alles gemacht?

Dr. Steffen Fliegel: Na ja, ich war lange Zeit im Vorstand, danach war ich noch in der Redaktionskommission und habe mich im Vorstand im Prinzip auf den Bereich Psychotherapie ... Es war sonst niemand Vorstand, der richtig im Psychotherapiesektor verwurzelt war, da habe ich im Prinzip schon diese Rolle übernommen, die Psychotherapie oder die Verhaltenstherapie im Verband hochzuhalten, und habe mich im Grunde genommen im Vorstand dann auf den Bereich der Psychotherapiegesetzgebung und auf die Ausbildung spezialisiert. Ich habe damals gegen die Aus- und Weiterbildungskommission das heutige Weiterbildungsstudium durchgesetzt. Das war ein harter Kampf, der Vorstand stand hinter mir, aber die AWK stand gegen uns, Mechthild Greive zum Beispiel damals von der AWK ...

CD: Wann war das jetzt, der Wechsel von dem Arbeitskreis-Modell hin ...

Dr. Steffen Fliegel: Das begann 87 mit den Vorarbeiten und 89 gab es dann den ersten Lehrgang in Münster. Und dann ab 90 kamen dann Berlin und Hamburg dazu usw. Und das wurde eigentlich initiiert von der FernUniversität. Ich habe damals mit dem Wolfgang Rechtien in Hagen ein ganz anderes Seminar gemacht, das hieß Fortschritte der Psychotherapie. Da wurden verschiedene Verfahren vorgestellt und ich habe die VT gemacht. Und dann hat er gesagt: „Mensch, sollen wir nicht einmal etwas anderes auf die Beine stellen?" Dann kamen wir auf die Idee, das zu machen. Das habe ich in die DGVT eingebracht und Wolfgang Rechtien und ich haben das Konzept entwickelt. Dann haben wir das über FernUniversität – DGVT in Münster gestartet. Das war – wie gesagt gegen die AWK, aber mit Rückendeckung durch den Vorstand, der sah, dass das AK-Modell keine Zukunft mehr hatte.

CD: Was wollte denn die AWK?

Dr. Steffen Fliegel: Das AK-Modell weiter ausbauen. Wir haben dann diese AG-Arbeit als Teil hinübergerettet, die ist ja heute noch mit diesen 500 Stunden enthalten. Wir haben gesagt: „Okay, es gibt auch ein selbst organisiertes Lernen, das ist heute in der Form zwar auch nicht mehr so möglich, weil alles angeleitet sein muss, aber egal, wir kriegen das irgendwie hin." Und ja, dann habe ich im Prinzip diese zwei Beine gehabt. Ich habe noch viel im Verlag mitgewirbelt und mich damals auch stark gemacht, dass Otmar die Stelle bekam, weil ich ihn unheimlich ... Der war ja, glaub ich, damals Hilfskraft im Verlag oder so etwas. Auf jeden Fall fand ich ihn total gut, er hat viele Ideen. Ich habe dann den Verlag eigentlich immer noch ein bisschen mitbetreut, habe diese Ausbildungsschiene gemacht, aber nur dieses Studium, und dann die Psychotherapiegesetzgebung. Als ich aus den Kommissionen dann raus war, war ich für Viele nicht mehr richtig zu greifen. Das heißt, viele fanden das sehr problematisch, dass ich viele Zeichen setzte, viel machte, letztlich für die DGVT in der Weltgeschichte herumreise, in den politischen Gremien sitze, aber eigentlich kein Mandat gehabt habe. Ich war Delegierter vom Vorstand ohne Vertrag, ohne irgendetwas, sondern machte einfach. Ich habe letztlich so gemacht, wie ich es für richtig hielt, und bin, glaub ich, auch ein Mensch, der sich sehr schwer einbinden lässt. Na ja, aber ich sah es andererseits auch ein bisschen als Rettung der DGVT an, weil sie ja immer wieder am Abgrund hing und die Frage im Raum stand: „Schafft sie den Spagat, oder schafft sie es nicht?" Dann habe ich bis zum letzten Jahr diese Gesetzgebungsgeschichte begleitet, bis das alles unter Dach und Fach war. Dann war ich noch im Fachausschuss „Psychotherapie" in der KBV. Da bin ich jetzt auch nicht mehr drin, weil die Konservativen das Sagen gekriegt haben und dadurch natürlich auch ihre Posten besetzt haben. Das hat mir am wenigsten Freude gemacht, dieser ganze Job.

CD: In dem Ausschuss?

Dr. Steffen Fliegel: Ja, das war fürchterlich. Und jetzt habe ich eigentlich vor allem die Ausbildungsleitung, mit dem Günter zusammen, in Tübingen. Das finde ich sehr toll, das macht sehr viel Spaß. Aber ich bin auch am überlegen, das, was mir wichtig ist, die Verhaltenstherapie kommt mir immer noch zu kurz in der DGVT. Deswegen habe ich mich auch bei dieser neuen Zeitschrift sehr engagiert: *Psychotherapie im Dialog,* weil ich gemerkt habe, da kann ich endlich wieder richtig inhaltlich arbeiten.

CD: Würdest du sagen, die Verhaltenstherapie kommt dir in deinen Aktivitäten da zu kurz, weil du viel in dem politischen Bereich gemacht hast, oder bezieht sich das auf den Verband als solchen?

Dr. Steffen Fliegel: Auf den Verband bezieht sich das, ja, ja. Das bezieht sich ganz klar auf den Verband. Ich hätte zum Beispiel so eine Zeitschrift auch gerne in der DGVT gemacht, nun hat der Thieme-Verlag natürlich andere Ressourcen, die zu nutzen sind, aber trotzdem ... Den Verlag, den würde ich da sogar noch raus nehmen. Ich finde, der Verlag hat in den letzten Jahren viel für die Verhaltenstherapie auch an Veröffentlichungen gemacht. Aber ich finde, was die DGVT zur Förderung der Verhaltenstherapie tut ... Das entwickelt sich jetzt langsam wieder, aber in den letzten Jahren ist das einfach zu kurz gekommen, fand ich. Da habe ich mich inhaltlich dagegen gewehrt, mich da auch noch zu engagieren, obwohl mir das eigentlich Spaß gemacht hätte. Aber na ja ... ich muss jetzt auch meine letzten fünfzehn Jahre sortieren *(beide lachen).*

CD: Wenn du so jetzt noch einmal zurückguckst, du hast gerade gesagt, es gab immer wieder Momente oder Zeiten, wo die DGVT am Abgrund stand, und daran anschließend jetzt die Frage: Würdest du so im Rückblick bestimmte Phasen benennen können, die die DGVT durchgemacht hat, oder auch Höhepunkte und Tiefpunkte, lassen sich die an etwas Konkretem festmachen?

Dr. Steffen Fliegel: Also es gab sicherlich nicht ganz klar definierte Zeiten, sondern in dem Verband war sehr viel im Fluss. Es war immer ganz, ganz schwer, neue Leute zu kriegen, weil die Etablierten hatten kein Interesse mehr an der DGVT, sagen wir mal, diejenigen, die in ihren Hochschulpositionen etabliert waren – und die DGVT war nun einmal sehr Hochschulbezogen. Und die, die nachkamen, mussten sich erst einmal in die DGVT 'reinarbeiten. In den seltensten Fällen waren das Leute, die, sagen wir einmal, so ein bestimmtes Format hatten, um so einen Verband zu leiten. Sodass letztlich, denk ich mal, Waltraud sehr wichtig war und in der Geschäftsstelle die Kontinuität gehalten hat. Ich war so etwas wie eine graue Eminenz im Hintergrund, ich denke, dass viele auch deswegen gefrustet abgedreht haben.

Aber wenn ich jetzt Höhepunkte benennen würde, würde ich sicherlich die Zeit der Plattform benennen. Die hat das Profil der DGVT sehr geschärft, auch das was an Gemeinsamkeiten, an gesundheitspolitischen Zielsetzungen nach außen getragen wurde. Dann gab es lange, lange Zeit, fand ich, Durchhänger, wo ... Es waren gar nicht so interne Kämpfe, es gab in der DGVT nie diese Machtkämpfe, sagen wir mal so zwischen Vertretern der Gesundheitspolitik und der Berufspolitik, aber das lähmte den Verband häufig.

CD: Die beiden Positionen oder Linien?

Dr. Steffen Fliegel: Ja. Dann haben sich die Gemeindepsychologen ja abgesetzt, erst mal auch sicherlich aus dem Frust heraus, nicht genügend vertreten worden zu sein. In der Zeit der Entwicklung hin zum Psychotherapeutengesetz sind die Berufsverbände gestärkt worden und die DGVT hing immer dazwischen. Also ich muss im Nachhinein sagen, ich war sehr froh, dass wir dieses Ausbildungssystem hatten, was wir ja völlig unabhängig vom Psychotherapeutengesetz auf den Markt geworfen haben. Wenn wir das nicht gehabt hätten, dann wäre die DGVT ziemlich den Bach 'runtergegangen. Bei dem Ausbildungssystem haben wir natürlich überwiegend die angestellten Kolleginnen und Kollegen erfasst, weil das unser Klientel war, und haben es dadurch lange Zeit versäumt – aber auch bewusst versäumt –, uns als KBV-Institute installieren zu lassen.

Ich denke im Nachhinein immer noch, dass es richtig war, weil wir nur so unsere Position in die Ausbildung hineinbringen konnten. Aber es hat unglaublich viele Verhandlungen und Frustrationen gekostet, ja? Natürlich wollten die Leute dann zunehmend auch eine entsprechende KV-Anerkennung für ihre Ausbildung haben, und dann ging das Hick-Hack los. Die Institute, die in der KBV zusammengeführt waren, riegelten sich gegen die DGVT ab. Das war natürlich eine große Konkurrenz mit zehn Instituten oder zehn regionalen Ausbildungsbereichen.

CD: Das war Mitte der 80er Jahre, dass die sich ...?

Dr. Steffen Fliegel: Ja, genau. Und wir haben dann 88 angefangen da hineinzukommen. Ich kann den Zeitraum gar nicht benennen, wann so Tiefpunkte waren, sicherlich so Mitte der 90er, also zwischen 90 und 95. Bei der Arbeit an dem Psychotherapeutengesetz haben wir ziemlich an Ansehen gewonnen. Da haben eben auch unsere Mitglieder gesehen, dass wir auf verschiedenen Ebenen etwas tun und uns trotzdem nicht mit unseren Positionen verraten, dass wir immer wieder auch Fragen stellen, auch unbequeme Fragen stellen, uns einmischen. Und je nachdem, wer dann in der Regierung das Sagen hatte, kamen wir dann eben mehr oder weniger zum Zug. Bei Seehofer kamen wir weniger zum Zug, damals bei der Lehr, die auch Psychologin war ... die kannte ich aus Bonn. Und da hatten wir dann eine ganz gute Position. Und jetzt haben wir im Prinzip eine ganz gute Position, weil die Berufspolitik in Zukunft über die Kammern abgedeckt wird. Ich glaube, der BDP hat immens darunter zu leiden, der DPTV: weiß ich nicht. Aber wir haben durch unser Ausbildungswesen, denk ich, einen ganz guten Ruf auf dem Markt und die Mitglieder halten sich die Waage, es gehen immer ein bisschen mehr weg als kommen. Aber dadurch, dass die Ausbildungsgebühr günstiger als bei anderen ist – auch wenn man die Mitgliedsgebühr dazu rechnet –, kommt immer wieder ein Schwung neue Mitglieder. Aber ich glaube schon, dass die DGVT in der nächsten Zeit noch einen Schwund erleiden wird. Weil auch der Ausbildungsbereich zurückgeht, es gibt einfach viel zu viele Institute. Da hätte ich es gut gefunden, wenn die DGVT auch mehr der VT-Verband wäre. Jetzt haben sich – sicherlich auch bedingt durch die Vernachlässigung der Verhaltenstherapie – andere Verbände gegründet, Verhaltensmedizin, DVT und auch kleine Institute und Verbände. Auch bei den Kongressen wird, finde ich, der VT-Bereich noch zu sehr vernachlässigt oder anders gesagt, die DGVT-Kongresse stehen nach außen hin nicht für Verhaltenstherapie, sondern es ist eine Mischung, eine gute Mischung. Aber die Leute, die sich wirklich mehr in der Verhaltenstherapie engagieren wollen, weiß ich nicht, ob die das unbedingt in der DGVT tun.

CD: Trotzdem macht wahrscheinlich genau das auch das eigene Profil der DGVT aus, könnte ich mir vorstellen.

Dr. Steffen Fliegel: Ich glaube das auch, aber es würde trotzdem nicht schaden, sich die VT noch stärker auf die Fahnen zu schreiben. Das würde dem Image nicht schaden, weil ich denke, dass die Verhaltenstherapie immer noch das fortschrittlichste Verfahren ist, genau weil sie auch viele Zielsetzungen der Gemeindepsychologie mitbeinhaltet. Vieles was im Rahmen – sagen wir mal – der ganzen Umweltbewegung passiert ist, kann man mit verhaltensmodifikatorischen Konzepten erklären. Und wenn man die „Jahrbücher der Verhaltenstherapie" von Franks und Wilson von damals nimmt und sich diese Inhaltsverzeichnisse ansieht – also Stichwort Verhaltensökologie damals –: Also die Inhaltsangaben zu den Themen machen die Breite der Verhaltenstherapie deutlich.

Aber dadurch ist auch das Dilemma mit dieser Differenzierung gekommen. Die Verhaltenstherapie wird eben heute für Krankenbehandlung verwendet. Glücklicherweise ist der Begriff nicht geschützt, das heißt, auch andere können sich Verhaltenstherapeuten nennen und können sagen, dass sie Verhaltenstherapie machen und sich als Verhaltenstherapeuten benennen. Aber das hat die DGVT konservativ gelöst, sicherlich ich mit. Um überhaupt einen Fuß in diesem ganzen Gesetzeswesen zu haben, haben wir diese für mich schlimmste Hürde schlucken müssen, zu sagen: es gibt nur zwei Berufsgruppen, die das machen. Ich bin jetzt jedenfalls wieder dabei ..., weil ich gerade im Suchtbereich an VT-Ausbildung beteiligt bin und auch jetzt im Bereich der Forensik, Arbeit mit Sexualstraftätern, haben wir jetzt Konzepte entwickelt, die wir in NRW auch für Sozialarbeiter und Sozialpädagoginnen umsetzen, da auch wieder Konzepte mitzuentwickeln. Ich nenne es immer VT/VM, Verhaltenstherapie/Verhaltensmodifikation, weil ich möchte dieses Wort „Verhaltenstherapie" drin haben. Die konservativeren Kräfte wollen das nicht, die wollen den Begriff VT für die heilkundliche Psychotherapie, aber da halte ich mich nicht daran und gegebenenfalls mach ich das dann außerhalb der DGVT. Aber ich finde es wichtig, dass dieses Verfahren nicht so eingeschränkt wird.

CD: Ich will noch einmal auf das Psychotherapeutengesetz zurückkommen. Du hast vorhin gesagt, du warst 78 auch schon an den Verhandlungen mitbeteiligt, und in der Gesetzesvorlage war vieles, worum man aus der heutigen Position heute froh wäre, und gleichzeitig ist das Gesetz, der Entwurf damals – soweit ich weiß – auch mit von der DGVT abgelehnt worden. Kannst du dich noch erinnern, was die Gründe waren?

Dr. Steffen Fliegel: Ja, einmal der Arztvorbehalt, dass die Leute alle von Ärzten geschickt werden mussten, dann, dass es nur auf diese vier Verfahren begrenzt wurde, und die Berufsgruppenbeschränkung, nee, das war damals gar nicht. Aber das war so das Hauptsächliche: Also die zu starke medizinische Orientierung, das waren die beiden Gründe. Letztlich ist das nicht daran gescheitert, letztlich ist das daran gescheitert, dass der Finanzminister einen Riegel vorgeschoben hat. Aber die Querelen, die wir auch untereinander hatten zwischen den ...

CD: Die verschiedenen Verbände?

Dr. Steffen Fliegel: Ja, oder auch innerhalb der Psychologenschaft und innerhalb der Verbände und zwischen Ärzten und Psychologen, also es gab so viele ... Alle, die da bei diesen Anhörungen waren, die waren sich untereinander so uneins, dass das dann gerne zum Anlass genommen wurde, darauf hinzuweisen, dass man so mit dem Gesetz natürlich nicht weiterkommt. Aber wir wissen alle sehr genau, dass der Finanzminister gesagt hat, das wäre viel zu teuer.

CD: Hm. Und wie kam man denn zu so einer Anhörung? Also wurdet ihr da eingeladen?

Dr. Steffen Fliegel: Ja, das war eine Anhörung des Gesundheitsministeriums, Frau Schleicher war damals die zuständige Fachkraft und übergeordnet war Stein ... er war ein Olympiasieger, Zehnkämpfer mit Olympiamedaille, der war der übergeordnete Abteilungsleiter, Steinbach heißt er, genau. Die hatten eingeladen und die DGVT gehörte mit zu den Verbänden ... Wir waren ja damals auch der einzige VT-Verband, deswegen waren wir ja auch in dieser AGPV oder wie die hieß mit den anderen Verbänden zusammen. Dann wurden die Hochschulen eingeladen, für die waren Schulte und Bastine da, die Kassen waren eingeladen. Aber unter den Verbänden gab es ein solches Hick-Hack. Ja, und ich glaube, ich war von der DGVT aus alleine da, wenn ich mich richtig erinnere, ich kann mich an kein Gesicht erinnern, außer dass ich neben Dietmar Schulte saß, aber der war für die Hochschulen da.

CD: Der war für die Hochschulen. Und blieb er dann auch der Hochschulvertreter, der Dietmar Schulte?

Dr. Steffen Fliegel: Ja, ja. Genauso wie ich oder Waltraud für die DGVT als Person auftraten, trat Dietmar Schulte dann immer für die Hochschulen auf, bis er vor vier Jahren gesagt hat, er kann das nicht mehr. Also das war auch deswegen, weil die Hochschulen viel zu wenig Ressourcen oder Interessierte hatten, die das machten. und wenn, dann war das genauso wie bei uns, dass Leute sagten: „Mein Gott, ich bin da überhaupt nicht eingearbeitet, und Dietmar Schulte, der blickt alles, der kennt alle!" Ja? So war das ja bei uns zum Teil auch, mich kannten alle und sonst wechselten die Leute in der DGVT permanent, oder niemand kam, wollte oder traute sich da rein.

Das mit den Hochschulen, das finde ich eigentlich auch ein trauriges Kapitel: Wir sind immer sehr hochschulverbunden gewesen, alle in der DGVT Aktiven sind damals von den Hochschulen gekommen, die ersten Vorstände waren alle Leute von Hochschulen, in der Redaktionskommission waren viele Leute aus den Hochschulen. Die Hochschulen haben sich auch gerne der DGVT bedient, wo immer das sinnvoll war. Irgendwann fingen sie an, sich zusammenzutun – es gab ja damals kein Bündnis zwischen den verschiedenen Hochschulen –, dann haben sie die „Fachgruppe Klinische Psychologie" gebildet. Und da war die DGVT dann irgendwie raus und wurde auch als nicht genügend wissenschaftlich abgetan, weil die gesundheitspolitischen Konzepte interessierten an den Hochschulen nicht.

CD: Und was wäre dein Wunsch? Dass es da noch mehr Verbindung gegeben hätte?

Dr. Steffen Fliegel: Ja, ja, auf jeden Fall. Und weil ich ja bis vor fünf Jahren an der Hochschule war, war ich da natürlich die Kontaktperson zwischen der DGVT und Hochschulen. Aber ich glaube, dass der Zug relativ abgefahren ist, weil ... Na ja gut, es gibt dann natürlich in Freiburg auch den Franz Caspar, so Leute, die aus der DGVT kommen oder sehr lange in der DGVT engagiert waren oder wenn einige Leute nachkommen. Aber ich wüsste nicht, wer im Moment aus den DGVT-Reihen ... Doch, Ulrike Willutzki hat noch eine Chance, das wäre dann auch noch so ein Hoffnungsschimmer. Aber wir in Heidelberg haben erlebt, da haben wir die Hochschule lange in der Psychotherapieausbildung beraten, wir wollten eine Kooperation machen. Plötzlich hörte ich, dass sie mit genau den Inhalten, die wir da besprochen hatten, ihr eigenes Institut aufmachten, sich mit Mannheim zusammengetan haben und dann die DGVT nicht mehr brauchten. Und das Gleiche erlebe ich jetzt auch in Berlin, da bin ich nicht so sicher, aber ich vermute es.

CD: Und was denkst du, womit das zu tun hat, dass die Verbindungen sozusagen abgerissen sind, also jetzt abgesehen von einzelnen Personen, die dafür noch stehen?

Dr. Steffen Fliegel: Na ja, ich denke, das hat viel mit dem Wissenschaftsbegriff zu tun: Was ist wissenschaftlich? Es hat sicherlich damit zu tun, dass die DGVT lange Zeit die verschiedenen Berufsgruppen auch für die Verhaltenstherapie als relevant angesehen hat und die Hochschulen ja nur die Psychologen. Das war auch eine klare Abgrenzung. Wenn wir jetzt ein Berufsverband mit der gleichen Ausrichtung gewesen wären, hätten wir bessere Chancen gehabt. Und ansonsten auch ein bisschen die Pflege der Kontakte, da sind ein oder zwei Personen zu wenig, um das zu machen. Sonst ist niemand mehr in der DGVT aus dem Hochschulbereich, ich überleg, Vorstand, AWK, in der Redaktion ist der Thomas Heydenreich noch, dann in der Anerkennungskommission der ... ah, ich vergess immer diesen Namen, aus Göttingen ... Der Heiner Vogel ist jetzt an der Hochschule ...

CD: Jetzt mache ich einen Sprung: Die Lilly Kemmler war doch wahrscheinlich eine von den Ersten, die überhaupt einen Klinischen Klinischen Lehrstuhl hatten?

Dr. Steffen Fliegel: Ja, ja, genau. Sie hat damals eine unglaublich spannende Längsschnittuntersuchung zum Schulerfolg gemacht, Erfolg und Versagen in der Schule, ein großes Projekt, neun Jahre Schülerinnen und Schüler begleitet. Das war schon toll. Ich habe damals bei ihr ja auch die wissenschaftliche Hilfskraftstelle gehabt, erst bei ihr in der Abteilung, dann in der Beratungsstelle, und bin dann aber ziemlich schnell nach Bochum gegangen. Ein Jahr nach meinem Diplom habe ich die Stelle gekriegt.

CD: Was würdest du sagen, waren für die DGVT wichtige Punkte, was waren wichtige Gründe dafür, dass die DGVT sich so professionalisieren konnte?

Dr. Steffen Fliegel: Der Verlag, das war früher eine Verlagsabteilung, aber es gab schon immer Bücher, parallel zur Zeitschrift. Das war sicherlich ein wichtiger Punkt, um Inhalte nach außen zu tragen. Hier konnte die DGVT in der Art der Themen und Themengestaltung auch ihr politisches Profil nach außen tragen. Dann das Selbsthilfemodell, womit sich die GVT vom DBV abgegrenzt hat, das heißt, viele Leute konnten, ohne viel zahlen müssen, Ausbildung bei der DGVT machen ...

CD: Im Selbsthilfemodell im Rahmen der Ausbildung.

Dr. Steffen Fliegel: Ja, ja, das war sicherlich etwas, was die DGVT lange Zeit im positiven Sinne geprägt hat, dann aber trotzdem die Einführung des strukturierten Ausbildungsmodells. Die Kongresse, die sehr zur Profilierung des Verbandes beitrugen. Wir hatten ja Kongresse mit bis zu 3000 Teilnehmern, früher dann mal eine Zeit lang mit der GwG zusammen, zwei- oder dreimal. Und überall dabei zu sein, das würd ich schon auch sagen. Wir haben uns auch eingeladen, wenn wir nicht eingeladen waren, und wir waren dann eben dabei. Und dann im politischen Feld: Wir haben ja frühzeitig mit den Krankenkassen Gespräche geführt, mit dem Fischer vom VDAK, von den Ersatzkassen, einer der wichtigsten Leute in diesem Bereich bundesweit, der wollte so ... Ich weiß noch genau, als Dirk Zimmer und ich beim VDAK damals auch das erste Mal ... Wenn ich dir Bilder zeigen würde, wie wir damals aussahen, wir hatten solche langen Mähnen.

CD: Hast du noch Bilder?

Dr. Steffen Fliegel: Ich habe noch Bilder, ja ... Lange Mähnen, Bart ... Ich weiß noch eine Szene: Bernd Röhrle, Manfred Cramer und ich, alle lange Haare, Schnäuzer, nie Schlips, nie Anzug: Wir waren zu einer Sitzung im Ministerium mit Klaus Dörner zusammen geladen. Wir kamen da hinein, und da saß eine Runde von etwa zehn Männern mit Krawatten und Anzügen. Und wir kamen da hinein und also die müssen ja gedacht haben: „Wir kriegen einen Knall, wir sind im falschen Film."

CD: *(lacht)*

Dr. Steffen Fliegel: Ich weiß gar nicht, wie ich jetzt da drauf gekommen bin ... Na ja, jedenfalls dieses überall präsent sein, mitzureden, Konzepte einzubringen, und dass wir früh die DGVT genutzt haben, um bei den Kassen vorstellig zu werden, dann aber die Gemeindepsychologie eingebracht haben, Finanzierung alternativer Konzepte und nicht auf Lachnummern gestoßen sind, sondern eher so empfangen wurden: „Naja, ihr mit euren radikalen Ideen!“ Und heute würden sie, also die Kassen, hinter vorgehaltener Hand sagen: „Das war völlig richtig, was ihr damals gesagt habt.“ Also: „Wir wären in manches Dilemma nicht hineingerutscht, wenn wir das ernst genommen hätten.“ Aber irgendwie ist es jetzt fast zu spät.

Ja, aber das waren, glaub ich, so die Gründe. Und was du schon sagst auch wichtig ist, ist so dieses sich immer stärker entwickelnde Professionalisierungsmodell. Das ist ja nicht so, dass das irgendwann mal steht, sondern die Arbeit der Kommissionen für sich und dass eine Professionalisierung überhaupt akzeptiert wurde, obwohl das Selbsthilfemodell eigentlich für viele Bereich galt und dann auch über den Verwaltungsbereich und Managementbereich aufgegeben wurde, und die DGVT eine Geschäftsstelle bekam und immer mehr ausdifferenziert wurde. Da war sicherlich die unglaublich fähige Kompetenz von Waltraud, das so zu leiten, dass alle ihre Freiräume haben und sich entwickeln können ... Viele Geschäftsstellen sind kaputt gegangen. Es gab viel in anderen Verbänden, viel Missstimmung in dem Verwaltungsapparat. Und das hat sie eigentlich immer ganz gut auffangen können.

CD: Gibt es für dich auch bestimmte Personen, die für die Professionalisierung stehen oder die für die Professionalisierung innerhalb der DGVT eine wichtige Rolle gespielt haben?

Dr. Steffen Fliegel: Also das war eigentlich immer der Vorstand, im Bereich der Qualitätssicherung die Anerkennungskommission, aber auch schon von Anfang an, dass sie drauf geachtet haben, dass die Ausbildungsqualität oder das, was mit dem Zertifikat nach draußen getragen wird, hohe Qualität hat. Sonst war das vor allem der Vorstand. Und das war schon auch ein Teamkonsens. Ich denke, wer ziemlich früh dahin auch gewirkt hat, ist Dirk Zimmer gewesen.

CD: Auf Richtung Professionalisierung?

Dr. Steffen Fliegel: Ja, im Vorstand. Und wer eher dagegen gewirkt hat, war Bernd Röhrle. Das war immer sehr lustig im Vorstand, denn wir hatten ... Wer war denn da drin? Da war der Bernd Röhrle ...

CD: Das war der erste DGVT-Vorstand?

Dr. Steffen Fliegel: Nee, der Bernd Röhrle ist später dazugekommen. Dirk Zimmer, Steffen Fliegel kontinuierlich, dann kam Bernd dazu, dann war Wilfried Wilfert, aber der hat keine besondere Rolle gespielt, da war noch irgendjemand.

CD: Eine Frau? Ich glaube, es war ...

Dr. Steffen Fliegel: Gaby Elke war eine Zeit lang, dann war mal der Thomas Heyden ... Aber ich würde mal sagen, Dirk Zimmer sicherlich sehr frühzeitig, und dann war das immer ein bisschen bereichsabhängig. Jeder hatte seine Schwerpunkte, und man guckte in den Schwerpunkten drauf, dass die Geschäftsstelle ein gutes Arbeitsfundament kriegte. Ich war ja meistens für die Geschäftsstelle und für Personal zuständig und überlegte auch für den Verlag immer, was für Produkte ... Nee, würde ich sagen, dass das in der DGVT immer sehr teamgetragen war, dass das gar nicht Einzelpersonen waren. Natürlich Waltraud jetzt im Verwaltungsressort, das war sehr wichtig, dass sich das weiterentwickelt hat. Waltraud ist ja frühzeitig als studentische Hilfskraft in die DGVT gekommen, wie viele andere auch, Otmar ja auch, und ist dann halt dabei geblieben.

CD: Würdest sagen, das mit dem Team ist etwas, was sich in der DGVT mit der Vereinigung von den beiden Verbänden also zumindestens im Vorstand umgesetzt hat? Ist das etwas DGVT Spezifisches, im Vergleich zu anderen Fach- und Berufsverbänden?

Dr. Steffen Fliegel: Ja, das gibt es nirgendwo. Also sagen wir mal der Teamgedanke an sich ist etwas, was wir aus der psychotherapeutischen Versorgung immer proklamiert haben, also dass die psychosozialen Teams, die professionellen Teams, zusammenarbeiten sollen und nicht nur Einzelpersonen. Und das haben wir in der DGVT auch konsequent umgesetzt. Dadurch, dass wir eine Satzungsänderung gemacht haben und den ersten und den zweiten Vorsitzenden herausgenommen haben. Und ich denke, dass sich das bewährt hat. Es gibt dann immer heimliche Vorsitzende, die ... alle, die für die Verwaltung und den Geschäftsstellenbereich und für die Finanzen zuständig sind, haben eine wichtige Rolle dabei. Und dann ...

CD: Das sind ja auch wichtige Funktionen, also wenn man da Zuständigkeiten hat.

CD: Du hast vorhin kritisiert, dass innerhalb der DGVT die Verhaltenstherapie zu wenig Raum findet. Was würdest du denn sagen, so im Rückblick, welche Rolle hat die DGVT wiederum gespielt für die Etablierung der Verhaltenstherapie in der Bundesrepublik?

Dr. Steffen Fliegel: Eine sehr wichtige. Also lange Zeit war die DGVT ja der einzige VT-Verband und hat sicherlich Zeichen gesetzt für eine fortschrittliche Verhaltenstherapie. Da wirkten dann immer noch Kräfte dagegen, die meistens die konservativen Strömungen förderten, aber die Verbindung von Verhaltenstherapie zur Gemeindepsychologie, das war immer das Markenzeichen der DGVT. Das ist ihr aber dann nach und nach aus der Hand genommen worden. Also wenn man heute viele fragen würde, wer für die VT maßgeblich in Deutschland ist, würden, glaub ich, eher Einzelpersonen genannt als Verbände.

CD: Wie ist ihr das aus der Hand genommen worden?

Dr. Steffen Fliegel: Dadurch, dass immer mehr Lehrstühle verhaltenstherapeutisch besetzt wurden und die Verhaltenstherapie dann, sagen wir mal, stärker zur Hochschulsache gemacht wurde, die DGVT sich nicht stärker um die privaten Praxen gekümmert hat, in der die Verhaltenstherapie überwiegend dann angewendet wurde. Sie hat sich aber auch nicht genügend um die Verbände gekümmert, die die Institutionen getragen haben, wie Krankenhausverbände, Wohlfahrtsverbände und Ähnliches. Sie hat auf den Kongressen, wenn man sich die Programme anguckt, der Verhaltenstherapie im Vergleich zu anderen kein besonderes Gewicht gegeben. Und insofern werden viele sicherlich sagen, da gibt es noch die DGVT, die macht auch etwas mit Verhaltenstherapie, aber selbst im Ausbildungsbereich hat es dann die klaren, KBV-anerkannten Institute gegeben, die sich dann zusammengeschlossen haben im DVT. Und dadurch hat die DGVT kein Ressort gehabt, wo die VT eine Rolle spielt und wo sie sagte: „Hier sind wir ansässig."

CD: Sodass die DGVT eine wichtige Anschubfunktion hatte, aber durch eine Ausdifferenzierung jetzt – also insgesamt betrachtet – ein Faktor von vielen ist, so ungefähr?

Dr. Steffen Fliegel: Ja, ja. Dadurch, dass sie zehn Ausbildungsinstitute trägt oder mitträgt, hat sie sicherlich einen hohen Stellenwert, weil es gibt keinen anderen Verband, der so viele Institute trägt. Das sind alles Einzelne, die sich zwar im DVT zusammengeschlossen haben, aber immerhin eine eigene Trägerschaft. Da kann der DVT nichts sagen, er berät die nur oder macht den Service für die. In der DGVT kann man als Institut nicht Mitglied werden, kann man schon, aber wir haben da kein Konzept dafür. Die anderen würden immer befürchten, dass erst unsere Institute kommen, und dann kommen sie, es gibt dann keine Gleichberechtigung. Wir haben das schon einmal überlegt, aber das ist irgendwie noch nicht vernünftig genug fassbar.

CD: Aus welcher Situation heraus haben sich die denn gegründet? Aus Literatur lese ich das so heraus, dass es eine Unzufriedenheit damit gab, dass es über die DGVT-Ausbildung die Kassenanerkennung nicht gab oder dass die Ausbildung nicht KBV-anerkannt war, dass sich das deshalb so entwickelt hat? Würdest du das auch so sehen?

Dr. Steffen Fliegel: Ja, aber es war sicherlich auch der Versuch von Leuten, etwas Eigenes zu schaffen. Das sind ja überwiegend Leute, die in Hochschulen und sonst wie festangestellt waren. Oder wie Reinecker aus dem Hochschulbereich wieder herauszugehen ... Ich glaube, dass da verschiedene Faktoren eine Rolle spielen, aber dass überhaupt der Bedarf dafür da war und dass das dann auch gut angenommen wurde, das kam sicherlich aus der Unzufriedenheit.

CD: Gibt ist denn für dich Ereignisse, von denen du sagen würdest: „Das war für mich ein ganz wichtiges Erlebnis im Rahmen der DGVT oder in Bezug auf die Verhaltenstherapie“ oder „Da erinnere ich mich gerne daran zurück?“

Dr. Steffen Fliegel: Was etwas besonders war, das war jetzt jede einzelne Anerkennung unserer Institute. Und als alle anerkannt waren, das war etwas Besonderes. Weil sich damit auch so ein Wunsch erfüllt hat, diese Institute zu etablieren. Na ja, es gab viele schöne Erlebnisse, ich würde jetzt gar nicht mal sagen Highlights, aber viele schöne Erlebnisse, auf Kongressen ... Rückmeldungen über gute Kongresse. Die Kongresse waren immer etwas Besonderes in der DGVT. Nee, mir fällt sonst nichts ein. Der Zusammenschluss zwischen GVT und DBV, der damals gelungen ist, das war was Besonderes, die Abweichler wieder einzufangen *(lacht)*.

CD: Wer waren denn die Abweichler?

Dr. Steffen Fliegel: Der DBV, der hat sich abgespalten.

CD: Und wie ging das eigentlich vonstatten?

Dr. Steffen Fliegel: Das weiß ich nicht, das war vor meiner Zeit.

CD: Nee, ich meine die Zusammenführung.

Dr. Steffen Fliegel: Die Zusammenführung?

CD: Das ist mir noch ganz unklar eigentlich.

Dr. Steffen Fliegel: Das war ganz heiß. Es gab vorher viele Verhandlungen zwischen den Vorständen, und dann gab es zwei Mitgliederversammlungen, die parallel liefen, denn der DBV musste sich ja erst auflösen, bevor der Zusammenschluss passieren konnte. Das heißt, der DBV löste sich auf, und dann musste eine Satzungsänderung aus der GVT die DGVT machen mit einer neuen Satzung. Und es gab dann immer Beobachter, die liefen immer hin und her ...

CD: Zwischen den Versammlungen *(lachend)*.

Dr. Steffen Fliegel: Zwischen den Versammlungen. „Hat die GVT-Mitgliederversammlung diesen Beschluss jetzt verabschiedet?“ – Es gab immer noch kritische Punkte. Der DBV sagte, wir lösen uns nur auf, wenn der Schwerpunkt auch in die

Satzung hineinkommt. Und dann war immer ein Hin und Her und erst als die GVT dieses gemeinsam erarbeitete Papier in den wesentlichen Punkten angenommen hatte, konnte sich der DBV auflösen. Und dann konnte erst die DGVT gegründet werden.

CD: Also gab es schon eine Menge Vorarbeiten und Vereinbarungen ...?

Dr. Steffen Fliegel: Ja, ja.

CD: ... und dann die Mitgliederversammlungen, wo ...

Dr. Steffen Fliegel: Ja, aber das hängt sicherlich damit zusammen, dass Alexa Franke dann Vorsitzende des DBV zu der Zeit und natürlich sehr GVT-nah war, mit Dietmar Schulte wäre es sicherlich schwerer gewesen.

CD: Der war damals nicht im Vorstand, oder? Die haben ja erster und zweiter Vorsitzender gehabt, wahrscheinlich.

Dr. Steffen Fliegel: Der war da nicht mehr im Vorstand. Ich glaube, als ich in den GVT-Vorstand gewählt wurde, da übernahm Alexa Franke dann den DBV-Vorsitz.

CD: Und 76 war der Zusammenschluss, und warst du dann 75 schon im Vorstand von der GVT?

Dr. Steffen Fliegel: Kann nicht sein. 74 habe ich Diplom gemacht, 75 bin ich nach Bochum, 76 bin ich den Vorstand gekommen, und ich glaube, 78 war der Zusammenschluss.

CD: Echt? Also, ich meine ... aber so etwas kann man ja nachgucken.

Dr. Steffen Fliegel: Genau, so etwas kann man nachgucken, aber 75 schon in den Vorstand? ... Als ich gewählt wurde, das war in Bochum, da waren wir dann abends noch ... am nächsten Tag haben wir uns in der Wohnung getroffen, also Wolfgang Kröger und ich wohnten damals zusammen, und dann kam Peter Gottwald und Heiner Keupp. Aber in diesem Jahr war nicht der Zusammenschluss, der Zusammenschluss, der war später.

CD: Der war später, hm *(lacht)*. Dann jetzt als Abschlussfrage: Gibt es Aspekte oder Themen, von denen du sagen würdest, das ist noch wichtig, also das ist wichtig für die Geschichte der DGVT und der VT ...?

Dr. Steffen Fliegel: Ja, auf jeden Fall die Plattform, die damals in diesem orangenen, grünen DIN-A4-Heft veröffentlicht wurde, das ist ganz wichtig ...

CD: Die Broschüre?

Dr. Steffen Fliegel: Ja, und darin ist die Plattform veröffentlicht, unsere gemeinsamen Zielsetzungen. Es gab noch ein kleineres Heft, ein DIN-A5-Heft, das war auch noch wichtig, ich weiß aber nicht mehr warum. Also das war für die Geschichte unglaublich wichtig, diese Plattform.

Dann würde ich mir Veränderungen im Ausbildungsbereich angucken, den Übergang vom selbstorganisierten Lernen zum professionellen Lernen. Und da ist sicherlich auch interessant, sich die Veränderungen von den ersten Konzepten 89 hin 90 zum Psychotherapeutengesetz anzusehen. Dann: Wie war die Entwicklung der DGVT mit der Auseinandersetzung zu der privaten Praxis, dass sie die erst mal toleriert und dann akzeptiert hat, am Anfang hat sie sie ja überhaupt nicht toleriert. Da gab es klare Aussagen, dass diese Versorgungen schädlich sind. Dann die Bewegung der Gemeindepsychologie in der DGVT, auch hin zur Loslösung... Da hast du ja den Bernd Röhrle noch, der kann das alles viel genauer erzählen. Ja, man kann durchaus noch einmal die Statements zum ersten Referentenentwurf des ersten Psychotherapeutengesetzes anschauen, bis hin zu heute. Also das Psychotherapeutengesetz hat die DGVT von Anfang an bis heute begleitet. Das war die Aussage der Psychiatrieenquete von der damaligen Ministerin, ich glaub, Anke Fuchs war das, dass es Berufsgruppen in der Versorgung gibt, die qualitativ hoch stehend sind und viel zu wenig Berücksichtigung finden. Das waren vor allem die Klinischen Psychologen. Dann würde ich mir einmal ein Kongressprogramm von 78, 80 angucken im Vergleich zu heute, wie haben sich die Themen verändert...?

CD: Wählst du jetzt 78, 80 zufälligerweise raus oder weil jetzt auch etwas Bestimmtes...

Dr. Steffen Fliegel: Ja, weil da die DGVT ja gegründet war, 78 war der Kongress in Hamburg. Da waren zwei außerhalb von Berlin, zweimal in Hamburg. Nee, ich würde ich 78, 80 nehmen und gucken, wie sich das verändert hat. Und da würde ich auch einen Kongress nehmen, den nur die DGVT gemacht hat – ohne GwG. Dann kann man sicherlich die Frage einmal diskutieren, warum ist die DGVT im Vergleich zu anderen Therapieverbänden letztlich doch so stabil geblieben? Weil die GwG ist ziemlich den Bach runtergegangen, die Deutsche Gesellschaft für Individualpsychologie, ich weiß nicht, ob es die überhaupt noch gibt, die war damals sehr wichtig, die Deutsche Gesellschaft für Psychoanalyse, Psychotherapiepsychosomatik und Tiefenpsychologie, die hieß früher DGPPT, heute heißt sie DGPT.

CD: Die gibt es aber noch oder?

Dr. Steffen Fliegel: Die gibt es, ja, ja. Aber die hat unglaubliche Probleme, weil die Analyse im Ausbildungsbereich kaum mehr gefragt wird. Und dann wäre es sicherlich wichtig, mal zu gucken, was die DGVT letztlich doch zur Veränderung der Verhaltenstherapie beigetragen hat. Ich meine, Klaus Grawe war ja eigentlich auch immer jemand, der in der DGVT mit aktiv war, der dann einen ganz veränderten Kurs eingeschlagen hatte. Der nennt seine Ausbildung heute „Ausbildung in Psychologischer Therapie“, nicht Verhaltenstherapie. Das kann er natürlich in der Schweiz gut machen, weil es da nicht so wichtig ist, wie das Verfahren heißt. Weil ich glaube, dass da die DGVT relativ wenig dazu beigetragen hat.

CD: Zur Veränderung der Verhaltenstherapie?

Dr. Steffen Fliegel: Hm, also ich denke, dass sie viele Impulse am Anfang gesetzt hat und dass die Verhaltenstherapie zunächst ein sehr fortschrittliches Verfahren war. Heute ist die Verhaltenstherapie ein eher konservatives Verfahren. Ich glaube, dass viele, die heute Verhaltenstherapie machen, kognitive Verfahren überhaupt nicht richtig anwenden können, sondern sehr viel mit anderen Verfahren mischen, ohne es so zu benennen, und dass sicherlich die Mehrzahl nicht einen klassischen verhaltenstherapeutischen Prozess durchläuft.

CD: Hm, das sind ja viele Aspekte, von denen ich denke, sie hängen ja auch unmittelbar mit dem Gesundheitssystem zusammen und wie das funktioniert.

Dr. Steffen Fliegel: Ja, nicht nur, ich glaube auch, dass die sogenannten KBV-Institute auch sehr konservativ ausgebildet haben. Die DGVT hat ja immer Themen wie Ethik, Prävention, Rehabilitation mit im Konzept gehabt. Durch das Gesetz ist vieles von unseren Sachen aufgegriffen worden, die jetzt etabliert sind. Viele, die in den damaligen Instituten ausgebildet wurden, haben ein sehr konservatives Vorgehen gelernt, was ihnen aber nicht ausgereicht hat, sodass sie das, was sie gelernt haben mit anderen Richtungen kombinieren, wo sie sich fortgebildet haben. Das finde ich im Prinzip auch nicht schlecht, nur es wird sehr unsystematisch gemacht. Ich persönlich finde, dass die Verhaltenstherapie und die systemische Therapie am besten zusammenpassen, weil in dem Bereich hat die Verhaltenstherapie am wenigsten zu bieten, eine systemische Analyse zu machen oder auch systemische Interventionen anzuwenden. Andererseits hat sich die systemische Therapie sehr auf die Verhaltenstherapie hin entwickelt und spricht jetzt von der Beziehung des Menschen zum Körper, von der Beziehung des Menschen zu den Gefühlen und hat damit natürlich andere systemische Ebenen geschaffen, die eher aus der VT gekommen. Und deswegen passen die Verfahren sehr gut zusammen, finde ich. Und wenn du wissen willst, wie ich zur VT stehe, könnte ich dir diesen Artikel „Eine Reise durch die Verhaltenstherapie“ zukommen lassen.

CD: Ja, das wäre nett ... Sollen wir mal Schluss machen? Also, wenn du mir den Text zuschicken könntest, fände ich klasse ...

Biographische Angaben

Dr. Steffen Fliegel
geboren 1948 in Dresden, verheiratet, zwei Töchter
Diplom-Psychologe, Klinischer Psychologe, approbierter Psychologischer Psychotherapeut und Kinder- und Jugendlichenpsychotherapeut, Ausbilder und Supervisor (DGVT, DGSF)

Berufliche Stationen und Aktivitäten

Studium in Münster
1974 Diplom in Psychologie
1978 Promotion im Fach Klinische Psychologie
1974–1975 Angestellter in Psychologischer Beratungsstelle f. Kinder, Jugendliche, Eltern und Familien
1975–1986 Hochschulassistent für Forschung und Lehre in Klinischer Psychologie an der Ruhr-Universität Bochum
1975–1988 Vorstandsmitglied der Deutschen Gesellschaft für Verhaltenstherapie
1986–1989 Aufbau, konzeptuelle Entwicklung, Management und schließlich Psychologische Leitung der Psychosomatischen Klinik für Kinder und Jugendliche in Bad Neuenahr
1990–1997 Geschäftsführer des Zentrums für Klinische Psychologie und Psychotherapie der Ruhr-Universität Bochum
seit 1990 Ausbildungsleiter der Deutschen Gesellschaft für Verhaltenstherapie e.V. mit Sitz in Tübingen in Kooperation mit der FernUniversität Hagen
seit 1990 Gesellschafter in der Gesellschaft für Klinische Psychologie und Beratung in Münster, GbR für diverse der aufgeführten Aktivitäten, u. a. Ausbildungszentrum der FernUniversität Hagen
seit 1997 Gerichtsgutachter für die Bereiche Familienrecht und Sexualstrafrecht
seit 1997 Freier Mitarbeiter als Fachpsychologe beim Westdeutschen Rundfunk (WDR) mit zunächst wöchentlicher jetzt monatlicher Sendung zur Beratung bei psychischen Problemen und Alltagskonflikten
Kongress- und Tagungsorganisation

Herausgeberschaft

Mitherausgeber von Fachzeitschriften aus den Bereichen Klinische Psychologie und Psychotherapie, Gesundheitspsychologie

Buch- und Zeitschriftenpublikationen

u. a. zu folgenden Themen: Klinische Psychologie, Verhaltenstherapie, Angst-Phobie-Panikstörung, Soziale Ängste, Prävention psychischer Störungen, Gemeindepsychologie, Sexuelle Störungen, Problemlösen
Autor einer Schriften-Reihe zu Themen der Klinischen Psychologie, zu psychischen Störungen und Alltagskonflikten, zur Gesundheitspsychologie (seit 1996, seit 1998 unter www.wdr.de/radio/wdr2/psychologie-archiv

Kontaktadresse

Gesellschaft für Klinische Psychologie und Beratung
Wolbecker Str. 138
48155 Münster
E-Mail: fliegel@muenster.de

Prof. Dr. Dietmar Schulte

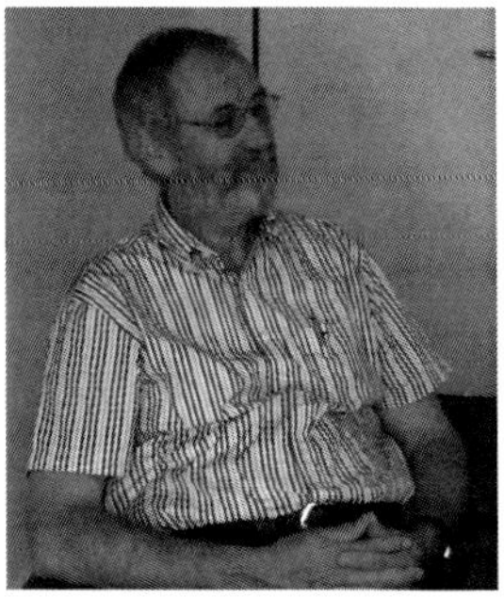

Interview am 17.10.2001 in Bochum

Vor dem eigentlichen Beginn des Interviews sprachen wir über Quellenmaterialien zum DBV, von denen kaum noch welche aufzufinden waren. In diesem Zusammenhang berichtete Herr Schulte auch Folgendes:

Prof. Dr. Dietmar Schulte: ... Ich war damals sehr involviert in den Anfängen der Verhaltenstherapie und vor allen Dingen auch in dieser schwierigen Zeit, die zu dieser veränderten GVT (Gesellschaft zur Förderung der Verhaltenstherapie) führten. Ich war damals Vorsitzender des DBV (Deutscher Berufsverband der Verhaltenstherapeuten). Das war eine Zeit lang insofern sehr schwierig, weil – wie soll ich sagen – die Gruppe, die damals die GVT übernommen hatte, alle Möglichkeiten hatte, sich publik zu machen, zu äußern. Der DBV hatte ja nicht ein Konkurrenzverein zur GVT sein sollen, sondern GVT und DBV waren ja zusammen gedacht: Wir hatten keine Zeitschrift, wir hatten zum Teil noch nicht mal getrennte Adressenkarteien. Man konnte sich nie wehren und hatte nie die Möglichkeit, etwas klarzustellen. In den frühen Heften der GVT, da werden Sie auch viele Angriffe gegen mich finden. Ich habe damals richtig darunter gelitten, dass ich nicht die Möglichkeit hatte, etwas klarzustellen und mich zu wehren ...

CD: ... weil Sie keinen Zugriff auf die Publikationsorgane hatten?

Prof. Dr. Dietmar Schulte: Ja, wie sollte ich das machen, wir hatten keine Zeitschrift ... ich hätte das in dem Mitteilungsblatt der GVT machen müssen. Damals war das nicht denkbar, das war tendenziös, eine Meinungsvielfalt war nicht erwünscht. Und ein bisschen kommt so etwas hoch, wenn ich so etwas lese, nicht dass Ihr Artikel nicht okay war, aber so ein bisschen das Bedürfnis, zu sagen, hoppla kuckt mal, seht die verschiedenen Facetten ... Die würden also aus den schriftlichen Sachen, die publiziert sind, nicht hervorgehen können ...

Danach begann das eigentliche Interview:

CD: Beginnen will ich das Interview mit der Frage, wie Sie die Verhaltenstherapie kennengelernt haben, in welchem Kontext, wann war das, dass Sie die Verhaltenstherapie kennengelernt haben, und was fanden Sie damals interessant an der Verhaltenstherapie, was hat sie versprochen, und was haben Sie damals vielleicht auch schon kritisch gesehen?

Prof. Dr. Dietmar Schulte: Also, ich bin auf einem Umweg dazugekommen während meines Studiums. Ich habe in Münster studiert und hatte als Student eine studentische Hilfskraftstelle bei Professor Metzger. Der war zu der Zeit einer der großen Psychologen. Darüber bin ich zur Wahrnehmungspsychologie und Gestaltpsychologie gekommen, also eine ganz andere Ecke, und bin in einer kleinen Clique gelandet, in der auch schon mehrere Studenten Forschung bis hin zu Publikationen machten. Mich interessierte ein Aspekt, der letztendlich auch in meine Dissertation gemündet hat, nämlich differenzialpsychologische Aspekte von Wahrnehmung. Da gab es zwei Entwicklungen in der Literatur: einmal das, was unter kognitive Stile bekannt geworden ist und heute keine große Rolle mehr spielt. Über einen Aspekt „Feldunabhängigkeit-Feldabhängigkeit" habe ich dann auch promoviert. Und dann gab es einen völlig anderen Ansatz, nämlich von Hans Jürgen Eysenck. Der wollte seine Persönlichkeitsfaktoren – Introversion und Extraversion – validieren. Er hatte eine komplexe Theorie entwickelt, dass sich das auch in der Wahrnehmung – heute würde man sagen in kognitiven Prozessen – niederschlägt. Damals ging es noch mehr um Wahrnehmung. Dadurch bin ich auf Eysenck gekommen und habe alles gelesen, was er geschrieben hatte. Da tauchten plötzlich auch ein Buch und erste Publikationen von ihm auf, die ein ganz anderes Thema hatten, nämlich Verhaltenstherapie. Das waren so die ersten ... und das habe ich einfach mit verschlungen, fand das spannend. Dann kam eine zweite Sache: In Münster hat Frau Kemmler den Lehrstuhl für Klinische Psychologie bekommen, entweder Ende 68 oder Anfang 69. Sie hatte zuvor bereits ... ein Seminar über neuere therapeutische Ansätze gemacht, das ich als Student auch besuchte. Da ging es um Rogers und dann um diese neuere Sache, zu der es erste Publikationen gab: Verhaltenstherapie, da tauchte es wieder auf. Und dann war in Münster, ich glaube, der 25., auf jeden Fall ein Jubiläumskongress der Deutschen Gesellschaft für Psychologie. Dort tauchte Hans Jürgen Eysenck auf und hielt einen Vortrag über Verhaltenstherapie. Und Hans Brengelmann, der gerade in London gewesen war, zeigte auch einen Film, noch mit den ganzen Verstärkungsmethoden: Wiederum Verhaltenstherapie.

Ich war zu diesem Zeitpunkt aber nicht primär an Klinischer Psychologie interessiert, mich interessierten mehr die Grundlagenthemen. Ich machte Examen und dann sprach mich Frau Kemmler an, ob ich bei ihr eine Assistentenstelle haben wollte. So bin ich bei der Klinischen Psychologie gelandet. Dann war für mich sofort klar, weil ich wissenschaftlich, empirisch, experimentell orientiert war, dass diese Entwicklung der Verhaltenstherapie, mit der die Psychologie plötzlich begann, ihr Wissen zu nutzen, und mit empirischer Forschung, etwas Neues zu entwickeln, mein Thema war:

Da war es für mich selbstverständlich, dass ich mich dafür interessierte. Das entwickelte sich damals so: ein Mitarbeiter, den Frau Kemmler für den Lehrstuhl einstellte ... Herr Bommert, interessierte sich für die Gesprächstherapie, der ist bis heute in Münster. Ein zweiter Mitarbeiter, Herr Vaitl, der in Gießen ist, hat damals angefangen, sich mehr mit Psychophysiologie zu beschäftigen, etwas was er bis heute weiterentwickelt. Und ich habe dann die Verhaltenstherapie dort aufgebaut. Jeder von uns hatte einen eigenen Bereich ... Frau Kemmler hat ihre eigene Forschung damals noch stärker im pädagogisch-psychologischen Bereich gehabt und hat uns dankenswerterweise sehr unterstützt, dass wir diese Sachen aufbauen konnten. Für die Verhaltenstherapie war noch Frau Dr. Margret Reiss dabei, die damals die Erziehungsberatungsstelle leitete, die dem Institut zugeordnet war. Wir waren die ersten beiden, die dann dort am psychologischen Institut versuchten, die Verhaltenstherapie aufzubauen.

Es kamen aber zwei weitere Entwicklungen zufäll... natürlich nicht zufällig, es war die Zeit dazu. Es gab völlig unabhängig davon in den medizinischen Kliniken eine Entwicklung, die vor allen Dingen in der Kinder- und Jugendpsychiatrie angesiedelt war. Der Leiter der Kinder- und Jugendpsychiatrie, Professor Kehrer, war derjenige, der erste Schritte gemacht hatte, um einen Verein in Münster zu gründen. Und der war nicht zuletzt dadurch auch gefördert worden – also ideell gefördert –, weil Herr Dr. Stegat, der an der pädagogischen Hochschule eine Stelle hatte, eine Klingelmatte zur Enuresis-Behandlung weiterentwickelt hat, nach diesem Mowrerschen Prinzip. STERO-Enurex hieß die, STE nach den Namen Stegat und der zweite Mitwirkende fing mit RO an. Mowrer hatte noch so eine Matte, die man ins Bett legte ... Und die beiden haben das weiterentwickelt, so ein kleines Mäppchen, was man in die Unterwäsche hineintat, und noch einige Verbesserungen. Das haben sie auch mit einer eigenen Firma auf den Markt gebracht. Also, das war zu Zeiten, wo es die GVT noch gar nicht gab. Die genauen Gründungsjahre weiß ich nicht mehr. Das war eine weitere Entwicklung und dieser Verein entwickelte sich dann so fort. Das dort in der Psychiatrie und am Psychologischen Institut lief zunächst parallel. Und dann waren wir zusammen in diesem Verein und haben uns vielleicht einmal im Monat regelmäßig getroffen und erzählt, Vorträge gemacht, Leute eingeladen und so weiter.

Und die weitere Entwicklung dieser Zeit: hier nach Bochum, das ja noch in der Aufbauphase war, waren mit Heckhausen und Graefe zwei Münsteraner Metzger-Assistenten hingekommen. Die bauten das Institut auf. Heckhausen interessierte sich als Motivationspsychologe für Arbeiten, die Kanfer in USA gemacht hat. Er kannte Kanfer vermutlich überhaupt nicht unter dem Stichwort Verhaltenstherapie, sondern es ging um dessen Selbstkontrollansätze. Wenn man die Veröffentlichungen heute liest, fragt man sich, wer hat wen beeinflusst. Heckhausen hat ein Humboldtstipendium, glaube ich, erreicht, und Kanfer ist hier für ein Semester oder ein Jahr, das weiß ich nicht mehr genau, nach Bochum gekommen. Das muss 1968 gewesen sein.

Ich habe 68 Examen gemacht und konnte selber leider Gottes nicht mitfahren nach Bochum, ich habe total darunter gelitten, weil das gerade in dieser Zeit war. Frau Kemmler hatte da noch keine Assistentenstelle und ich habe für zwei oder drei Monate eine wissenschaftliche Hilfskraftstelle in der Erziehungsberatungsstelle, die dazu gehörte, bekommen. Ich habe dann mit Verhaltenstherapie praktisch angefangen und da auch meine ersten Patienten einfach behandelt mit Verhaltenstherapie, das kann man heute kaum mehr sagen. Aber andere Kollegen: Frau Margret Reiss, Christoph Müller und Burgi Wessel, die heutige Burgi Schulte (lacht) sind regelmäßig hier nach Bochum gefahren. Und dann wurde einem auch immer erzählt, was es an neuen Sachen gab. Das war wirklich eine spannende Zeit, so habe ich es erlebt. Und wir haben alles getan, um Kanfer nach Münster herüber zu ziehen, was gut ging, weil es hier in Bochum noch keine Klinische Psychologie gab. Das ist dann tatsächlich erst gekommen als ich dann 74 rüber kam. Es gab zu Bochum nur diese grundwissenschaftlichen Kontakte. Und Kanfer war sehr daran interessiert, er ist in dieser Zeit dann noch öfter nach Münster gekommen ...

CD: An den Klinischen Bereich dann auch?

Prof. Dr. Dietmar Schulte: An den Klinischen, ja,. Und wir haben ihn dann immer eingeladen. So sind praktisch erst die ganzen Kontakte nach Deutschland dann entstanden.

Also da kam mehreres zusammen. Und für mich persönlich war es dann so: Ich habe also, wie gesagt, 68 Examen gemacht und 68 dann eine Stelle bekommen, musste dann Lehrveranstaltungen machen und habe ein Seminar über Theorie der Verhaltenstherapie gemacht. Das war die erste Veranstaltung, die überhaupt stattfand. Das war mit Referaten, war gut vorbereitet. Daraus ist dann ein kleines Büchlein geworden, das über Jahre hinweg im Selbstverlag das einzige deutsche Buch zur Verhaltenstherapie war. Ich habe noch ein Exemplar, wenn Sie wollen, kann ich Ihnen eines mitgeben.

CD: Ja, ja.

Prof. Dr. Dietmar Schulte: Und das ist dann in dieser Form, als Buch, etwas später in überarbeiteter Form intern herausgekommen. Grundlage dafür waren Referate, die in dem ersten Seminar schon gemacht worden sind, das ist dann noch weiterentwickelt worden. Nach diesem Seminar habe ich am Ende des Semesters mit Frau Reiss gesprochen, habe gesagt, „Also, das ist zu schade, wenn wir damit aufhören, und ob wir nicht zusammen ...“, weil sie war – wie gesagt – Leiterin an der Beratungsstelle und war viel stärker in diesen praktischen Sachen mit drin. Wir beide und die andern Genannten hatten eben auch angefangen, Verhaltenstherapie zu machen, und wollten deswegen Kanfer immer auch haben, um mit ihm Fälle zu besprechen usw. Aber sonst hatten wir ja niemanden und mussten das ausprobieren. Und wir sagten: „Okay, wir machen ein Fortsetzungsseminar im nächsten Semester, in dem es dann um Methoden usw. geht." Ich weiß jetzt gar nicht mehr, ob noch im gleichen Semester und ob es dann sogar schon die dreisemestrige Struktur gab, auf jeden Fall haben die Studenten danach dann selber Therapien gemacht und wir haben das supervidiert, das war zu den Anfangszeiten noch möglich. Und da sind einige, also meinetwegen Herr Meermann, die von Rang und Namen sind, die haben damals in der ersten Phase begonnen und die Ausbildung gemacht.

Es war ein Sprung ins Wasser, nicht? Das einfach so auszuprobieren und auch Themen wie die Problemanalyse, die mich bis heute verfolgt, hat da einen Anfang gemacht. Das Erste war, ich habe einfach einen Artikel von Kanfer ein bisschen praktisch vorbereitet, damit man ein Schema für die erste Sitzung dieses Seminars hatte. Das weiß ich bis heute noch. Das hat sich dann danach so weiterentwickelt.

Und von vornherein gab es diesen Kontakt, noch einen relativ engen Kontakt zu der Münchner Gruppe, die mit Sicherheit sehr viel mehr Möglichkeiten hatte. Das waren ja genau genommen zwei Zentren: der Görres-Lehrstuhl mit den Mitarbeitern und das Max-Planck-Institut. Görres förderte – überraschender- und erfreulicherweise als Analytiker – diese Sachen, da waren dann auch wichtige Leute. Und am Max-Planck-Institut eben Brengelmann, der sehr dezidiert dafür eingetreten ist, der die VT quasi aus England mitgebracht hatte. Dann die Möglichkeit, dass er sehr viele Leute hatte, die alle in diese Bereiche hinein kamen, so dass das von der Manpower überhaupt nicht mit Münster vergleichbar war, was da in München entstand.

Die ersten Kongresse fanden dann auch in München statt, und, ich glaube, erst der vierte war dann in Münster, wo diese Katastrophe, würde ich sagen, dann ihren Ausgangspunkt nahm, was die Verbandsseite anging. Also das beschreibe ich ein bisschen, ich weiß auch nicht, ob das irgendwo dokumentiert ist, wie das eigentlich entstanden ist ... Brengelmann war sehr unter Kritik gekommen. Er hatte eine Art, die manchmal etwas weit ging, und er hat manchmal wohl auch in den Vorstandssitzungen die Sachen sehr salopp gemacht. Er hat die Verhaltenstherapie gefördert ... Er war es, der die Sache gewissermaßen fast alleine schmiss und was vielleicht dort – also das kenne ich alles nur aus Erzählungen ... – dann ein bisschen Kritik auf sich gezogen hat ... aber das war noch nicht entscheidend ... Damals konnten keine Studenten Mitglied der GVT werden. Und das Ganze muss man ja sehen auf dem Hintergrund der Studentenunruhen, 68er, antiautoritäre Phase, die ja den gesamten Bereich der Klinischen Psychologie und vor allen Dingen der Psychiatrie tangierte, Psychiatrie noch mehr als Klinische Psychologie. Da waren auf jeden Fall interessierte Studenten auch schon in München ... dann gab es diesen DBV – wir können gleich noch mal darauf zurückkommen – und in Münster war also jetzt dieser Kongress und eine Mitgliederversammlung. Brengelmann trat erstmalig nicht mehr für den Vorstand an. Gewählt wurde, wenn mich nicht alles täuscht, Rudolf Cohen – dessen Rektorat an der Uni Konstanz ist gerade zu Ende, er wird jetzt emeritiert – und ich glaube, er wurde in Abwesenheit gewählt. Auf jeden Fall hatte er die Wahl dann nicht angenommen, später, erst als er dann gefragt wurde. Entweder er hat es erst angenommen, hat es sich dann anders überlegt und hat gesagt „ Nee, ich mache es doch nicht“ oder aber er ist in Abwesenheit gewählt worden und hat dann gesagt, er nimmt es nicht an. Dann ist, glaube ich, Dieter Kallinke kurzzeitig Vorstand gewesen. Auf jeden Fall war es eine Situation, die juristisch gesehen unklar war. Und das nutzte damals diese Studentengruppe in München und ließ sich vom Gericht als Notvorstand einsetzen und erreichte es mit ... – wie genau weiß ich nicht. Es gab damals die Mitgliederversammlung, nur Mitglieder konnten abstimmen. Ein ganz wesentlicher Punkt war, dass sie erreichten, eine erste Mitgliederversammlung zusammenzubekommen, in der dann eine Mehrheit dafür war, auch die Studenten in die GVT reinzulassen, und damit war dann über Jahre hinweg eine relative Mehrheit von Studenten gegeben. Und aus der heutigen Sicht würde ich sagen, sind die immer natürlich in einer anderen Interessenssituation sind als Leute, die schon im Beruf sind. Aber diese Umbruchstimmung, die damals dort stattfand, und das muss man noch einmal sehen, das war ausgesprochen positiv; es war tatsächlich, dass diese Gruppe Gesichtspunkte rein brachte – Stichwort Gesundheitspolitik – an die zu dem Zeitpunkt überhaupt keiner gedacht hat. Es ging um Verhaltenstherapie und nicht um Gesundheitspolitik oder so etwas. Nicht dass das jemand nicht wollte, sondern man war einfach nicht auf die Idee gekommen.

Verhaltenstherapie war eine Entwicklung aus der Psychologie heraus. Ich erinnere mich, wie spannend das war. Es gab die erste Zeitschrift „Behavior Research and Therapy“, von Eysenck rausgegeben, vierteljährlich erschien die, glaube ich. Und wir haben wirklich darauf gelauert, dass das nächste Heft kam, weil irgendjemand auf neue Ideen gekommen war und ausprobiert hatte, ob das nicht auch funktionierte bei irgendeiner neuen Störung, ja? und all die anderen Sachen. Ich habe damals Bibliographien gehabt, auf die ich stolz war, die gesamte Literatur zur Verhaltenstherapie zu haben (beide lachen). Das wär schön, wenn man das heute noch ...

CD: Das kann man sich heute gar nicht mehr vorstellen.

Prof. Dr. Dietmar Schulte: Nein, wahrhaftig nicht, das ging rasend schnell, dann war das nicht mehr möglich. Ja, also das war das, was im Vordergrund stand. Es war faszinierend zu sehen, es gab ja nichts ... Die Ausbildung, die ich noch gemacht hatte, was den Klinischen Bereich anbelangt ... Ich habe mich da auch schon engagiert, man konnte als Student in der Beratungsstelle zum Beispiel therapeutisch tätig werden. Es gab einen Werkkeller, und da wurde die sogenannte Slaveson-Therapie mit Kindergruppen gemacht, tiefenpsychologisch orientiert ...

CD: Ich kenne den Begriff gar nicht.

Prof. Dr. Dietmar Schulte: Den kennt kein Mensch mehr. Im Nachhinein waren da viele ... Man kann ja immer etwas aus einer neuen Theorie hineininterpretieren, ich würde heute sagen, die beinhaltete viele Elemente, die man auch als verhaltenstherapeutisch bezeichnen könnte. Dadurch bin schon ein bisschen hineingekommen. Aber ansonsten – außer Kindertherapie – konnten Psychologen ja nichts machen, sie gingen mit dem Testköfferchen durch die Klinik. Das war ihre Tätigkeit. Und nur so ein bisschen ... wenn, dann musste man Psychoanalyseausbildung machen und verlor de facto seine Identität als Psychologe und wurde was anderes, nämlich Analytiker. Nun kommt da plötzlich so eine Entwicklung und zeigt: die Psychologie kann selber was bringen und gleich auch – wie soll ich das sagen – mehr nachvollziehbar aus dem Denken der Psychologie. Das war sehr faszinierend damals. Ja?

CD: Ja, da würde ich auch gleich schon mal einhaken die Faszination, das ist etwas, was man aus heutiger Perspektive so auf den ersten Blick auch nicht mehr nachvollziehen kann. Was hat die Faszination und auch die Euphorie, die es da anscheinend gab, was das alles ausgemacht hat.

Prof. Dr. Dietmar Schulte: Ja, für mich war es erst einmal ein Aspekt, dass sich dort etwas entwickelte, neu entwickelte, und das für mich auch tatsächlich Psychologie nützlich war, anwendbar war. Aber dann kam schnell hinzu, weil ich dann auch meine ersten Therapien machte, dass man selber erfuhr, es funktioniert! Man konnte Menschen helfen zum damaligen Zeitpunkt. Ich sage es noch mal: Es war schon faszinierend, Leute mit Ängsten! Damals galten Phobien für die Psychoanalyse als ausgesprochen schwer behandelbar. Und wir setzten uns einfach hin ... ich meine mit einer unverfrorenen Naivität natürlich auch, und machen da eine Desensibilisierung, und tatsächlich, es funktioniert. Das geht mir bis heute noch manchmal durch den Kopf: wenn ich sehe, mit welchen Skrupel und Sorgen Leute, die hier in der Ausbildung kommen, mit ihren ersten Therapien anfangen, dann sehe ich diese Diskrepanz. Mir ist klar, dass die Situation heute anders ist, aber manchmal wünsche ich es mir oder wünsche es den jüngeren Kollegen, dass sie mit ein bisschen mehr Selbstvertrauen, da rangehen würden. Für mich persönlich war faszinierend sowohl dieser wissenschaftliche Aspekt ... – wie soll ich sagen – vielleicht auch so was wie Stolz auf diese Entwicklung, obwohl ich die zu dem damaligen Zeitpunkt ... ja nur rezipiert und dann mitverbreitet habe, aber keine eigene Forschung gemacht hatte, und eben auch diese praktische Seite. Und das hat alle angesteckt. Es kam dann schnell die Ausbildungsseite hinzu, die sich so rasend entwickelte. Selbst als ich dann im Februar 74 hierher nach Bochum kam und wir hier mit Lehrveranstaltungen anfingen, setzte sich das fort, was wir in Münster auch hatten. Ich hätte sämtliche Lehrveranstaltungen zwei- oder dreimal machen können, weil überall aus der Praxis Kolleginnen und Kollegen anriefen und sagten: „Können wir nicht kommen und die Lehrveranstaltung machen ..."

CD: Die wollten da teilnehmen?

Prof. Dr. Dietmar Schulte: Oder: „Können Sie uns nicht wenigstens einen Studenten vermitteln, der bei uns Praktikum macht, damit wir auf diesem Weg ..."

Vielleicht kam das noch hinzu: Es war ja auch eine Aufwertung des Psychologen, des Klinischen Psychologen, er war jetzt nicht mehr nur der Testknecht, sondern er konnte jetzt plötzlich auch therapeutisch tätig sein. Und da ist für mich die berufspolitische Seite sehr früh dann hineingekommen. Ich habe in diesem Heft des Münsteraner Verbands noch ein Papier von mir gesehen wohl, in dem ich schon sehr früh dann ziemlich frech – würde ich heute sagen – gefordert habe, „Nun müssen wir auch zugelassen werden und brauchen ein Gesetz“ usw. Das war für mich immer auch eine Perspektive zu sagen, das gehört dazu, jetzt haben wir diese neuen Methoden, jetzt müssen wir, Psychologen, das auch anwenden können. Als wir als DBV anfingen, in Münster einen mehrjährigen Ausbildungskurs zu machen, haben wir auch Ärzte ausgebildet, ärztliche Kollegen. Herr Buchkremer zum Beispiel, einer der Psychiater, die verhaltenstherapeutisch orientiert sind, hat bei mir dann auch Verhaltenstherapie gelernt ...

CD: Das finde ich auch ein spannendes Phänomen, Sie sagen, „ein bisschen frech dann das gefordert“, also so das Selbstbewusstsein oder die Sicherheit, dass man da das Richtige tut und ...

Prof. Dr. Dietmar Schulte: Tja.

CD: ... also dass man sich sicher ist, dass man das Richtige tut, und das auch besser ist als die Analyse oder die Gesprächspsychotherapie. Das habe ich jetzt auch schon von anderen Kollegen gehört. Das finde ich schon interessant.

Prof. Dr. Dietmar Schulte: Das ist auch interessant. Man muss das aus der damaligen Situation sehen, und es war durch Eysenck ein Stück weit in die Verhaltenstherapie reingeimpft. In diesem ersten Buch „Neurosen – Ursachen und Heilmethoden“ gibt es diesen schönen Vergleich, auf der einen Seite die Psychoanalyse und auf der anderen die Verhaltenstherapie. Und bei der Psychoanalyse war das alles zu kritisieren, und die Verhaltenstherapie war so toll von der theoretischen ... Das hatte er vorher auch schon publiziert. Wissenschaftstheoretisch betrachtet würde ich heute sagen, davon sind kaum Positionen haltbar. Wahrscheinlich gehört so etwas zu einem Aufbruch dazu; man braucht eine Fahne, man brauchte einen Namen, man musste sich identifizieren. Es war ja auch etwas von Aufbruch bei den anderen Disziplinen. Die anderen psychologischen Disziplinen fanden diese Entwicklung am Anfang auch ausgesprochen interessant und unterstützen das, obwohl nun gerade Skinner und Lerntheorie für viele gar nicht das war, was sie vertraten. Also in Münster galt Gestaltpsychologie noch viel, und mein hochverehrter lieber Lehrer Metzger hat mir das schon ein bisschen übel genommen, dass ich plötzlich bei der Lerntheorie landete. Wir haben später dann noch manchmal darüber gesprochen und diskutiert. Er hatte eine Beziehung zwischen der Gestaltpsychologie und Adler entdeckt und hat noch in hohen Jahren Adler sogar im Taschenbuchformat herausgegeben. Und dass ich nun plötzlich bei Skinner landete, das war für ihn ...

Aber ansonsten trug es auch zu einer Stärkung des Selbstbewusstseins der Psychologie insgesamt bei, würde ich sagen. Es war erkennbar, dass hier die Psychologie in breiterem Feld etwas leistete. Ich kann nicht beurteilen, wie damals die deutsche Tradition der angewandten Psychologie war oder die Geschichte mit Wehrmachtspsychologie, das habe ich ja nicht erlebt, und weiß nicht wie es war. Aber zumindest kann man sagen, das ist vielleicht eine nicht so glückliche Entwicklung gewesen, wer weiß, wie viele das auch mitbekommen haben. Ansonsten kann man sagen: Das war eine Erst-Entwicklung der Anwendung von Psychologie. Rogers gab es auch schon. Aber das war noch etwas anderes, das war eine eigene Leistung ... Rogers kam aus der Psychoanalyse und hat auch etwas Neues gemacht, hat aber nicht die Psychologie angewandt. Und hier war es einfach wirklich die Psychologie ...

CD: Etwas originär psychologisches.

Prof. Dr. Dietmar Schulte: Ja ... wo also viele Faktoren zusammenkamen. Zurück zum DBV ... Also die GVT-Mitgliederzahlen wuchsen recht schnell, das Interesse war riesig. Ich habe Vorträge bei was für Kliniken auch immer gehalten, weil alle wollten plötzlich ... ich glaube, sogar mal bei den Urologen in Münster. Was konnte man nicht alles mit Desensibilisierung machen! Es war ein großes Interesse und eine Neugier, auch von den somatischen Ärzten. Das habe ich später nie so deutlich gemerkt wie in dieser Anfangszeit, dass gerade dieses experimentelle, empirisch-wissenschaftliche dort durchaus auf Interesse stieß. Und na ja, es wuchs und es wurde deutlich, wir brauchen jetzt auch eine geregelte Ausbildung. Wir machten Ausbildung in Münster, ich schätze, da waren wir sogar etwas früher als die Münchner, aber das weiß ich jetzt nicht so genau, das ist vielleicht auch nicht so wichtig, das lief sicherlich ziemlich parallel.

In dem Brief an Sie hatte ich es angedeutet: Parallel passierte ja berufspolitisch etwas im Hinblick auf das Psychotherapeutengesetz. Es war letztendlich ausgelöst, weil Kennedy in USA eine Kommission eingesetzt hatte, die eine Psychiatriereform machen sollte. In der Folge mache der Deutsche Bundestag zunächst auch zwei Anhörungen, um zu diskutieren, wie die Situation der Psychiatrie in Deutschland ist. Und bei der ersten oder bei beiden Anhörungen, das weiß ich jetzt nicht mehr ... auf jeden Fall sind zwei Psychologen oder Psychologinnen damals auch eingeladen worden, dort zu reden ...

CD: Bei der Anhörung im Bundestag?

Prof. Dr. Dietmar Schulte: Im Bundestag. Das heißt, Es waren Anhörungen des Bundestages in Emmendingen. Das war praktisch vor den Bundestagsabgeordneten. Eine Person, die da gesprochen hat, war Erna Duhm, eine der ersten damals, die den Klinischen Lehrstuhl in Göttingen hatte. Und der zweite war Hans Brengelmann, der wohl sehr polternd, würd' ich fast sagen, aufgetreten ist. Oder nein, das kann ich nicht sagen, ich war ja nicht dabei, aber das schließe ich aus den Zitaten. Aber der ist aufgetreten und hat sehr deutlich gesagt, es ist höchste Zeit, die Psychologen haben jetzt endlich eine Psychotherapie entwickelt, die etwas bewirkt, und wir brauchen jetzt eine gesetzliche Regelung für die Psychologen, damit die tätig werden können. Er war ja in erster Linie Arzt, aber auch Psychologe.

CD: Beides?

Prof. Dr. Dietmar Schulte: Beides, ja, aber es war schon toll, dass er sich dort auch so einsetzte. Und das war ein ganz wichtiger Punkt, das hat immerhin dazu geführt ... Ich war zu dem damaligen Zeitpunkt, 1969, in den Vorstand der Sektion Klinische Psychologie des BDP gewählt worden. Und der BDP hatte 68 auf einer Mitgliederversammlung in Kiel, wenn mich nicht alles täuscht, beschlossen, jetzt doch eine gesetzliche Regelung für die Klinischen Psychologen anzustreben. Das war alles andere als leicht. Es war mehrfach versucht worden und war immer wieder gescheitert, weil – Klammer auf: zu Recht – man befürchtete, dass damit das Diplom abgewertet würde, und damit eine Zweiteilung der Psychologen kommen würde. Es war klar, das musste kommen, ist heute auch gekommen, stimmt auch. Nur, es ließ sich nicht vermeiden. Und damals hatte man sich entschlossen und gesagt, „Okay, wir streben das jetzt doch an, wir brauchen eine gesetzliche Regelung“. Es gab dann mit den neu entstandenen Verbänden zusammen mit dem BDP eine Art Arbeitsgruppe ... 68 sind ja ganz viele Verbände entstanden: Die GVT ist entstanden, die GwG ist, glaube ich, 68 auch entstanden, die Individualpsychologen haben sich plötzlich organisiert, ich weiß nicht, ob 68 oder 69 ...

CD: Und die Sektion Klinische Psychologie im BDP, wann ist die denn gegründet worden

Prof. Dr. Dietmar Schulte: Der BDP ist ja schon früh ... also direkt nach dem Krieg oder ...

CD: Ich glaube 48 ...

Prof. Dr. Dietmar Schulte: Ja ... sehr früh gegründet worden. Und wann Sektionsbildungen kamen, weiß ich nicht. Das existierte schon, als ich ... Ich hätte beinahe gesagt, als ich anfing zu denken, also politisch zu denken. Wann die begonnen haben, das weiß ich nicht so genau. Der damalige Vorsitzende war der Herr Kohlscheen, der später eine Zeit lang Gesamtvorsitzender des BDP war und eine ganze Menge in Gang gesetzt hat.

Also das war der Hintergrund: Im politischen Feld formierte sich die Forderung „Wir müssen diesen Bereich gesetzlich regeln“, sicherlich vieles noch etwas naiv. Und daraus folgte auch, „Wir müssen auch erst mal das Berufsbild definieren", das hat der BDP gemeint. Ich habe hier noch dieses Heft, das die Sektion dann herausbrachte, in dem definiert wurde, was ist ein Klinischer Psychologe. Das wurde erst eingeführt und dazu gehörte auch, so etwas wie eine Ausbildungsordnung zu haben. Da waren natürlich die Therapierichtungen gefordert, mit denen zusammengearbeitet wurde. Und die Verhaltenstherapeuten waren in der Hinsicht im Vergleich zu den Psychoanalytikern schlecht dran.

CD: Sie meinen, weil es nichts Curriculares oder keine Struktur oder so etwas gab?

Prof. Dr. Dietmar Schulte: Ganz genau. Die hatten noch gar nichts, keine Ausbildungsordnung oder so etwas. Das wurde zwar gemacht, aber man brauchte jetzt etwas, wo man sagen konnte „So, du bist jetzt so ein Klinischer Psychologe BDP". Fachpsychologe für Klinische Psychologie war der erste Titel, der dann eingeführt wurde. Und das konnten Leute werden, die eine Therapieausbildung in einer dieser Richtungen gemacht hatten. Also brauchte man auch für die Verhaltenstherapie etwas. Das war also der Hintergrund.

Brengelmann ging es mehr um die Forschung oder darum Forschungsprojekte an Land zu ziehen, der hatte das in München ausgebaut und viel Geld dadurch herangeschafft. Das wollte er nicht dadurch gefährden, dass man die Gemeinnützigkeit verlieren würde. Und dann war die Überlegung: „Gut, machen wir das auf zwei Beinen, machen wir einen anderen Verein ..." Und dann haben wir in Frankfurt bei der Frau Süllwold in der Klinik oder am Institut die Gründungsversammlung gehabt und den DBV gegründet. Aber wie gesagt, das waren die gleichen Personen, die auch sich in der GVT engagierten, bloß man wollte es eben aus diesen Gründen getrennt halten.

CD: Wieso würde man die Gemeinnützigkeit verlieren, weil da irgend ...?

Prof. Dr. Dietmar Schulte: Na ja, weiß ich nicht genau, das war das Argument, weil ... Sind reine Berufsverbände gemeinnützig?

CD: Ich weiß es auch nicht. Es ist nur ... ich habe das jetzt schon öfters gehört, dass das das Argument war ...

Prof. Dr. Dietmar Schulte: Also vielleicht ist Gemeinnützigkeit auch zu kurz ... Der Begriff ist damals mit Sicherheit gefallen, aber gemeint war sicherlich auch die GVT als Gesellschaft zur Förderung der Verhaltenstherapie, gerade auch der Förderung durch Forschung usw. ja? Ob Gemeinnützigkeit nur im steuerrechtlichen Sinne gedacht worden ist, das sind ja auch ... Wir war ja alle keine Fachleute in dem Bereich. Also inhaltlich ging es nicht um steuerrechtliche Sachen, das kann ich mir gar nicht vorstellen, dass es nur darum ging ... sondern dass man diese Forschungsprojekte nicht gefährden wollte, von der Bundesregierung, von der öffentlichen Hand kamen viele Forschungsprojekte. Das war, glaube ich, mehr der Inhalt.

Ja und dann war die schwierige Übergangsphase: Die Ersten mussten sich selber aus dem Sumpf ziehen, und sich zum Verhaltenstherapeuten erklären. Das ist aber alles sehr sauber gelaufen. Wir haben sehr darauf Wert gelegt, dass wir alle beurteilt wurden, die Kriterien fest lagen, und dann auch mit Ausbildungen begannen.

Die erste curriculare Ausbildung außerhalb des Psychologiestudiums haben wir dann mit dem DBV in Münster aufgebaut. Die war schon – ich meine – zweijährig, auf jeden Fall über einen längeren Zeitraum. Wir haben damals mit dem Landesarbeitsamt in Düsseldorf verhandelt und erreicht, dass die das so unterstützt haben, dass die Leute sogar Fahrtkosten ersetzt bekamen, Büchergeld bekamen und so etwas. Und das war ein Curriculum, was sehr durchstrukturiert war. Und das ist also noch etwas, warum es mir sehr Leid tut, dass die Akten weg sind, weil, wenn man das vergleichen würde zu dem was dann später sich entwickelt hat, könnte man feststellen, dass ganz, ganz viele Sachen dort schon enthalten sind. Übrigens in der Ausbildungsordnung des BDP ist das sehr aufeinander bezogen gewesen ...

CD: Die vom BDP?

Prof. Dr. Dietmar Schulte: ... von dieser frühen Sache, also von der Sektion des BDP. Das ist ja mehr oder weniger zusammen entwickelt worden. Das waren ja die gleichen Personen, die da beteiligt waren.

CD: Hm, das wollte ich jetzt auch gerade fragen. Ob es da auch eine Personalidentität gab.

Prof. Dr. Dietmar Schulte: Ja, genau. Und da sieht man auch Grundprinzipien, die damals versucht wurden, sind erst heute dann realisiert. Das begann und dann wurde auch dieser Begriff Verhaltenstherapeut-DBV eingeführt und Lehrtherapeut-DBV eingeführt und die Urkunden usw.

Relativ schnell passierte dann diese Geschichte, die ich vorher erzählt habe, diese Veränderung, die das alles letztendlich erst mal gestoppt hat. Und der Ausbildungssektor, wenn ich das jetzt mal weiterverfolge, war etwas, was mir auch sehr am Herzen gelegen hat. Und das – also noch einmal: Hintergrund antiautoritäre Bewegungen – führte ja dazu, dass es ja tatsächlich ein Ausbildungsprinzip gab, nämlich ein negatives Ausbildungsprinzip, es war verpönt von Erfahreneren zu lernen. Also die ersten Formen von Ausbildungsgruppen, die die veränderte GVT förderte, waren eben nicht, dass man Leute einlud, die schon weiter waren, sondern dass man das gegenseitige Lehren förderte. Ich weiß nicht mehr im Einzelnen, was ansonsten noch an Argumenten kam. Aber das war sicherlich der Hintergrund und was diskutiert worden ist. Es gab so heftige Diskussionen und auch Angriffe, aber ...

CD: Also was mich noch interessieren würde, was ich mir den Unterlagen eher indirekt erschließen kann, ist Folgendes: Als es die Veränderungen gab, den Notvorstand und dann den neuen Vorstand, und die Zeit danach bis zum Zusammenschluss, was hat das für den DBV bedeutet? Von der Notvorstandsgruppe gab es auch eine Dokumentation, da wird auch deren Verhältnis zum DBV thematisiert, aber das ist aus der anderen Perspektive.

Prof. Dr. Dietmar Schulte: Richtig.

CD: Was hat das für Auswirkungen auf den DBV gehabt, und was gab es an Verbindungen und von den Leuten, die den DBV gegründet haben, wer blieb dann drin, und wer hat sich da dann hinausbewegt? Das ist mir unklar.

Prof. Dr. Dietmar Schulte: Also hinausbewegt hat sich, glaube ich, überhaupt niemand. Es gab eine gewisse, nicht eine Spaltung, aber es gab schon unterschiedliche Kräfte. Einzelne DBV-Mitglieder förderten auch sehr stark diese gesundheitspolitische Perspektive und diese Ideen mehr als andere, mehr als Konservative dort – sag ich mal. Aber ich wüsste überhaupt nicht, dass irgendjemand aus dem DBV rausgegangen ist. Ich bin sehr überzeugt, dass das nicht der Fall war. Nein es war eher die Frage, wie sich das jetzt weiterentwickeln würde. So wie das mich oder uns betraf, kam diese Entwicklung in München ja aus heiterem Himmel. Das war von hier aus ja nicht zu sehen. Lokal hätte man das vielleicht gewusst, was da passiert. Aber dass so eine Gruppe von Studierenden auch so tatkräftig war, muss man ja sagen, und so etwas auf die Beine stellte: Hochachtung.

CD: Das heißt, Sie haben das dann bei dem Kongress in Münster aus heiterem ...

Prof. Dr. Dietmar Schulte: Nein das ist erst später gewesen. Beim Kongress waren diese Wahlen und was dort sich ereignet hatte, was ich eben sagte mit Cohen usw., war vermutlich die rechtliche Möglichkeit, dass die in München das machen konnten. Dass es im Vorfeld in München von engagierten Studenten schon Kritik an Brengelmann gab, das wusste ich. Ja, das war auch in der GVT-Zeitschrift schon thematisiert, aber nicht solche Sachen ...

Prof. Dr. Dietmar Schulte: Moment, jetzt fällt mir etwas ein: Die GVT hatte Studenten, studentische Mitglieder ohne Stimmrecht, vermutlich mal mit in den Vorstand genommen, ob grundsätzlich oder einzeln? Und irgendjemand hat dort auf einer Sitzung ein Tonband – glaube ich – mitlaufen lassen und da hört man Brengelmann. Und das ist, glaube ich, auch veröffentlicht worden oder in Auszügen veröffentlicht worden. Das kommt mir jetzt. Also das sind solche Sachen, die schon im Vorfeld des Münsteraner Kongresses waren und dazu geführt hatten, dass Brengelmann nun doch nicht mehr kandidierte. Sicherlich hat er das nicht freiwillig gemacht. Und es waren manche, wie beispielsweise Birbaumer, die waren ganz engagiert in der Sache, aber die Verbandspolitik usw., das interessierte sie nun nicht die Bohne. Aber irgendwie ist dieser Druck doch entstanden, und Brengelmann hat dann nicht mehr kandidiert. Es war klar, dass das eine bessere Entwicklung war. Die

GVT ging auch nicht über die Münchner Organisation hinaus. Die Verhaltenstherapie hatte sich ganz schnell zu einer deutschen Sache entwickelt, und die ganze Organisationsform war noch wie ein kleiner Münchner Klüngel. Der Münsteraner Verband hatte das Überregionale nicht angestrebt, ja? Den gibt es, glaube ich, offiziell immer noch, die treffen sich, glaube ich, offiziell immer dort noch.

CD: Echt?

Prof. Dr. Dietmar Schulte: Ja, die haben das nie angestrebt. Aber die GVT hat das gemacht, hat diese starken Kongresse organisiert usw. ... Und die Organisationsform, sowie Brengelmann das handlete, das funktionierte nicht, da musste sicherlich etwas passieren.

Ihre Frage war ja, wie ging es dann in dieser Zeit weiter. Ich will erst noch einmal persönlich antworten, weil ich damals Vorsitzender des DBV war, und man hatte als Vorsitzender eines so kleinen Verbandes praktisch alles zu tun und war ein bisschen das Zentrum. Und plötzlich erschien man dort und wurde massiv angegriffen. Das war ja eine völlig andere Situation, wir – GVT und DBV – waren ja ein Herz und eine Seele, das war ja gar nicht ... Und jetzt war die Frage, wie sich das entwickelt. Wird der DBV zu einem Gegenverband zur GVT , der die bereits stärker Etablierten sammelt? Es waren ja im DBV diejenigen, die schon eine Ausbildung abgeschlossen hatten und Verhaltenstherapeuten-DBV waren ...

CD: Die Lehrer dann sozusagen waren oder Ausbilder in dem Verband ...

Prof. Dr. Dietmar Schulte: Ja, es gab dann auch die Lehrtherapeuten-DBV. Aber der größere Teil waren keine Lehrtherapeuten, sondern eben ausgebildete und anerkannte „Verhaltenstherapeuten DBV“ Also: oder sollte man versuchen, die Verbände wieder zusammenzubringen? Das war schon eine Frage und das war auch ein gewisser Konflikt. Ich kann nicht mehr beurteilen, wie auf unseren Versammlungen die Kräfteverhältnisse waren. Ich kann aber noch sehr gut aus meiner eigenen Erinnerung sagen, wie es mir gegangen ist, denn – heute auch noch – aber zumindest damals war ich eher ein harmoniebemühter Mensch. Und für mich waren diese Vorstellungen, dass die Verhaltenstherapeuten sich jetzt auseinander dividieren, etwas, was man versuchen sollte, nicht mit allen Mitteln, aber doch versuchen sollte, zu verhindern, gerade in der damaligen Situation, wo ich – auch politisch betrachtet – dachte, wir müssen auch gesetzlich etwas erreichen für die Psychologen. Ich habe mich sehr, sehr dafür eingesetzt, dass diese Gespräche zwischen beiden Verbänden dann stattgefunden haben.

Und noch einmal: Es hat mit Sicherheit viele Kollegen gegeben, die das nicht gut fanden, dass ich das gemacht habe. Es gab andere, die es gut fanden. Aber ich kann das jetzt nicht mehr quantifizieren. Es ist auch nicht zu einer Spaltung gekommen, aber es war verdammt schwierig. Und diese Gespräche waren sehr schwierig, sehr hart, man musste die Gräben ... Und die persönlichen Verletzungen waren sehr stark. Mit Peter Gottwald dann, mit ihm im Vorstand, war es dann etwas besser. Aber ... wie gesagt, es war schwierig. Es war ein mühsamer Weg, auf dem man sich dann tatsächlich geeinigt hatte, auf eine gemeinsame Satzung, eine gemeinsame Präambel. Und das hatte ich ja in dem Brief schon gesagt: In dieser Präambel mussten wir genau genommen beide Zielsetzungen, zum einen die, die der DBV stärker hatte, nämlich aus dieser engeren Sicht, „wir wollen eine gute Ausbildung machen, wir wollen die Verhaltenstherapie fördern,und damit auch die wissenschaftliche Seite usw." und zum anderen die neue gesundheitspolitische Sicht der GVT, diese beiden mussten wir zusammenbringen. Wir haben uns dann auf den Kompromiss des Primats des Gesundheitspolitischen eingelassen. Das stand also an erster Stelle, und dann standen eben diese anderen Ziele, Förderung der Verhaltenstherapie, Forschung, Lehre usw., in der Satzung. Und als das erreicht war – die entscheidende Sitzung war, ich glaub, damals im Bahnhofsrestaurant in Heidelberg oder da in der Nähe – da hatte ich den Eindruck, „Okay, jetzt ist es geschafft. Wir haben es verhindert, dass es auseinander läuft." Und dann habe ich auch nicht mehr kandidiert, habe gedacht ...

CD: Das war Ihr Ziel, dass sich das nicht auflöst, dass sich die Verhaltenstherapie sich nicht aufsplittert?

Prof. Dr. Dietmar Schulte: Das war mein Ziel, ja, ganz genau. Und deswegen war meine Enttäuschung dann auch sehr bitter, als dann mit der nächsten oder übernächsten Mitgliederversammlung, bei der neuen DGVT, diese Ziele zum Teil dann wieder herausgestrichen wurden. Und dann ausgerechnet auch auf eine Initiative von jemandem aus dem alten DBV, der bei der der EABT gewesen war und berichtete, dass es sich nicht lohne, dort weiter mitzumachen, weil gesundheitspolitische Ziele da überhaupt nicht verfolgt würden, das sei alles überhaupt nicht relevant. Und dann traten sie sogar aus der EABT aus. Und damit waren auch die ganzen Möglichkeiten, das forschungsmäßig voranzubringen, eingeschränkt ...

Die Geschichte, die dann begann, habe ich fast mit ... ja fast mit Kummer auch beobachtet. Ich habe bis vor ein paar Jahren immer wieder Versuche gemacht, die verschiedenen, jetzt entstandenen VT-Gruppen zusammenzubringen. Die DGVT ließ dann in ihrer sehr pointierten Ausrichtung Lücken. Das erste war, dass die Forschung keine Rolle mehr spielte, die Kongresse entwickelten sich dann ja so, das wird man den Programme entnehmen können, dass es kaum noch VT-Themen gab, geschweige denn Forschungsthemen, sondern mehr gesundheitspolitische Themen. Ich will nicht sagen, dass das nicht wichtige Themen waren, aber es war völlig einseitig und kein Wunder, es entstand die DGVM ...

CD: Die DGVM?

Prof. Dr. Dietmar Schulte: Die Deutsche Gesellschaft für Verhaltensmodifikation und Verhaltensmedizin. Das war völlig klar. Diejenigen, denen diese ganze Sache, also Berufspolitik und Verbandspolitik, zuwider war, die Verhaltenstherapie, die Forschung machen wollten, die haben das als neues Gremium gegründet ... Dazu kam allerdings noch eine andere, parallele Entwicklung, die mit der Möglichkeit zusammenhing, wie man an Patienten für die Forschung herankommt, so dass sich viele Hochschullehrer dann mehr auf andere medizinische Bereiche bezogen. Also es war leichter, mit Ärzten anderer Fachrichtungen zu kooperieren als mit den psychiatrischen Kollegen.

CD: Für die Psychologen oder für die psychologischen Hochschullehrer?

Prof. Dr. Dietmar Schulte: Für die Psychologen, für die psychologischen Hochschullehrer, ja richtig. So dass gerade der Verhaltensmedizin-Bereich in den späteren Jahren dann, in den 70er Jahren, gefördert wurde, so dass sich jetzt nicht ein Verhaltenstherapie-, sondern ein Verhaltensmedizin-Verband gegründet hatte. Aber genau genommen brauchen wir etwas ... oder es entwickelte sich etwas, was die Forschung abdecken sollte.

Und eine ähnliche Entwicklung ist entstanden im Hinblick auf die Ausbildung. Das ist für mich ein sehr trauriges Kapitel, um erst das Ergebnis zu nennen. Es war klar, dass die Ausbildungsentwicklung, die da von der DGVT begonnen worden ist, auch dazuführte, dass dann die GVM, hm, nee, wie heißt denn dieser ...?

CD: Der Dachverband? DVT.

Prof. Dr. Dietmar Schulte: Der Dachverband. DVT, genau. DVT, aber zwischendurch hießen sie einmal anders.

CD: Hm, aber heute heißt der Dachverband DVT.

Prof. Dr. Dietmar Schulte: Ja, ja. Das entstand, zunächst die Ausbildungsinstitute und dann dieser Verband. Warum, weil die DGVT diese Lücke gelassen hatte und keine vernünftige Ausbildung mehr gemacht hat. Mich hat das aus mehreren Gründen geschmerzt. Und ich sehe es im Nachhinein für die Entwicklung des gesamten Feldes in Deutschland als einen ganz entscheidenden Punkt an: Wir waren sehr weit, wir hatten eine curriculare Struktur, es war alles da. Und das brach dann zusammen, weil in dieser Vereinbarung dann doch in erster Linie dieses Modell der lokalen Arbeitskreise ... wie hieß das noch?

CD: Arbeitskreismodell

Prof. Dr. Dietmar Schulte: ... Das Arbeitskreismodell sich mehr oder weniger durchsetzte. Und da muss ich sagen, da hatt' ich damals nicht so sehr darum gekämpft. Mir war dieses Ziel, „wir kommen erst einmal grundsätzlich zusammen", wichtiger. Und was passierte? An der Universität waren so viele Studenten interessiert, Verhaltenstherapie zu machen oder auch Klinische Psychologie. Das waren in den ersten paar Jahren im Vergleich noch wenige, die konnte man sogar noch eine Therapie während des Studiums machen lassen, ja? Aber das war nach zwei, drei Jahren schon zu Ende. Man konnte eine gewisse theoretische Ausbildung machen, wir haben uns schon um viel methodische Ausbildung bemüht, aber richtige praxisnahe Vermittlung war einfach nicht möglich. Da musste man andere Wege gehen. Es gab natürlich auch Überlegungen, wie man es in das Studium hineinbringen kann. Wir haben mit Peter Gottwald dann überlegt, machen wir ein neues Studium, das jenseits von Psychologie und Medizin ist, und all solche Sachen. Aber das ließ sich natürlich alles nicht so leicht realisieren.

Und was passierte, die Leute kamen in diese DGVT-Arbeitskreise und, ich sage es verkürzt, aber da steh ich völlig dazu, letztendlich ist das keine vernünftige Ausbildung geworden. Die Leute mussten später in der Praxis scheitern. Wenn man das nur auf dieser Ebene des Erfahrungsaustauschs macht, wird man an schwierigen Patienten scheitern. Und es war auch auf einem Niveau, wo es insgesamt viel weniger Wissen gab. Wenn man das alles, jedes Mal in jeder Arbeitsgruppe jedes Rad neu erfinden sollte, das musste scheitern.

Das ist für mich der Hintergrund, die Diskrepanz: Wir hatten – ich habe es gerade eben angedeutet – ein riesiges Interesse im gesamten Feld, sowohl was die Studierenden als auch die in der Praxis Tätigen anging. Praxis hieß Beratungsstellen, Erziehungsberatungsstellen, Kliniken usw., alle wollten Verhaltenstherapie machen. Heute sieht die Situation ja anders aus, ich weiß nicht, wie viele Prozent sich richtig als Verhaltenstherapeuten definieren, also Verhaltenstherapeut jetzt nicht, weil sie es für das Gesetz brauchen, sondern sich wirklich so verstehen. Was war passiert? Die Leute scheiterten in der Praxis und wandten sich an etwas anderes. Und die ganzen humanistischen Therapieverfahren und so weiter blühten auf, warum? Weil die Leute frustriert waren und keine vernünftige Ausbildung bekommen haben. Das heißt die gesamte Entwicklung in unserem Feld in Deutschland mit der relativ starken Ausprägung bis hin zu ganz obskuren Therapierichtungen führe ich– natürlich nicht nur – aber zum Teil darauf zurück, dass wir über Generationen hinweg, über mehrere Jahre hinweg Leute nicht mehr vernünftig praxisbezogen ausgebildet haben. Sie mussten scheitern, und aus ihrer Frustration heraus haben sie natürlich nicht das Gleiche gemacht, sondern haben etwas anderes gemacht. Und das hat die Entwicklung, glaube ich, sehr stark geprägt. Es hat dann länger gedauert – das war vor allen Dingen Steffen Fliegel auch, der sich sehr einsetzte –, bis über das sogenannte Vorstandsmodell das Baukastenmodell genaugenommen dann wieder eingeführt wurde. So hieß das Modell des DBV, in dem die Elemente einzeln formuliert waren. Das ist heute praktisch Grundlage der gesetzlich geregelten Ausbildung.

Prof. Dr. Dietmar Schulte: Der Unterschied war der, es wurde die Betonung auf curricular und nicht auf Baukasten gelegt ... Wenn man es sich die Unterlagen noch angucken könnte, fände man vielleicht ... Mich sprechen noch heute Leute an und sagen: „Ich habe damals bei dir in Münster diese Ausbildung gemacht." Die haben davon wahrscheinlich noch die Unterlagen.

... Zur Abwicklung der alten DBV-Anerkennungen gab es dann bei der DGVT eine Kommission ...

CD: Die Anerkennungskommission? Oder war das noch einmal eine andere Kommission?

Prof. Dr. Dietmar Schulte: Es gab eine Ausbildungskommission und eine Anerkennungskommission. Aber ich meine, dass es zwei Anerkennungskommissionen gab, aber ... wie gesagt, da war ich nicht mehr so engagiert. Das war eine Gruppe angehender Verhaltenstherapeuten, die noch nach den alten DBV-Kriterien die Ausbildungsteile gemacht hatten. Für diejenigen und deren Fälle usw. brauchte man ja Übergangskriterien. So dass wir noch eine Zeit hatten, in der Leute nach den DBV-Richtlinien anerkannt wurden und das Zertifikat bekamen, aber jetzt das neue Zertifikat. Das hieß „Ausbildung in Verhaltenstherapie", ein Titel wurde ja abgelehnt, also nicht mehr „Verhaltenstherapeut-DGVT" oder so etwas, sondern die Ausbildung in Verhaltenstherapie wurde bescheinigt. Und eine andere Kommission bescheinigte diese Ausbildung nach dem Arbeitskreismodell.

CD: Ach so, das war mir gar nicht so klar.

Prof. Dr. Dietmar Schulte: Ich meine, dass es zwei Kommissionen waren und irgendwann ist diese eine Kommission ausgelaufen ...

CD: Das kann gut sein.

Prof. Dr. Dietmar Schulte: ... Das könnte ich jetzt nicht beschwören, aber zumindest war es eine entsprechende Arbeitsaufteilung.

CD: Was Sie denken, was waren wesentliche Gründe und Momente, warum die Verhaltenstherapie sich so etablieren konnte und professionalisieren, wie sie es jetzt letztlich getan hat – auch in Konkurrenz zu anderen therapeutischen Ansätzen und Richtungen?

Prof. Dr. Dietmar Schulte: Ja, sie stand zunächst einmal in Konkurrenz zur Psychoanalyse und ein Stück weit zur Psychiatrie. Aber am Anfang war die Konkurrenz zur Psychiatrie keine, sondern gerade in der Anfangsphase wurde die Verhaltenstherapie von den Psychiatern sehr aufgegriffen. Sie sahen hier eine Möglichkeit, und die meisten waren eher skeptisch gegenüber der Psychoanalyse. Also anders als in den USA hat die Psychoanalyse die Psychiatrie in Deutschland nicht so stark geprägt, und viele sahen in der Verhaltenstherapie durchaus Möglichkeiten. Es gab zum Beispiel eine kurze Phase, in der in vielen psychiatrischen Kliniken Token-

Programme eingeführt wurden, die oft kläglich unter den Alltagsbedingungen gescheitert sind, so dass damit auch die Begeisterung ein Stück weit zurückgefahren wurde. Damals stand die Idee einer Konkurrenzsituation auch noch nicht im Vordergrund, unterschwellig schon. Es gibt (oder gab) ja auch den Berufsverband der Nervenärzte, und damals gab es schon Verhandlungen zur Ausbildung der Psychiater in Verhaltenstherapie. Das haben wir auch gemacht. Aber bald kam dann diese Idee, und wir wurden angegriffen, „Ihr bildet die Ärzte aus, und wir entwickeln das. Die dürfen das, und wir dürfen es nicht anwenden“. Also das spielte schon immer mit herein. Aber die Konkurrenz war nicht so groß, es wurde eher gefördert, sogar von anderen medizinischen Richtungen, das habe ich eben angedeutet. Die Psychoanalyse hat natürlich ... – es gab diese Auseinandersetzungen – ... Die Psychoanalyse hatte sich damals schon sehr kritisch mit der Verhaltenstherapie auseinandergesetzt, es gab Publikationen usw. Ich glaube, sie wurde so angegriffen, weil die Psychologen, die ja im Studium auf eine empirische Ausbildung sozialisiert wurden und sich für diesen Bereich interessierten, plötzlich die Möglichkeit hatten, dass sie mit dieser Haltung, mit diesem Wissen und entsprechendem Zusatzwissen Psychologie jetzt tatsächlich anwenden konnten. Es kamen von überall Rückmeldungen, dass diese neue Verhaltesntherapie sehr erfolgreich war, und zwar nicht nur Rückmeldung im Einzelfall, sondern es gab von vorneherein auch diese empirische Seite der Erfolgskontrolle. Ja? Man konnte auch so stolz sein darüber, dass man Teil an einer solchen Entwicklungen hatte. Hinzu kam diese veränderte Perspektive durch die Psychiatriereform, die durch die USA weltweit in den Industrienationen angeregt wurde – in Deutschland dann mit der Enquetekommission – dieses alternative Denkmodelle: weg von der stationären Psychiatrie fernab vom Lebensumfeld des Patienten, irgendwo in die Landschaft. Und in diese Entwicklung passte ... und da spielte die Verhaltenstherapie eine große Rolle. Ich habe damals ein Gutachten für die Enquetekommission gemacht, , wie man die Verhaltenstherapie dort einbinden könnte, das war da im Anhang mitveröffentlicht. Das passte, ja? Der damalige Vorsitzende der Enquetekommission schrieb mir dann und rief mich an, und sagte „Das ist ja wunderbar, das ist genau das, was wir brauchten“, gewissermaßen. Und das war tatsächlich diese Entwicklung mit Verhaltenstherapie.

Außerdem stieg der Bedarf an Psychotherapie auf unterschiedlichem Wege. Es ist natürlich auch immer eine Frage, Nachfrage wird durch Angebot auch stimuliert, je mehr Leute das machten, desto mehr Patienten kamen auch. Das nenne ich als Erstes, obwohl ich es nicht als Wichtigstes meine ... Gerade über die Verhaltenstherapie wurde damals auch schon viel in der Presse berichtet, für wissenschaftliche Entwicklung überraschend viel. Ganz am Anfang in Münster kamen auch Fernsehteams und so etwas.

CD: Also auch so in den populären Medien?

Prof. Dr. Dietmar Schulte: In den populären Medien, ja, bis hin, dass einmal zum 1. April ein Radiosender anrief und sagte, sie wollten eine 1. April-Sendung zu Verhaltenstherapie bei neurotisch gestörten Hunden machen. Und ich wusste gar nicht, wie ich das finden sollte, weil genau genommen, Pawlow und die ganzen experimentellen Neurosen ...

***CD:** (lacht)*

Prof. Dr. Dietmar Schulte: Das war ja gar nicht so falsch, man hätte es ja machen können, ja? Und fast störte mich, dass man das als Juxsendung zum 1. April ... Da ist nichts draus geworden, aber das zeigt immerhin: Das wurde aufgegriffen. Und gerade in der Psychiatrie waren neue Sachen wichtig. Aber ich glaube auch, dass es in der Bevölkerung überhaupt schrittweise stärker aufkam, dass es ein breites Spektrum von Störungen gibt, die psychotherapeutisch behandelt werden können. Und die Psychoanalyse war immer eine Kategorie für sich. Und die Verhaltenstherapiegeschichte ... – das wurde in der Presse auch aufgegriffen –, das war plötzlich etwas ... Es waren ja auch furchtbar vereinfachende, aber griffige Formeln wie „Störungen sind gelernt, genauso können sie verlernt werden". Ja? Gut, dann machen wir das auch. Also auch das war, glaube ich, eine Quelle, weswegen sich die Verhaltenstherapie weltweit in den Industriestaaten und gerade auch in Deutschland ... In Deutschland haben wir ja heute mehr Verhaltenstherapeuten – zumindest auch mehr Verbände – als in vielen anderen Ländern. Selbst im Vergleich zu den USA stehen wir da recht gut da, wenn man es auf die Bevölkerungsdichte beziehen würde ...

CD: Sie meinen jetzt die Anzahl von den Verhaltenstherapeuten ...?

Prof. Dr. Dietmar Schulte: Ja, bezogen auf die Bevölkerungsdichte ist sie in Deutschland mit Sicherheit sehr stark. Und in Europa haben die Deutschen die in meisten in VT-Verbänden Organisierten, überall anders sind das weniger. Aber das mag vielleicht die Vereinsliebe der Deutschen widerspiegeln. Da wird sicherlich auch diese politische Entwicklung eine Rolle spielen, dass vom BDP am Anfang Zertifikate vergeben wurden und dann eben auch von den Verbänden ...

Also für die Professionalisierung war die berufspolitische Entwicklung ein Punkt ... Es entwickelte sich zunehmend dann doch eine Konkurrenzsituation. Also 1968 hatte die KBV die erste Regelung gemacht, dass Psychoanalyse von Ärzten bezahlt wurde. Das erweiterte sie dann im Delegationsverfahren für analytisch tätige Psychologen. Im Vorfeld, bevor die Verhaltenstherapie dann in dieses „Delegationsverfahren" hineinkam, gab es schon de facto in allen Städten Vereinbarungen zwischen den lokalen Krankenkassen und niedergelassenen Psychologen. Und das war inzwischen schon ein Faktor, der Neid, Konkurrenz und Widerstand gerade in der KBV und der KVen auslöste, weil hier entstand ein Angebot, das nicht geregelt war, ein ambulantes Angebot außerhalb der KVen. Und, ich glaube, es war 68, als die KBV erstmalig aufrief, diese ganze Sache zu torpedieren. Das brachte dann im BDP diesen politischen Umschwung, weil die Niedergelassenen dann plötzlich auf der Straße saßen – so ungefähr. Weil die hatten alle ihre lokalen

Absprachen, und plötzlich verdienten sie nichts mehr. Nee, Moment langsam, es war 74, um 74, 76 muss es gewesen sein, oder 76. 68 nicht, ungefähr zehn Jahre später. Das könnte ich nachgucken.

Auf jeden Fall, wie immer bei solchen politischen Sachen und bei diesen Verbänden, in denen noch über große Mitgliederversammlungen abgestimmt wurde: Wer engagiert sich? Derjenige, der betroffen ist, der Nachteile hat, der fährt hin zur Mitgliederversammlung. Und da haben praktisch die niedergelassenen Klinischen Psychologen die Macht im BDP übernommen und alles verändert. Es wurde auf jeden Fall auch immer wichtiger – darauf will ich hinaus –, Zertifikate zu sammeln, Bescheinigungen zu sammeln, Kurse zu machen, die curricular geregelt waren, um zu sammeln, was zu sammeln geht ... um die beruflich unsichere Situation abzusichern. Und das haben in Deutschland auch die verschiedensten Verbände und Richtungen gefördert und auch die Verhaltenstherapeuten, dass die Leute dann eine etwas geregeltere Ausbildungen gemacht haben. Das ist, glaube ich, noch mit ein Punkt gewesen, der zur Professionalisierung beigetragen hat, ja?

CD: Und wahrscheinlich dann auch die Integration ins Kassensystem der Verhaltenstherapie.

Prof. Dr. Dietmar Schulte: Ja, das fing auch früh an. Die Gespräche sind von der KBV initiiert worden, das war recht früh. Also das war schon 69 oder 70. Da hatte es erste Gespräche einerseits von Herrn Kohlscheen im Ministerium gegeben; der BDP ... da war, wie gesagt, keine Konkurrenz damals zwischen den Verbänden. Die Strategie war zweigleisig: „Wir müssen in erster Linie versuchen, eine gesetzliche Regelung zu bekommen." Das war gleich klar. „Aber weil es nicht von heute auf morgen geht – das war eben auch klar –, müssen wir auch versuchen, schon andere Wege zu nutzen, um reinzukommen." Und dazu gehörte, erst einmal selber die Fakten zu schaffen, was ich schon sagte: Der Fachpsychologe wurde geschafften, eine Ausbildungsordnung geschaffen und es wurde überhaupt erst einmal definiert, was Klinische Psychologen sind. Die Ärzte reagierten natürlich darauf, es gab sowohl auf der berufsrechtlichen als auch auf der sozialrechtlichen Ebene Reaktionen darauf. Auf der berufsrechtlichen Ebene war es, dass die Bundesärztekammer eine Kommission unter der Leitung des Arztes Odenbach einsetzte. Die hieß „Randgebiete der Medizin". Und es ging um die Entwicklung der Psychologie oder Psychotherapie. Und ich erinnere mich bis heute an die ersten Sitzungen dort, weil ich heute öfters wegen des wissenschaftlichen Beirats in der Bundesärztekammer bin: Psychologen durften da gar nicht hinein. Damals im Vorstand des DBV war auch Dieter Kallinke, Arzt und Psychologe, und der durfte mit hinein. Und ich saß draußen vor der Tür, vielleicht noch mit jemand zusammen, weiß ich nicht. Und Hermann Heyse, ein Arzt, war mit im Vorstand. Ich weiß nicht, ob beide oder einer von beiden drinnen sitzen durfte. Dann kamen sie zwischendrin immer mal raus, wir besprachen uns wieder, und gingen wieder rein. Ja, das war natürlich eine Zumutung. Dort wurde über uns verhandelt, und wir saßen vor der Tür und durften nicht rein. Und da ging es um Klinische Psychologie überhaupt und alle diese Sachen ... Das war der erste Versuch der Ärzte sich überhaupt diesem Thema ...

***CD:* ...** anzunähern ...

***Prof. Dr. Dietmar Schulte:* ...** vom hohen Ross heraus, muss man schon sagen, zu nähern.

Und die sozialrechtliche Seite war: Es wurde schon deutlich, dass es einen Druck gab, Patienten drängten dazu, psychotherapeutisch behandelt zu werden. Es war von vorneherein klar und sehr früh auch der KBV, dass die Psychoanalyse, mit der man diese Regelung bekommen hatte, die Heilbehandlung der Bevölkerung nicht wirklich flächendeckend organisieren konnte, dafür war das viel zu aufwändig und viel zu teuer. Und da kam hier diese Entwicklung, die Verhaltenstherapie, gerade recht. Wie so oft, spielen auch Kleinigkeiten und persönliche Sachen eine Rolle: Ich kannte jemanden, der damals in der KBV eine sehr wichtige Funktion hatte, und der hatte wohl, ich weiß nicht, ob in der eigenen Familie oder in der Verwandtschaft, ein autistisches Kind. Und die Behandlung von Autismus war gerade etwas, wo am Anfang erstmalig überhaupt mit Verhaltenstherapie etwas gemacht wurde. So was spielt oft eine Rolle.

CD: Ja, klar.

Prof. Dr. Dietmar Schulte: Und, so dass von der KBV die Einladung kam, dass man Gespräche führen wollte. Ich erinnere mich an die erste Sitzung, vor der der damals für den Bereich Zuständige, der aber dann nach zwei Jahren aus Altersgründen ausschied, sagte: „Also acht Jahre hat es gedauert, bis wir die Psychoanalyse soweit hatten, nun hoffe ich, dass es bei der Verhaltenstherapie nicht solange dauert." Es hat mindestens solange gedauert. Und die Gespräche waren auf einer Linie klar: sie wollten, dass die Verhaltenstherapie rein kam, aber wir haben damals von vorneherein ... Also die Gespräche hat nur der DBV geführt ... Da war ja schon der Konflikt mit der GVT und das war mit ein Grund, warum wir massiv angegriffen wurden ...

CD: Weil der DBV die Gespräche geführt hat, und darüber auch ...?

Prof. Dr. Dietmar Schulte: Ja, weil wir diese Gespräche mit der KBV geführt haben, das war eben Berufspolitik.

CD: Dass diese Gespräche überhaupt geführt worden sind oder?

Prof. Dr. Dietmar Schulte: Überhaupt. Diese gesundheitspolitische Sache war so deutlich einseitig. Und dass Verhaltenstherapie über Kasse abgerechnet werden konnte oder so etwas, das war etwas, was „vielleicht partikulär die Interessen der Psychologen verbessert hätte, aber nicht die Versorgung der Bevölkerung verbessert hätte“. Heute würde man sagen, das ist damals natürlich sehr schwarzweißmalerisch gesehen worden, aber so waren einfach die Positionen. Sie werden viele Angriffe auch in den schriftlichen Dokumenten finden, weil wir diese Gespräche geführt haben. Später hat die GVT das dann übernommen, in der zweiten Welle, nachdem es ... Für uns war aber ein Punkt bei diesen Gesprächen klar: Wir wollten nicht das Delegationsverfahren übernehmen. Das war vielleicht für die analytischen Psychologen nicht so schlimm, weil die Psychoanalyse historisch betrachtet nun primär kein psychologisches Verfahren war und tatsächlich eher von Medizinern entwickelt worden war, während die Verhaltenstherapie ... Für uns war diese Situation schon ... Bei allen war klar: Wolpe war Arzt, man kann es nicht so einseitig sehen, aber im Wesentlichen war es doch die Psychologie, die hier zum Zuge kam. Konkret war die Situation so: wir bilden einen Arzt aus, der darf es dann ausüben, und wenn seine Sprechstunde zu voll ist, kann er einen Patienten zu uns schicken, die ihn ausgebildet haben, und dann dürfen wir es machen. Also dagegen haben wir uns sehr gewehrt. Und dieser Widerstand gegen das Delegationsverfahren war dann auch der Grund, dass die Gespräche mit der KBV furchtbar schwierig waren und bis 1974 dann praktisch zum Erliegen kamen. Aber da aus einem anderen Grund, nämlich weil die Enquete-Kommission ihren Zwischenbericht veröffentlichte, und eine der Forderungen der Sofortmaßnahmen war das Psychotherapeutengesetz. Die Bundesregierung machte eine Stellungnahme zu dem Zwischenbericht und übernahm unter anderem diese Forderung. Damit war 74 schlagartig die Situation verändert. Die ganzen Gespräche mit der Bundesärztekammer, mit der KBV, alles kam zum Erliegen, weil den Ärzten klar wurde, „Aha, jetzt kommt ein Gesetz, jetzt wird das auf anderer Ebene geregelt.“

Die Bundesregierung hat – da weiß ich das Datum noch – am 28. Februar und 1. März 74 – eine zweitägige Anhörung gemacht, Experten eingeladen.

CD: 74?

Prof. Dr. Dietmar Schulte: Moment, 74? Oder 76, 74, glaube ich. Also das war eine ganz wichtige Geschichte. Da waren fast zwanzig Leute eingeladen und davon so ungefähr drei Psychologen, darunter Peter Gottwald als Arzt und Psychologe und noch irgendjemand der Arzt und Psychologe war. Reine Psychologen waren, glaub' ich, außer mir noch einer, also eine ganz kleine Minorität, obwohl es um die Psychologen ging. Und trotzdem war das eine ausgesprochen bahnbrechende und wichtige Geschichte. Das Papier mit den Grundzügen, das habe ich sogar noch. Da wurden die Eckpunkte eines Psychotherapeutengesetzes beraten. Und es wurde zugestanden: eigenständig, selbstständig, zwar einen Arzt vorher konsultieren – hier wurde das Konsultationsverfahren vorweggenommen – aber freiwillig, und selbst, wenn der Arzt sagt „Nein“, entscheidet der Psychologe, ob eine Psychotherapie gemacht wird oder nicht. Das stand alles in diesem Papier. Und es war vor allen Dingen ein Arzt, den Namen weiß ich nicht mehr, ein Psychiater aus Frankfurt, auch gemeindepsychiatrisch engagiert, der das vorgeschlagen und unterstützt hat. Und das war in gewisser Weise ein Hammer und Durchbruch. Dieses Papier wurde dann rezipiert und zum Beispiel auch auf einem nachfolgenden Ärztetag diskutiert. Alle Verbände, auch Psychologen, fanden sich hinter diesem Papier wieder. Und alle erwarteten, dass nun im Nu das Gesetz kommen würde. Und nun war aber diese ... nun passierte nichts. Das Gesetz kam nicht. Es dauerte furchtbar lange.

Und in der Zwischenzeit passierten verschiedene Sachen. Vor allen Dingen wurde der Schlussbericht der Enquetekommission, der Psychiatriekommission veröffentlicht, daraufhin wurde diese gesundheitspolitische Perspektive der Gesamt-Psychiatriereform sehr stark gefördert. Und es entstanden – das kennen Sie – diese Plattformverbände, GVT bzw. DGVT, zusammen mit GwG und der Sozialpsychiatrischen Gesellschaft, die plötzlich abbröckelten und ein Psychotherapeutengesetz nicht mehr das unterstützten. Später bei der Anhörung 78 redeten sie auch dagegen, weil sie sagten, „Das sind partikulare Regelungen, wir müssen erst einmal die Psychiatriereform machen, und wir können nicht mit so 'ner ..." Beim BDP war in der Zwischenzeit dieser Machtwechsel passiert, von dem ich Ihnen eben erzählte, weil die KBV gegen frei niedergelassene Psychologen gesteuert hatte, und diejenigen, die jetzt an die Macht gekommen waren, die niedergelassene Psychologen, verhindern wollten, dass nur solche, die eine Zusatzqualifikation hatten, noch ins Feld kamen. Das war ein ganz starker Motor. Sie wollten, und haben deswegen propagiert, dass alle Psychologen eine Approbation bekommen müssen. Was natürlich für die Politiker ... ein Verkehrspsychologe! Das war völlig unrealistisch. Auf jeden Fall haben sie, der BDP, sich deswegen dann bei den Anhörungen, als 78 schließlich der Referentenentwurf vorgelegt wurde, dagegen gestellt.

Eine ganz wichtige Position kam damals von den Kassen, weil das Ministerium – damals war ja der sozialrechtliche Teil noch beim Sozialministerium, nicht im Gesundheitsministerium –, die hatten sich schlichtweg nicht um die Finanzierung gekümmert. Und das Sozialministerium und die Kassen und damit die Gewerkschaften waren vehement dagegen, weil das Gesundheitsministerium überhaupt nicht sagen konnten, was das für die Kosten heißt. So dass diese Anhörungen ein Eklat für diejenigen waren, die das im Ministerium gemacht hatten. Die haben auch sehr darunter gelitten. Ich habe später noch mit den Leuten zu tun gehabt. Frau Schleicher hat bei späterer Gelegenheit mir gegenüber auch gesagt, „Herr Schulte, solange ich noch im Ministerium bin, wird es kein Psychotherapeutengesetz geben." Und sie hatte Recht, sie ist kurz vorher gegangen. (Beide lachen). Das war einfach diese ... man muss sich das vorstellen: Ein Politiker stellt sich dann schließlich hinter so einen Gesetzesentwurf, dann gibt es Anhörungen, und man wird nur ausgeschimpft ... Selbst von denen, für die man gewissermaßen das Gesetz gemacht hatte, gut für die Patienten klar ... aber jetzt auch für den Berufsstand, die wollen das plötzlich alle nicht. Das ist natürlich eine Blamage bis dort hinaus auch für die, die das gemacht haben.

Wie sind wir jetzt überhaupt auf diesen Bereich gekommen? Ach ja das war diese Entwicklung, die der DBV angefangen hat, und das war der Grund. 74, nachdem dieses Papier veröffentlicht war, hörten die ganzen Gespräche auf. Und es dauerte zwei, drei Jahre ... 78 fingen die Gespräche wieder an, auch mit der KBV, mit der Ärztekammer, glaube ich nicht. Zu dem Zeitpunkt gab es ja auch keinen DBV mehr usw. Da hat dann die DGVT, Steffen Fliegel usw., die Gespräche aufgenommen. Das war jetzt die veränderte Situation, doch genau genommen lief es genauso wieder ab: sind dann wieder gescheitert und abgebrochen worden, weil sich auch die DGVT nicht mit dem Delegationsverfahren anfreunden wollte. Und dann, erinnere ich mich noch, rief mich der Herr Faber, glaube ich, aus Bremen an – das wissen Sie, wer das ist?

CD: Hm.

Prof. Dr. Dietmar Schulte: ... der also ganz wesentlich bei der KBV war, und sagte: „Also Herr Schulte, wir machen das jetzt alleine, wir machen das jetzt mit den Analytikern, und führen das Delegationsverfahren für die Verhaltenstherapie ein.“ Ich hatte damit ja gar nichts mehr zu tun, ich war nicht mehr drin, war aber immer noch ein bisschen im Hintergrund gestanden. Und er sagte, „Nach zwei Jahren haben wir dann genug Verhaltenstherapeuten, mit denen wir dann sprechen können.“ Damals wurde das ja alles noch boykottiert, alle Verbände boykottierten: „Ja nicht Delegationsverfahren!“, ja? Es waren nur die wenigen Analytiker, die da drin waren. Ja, und genauso haben sie es gemacht. Sie haben die Beratungen mit Analytikern gemacht und haben die Regelungen gemacht. Die Parallele zu den psychoanalytischen Regelungen merkte man natürlich an allen Poren, da haben wir bis heute noch darunter zu leiden. Das wurde eingeführt, und natürlich passierte es, dass schnell Leute den Boykott brachen. Ich persönlich mache es niemanden zum Vorwurf, wenn er seine Familie ernähren muss und seine Praxis hat, dann wird er sich das vielleicht überlegen.

CD: ... und sich dann in das Delegationsverfahren hinein begeben haben?

Prof. Dr. Dietmar Schulte: Genau ... sich dann in das Delegationsverfahren hinein begeben haben. Und dann wurde die „Vereinigung der Kassenpsychologen“ – so hieß sie zunächst – gegründet. Das waren die, die später plötzlich genau wegen dieser Sachen wichtige Positionen bei dem späteren Gesetzgebungsverfahren bekamen. Und nach zwei Jahren lud die KBV nochmals zu einer Anhörung ein. Da war ich auch noch mal, bin aber aus Protest nach einem Tag gegangen, weil ich dachte, es sollten diese Fragen nochmals grundsätzlich diskutiert werden. Aber genau genommen wollten sie sich jetzt nur von den Verhaltenstherapeuten absegnen lassen, was sie bislang in einem Streich einfach eingeführt hatten.

Ich bin dann also weggegangen, und dann entstanden diese Ausbildungsinstitute und auch dieser Verein, der das dann auch unterstützt hat. Das war zu dieser Zeit. Und die ersten Ausbildungsinstitute gab es. Und die DGVT ging immer mehr in der Bedeutung dann zurück, weil sie meines Erachtens in erster Linie ...

CD: Das war in den 80ern?

Prof. Dr. Dietmar Schulte: Ja. Weil diese Ausbildungsinstitute kamen, die dann natürlich durch diese Kopplung mit der KBV und der Anerkennung der Ausbildung ganz wichtig wurden. Und erst dann, als die DGVT anfing, wieder eine eigene Ausbildung aufzubauen ... Bis heute sind ja viele meiner früheren Mitarbeiter und Kollegen drin, von Steffen Fliegel, Wolfgang Groeger usw., die waren in den Vorständen, bis heute Andreas Veith ... Aber es ist – meines Erachtens – bis heute immer noch nicht gelungen, wieder so richtig den Kontakt zur Wissenschaft zu finden, was ich sehr bedauere. Das ist ein schwieriges Kapitel für sich, das werden wir jetzt nicht vertiefen können ...

Und im Hinblick auf die Ausbildung ist die DGVT natürlich jetzt wichtig, nur die Situation hat sich insgesamt verändert. Im Nachhinein würde ich sagen, es ist furchtbar viel verspielt worden durch diese Entwicklung, die nachvollziehbar ist. Aber wenn das nicht passiert wäre: hätten wir damals diese Ausbildung gemacht und hätten damit eine sehr intensive, fundierte VT-Ausbildung gehabt: niemand wäre ... die KBV wäre niemals auf die Idee gekommen, von sich aus die Ausbildung zu regeln. Die haben ja sogar juristisch Schwierigkeiten gehabt, weil es nicht in ihren Aufgabenbereich gehörte. Sie haben gesagt, „Wir mussten das machen, die VT-Ausbildung regeln, weil das keiner im Feld sonst regelte“, richtig. Was die DGVT machte, diese Ausbildung nahm niemand ernst. Und deswegen haben sie diese KBV-Ausbildungsinstitute gefördert. Das wäre alles nicht notwendig gewesen. Das andere, dass sich vielleicht auch nicht so Viele von der Verhaltenstherapie abgewendet hätten, habe ich ja vorhin schon genannt. Na ja, gut, also Sie sehen: ein weites Feld. (Lachen).

CD: Ja, ein weites Feld. *(Lachen).*

Prof. Dr. Dietmar Schulte: Ja, und es ist auch vermischt, die VT hat sich eben nicht alleine entwickelt, sondern gerade zusammen mit den ganzen politischen Entwicklungen.

CD: Ja, aber diese ganzen Verwicklungen, die finde ich auch sehr spannend. Ja. Ich danke Ihnen jetzt herzlich für das spannende Interview.

Prof. Dr. Dietmar Schulte: Bitte schön.

Biographische Angaben

Prof. Dr. Dietmar Schulte
geboren 1944
Professor für Klinische Psychologie und Psychotherapie

Leiter der Arbeitseinheit Klinische Psychologie und Psychotherapie
Leiter des Zentrums für Psychotherapie (Psychotherapeutische Forschungs- und Lehrambulanz der Fakultät für Psychologie)
Leiter des weiterbildenden Studiengangs Psychotherapie
Mitglied des vom Bundesgesundheitsministerium eingesetzten wissenschaftlichen Beirats Psychotherapie

Vita

1964–1968 Studium der Psychologie an der Universität Münster. Während des Studiums (ab 5. Semester) studentische Hilfskraft bei Prof. Dr. W. Metzger
Dez. 1968–Feb. 1974 Wissenschaftlicher Angestellter, Verwalter einer wissenschaftlichen Assistentenstelle und wissenschaftlicher Assistent am Psychologischen Institut der Universität Münster, Abteilung für Klinische Psychologie (Leitung: Prof. Dr. L. Kemmler)
SS 1973 Lehrstuhlvertretung am Psychologischen Institut der Universität Hamburg (Klinische Psychologie)
ab Feb. 1974 C4–Professur für Psychologie V (Klinische Psychologie) an der Fakultät für Psychologie der Ruhr-Universität Bochum
seit 1988 Einrichtung und Leitung des „Zentrums für Psychotherapie“ der Fakultät für Psychologie (poliklinische Psychotherapieambulanz des Lehrstuhls mit derzeit etwa 100 Behandlungsplätzen)
1988–1993 Aufbau und Leitung eines Modellversuchs „Weiterbildung in Klinischer Psychologie“, gefördert vom Bundesminister für Bildung und Wissenschaft sowie vom Ministerium für Wissenschaft und Forschung des Landes Nordrhein-Westfalen
seit 1993 Nach Ablauf des Modellversuchs Weiterführung als „Weiterbildender Studiengang Klinische Psychologie und Psychotherapie“
1992 Erster Preisträger des Deutschen Psychologie-Preises

Mitgliedschaften

Association for Advancement of Behavior Therapy (AABT, USA)
Deutsche Gesellschaft für Psychologie (DGPs)
Berufsverband Deutscher Psychologen (BDP)
Deutsche Gesellschaft für Verhaltenstherapie (DGVT)
Deutsche Gesellschaft für Verhaltensmedizin und Verhaltensmodifikation (DGVM)
Society for Psychotherapy Research (SPR)

Tätigkeiten

1984–1988 Fachgutachter der Deutschen Forschungsgemeinschaft
1971–1973 Vorstandsmitglied der Sektion Klinische Psychologie im Berufsverband Deutscher Psychologen (BDP)
1971–1975 Vorsitzender des Deutschen Berufsverbandes der Verhaltenstherapeuten (DBV; Vorläufer der Deutschen Gesellschaft für Verhaltenstherapie)
1974–1978 Verschiedene Gespräche als Sachverständiger im BMG
1977–1980 Sprecher der Ständigen Konferenz der Vertreter für Klinische Psychologie und Psychotherapie an Hochschuleinrichtungen für Psychologie (Vorläufer der Fachgruppe Klinische Psychologie der DGPs)
1984–1991 Mitglied der Weiterbildungskommission/des Akkreditierungsausschusses der Föderation Deutscher Psychologenverbände im Auftrag der Deutschen Gesellschaft für Psychologie
1990–1991 Mitglied im wissenschaftlichen Beirat zum Forschungsgutachten zu Fragen eines Psychotherapeutengesetzes durch den Bundesminister für Gesundheit
10/1989–3/1998 Mitglied in:
Arbeitsgemeinschaft der Psychotherapieverbände (Spiegel-AG)
Gesprächskreis Psychotherapeutengesetz
Arbeitsgemeinschaft Psychotherapie (AGPT)
Deutscher Dachverband der Psychotherapie
1990–1992 Mitglied der „Prüfungskommission für die Anerkennung von Ausbildungsinstituten für Verhaltenstherapie" der Kassenärztlichen Bundesvereinigung
1991–1998 Vorsitz der „Kernkommission Psychotherapeutengesetz" der Föderation Deutscher Psychologenverbände
ab 1998 Mitglied des Wissenschaftlichen Beirats Psychotherapie

Kontaktadresse

Psychologische Fakultät der Ruhr-Universität Bochum
Klinische Psychologie
Universitätsstr. 150
44780 Bochum
E-Mail: Schulte@kli.psy.ruhr-uni-bochum.de

Prof. Dr. Dirk Zimmer

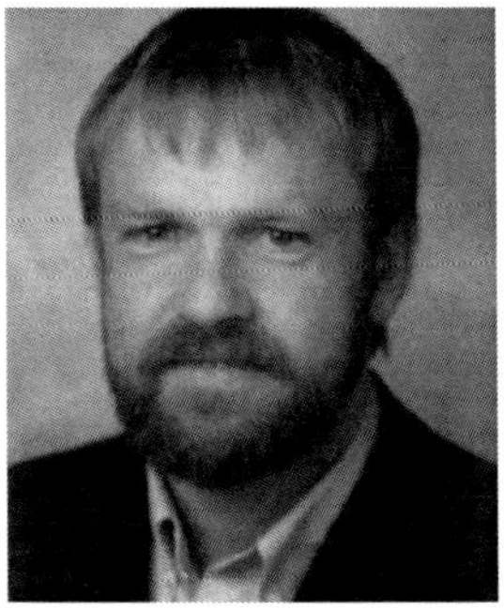

Interview am 22.10.2001 in Tübingen-Bühl

Christine Daiminger: Mein erster Fragenkomplex lautet: In welchem Kontext haben Sie die Verhaltenstherapie kennengelernt, wann war das, was fanden Sie an der Verhaltenstherapie interessant, was hat die VT vielleicht auch versprochen oder, was fanden Sie möglicherweise auch problematisch oder kritikwürdig?

Prof. Dr. Dirk Zimmer: Wie Bernd Röhrle gehörte ich praktisch zu dieser 68er Generation. Das heißt, ich habe in München studiert, habe 67 mit dem Studium begonnen und es 72 abgeschlossen. Es war die Zeit, als am Max-Planck-Institut für Psychiatrie Hans Brengelmann die ersten Versuche gemacht hat, Verhaltenstherapie in die Psychiatrie einzuführen. Er hat einige Schüler gehabt und gefördert, das war sicher einer seiner größten Verdienste: Einer war Niels Birbaumer, mein späterer Chef, er war Assistent am Psychologischen Institut und hatte dort Psychophysiologie und Verhaltenstherapie eingeführt. Ein anderer, den er gefördert hat, war Jarg Bergold, der dann nach Berlin gegangen war. Dann waren da noch Peter Gottwald und das Ehepaar Ullrich, die das Assertiveness-Training entwickelt haben.

In der Zeit habe ich am Max-Planck-Institut für Psychiatrie Praktikum gemacht und fand das faszinierend. Auf der anderen Seite habe ich gemerkt, was damals an der Universität gelehrt wurde, war zum Teil der blanke Behaviorismus: Das heißt, wir haben uns als Studenten damals mit den Dozenten auch heftig gestritten, ob es so etwas wie Gefühle und Gedanken gibt. Und die behavioristischen Antworten haben dazu geführt, zu sagen, „Nee, das kann es auch nicht sein."

Die Psychoanalyse hatte damals auch einige abschreckende Seiten: Die Ausbildung galt als sehr autoritär, sie galt als wenig flexibel und wenig offen für die Wissenschaft. So saß man dazwischen, einerseits gab es sehr viele politische Impulse – damals war ich Gründungsmitglied der Roten Zelle Psychologie in München *(lachend)*, wir haben Karl Marx gelesen und überlegt, ob der bessere Antworten hat als die Psychoanalyse. Und die Verhaltenstherapie war sehr behavioristisch.

Und auf der anderen Seite gab es eben wirklich Impulse mit psychiatrischen Patienten, mit schwerstgestörten Patienten zu arbeiten, die sonst aufgegeben worden waren. Da gab es durchaus auch soziales Engagement. Das hat beeindruckt. Und dieser Dozent, der Gedanken und Gefühle nur als Varianten des Verhaltens akzeptieren konnte, hat sich dann suizidiert. Da merkte ich, wie viel Einsamkeit so ein Mensch, der ganz behavioristische Themen vertritt, hatte. Das hat für mich die Sache erst einmal beendet.

Dann stellte sich für mich aber die Frage, was ich denn nun selbst mache. Da habe ich in Marburg einen Menschen kennengelernt, den Hans Brengelmann nach Deutschland geholt hat: Das war Fred Kanfer, der fing zirka Anfang der 70er Jahre an, die ersten Blockkurse und Lehrtherapien zu machen. Da saß ich hinter der Einwegscheibe, habe bei der Therapie zugeschaut und nach der Therapie haben wir gesprochen. Und Kanfer sagte, diagnostisch: „Was diese Patientin nicht kann, sie liebt sich nicht selbst." Und dann dachte ich „Aha, das ist auch Verhaltenstherapie." *(Beide lachen)* Das war also ein ganz weites Spektrum.

Ich merkte, dass das alles in Deutschland damals nur sehr selektiv aufgenommen wurde und bin dann 1973 für ein Jahr in die Vereinigten Staaten gegangen. Ich habe mir ein Stipendium organisiert und war ein halbes Jahr bei Fred Kanfer, der mich sehr beeinflusst und geprägt hat. Bei ihm habe ich viel gelernt, er war ein sehr gescheiter Menschen, der sehr viel von klinischen Versorgungseinrichtungen versteht und gleichzeitig viel Forschung gemacht hat. Der andere war Arnold Lazarus, das ist so der kreative Kopf gewesen, immer unkonventionell, immer neue Ideen, eklektisch und offen ... Dann kam ich wieder zurück und habe mich in Deutschland weiter betätigt. Ich habe dann achtzehn Jahre an der Uni gearbeitet und danach eben jetzt hier in der Ausbildung. Es war dann so: Seit Ende der 60er Jahre gab es erste Versuche die VT organisieren, und das Erste war die GVT. Die GVT war eine Initiative damals von Christoph Kraiker, den gibt es ja auch immer noch, Hans Brengelmann, vor allem Niels Birbaumer und einigen anderen. Die GVT war, sagen wir mal, sehr forschungsorientiert, klinisch orientiert, aber ansonsten einfach ein netter Haufen von Leuten, die Interesse an der Thematik hatten.

Und parallel dazu gab es dann in München speziell da, wo ich Einblick hatte, eine Gruppe von wilden Studenten. Zu denen gehörte ich damals auch, die also sagten „Okay, also Physiologie und Skinner, das kann nicht alles sein." Es gab wie gesagt die 68er Bewegung und die ganzen politischen Impulse ..., das führte damals zu einer Palastrevolution in der GVT. Einige Freunde von mir haben sich in der GVT extrem engagiert. Letzten Endes gab es sozusagen eine Kampfabstimmung und der alte Vorstand, vor allem Hans Brengelmann, wurde sozusagen in die Wüste geschickt. Einerseits war das eine nicht ganz faire Geschichte, es war sozusagen eine Revolution, Jung gegen Alt. Andererseits muss man auch sagen, da waren einige Dinge gelaufen, die waren schlicht korrupt. Das muss man so sehen, ja? ...

Und da waren wir natürlich mit der Lupe dabei und haben überall den Klassenfeind gewittert und heftig interveniert. Vielleicht haben wir manchmal überreagiert. Aber seit der Zeit gab es einen immensen Impuls zu überlegen, ob so eine merkwürdige Therapierichtungen, die mit Skinner, Watson und Pawlow und solchen Ansätzen im Hintergrund begonnen hat, sich mit der linken Bewegung verbinden könnte. Nach dieser Revolution haben sich einige andere Leute, vor allem um Dietmar Schulte herum, in einem Parallelverband organisiert: Das war der Deutsche Berufsverband der Verhaltenstherapeuten, der DBV ...

CD: Der DBV, hm.

Prof. Dr. Dirk Zimmer: Der DBV saß im Ruhrgebiet, vor allem Bochum. Es gab also jetzt diese beiden Verbände. Das ist in allen Therapieschulen so: Sobald es einen Verband gibt, gibt es auch schon den zweiten oder dann noch mehr. Die Psychoanalytiker haben sich weltmeisterlich zersplittert und die Verhaltenstherapie war auch nicht weit weg davon. In der Zeit gab es sofort auch noch eine dritte Geschichte, nämlich die jetzige EABCT, also die europäische Assoziation ... Das war ein Kongressveranstaltungsverein, der aber auch international Kontakte gepflegt hat.

Als sich in den 70er Jahren alles etwas beruhigt hatte, gab es also dann viel hin und her und viele Verhandlungen und – das erinnere ich noch ganz gut – das hat dann 76 dazu geführt, dass die DGVT gegründet und die beiden anderen Verbände aufgelöst wurden. Da war es von Seiten des Deutschen Berufsverbandes sehr, sehr wichtig zu sagen, es muss etwas wie Qualitätskriterien für Ausbildung und für die Forschung und für die Versorgung geben. Und der GVT-Seite – also sozusagen uns Münchnern und anderen – war es wichtig, den politischen Impuls dabei zu retten. Ich muss dazu sagen, dass ich mich da teilweise wie manche 68er auch selbst entwickelt und von der DGVT ein Stück entfernt habe. Ich bin noch Mitglied und sympathisiere in einer Hass-Liebe-Beziehung mit diesem Verband, ja? Deswegen müssen Sie meine Erzählung auch immer unter dieser Überschrift sehen.

Also ich war etwa vier Jahre dabei. Wir waren in dem Vorstand eine verschworene Gemeinschaft, also vor allem Steffen Fliegel, der sich mehr als alle anderen damit identifiziert hat, Bernd Röhrle, der sich vor allem mit dieser gemeindepsychologischen Seite extrem identifiziert hat und – gemeinsam mit Heiner Keupp und anderen – so etwas wie eine sozialpolitische Dimensionen im Verband gehalten hat. Ich hatte mich vor allem für diese Ausbildungsfragen interessiert, und bei mir rutschten dann so nach und nach auch die Zweifel rein, was man mit Psychotherapie alles machen kann und welchen Platz das Ganze hat.

Das war einfach so dieser Spagat zwischen politisch-revolutionärem Denken, dass man die Gesellschaft verändern wollte ... Und das ging ja auf alle Ebenen: Das war der ganze Bereich des Feminismus, das war die ganze Pädagogik, wo man alles umkrempeln wollte, abenteuerliche Geschichten zum Teil, das waren Ausländer-Themen, und es war vor allem die Antipsychiatriebewegung. Das heißt, die DGVT hat damals extrem versucht, sich an die Deutsche Gesellschaft für soziale Psychiatrie anzuschließen, eine ehrenwerte, sehr kleine Gruppierung mit Fraktionen, die eng mit der italienischen Antipsychiatrie verbunden waren. Es war der Wunsch, die Psychiatrie zu modernisieren. Die Psychiatrieenquete von 75 hat da eine immense Rolle gespielt.

Ich denke ähnlich wie bei den Grünen haben diese Anfangsimpulse die Gesellschaft natürlich intensiv geprägt. Und ich denke, dass sehr, sehr viel von diesen anfänglichen Ideen der DGVT einfach Wirklichkeit geworden sind. Also die Psychiatrie ist lange nicht mehr, wie Mitte der zwanziger Jahre, der Anteil von Psychotherapie hat immens zugenommen, die Liegezeiten haben abgenommen, es gibt komplementäre, ambulante Einrichtungen. Nicht dass man irgendwann zufrieden ist, es gibt immer etwas, wofür man regional auch kämpfen muss, aber trotzdem es waren schon andere Bedingungen. Auch die Frauenbewegung, die in den 70er Jahren angefangen hat sich zu artikulieren, hat eine Entwicklung gebracht, ja?

Die DGVT bot vom eigenen Anspruch her auch ein Forum, wo sich verschiedenste Gruppierungen artikulieren konnten. Wenn Sie die letzten 20 Jahrgänge durch die Zeitschriften blättern, finden Sie immer wieder so Nischen für Selbstdarstellungen verschiedenster, sich selbst als progressiv definierender Gruppen, mal aus der feministischen Ecke, mal aus der antipsychiatrischen Ecke, mal ... Durchgängig bestand dieses schlechte Gewissen, dass wir als Psychotherapeuten vielleicht nicht genug tun, die Gesellschaft umzukrempeln. Diese Spannung, ob Psychotherapie (im Einzelgespräch) auch eine gesellschaftliche Bedeutung hat, oder wieweit Einzeltherapie nur Flucht weg von den gesellschaftlichen Verantwortungen ist, beschäftigte uns.

Ein anderer Punkt war, dass es am Anfang eine schlechte psychotherapeutische Versorgung gab. Wenn man die Bedarfsanalysen jetzt betrachtet ..., klar, wir haben immer noch überall Wartezeiten, aber es gibt jetzt 9000 offiziell anerkannte Verhaltenstherapeuten, damals Anfang der 70er Jahre gab es sozusagen fünf, ja? Und die Versorgung hat sich auch sehr verändert. Damals war der Impuls: ausbauen, verbessern und jetzt geht es sehr in Richtung Verteilungskämpfe. Das ist schon eine andere Situation.

Das hat natürlich auch den Ausbildungsimpuls verändert und da war mein Bruch mit der DGVT. Wie gesagt, ich bin immer noch drin und bin auch mit Steffen Fliegel über die ganzen Jahre befreundet, obwohl wir uns viel gestritten haben, aber das ist in Ordnung. Am Anfang war das ein Münchhausen-Prinzip, es gab keine Verhaltenstherapie, also gab es auch keine Ausbilder. Also gab es logischerweise Arbeitskreise von Interessierten, die einfach in dem Bereich arbeiten wollten. Das war zum Teil eine sehr anspruchsvolle, seriöse Geschichte und zum Teil war das aber auch einfach – möchte ich mal sagen – ein politischer Debattierclub mit Supervisionsanteilen. Das musste sich notgedrungen irgendwann ändern.

Aber wie es so ist, wenn man etwas angefangen hat: Plötzlich gingen alle Studenten in diesen revolutionären DGVT-Verband, und plötzlich hatten wir 7000 Mitglieder, und alles war sozusagen in Abgrenzung zur Psychoanalyse, „Wir wollen keine Supervisoren haben". Ich bin einmal fast aus dem Vorstand rausgeflogen, weil ich damals in den 70er Jahren gewagt habe, den Vorschlag zu machen, eine Liste erfahrener Verhaltenstherapeuten aufzustellen, nicht mal mit Supervisortitel, das habe ich mich nicht getraut, sondern einfach nur eine Liste von erfahrenen Therapeuten, die von Anfängern aktiv angefragt werden dürfen. Und da wurde mir schon vorgeworfen, dass ich die Wende ins bürgerliche Lager vollzogen habe, weil die Psychoanalyse mit ihren Lehranalysen so fest verkrustete Strukturen zu haben schien ... Also das kennzeichnete diese Zeit: „Wir machen alles selber, wir brauchen keine Dozenten, wir brauchen keine Supervisoren".

Das ist nicht mehr die DGVT heute, aber sie hat diese Bewegungen zu dem Punkt, an dem sie heute steht, – in meinen Augen – nur unter sehr viel Zähneknirschen gemacht. Das war eigentlich nur möglich, weil es dann auch Konkurrenz gab. Einer der Konkurrenzverbände, den es dann ..., ich mein, ab Mitte der 80er Jahre gab, war der FKV (Fachverband Klinische Verhaltenstherapie). Das war eine Gruppierung, die aus den psychosomatischen Kliniken entstand. Die erste psychosomatische Klinik gab es mit Dieter Schwarz in Windach, einen Ableger in Bad Dürckheim und dann kam Bad Pyrmont, die Badklinik und die Roseneckklinik ... Das ist auch interessant: in Deutschland gibt es mehr psychosomatische Klinikbetten im Bereich Verhaltenstherapie als im Rest des Globus zusammengenommen.

Das war eine sehr starke Gruppe, die von der DGVT sehr enttäuscht war, weil diese klinikinternen Ausbildungen, diese klinikinternen Ansprüche nicht aufgefangen worden waren. Und dann kam es zu einer Trennung und das war eigentlich so etwas wie ein Schritt zurück zu dem DBV, möcht' ich mal sagen. Das waren Leute die unmittelbar in der Praxis in der Klinik standen und dort ihr Nachfolger ausgebildet haben: Hans Lieb, Kosarz, Dieter Schwarz vor allem, Kallinke und andere ...

CD: ... und die waren zum großen Teil alle auch erst in der DGVT ...?

Prof. Dr. Dirk Zimmer: Sind sie auch noch zum großen Teil, das ist ein Parallelverband.

CD: ... Und Anfang der 80er haben die sich dann mehr in Richtung Ausbildung und Professionalisierung der Ausbildung bewegt und den FKV gegründet ...?

Prof. Dr. Dirk Zimmer: FKV hieß „Fachverband für Klinische Verhaltenstherapie". Da war zunächst das Interesse an der stationären Arbeit und dann gab es aber auch gleichzeitig ein verstärktes Interesse an klinikinterner Supervision, an klinikinterner Fortbildung. Kliniken haben traditionell – auch bei den Ärzten – schon immer eine klinikinterne Seite und da wollte man sich dann nicht ständig nur durch Arbeitskreise bewegen, sondern hat das selber gemacht. Das lief dann parallel mit einer Professionalisierung des Ganzen: Ab Mitte der 80er Jahre wurde die Verhaltenstherapie auch von den Kassen bezahlt und damit war plötzlich das Dilemma perfekt. Das heißt, die Verhaltenstherapie wurde ein Teil des Systems. Aber es gab die rechtliche Basis noch nicht, sondern nur das Delegationsverfahren und das hatte viele, viele politische Nachteile. Deswegen sind alle froh, dass es das Psychotherapeutengesetz gibt.

Aber es gab einen Konflikt, den ich persönlich anders gesehen habe als die DGVT: Für mich war es einfach das Wichtigste, dass der einfache Mann, die einfache Frau eine gute Psychotherapie bekommt auf Kosten der Kassen, und dafür habe ich sozusagen Kränkungen in Kauf genommen, dass ich unter der rechtlichen Verantwortung von Ärzten arbeiten musste, die ich ausgebildet hab, ja? Das ist bescheuert, das ist mir klar. Aber es war mir immer wichtiger zu sagen, Lieschen Müller oder wer immer der kleine Mann ist, kriegt seine Therapie. Da gab es politisch andere Einschätzungen, das ist klar.

Und die DGVT hat sich in meinen Augen lange Zeit sehr schwer getan als politisch-revolutionärer Verband außerhalb des Systems zu sein und gleichzeitig ein Teil in der Gesellschaft zu sein. Die Krankenkassen sind natürlich eine Institution in dieser Gesellschaft mit all ihren Widersprüchen und all diesen Prägungen, die dieses Gesundheitssystem kennzeichnen. Da kam dann auch die Kassenärztliche Bundesvereinigung ins Spiel, eine Machtorganisation der Ärzteschaft, aber immerhin – sagen wir mal – dem Therapieverfahren gegenüber so aufgeschlossen und durch die Forschung so beeindruckt, dass sie gesagt haben, „Das kann man wirklich als Richtlinienverfahren annehmen". Und wie es dann eben in dem System ist, wenn ein neues Medikament auf den Markt kommt, muss es untersucht sein, wenn ein neues Therapieverfahren auf den Markt kommt, muss es untersucht sein. Da kann man darüber streiten, ich sehe auch einen guten Teil dabei. Dann ist natürlich die nächste Frage, wer bietet das an. Damit war die Regulierung der Ausbildung auf dem Tisch, ja? Und damit war dieses Arbeitskreis obsolet. Außerhalb der DGVT hat das in Deutschland eigentlich niemand mehr akzeptiert, dass man in einem reinen Selbstausbildungssystem Psychotherapie lernen kann.

Inzwischen sieht die DGVT das auch nicht mehr so, dort hat die DGVT wichtige Entwicklungen gemacht. Aber in diesem Zwischenstadium – muss ich auch sagen – bin ich dann abgesprungen aus der DGVT-Weiterbildung, und das Endergebnis ist, dass wir hier ein Ausbildungsinstitut gemacht haben, eng verbunden mit der Universität und eng verbunden mit der psychiatrischen Klinik. Ich bin nach wie vor in der DGVT, aber ich habe das Ausbildungsinstitut nicht primär als DGVT-Institut gemacht, weil in den Zeiten, als wir es gegründet haben, hat die DGVT-Ausbildung – das ist jetzt meine ganz private Meinung, ich sag sie trotzdem – so den Geruch eines Aldi-Modells gehabt: so preisgünstig wie möglich, aber auch so wenig wie möglich. Da sah ich einen Konflikt zwischen den nachvollziehbaren Interessen von Studenten und jungen Psychologinnen und Psychologen, die kein Geld haben und einen Beruf lernen wollen, und auf der anderen Seite aber auch die Interessen der Gesellschaft, dass so ein heikler Heilkundeberuf eine relativ hochstehende Ausbildung bekommen soll. Diese Diskrepanz gibt es jetzt in meinen Augen nicht mehr, ich möchte es wirklich so sagen.

Die DGVT hat dann kurz vor dem Psychotherapeutengesetz auch angefangen ihre Ausbildung bei der KBV anerkennen zu lassen, sie war allerdings nur sehr zähneknirschend bereit, bestimmte Regelungen zu ändern, und hat sich deswegen auch einige Ablehnungen eingefangen. Viele, Steffen Fliegel und andere sehen das als eine Art Strafreaktion der KBV oder eine Ausgrenzungspolitik. Ich persönlich würde es nicht so sehen, sondern denke, da sind zwei Bewegungen aufeinander zugegangen, die schmerzhaft waren und die für manchen an die Identität gingen.

Diese Kränkungen von unser einem, die habe ich persönlich nie mitmachen können. Um ein Beispiel zu nennen: Dietmar Schulte hatte ein Ausbildungsinstitut an der Ruhr-Universität, die wäre vor fünf Jahren oder länger von der kassenärztlichen Vereinigung anerkannt worden, hätte er wenigstens einen Arzt mit in die Leitung aufgenommen. Dietmar Schulte hat mit der DGVT gesagt, „Wir als Psychologen wollen keinen Arzt in der Leitung, wollen uns das nicht vorschreiben lassen." Alle Ausbildungsteilnehmer wurden damals dann nicht anerkannt.

Ich kann mich gut hineinversetzen, wie kränkend und ärgerlich das ist, da wir auch Ärzte in die Leitung mit hereinnehmen mussten. Aber diese Kränkungen von mir als Person, finde ich viel weniger wichtig, als dass die Ausbildungsteilnehmer Anerkennung finden, und dass die Patienten dann entsprechend versorgt werden.

Und um die Prinzipien, die mit diesen ursprünglichen sozialen Impulsen aus der 68er Zeit zusammenhingen, nämlich die Patienten müssen gut versorgt werden und zwar nicht nur die Reichen, sondern die Benachteiligten dieser Gesellschaft, um diese Prinzipien, muss ich sagen, darum ging es nicht mehr so. Das war nicht mehr das politische Thema, sondern das waren Streits zwischen Ärzten und Psychologen geworden, Verteilungskämpfe und Kränkungen von Hochschullehrern oder von anderen Leuten. Aber für mich ist es, ehrlich gesagt, weniger wichtig gewesen, dass ich einen Arzt über mir hatte, als dass die Patienten nicht selber zahlen mussten. Aber das ist – wie gesagt – auch meine ganz private Schlagseite in dieser Geschichte. Da war die Welt etwas auseinander gegangen.

Und jetzt, denke ich, wird eine Zeit kommen, in der die verhaltenstherapeutischen Verbände sehr überlegen müssen, ob sie wirklich so viele Verbände brauchen. Wenn ich die psychoanalytische Szene anschaue, dann denke ich, die haben sich so zersplittert und sind kaum unter ein Dach gekommen, warum sollte es bei Verhaltenstherapeuten anders sein? Ich denke mir, dass eine gewisse Konkurrenz auch eine fruchtbare Seite hat. Im Moment finde ich es allerdings noch sehr belastend – möchte ich mal sagen –, weil diese Kämpfe werden immer noch ausgetragen zwischen den Gruppierungen, die vor dem Psychotherapeutengesetz eine anerkannte Ausbildung hatten, in dem Fall zähle ich hier jetzt dazu, und den Gruppierungen, die zum Teil sehr ehrenwert und gut gearbeitet haben, aber außerhalb des Systems und gekränkt waren, weil sie außerhalb des Systems waren, aber auch nicht richtig rein wollten. Diese Sachen werden immer noch ausgetragen, ja? Und da findet eine Geschichtsschreibung statt, dass rückblickend der eigene Werdegang in Abgrenzung zu den anderen Werdegängen sozusagen dann doch als der richtige oder der einzige Weg betrachtet wird ..., aber ... das gibt es, glaube ich überall.

CD: Von der jeweiligen Richtung wird der als der richtige Weg betrachtet ...?

Prof. Dr. Dirk Zimmer: Von der jeweiligen Richtung. Das finden Sie in der Psychoanalyse, das finden Sie hier. Ich persönlich finde das auch immer schade, wenn die Geschichtsschreibung so diese Bedeutung bekommt, rückwirkend Positionen zu rechtfertigen und sehe darin eine gewisse Gefahr, sozusagen die alten Kämpfe auf eine Art immer wieder aufzuwärmen. Das ist bei politischen Parteien so üblich, Sie finden es bei der CDU, Sie finden es bei den Grünen, Sie finden es in der SPD. Und ich persönlich muss sagen, dass ich denke, dass die sozialen Aufgaben sind heutzutage nach wie vor gegeben, so dass ich mir wünsche, dass die Geschichte nicht diese Hürden darstellt. Ja, man kann sich – wie ein altes Ehepaar – mit der Geschichte der eigenen Kränkungen beschäftigen. Das werden Sie hier, wenn Sie mit verschiedenen Leuten diskutieren, ganz oft finden.

Also in meinen Augen hat die DGVT ganz immense Verdienste, hat sehr, sie sehr viel politisch angeregt, hat aber auch große Schwierigkeiten der Umstellung gehabt, als manche der Bedingungen eben nicht mehr so wie in den 60er Jahren waren, dass sich die Gesellschaft weiter entwickelt hat, sowie die Grünen zum Teil überflüssig geworden sind, weil der schwarze Bürgermeister in Bayern grüne Ideen vertritt, wenn es um Landschaftsschutz geht. Na ja dann gruppieren sich die Gruppierungen wieder neu. Das ist gut so, ja (lacht)? Deswegen ..., ich war bei etlichen Verbänden dabei, die sich aufgelöst haben, der FKV hat sich aufgelöst, da war ich dabei, der DÄVT hat sich aufgelöst, dann gab es eine Deutsche Akademie für Verhaltenstherapie. Die wurden alle aufgelöst. Dann ist dieser DVT entstanden, da war ich jetzt sehr aktiv, ich war eine Weile Sprecher der Ausbildungsinstitute. Aber es war auch ein spezielles Interesse, weil dort die Fragen von Ausbildungsinstituten ein sehr gutes Forum hatten. Ich fand es schade, dass die DGVT-Institute nicht dabei waren, aber das war wohl schwer möglich. Und im Moment streiten sich die verschiedenen Verbände, wo die Ausbildungsinstitute am besten aufgehoben sind.

CD: In welchem Dachverband?

Prof. Dr. Dirk Zimmer: Ja, ja. Jeder bietet das an, also drei, vier Gruppierungen bieten das an, sozusagen, „Ihr dürft gern alle zu uns kommen". (Lacht). Aber das ist wie im Kindergarten, 20 Jahre hat es gedauert ...

CD: Aber ist nicht ein großer Teil von den Ausbildungsinstituten, von den VT-Ausbildungsinstituten in dem DVT organisiert?

Prof. Dr. Dirk Zimmer: Da waren praktisch alle, die damals diese KBV-Anerkennung hatten, organisiert, bis auf ein oder zwei am Schluss. Und da gab es natürlich auch viele Fragen um die Richtlinien und die Anerkennung ... Das hat sich ein bisschen erweitert. Aber es gibt auch in der DGVT ein wichtiges Forum für Ausbildungsinstitute. Und jetzt sind – auch auf Grund des Psychotherapeutengesetzes – natürlich die Ausbildungsinitiativen noch stärker regional strukturiert und auch regional anerkannt, obwohl viele auch die Ressourcen der FernUni Hagen und der Zentrale hier nutzen. Ich habe gerade einen Kurs für Münster, bin ich gefragt wurden von Robert Anneken, der damals am Anfang auch im Vorstand mit dabei war.

Das ist nun immer noch so, dass ich den Ausbildungsvertrag aus Tübingen bekomme und auch aus Tübingen bezahlt werde. Also das ist immer noch sehr zentral organisiert. Das kann Vorteile und Nachteile haben.

CD: Hm, ja, Sie sehen es so, dass mit dem Psychotherapeutengesetz bei den Ausbildungsinstituten, also jetzt nicht nur der DGVT, sondern auch die ehemaligen KBV-anerkannten, etwas in Bewegung kommt, dass die sich neu organisieren?

Prof. Dr. Dirk Zimmer: Die sind gleich, die gleiche Ebene. Ja, ja. Ich meine, die KBV-Regelungen waren ein schlechter Ersatz für ein Gesetz, das muss man sagen und der Heilkundeberuf musste heilkundlich geregelt werden. Ich war sehr froh darum, weil ich den Eindruck hatte, dass die ganzen Verbandstreitereien aufhören, weil es dann eine gesetzliche Basis und gleiche Regelungen für alle gibt. Und die DGVT-Institute und wir mussten ... Ich musste für unser Institut hier auch einen völlig neuen Antrag auf Anerkennung stellen, die KBV-Anerkennung hat für uns also überhaupt keinen Bonus gegeben. Ich musste für jeden Dozenten neu nachweisen, dass er als Dozent geeignet ist, für jeden Supervisor einen Lebenslauf einreichen, also das war viel ... Das war dreimal so anstrengend wie ... Gut, das ist auch Baden-Württemberg.

CD: Ich weiß es nicht, aber in Berlin war das auch *(beide lachen)* ... Ich glaube, das war überall so.

Prof. Dr. Dirk Zimmer: Ja, das war natürlich ein großes Rennen, in den großen Städten ganz besonders. Und da ist die DGVT jetzt ein großer Verband, aber eben auch unter vielen anderen, das muss man auch so sehen. Das ist etwas ganz anderes als Anfang oder Mitte der 70er Jahre, da war das eine Initiativgruppe, eine Pressure-Group, die wirklich diese Gedanken an die Universitäten getragen hat und wieder zurückgeholt hat, und sehr, sehr viel Anregungen in die Welt gebracht hat.

CD: Was würden Sie denn sagen – Sie haben ja jetzt so einen ...

Prof. Dr. Dirk Zimmer: Ja, das war ein kleiner Überblick ...

CD: ... einen großen zeitlichen Überblick gemacht, ich bleibe jetzt dabei. Was würden Sie denn sagen, was waren für die, also erst mal für die Verhaltenstherapie und dann als Zweites auch für die DGVT wesentliche Momente und Gründe, dass die sich so etablieren konnten und professionalisieren konnten, also die Verhaltenstherapie auch in Konkurrenz zu anderen Therapieverfahren, was waren da ausschlaggebende Faktoren und Gründe?

Prof. Dr. Dirk Zimmer: Also ich denke, es gibt sicherlich mehrere. Das eine ist, es ist ein Kurzzeitverfahren und damit sicherlich einfach kostengünstiger als eine

Langzeitanalyse. Das zweite ist, dass es Forschung gab, und dass ab einem Zeitpunkt, nämlich als das Geld knapp wurde, also veränderte Altersstrukturen all so was, das Geld nicht mehr so frei in den Kassen da ist ... Dann wurde sehr viel mehr überlegt, dass man mit Kurzzeit-Angeboten kostengünstig arbeiten kann. Und da gab es wirklich beim großen Bruder in Amerika genügend Vorbilder, und die Kassen gucken auch über den Ozean, was woanders läuft. Also ich glaube, dass das der Hauptimpuls ist. Dann denke ich, dass es einfach was ist, was an den Universitäten schnell Fuß gefasst hat, weil Universitäten müssen forschen. Und hier waren viele Beispiele, wie man forschen kann, in einem Bereich, der Spaß macht und gesellschaftlich wichtig ist. Das hat die Studenten begeistert und das war plötzlich ... Die Psychoanalyse hatte sich aus den Hochschulen zurückgezogen, und so haben wir lange Jahre ... eine völlige Ungleichverteilung, nämlich dass die Mediziner überwiegend zur Psychoanalyse in Ausbildung gegangen sind und die Psychologen überwiegend zu Alternativverfahren gegangen sind.

Damals war Verhaltenstherapie jung, modern. Auch wenn es eigentlich überhaupt nicht zusammen passte, wurden die psychotherapeutischen Ideen mit diesem linken, gesellschaftlichen Anspruch der 68 er Jahre verbunden. Es hat viele angesprochen, es schien eine gute Sache. Und dann kam die Verhaltenstherapie in die Jahre und das magische Denken ließ nach, dass man in zehn bis 20 Stunden alles hinkriegt. Diesen Anspruch haben ja die provokativen Therapeuten und NLP übernommen. Und seitdem sind die Studenten auf Verhaltenstherapie nicht mehr so gut zu sprechen, das ist so 'ne Opa-Therapieform geworden, so ungefähr, ja?

Ich glaube, der linke Anspruch hat es nicht verbreitet oder im engeren Sinne gefördert, sondern das war – im positiven Sinne – so etwas wie ein wie Trittbrett-fahren oder mehrere gesellschaftliche Dinge, die sich da vorübergehend verbunden hatten. Auch die Feministen brauchen die Verhaltenstherapie nicht im engeren Sinne, um Frauenkampf zu machen, aber es war trotzdem mal verbunden, weil die Frauen, die Verhaltenstherapie gelernt haben, sich auch für die Themen interessiert haben. Oder die Antipsychiatrie hat die VT nicht gebraucht, und umgekehrt, aber es hat sich verbunden ...

CD: Wie ist denn das erklären, also ich finde das ein spannendes Phänomen, etwas, was ich auch widersprüchlich finde, dass es eben auch aus einer linken, emanzipatorischen Bewegungen heraus Verbindungen mit der Verhaltenstherapie gab, was Sie selber auch als widersprüchlich bezeichnen. Was würden Sie sagen, wie kam das zustande?

Prof. Dr. Dirk Zimmer: Überwiegend würde ich es für einen historisch zufälliges Zusammentreffen halten, dass einerseits in den 60er Jahren in Amerika mit den Forschungen zur Verhaltenstherapie begonnen worden war und die Forschung sehr viel Optimismus ausgestrahlt hat. Auf der anderen Seite war einfach der Optimismus der 68er-Bewegung, dass man bestimmte gesellschaftliche Institutionen ändern kann. Beides verband sich zu einer Aufbruchsstimmung, dass Menschen dazulernen können und sich persönlich ändern können, auch ohne jeweils die gesamte Vergangenheit aufzuarbeiten. Das hat sehr viel Attraktivität gehabt und hat in solchen Institutionen wie der Psychiatrie viel Engagement mobilisiert. Aus der VT-Ecke kamen ja erste Studien wie Azrin und viele andere: eben wirklich mit Patienten, die sonst nicht mehr versorgt wurden, wie Schizophrene, die abgeschoben worden waren.

Andererseits wurde auf diesem Hintergrund natürlich gleich die Kritik an der Institution formuliert: zu wenig Therapeuten, zu viel Pharmaka, zu viel Wegsperren, zu wenig ambulante Nachsorge. Das hatte eine fachliche, strukturelle Seite, aber eben auch eine gesellschaftlich ideologische Seite, in der insbesondere Impulse aus der Antipsychiatrie in Italien aufgegriffen und diskutiert wurden. In Italien wurden teilweise die Kliniken geschlossen, was auch immer draus auch Schlimmes geworden ist ... Aber da haben sich Impulse verbunden.

Aber ich würde nicht sagen, dass die Verhaltenstherapie per se mehr gesellschaftliches, revolutionäres, innovatives Potenzial hat als die Psychoanalyse. Das hatte die auch mal in ihren Hochzeiten oder sie hatte es auch immer wieder auch jetzt zum Teil. Also klar, wir waren alle Weltmeister dabei, diese Begriffe zu übersetzen und zu verbiegen, ja (lacht)? Dass man selbst aus so Skinnerianischen Rattenpsychologien ...

CD: Es gab doch auch so eine Sprachkommission in der GVT, ich glaube das war Anfang der 70er, dass es die gab.

Prof. Dr. Dirk Zimmer: Ja, ja, aber ich meine solche Sachen, dass zum Beispiel Skinner Verhalten als durch die Umwelt gesteuert beschrieben hat, und dann wurde Umwelt plötzlich mit Gesellschaft gleichgesetzt ...

CD: Ach so solche Sachen, ja, ja.

Prof. Dr. Dirk Zimmer: ... solche Sachen wurden plötzlich gleichgesetzt. Ich hatte den Eindruck, das war das bei einigen, die ich kennengelernt habe, und bei mir auch das schlechte Gewissen, einfach Psychologie und Psychotherapie zu machen und zu wissen, da spricht man mit Einzelnen, obwohl man gleichzeitig die Gesellschaft ändern wollte. Ja und da braucht man Rechtfertigungsstränge, dass das etwas Gutes ist, was man tut.

CD: Woher kam denn das schlechte Gewissen, also jetzt mal so allgemein?

Prof. Dr. Dirk Zimmer: Das kann man biografisch sehen, also wenn ich jetzt mit den Analytikern spreche, ich denke jetzt wirklich, in der 68er Zeit war es das Bedürfnis, etwas Wichtiges zu tun, etwas gesellschaftlich Bedeutendes zu tun, damit sich etwas ändert und es nicht nur einem einzelnen Menschen besser geht. Und wenn man dann diese Gedankenkreise so umdreht, dass der Einzelne nur das Opfer und das Produkt einer kaputten Gesellschaft ist, dann ist psychische Krankheit plötzlich auch nichts anderes mehr als Ausdruck einer kranken kapitalistischen Gesellschaft, und dann kriegt man ein schlechtes Gewissen, wenn man mit dem Einzelnen ein Entspannungstraining macht, ja? Also damals hieß es so: „Das ist nichts anderes als die Krücke des Kapitalismus, was ihr macht in der Psychotherapie." Und dann hatte man ein schlechtes Gewissen, also ein Rechtfertigungsproblem. Es gab dann diese Auswüchse, wie damals in Heidelberg, wo dann Therapeuten statt Psychotherapie mit den Patienten, mit den Psychiatriepatienten „Das Kapital" Band 1 gelesen haben, in der Hoffnung, dass es ihnen danach besser geht (lacht). Das ist zum Teil schon fast kurios, wenn man das heute sieht. Ich denke inzwischen natürlich, dass es sich nicht ausschließende Dinge sind, dass Therapeuten sich politisch interessieren und engagieren, aber trotzdem ... Man muss nicht alles gleichsetzen, es sind verschiedene Themen, ja? Aber dieses schlechte Gewissen, finden Sie immer noch in der DGVT. Sie finden diese ganzen 20 Jahre in den Publikationen des Vorstandes auch in der Satzung, immer den Anspruch, dass man auch nie vergisst, dass das Ganze gesundheitspolitisch abgesegnet sein muss, wenn man über Psychotherapie schreibt, so dass es eine Art Rechtfertigungskontext gibt. Und es gibt Seiten, wo ich sagen muss, das kann ich nachvollziehen, das hat etwas Sympathisches, dass man nicht nur eigenbrötlerisch seine kleine Nische bewirtschaftet. Und es gibt auch so etwas, was in meinen Augen – ich sage es jetzt mal so direkt – an die Unerträglichkeitsgrenze geht, was Sie in jeder Kirche eigentlich hören, und da hat die DGVT für mich dann fast etwas Konfessionelles bekommen, so wie in der katholischen Kirche, wo man bei jeder Gelegenheit dann noch einmal hört, dass es eine wichtige andere Dimension gibt, die man nicht vergessen darf, ja?

CD: Und würden Sie sagen, dass das in anderen Verbänden ... Sie kennen ja viele Verbände –, dass das da anders ist mit dem Anspruch und dem schlechten Gewissen? Und was hat das auch für Folgewirkungen?

Prof. Dr. Dirk Zimmer: Hm, also bei dem DVT ist es für mich leichter gewesen, sich unmittelbar über die Schwierigkeiten von Supervision und Wie-kriegt-man-das-mit-einer-Ausbildungsambulanz-geregelt auszutauschen und Ähnliches, ja? Das gibt es vielleicht Vor- und Nachteile, aber ich habe trotzdem den Eindruck, dass das jetzt nicht automatisch alles Leute waren, die gesellschaftlich desinteressiert waren und es auch sehr viel Aufwand und Opfer dabei gab. Aber ich kann es auch schwer sagen, seit 1998 etwa sind alle Verbände ununterbrochen dabei, zu koalieren und sich zu streiten, jeder Verband war eigentlich immer dabei, zu überlegen, „Was hat das, was wir schreiben für Auswirkungen auf diese Sachen rund ums Psychotherapeutengesetz."

Damals gab es also diese AGR, in der die sogenannten Richtlinienverbände waren. Am Anfang war ich noch intensiv dabei, mit den anderen Verbänden oder Gruppierungen wie die AGPT, die jetzt bei der Allianz sind. Die haben sich dann jeweils so zusammengerottet. Und alles, was man so gemacht hat, war unter der Überschrift, „Was denken die anderen darüber, wenn wir so etwas schreiben".

Auch das, glaube ich, ändert sich. Ich habe den Eindruck, dass die Therapieschulenverbände sich eher wieder zusammensetzen können. Bei den Psychotherapeutenkammern merkt man, wie so Gruppierungen plötzlich ... wieder zusammen und wieder anders ... und es auch ganz neue, merkwürdige Koalitionen gibt. Zum Beispiel gibt es hier in Baden-Württemberg eine Gruppierung, in der die klassische Psychoanalyse und die DGVT sind, die sich um das Psychotherapeutengesetz immer an der Gurgel lagen, und jetzt aber gemeinsam die Vereinigung der Kassenpsychotherapeuten zum Gegner haben, und ... solange das so kunterbunt wechselt ... Es ist einfach eine neue Zeit.

CD: Der neue Rahmen schafft neue Koalitionen und neue ...?

Prof. Dr. Dirk Zimmer: Ständig, ja, ja.

CD: Ja, interessant. Mich würde jetzt noch interessieren, wie Sie das in Erinnerung haben, was dazu geführt hat, dass der DBV und die GVT sich wieder zusammengeschlossen haben, was ging da voran und was gab es für Diskussionen und Auseinandersetzungen, wie kam das zustande, dass es die Vereinigung gab?

Prof. Dr. Dirk Zimmer: Also das ist nur noch sehr bruchstückhaft, was ich in meinem Gedächtnis habe ... Ich weiß, dass das also wochen- und monatelange Verhandlungen und Papierführung gab. Natürlich musste eine neue Satzung erarbeitet werden. Es gab einerseits persönliche Kontakte, also ich denke jetzt an Dietmar Schulte, Steffen Fliegel und andere, die hatten einfach immer auch Kontakt im Ruhrpott. Und in München gab es durchaus diesen Bruch, aber dann auch die beiden Gruppierungen: Die eine war sozusagen die Ecke Uni, Kliniken, Max-Planck-Institut und auf die anderen Seite die jungen Studenten, die gesellschaftlich engagiert waren. Dann merkte jede der Gruppierungen, dass sie furchtbar klein ist und in dem Gesundheitssystem, das ärztlich-psychoanalytisch geprägt war, auch nicht so leicht Boden zu fassen war. Es war allen klar, dass es auf der einen Seite ein gesundheitspolitisch initiatives und anstoßendes Element und auf der anderen Seite die Hochschulen, die Forschung und eben Modellkliniken auch braucht. Das wurde von der jeweils anderen Gruppierung vertreten. Das war eigentlich schon eine Glanzleistung, das muss man sagen, dass diese unterschiedlichen Gruppierungen – auf der einen Seite die Etablierten an Hochschulen und Kliniken und auf der anderen Seite diejenigen, die gerade so in den Bereich hineinwachsen wollten – das hingekriegt haben, so eine Satzung zu machen ...

Dann zwischendurch gab es, glaube ich, ziemliche Enttäuschungen bei den DBVlern, in den ersten zwei, drei Jahren. Ich bin mir nicht sicher, ob alle nachträglich diese Vereinigung noch so gutgeheißen haben. Ich denke ein Teil von dieser Gruppierung hat dann später den FKV gegründet und ist in die Richtung gegangen. Aber es war damals auch gelungen, eine Satzung zu formulieren, – und das war der entscheidende Punkt – in die sowohl Verhaltenstherapie schlicht als

Therapieform, als Ansatz der Forschung und Versorgung und eben auch ein gesellschaftspolitischer Anspruch hineinformuliert wurde. Und jeder hat so ein bisschen mit den Zähnen geknirscht, aber ... *(beide lachen).*

CD: Alle mussten etwas aufgeben oder?

Prof. Dr. Dirk Zimmer: Ja, zumindest was die Betonungen oder was die Rangreihe angeht. Ja, und dann war es natürlich eine demokratische Wahl zur Frage, wer welche Erbhöfe hat, und damit war die DGVT nachher sehr viel stärker von der GVT-Gruppierung geprägt. Die GVT hatte Studenten als Mitglieder, was ja andere Therapieschulen häufig nicht haben. Die meisten Therapieverbände nahmen nur diejenigen auf, die die Ausbildung abgeschlossen hatten, und waren also klein, die waren aber sozusagen dann durch die Weihen. Und hier waren die ganzen Studenten dabei und es waren eben auch Studenten in der Aus- ... AWK- oder wie immer die Kommissionen geheißen haben ...

CD: Das war schon auch etwas Einzigartiges, dass die Studierenden da so einen Raum hatten, um sich zu organisieren?

Prof. Dr. Dirk Zimmer: Das war einzigartig, ja. Gut, beim BDP, gab es durchaus auch Studentenfraktionen, aber es gab keinen Therapieverband, in dem Studenten auch wirklich die Gremien mitwählen und -bestimmen konnten. Also damit gab es ein Forum ...

CD: Und das AK-Modell, da haben ja auch Studierende schon angefangen ihre Ausbildung zu machen?

Prof. Dr. Dirk Zimmer: Ja, ja, richtig, da konnten Studierende auch dabei sein, das war ein flankierendes Angebot, zu dem was an der Hochschule passierte. Es war regional zum Teil auch sehr faszinierend ... dass sich Leute aus Kliniken und Studenten so zusammengesetzt haben.

CD: Hm. Was mich dann noch interessiert ... Sie haben vorhin erzählt, Sie waren bei Kanfer und Sie waren von Lazarus beeindruckt, haben die beiden eigentlich auch zusammengearbeitet?

Prof. Dr. Dirk Zimmer: Nee, Nee, die würden auch nicht viel voneinander halten. Kanfer war damals in Cincinatti, vorher an anderen Stellen und später dann in Bochum. Er war schon sehr stark forschungsorientiert, er hat wirklich Hunderte von Experimenten gemacht und eine hohe Fähigkeit gehabt, Studenten und Doktoranden in interessante Forschungen hineinzubringen. Gleichzeitig war er ein Weltreisender, der in Deutschland mehr Kliniken von innen kannte, glaube ich, als jeder deutsche Verhaltenstherapeut.

Und Lazarus war ein Anhängsel an der Universität in New Branswick, er war sehr viel klinisch tätig, hat sehr viel Ausbildung gemacht und war einfach immer unzufrieden mit dem, was er schon hatte. Er hat dann sehr viele kreative Verfahren, die ganzen kognitiven und imaginativen Geschichten mit reingenommen und war damit sehr ansteckend. Da waren auch viele aus Deutschland gewesen, die Irmela Florin seinerzeit ...

CD: Die war bei Lazarus gewesen?

Prof. Dr. Dirk Zimmer: Ja, Sie war auch bei Lazarus gewesen. Andere Gruppierungen waren sehr durch England geprägt wurden, im Maudsley Hospital: Jarg Bergold war dort gewesen und die ganze Münchner Gruppe, Eysenck hat sicherlich auch ...

CD: Lässt sich das so unterscheiden, dass die Münchner eher in London und die aus Nordrhein-Westfalen ...?

Prof. Dr. Dirk Zimmer: Nicht unbedingt, Iver Hand z.B. hat seine ganze Ausbildung am Maudsley Hospital bei Victor Meyer gemacht, Jarg Bergold ... Brengelmann hat nie eine Ausbildung gemacht, der hat immer Leute eingeladen. Gut, dann gab es so eine Ecke, Brengelmann, Eysenck, die haben, glaube ich, nie einen Patienten mehr als auf 20 Meter gesehen. Während Kanfer hat Patienten behandelt und Lazarus hat intensivst behandelt. Ich denke, dass ganz die Londoner Gruppe am Anfang über Brengelmann engen Kontakt und Einfluss auf die Anfangszeiten hatte. Später verschob sich das deutlich nach Amerika. Margraf und viele andere, die haben dann in Amerika bei Barlow und anderen gelernt. Und Dietmar Schulte, der war in Münster. Ich hatte meine erste Assistentenstelle in Münster und war dann Nachfolger von Dietmar Schulte. Da war Margret Reiss, die dort Verhaltenstherapie miteingeführt hat, eine ältere Dame, die jetzt nicht mehr lebt. Und das war eine enge Freundin und Familienbekannte von ... es gab eine Familienfreundschaft zwischen der Familie Reiss und der Familie Kanfer. Und da kam die enge amerikanische Verbindung her, es gab einen engen Kontakt zu Liz Echelmeyer, Lehrtherapeutin aus Münster, die familiär eng mit den Meichenbaums befreundet sind, und da war also eine ganz starke amerikanische Linie. Peter Fiedler hat davon dann auch Sachen mitgekriegt.

CD: Von Margret Reiss habe ich auch schon öfter gehört. Wie kam sie eigentlich ... Wie kamen die eigentlich auf die verhaltenstherapeutischen Konzepte, Margret Reiss, und dann gab es ja in Göttingen Frau Duhm, Erna Duhm ... Kam das über die familiären Kontakte zustande? Oder über Kanfer, oder wie?

Prof. Dr. Dirk Zimmer: Also über Kanfer ... zunächst einmal Kongresse, Tagungen. Die Uni-Leute sind gezwungen immer wieder mal was zu machen. Mit großer Analyse ist damals an den Unis nichts gewesen, aber die haben sich für das Klinische interessiert. Dann gab es Tagungen und da gab es immer wenige Leute, die halbwegs deutsch sprachen, wie Fred Kanfer. Die Unis haben Geld gehabt, um solche Leute für Workshops einzuladen ... Und es war beeindruckend, weil das wirklich eine saubere, anspruchsvolle Forschung und ein klinischer Anspruch war. Das haben nicht alle aufgegriffen, aber Heckhausen, Duhm, die Frau Kemmler, die ist zwar Gesprächstherapeutin gewesen, aber eben die Mitarbeiter, wie Liz Echelmeyer, Peter Fiedler und ich damals. Als ich kam, war die Frau Reiss schon länger dort. Man suchte man sich irgendein Thema, woran man die Forschung festmachen kann. Bei der Frau Reiss waren das Essstörungen.

Und damals wurde dann jemand eingestellt, der daran auch Interesse hatte. Und das war Dietmar Schulte. Das Schulte-Modell zu der ganzen Diagnostik, geht auf Kanfer und Saslow zurück. Die haben das auf Deutsch übersetzt und auf Deutsch perfektioniert ...

Und Brengelmann hat, glaube ich, einfach einen persönlichen Kontakt zu Eysenck gehabt. Es ist schon etwas merkwürdig, dass Eysenck das erste Lehrbuch der Verhaltenstherapie auf Deutsch herausgebracht hat und das in der DDR. Das war für uns damals auch so etwas, dass die Russen und die DDR mit der VT was anfangen konnten und mit der Psychoanalyse gar nicht, dass die Psychoanalyse irgendwie resistent gegen unmittelbare kommunistische Vereinnahmung war *(lacht)* ...

CD: Und das war für Sie dann auch ein Moment, dass das was Progressives ist oder was Linkes oder ...

Prof. Dr. Dirk Zimmer: Sicher, das war vereinbar. Pawlow, Leontjew und die russischen Psychologen, das passte irgendwie oder das ließ sich passbar machen. Das war in meinen Augen aber auch eine Post hoc-Rechtfertigung von irgendetwas ... Ich sehe überhaupt keinen zwingenden engeren Zusammenhang zwischen Eysenck und Sozialismus als zwischen Psychoanalyse und Sozialismus. Also, das ist alles ziemlich übers Knie gebrochen worden. Aber lustig finde ich es schon, dass gerade in der DDR das erste Lehrbuch herauskam.

Sonst also London hatte einen großen Einfluss auf die ganze Hamburger Richtung: Iver Hand ist durch Victor Meyer geprägt. In München war es dann ... also Jarg Bergold war dort auch gewesen. Aber Kraiker ... und viele hatten dann Kontakt mit den amerikanischen Angstforschern. Birbaumer hatte eine extrem starke Amerika-Bindung, er war in den letzten 20 Jahren sozusagen dauernd in Amerika drüben. Andere Peter Lenk hat Barlow und die ganzen Angstforscher rübergeholt ... Also ich glaube, was hier an den Hochschulen gelaufen ist, ist eine Weile schon ein Ableger gewesen ... Wenn Sie die Sachen lesen, die frühen Zeitschriften auch der DGVT, da gab es immer eine Rubrik:: Wer hat was Neues aus Amerika gelesen. Und was wir damals herausgegeben haben, waren diese Bücher von Franks und Wilson, diese Jahrbücher der Verhaltenstherapie ...

Ich hatte bei Lazarus mit Cyril Franks zu tun, der war an der gleichen Uni gewesen und hatte die Bücher herausgegeben. Ich hatte dann Kontakt mit Otmar Koschar, der damals in der DGVT anfing. Und dann war eine Geschichte „Komm wir übersetzen die spannenden Sachen aus Amerika“, es war der Impuls hier diese Missionsarbeit fortzusetzen, also von Aaron Beck und bis zu dem Zilbergeld, was wir rübergeholt haben aus Amerika, also nicht schlecht. Das hat sich dann natürlich teilweise auch zu eigenständigen Dingen hin entwickelt.

CD: Also das war auch ein Impuls mit von Ihnen, der Kontakt zu dem Franks und die ...

Prof. Dr. Dirk Zimmer: Ja, den hatte ich 73 ... da hat er dort mitstudiert. Und als dann 76 die DGVT losging, war die Frage, was kann man für Materialien besorgen. Ich hatte dann überlegt, „Zu wem habe ich noch Kontakte ...“ und habe dann den Lebensfragebogen von Lazarus mit rübergebracht und den Franks, und irgendwie verändert sich das alles. Das hat Otmar Koschar dann in die Hand genommen und sehr kompetent gemacht. Aber es ist am Anfang ein ganz eigentümlicher Verlag gewesen: so ein Ein-Mann-Verlag, im Direktvertrieb, mit Dumpingpreisen und Konkurrenz zu den Großen; also alles anders als sonst und er ist natürlich dadurch sehr gewachsen.

CD: Wann hat sich denn der Verlag als solcher konstituiert ... wissen Sie das noch?

Prof. Dr. Dirk Zimmer: Also ich weiß nur ... Wir haben die ersten Steuererklärungen in Münster auf dem Boden gemacht, alle Quittungen auf einem großen Teppich zum Teil, Robert Anneken und ich. Irgendwann haben wir gemerkt, dass es Finanzgesetze gibt und Steuergesetze und dass das schwierig wird. Und als Verein waren wir dann, glaube ich, irgendwann sogar gemeinnützig, aber Bücherverkaufen ist sozusagen ein richtiges bürgerliches Gewerbe. Wann der Schritt genau kam, weiß ich nicht, das muss Ende der 70er, Anfang der 80er Jahre gewesen sein, dass es dann einen extra Eintrag oder extra Überlegungen gab. Weil das ist wirklich normales, in Anführungsstrichen normales kapitalistisches Gewerbe, Bücher zu produzieren und zu verkaufen, egal ob sie links oder rechts sind *(beide lachen)*. Und die Zeit der Raubdrucke war dann irgendwann auch vorbei, ja? Also die ersten großen Lehrbücher der Verhaltenstherapie, das waren zwei. Kanfer und Philips, 1975, „Learning Foundations“, das ist als Raubdruck durch die Gegend gegangen. Das zweite war das „Handbuch der Verhaltenstherapie“ von Christoph Kraiker, da habe ich auch noch irgendwo so eine Kleindruckausgabe stehen *(lacht)*.

CD: Ehrlich? Das gab es auch in so einer ... das wusste ich gar nicht.

Prof. Dr. Dirk Zimmer: Das war eine Riesenauflage, der Verlag hat Konkurs gemacht mit dem Buch, weil es keiner direkt gekauft hat, aber das ging so durch die

Universitäten. Und die Uni-Leute in dem Verband, die waren auch nur am Zähneknirschen, weil sie die Lehrbücher herausgegeben haben und die Studenten haben sie kopiert und vertrieben *(beide lachen)*.

Ja, irgendwann war es ein richtiger Verlag. Wenn ich irgendetwas gesehen habe, habe ich Otmar Bescheid gesagt und habe gesagt: „Kuck 's dir an." Er hatte einen Stab von Leuten, Rüdiger Retzlaff und andere, die ganz fit im Übersetzen waren. Das war dann immer so: Es ist schwierig so einen Franks und Wilson zu übersetzen – ein dickes Buch, teuer – und es dann trotzdem noch günstig zu verkaufen. Das war so ... aber das war eine Sache, die einfach allen Spaß gemacht hat. Das hat es dann getragen ...

CD: Würden Sie denn sagen, die Verhaltenstherapie hat dann in der Bundesrepublik über Rezeption hinaus eigene Entwicklung oder Prägung genommen? Gibt es so etwas überhaupt?

Prof. Dr. Dirk Zimmer: Das ist eine gute, spannende Frage. Das eine ist ganz sicherlich, was die Verhaltenstherapie hier ganz anders geprägt hat als in Amerika, dass es irgendwann eine Kassenleistung wurde. Das heißt, es gab einen anderen Rechtfertigungskontext, eine andere Art von Begründung und auch Regularien einfach. Oder dass es heißt, man bekommt 45 Stunden bewilligt. Und das prägt die Arbeit. In Amerika ist es sehr viel eher eine Nische geblieben, da ist das System eher so, dass Psychologen oder Ärzte irgendeine Art Lizenziat, Ausbildung haben, und letzten Endes ab da machen können, was sie wollen, und die Kassen– wenn überhaupt – einen sehr kleinen Anteil übernehmen. Von daher ist Verhaltenstherapie dort eher etwas Exotisches geblieben, nicht an den Unis, aber in der Versorgung.

Verglichen mit dem Rest der Welt gibt es kein Land wie Deutschland, was Tausende von Verhaltenstherapeuten produziert hat. In Europa ist das einmalig. Wenn Sie nach England gehen, da gibt es vielleicht halb so viele Psychotherapeuten oder Verhaltenstherapeuten wie in Freiburg, um mal so einen Vergleich zu nehmen.

CD: Wie in Freiburg? *(lacht)*

Prof. Dr. Dirk Zimmer: Nicht wie Deutschland, ja. Also das ist eine Gruppe rund um Klinikern, Forschern, Praktikern, einige die ausgebildet wurden, aber das rechnet sich in Hunderten, wenn es hochkommt, nicht in Tausenden. Da kennt man sich persönlich. Und dass es eine deutsche Bewegung geworden ist, das prägt die Situation hier.

Auch diesen Wunsch, es sozusagen mit hohen, politischen Zielen zu rechtfertigen, das halte ich alles für was typisch deutsches: theoretischer Überbau, weg vom Pragmatischen, sondern – ich möcht' fast sagen – etwas Fundamentalistisches daraus zu machen, das kennt man in anderen Ländern nicht. Die Griechen staunen, die Franzosen staunen, die Schweizer staunen, ja? Und die haben ja dieses Modell, man kuckt so, was auf Kongressen passiert, trifft sich bei der EABCT, aber so einen großen Verband draus zumachen, (lacht) also das ist etwas ganz Eigenes.

Inhaltlich, denk ich, gab es hier viele Versuche ... Es gibt seit 20 Jahren alle naslang hier Leute, die die integrative Verhaltenstherapie gründen, wie in Hamburg oder der Hermann Wendt in Köln. Oder es gibt alle möglichen Versuche, Variationen mit einem neuen Namen zu versehen, die halten aber alle nicht sehr lange. Was hier wirklich am ehesten richtig eigenständig ist, wenn es überhaupt etwas gibt, ist der Versuch von Klaus Grawe, eine Allgemeine Psychotherapie zu machen. Das ist ein eigenes spannendes Thema, Allgemeine Psychotherapie heißt ja eigentlich, dass es keine Verhaltenstherapie ist, also eher die Auflösung der Therapieschulen, und gleichzeitig weiterhin eine enge Verpflichtung gegenüber der empirischen Forschung. Ich denke, bei einem guten Teil der Verhaltenstherapeuten gibt es einen Trend das Gleiche in der VT zu machen; also das so zu öffnen, dass die Entwicklungspsychologie, die Sozialpsychologie, auch die Medizin, die Psychiatrie, und all diese Disziplinen Einfluss nehmen und sich einen empirischen Begründungszusammenhang zu suchen in der DGVT und natürlich auch sonst einen Rechtfertigungszusammenhang, dass das ethisch oder gesellschaftlich in Ordnung ist, was man macht. Aber da gibt es hier, glaube ich, inzwischen auch eine sehr große Gruppe von Verhaltenstherapeuten, die das mehr oder weniger nur noch als Etikett verwenden, so wie die Tiefenpsychologie in Deutschland auch ein Sammelsurium ist, weil das eben anerkannt ist. Also das prägt das, glaube ich, deswegen sehr stark ...

CD: Weil man in dem Kassensystem das Etikett braucht?

Prof. Dr. Dirk Zimmer: Man kann nur in dem Kassensystem arbeiten ... vom Herzen her ist man vielleicht Transaktionsanalytiker oder Psychodramatiker ... deswegen ... Das führt auch zu einer interessanten Auflösung von den Dingen. Jetzt so richtig eigenständige Therapieverfahren? Ich denke ... es sind immer auch Verbindungsmomente. Also, ein Therapeut, bei dem ich viel gelernt habe, das war der Karl-Herbert Mandel, damals in der Zeit in München. Der war jemand, der systemische Entwicklungen, also auch paartherapeutische, von Watzlawick bis sonst wohin irgendwie mit VT zusammenbringen wollte. Das ist sicherlich auch ein großer Strang, der hier eigenständig ist, also Hans Lieb, Schiepek und solche Autoren, die versuchen, einen systemischen Kontext zur VT zu bringen.

CD: Also das ist mir gar nicht so klar, so einen Strang, der auch schon ... in den 70ern begonnen hat, da gab es eigentlich ...

Prof. Dr. Dirk Zimmer: Den gab es auch, da gab es die Handlungstheoretiker in den 60er, 70er Jahren, also weg von Skinner und diesen Billig-Theorien, so hatte man das Gefühl. Und da gab es, wie soll ich das sagen, deutsch-theoretisch-ideologisch ... Da wurde viel DDR-Literatur gelesen, Hager und andere und die

Handlungstheorien waren alle komplexer und unserem Menschenbild angemessener. Aber handlungsmäßig wusste niemand, was man damit konkret machen soll. Und den Eindruck ...

CD: Also handlungsmäßig heißt jetzt in der praktischen Umsetzung, wie man das in der Therapie umsetzen soll?

Prof. Dr. Dirk Zimmer: Ja, was also in der Therapie ... Und mein persönlicher Eindruck ist, das spüre ich auch zum Teil bei der Allgemeinen Psychotherapie und bei diesen ganzen systemisch sich rechtfertigenden Gruppierungen, dass man einfach theoretisch unzufrieden war und eine ganze Menge interessante, neue Theorien dazugeholt hat, dass es aber noch nicht so ganz klar ist, ob das mehr ein neuer ideologischer Überbau ist oder eine neue Praxis, ja? Aber das finde ich auch ein Stück legitim, weil man ja nie genau weiß, ob irgendwann mal neue Verfahren oder neue Umgangsformen daraus entstehen.

Aber da gibt es sicherlich auch eine deutsche Seite, sich sehr viel mehr mit Theorien zu beschäftigen als bei den Amerikanern, bei den Engländern oder bei den Franzosen. Und auch zum Teil als bei den Psychiatern. Also das sind so Gruppierungen, die sitzen vorm Patienten und überlegen, was machen wir jetzt, und dann am Schluss im Gespräch darüber sagen, „Ah ja gut, das kann man so sehen und man kann es so sehen". Aber dieses hemdsärmelige, pragmatische Element, das war sicherlich auch in den 70er Jahren sehr stark in der VT, die Leute gingen in die Klinikern und dann hat man gesucht, was wirkt. Das war sehr eklektisch, aber es war immer auch der Anspruch dabei, zu sagen, okay, wenn man etwas Neues hat, kann man das untersuchen. Und da sind viele Diplomarbeiten, Doktorarbeiten, andere Sachen daraus entstanden. Wenn das jetzt wieder der Fall ist, ist ja auch gut (lacht), aber, sagen wir mal so: Es wird natürlich in unserem Beruf auch sehr viel mehr reflektiert, sehr viel mehr nachgedacht als in der unmittelbaren Medizin. Da ist einfach der Druck zu schneiden oder zu verschreiben zu groß. Ich finde es interessant, dass bei uns einfach sehr viel mehr solche grundsätzliche Streits um die Theorien gelaufen sind als in Amerika, zum Beispiel Schulte und Grawe, ob man jetzt standardisierte Verfahren machen kann oder ob man das nicht kann, ja?

CD: Weil sie jetzt zu den Streits kommen, ich finde die Kritik, die es an der Verhaltenstherapie gab, ja auch ein interessantes Phänomen, die war ja in den 70ern immens ...

Prof. Dr. Dirk Zimmer: Also ich denke die Auseinandersetzungen mit der Analyse hatten auch ein Marktaspekt. Die Psychoanalyse war Richtlinienverfahren, war aber damals empirisch nicht so untersucht. Und, ich glaube, es ging letzten Endes auch ums Geld, auch wenn das eine Kritik an vielen von uns war. Alle wollten auf den Markt kommen. Und da hat man sehr pointiert sich voneinander abgegrenzt, ja? Das andere war auch tatsächlich immer diese Ideologiefrage. Es gab an der VT natürlich eine feministische Kritik, an der Analyse auch, es gab linke Kritik, es gab ganz linke Kritik und es gab antipsychiatrische Kritik, wieweit man – wie gesagt – das System ständig repariert statt zu verändern und all solche Dinge und natürlich auch theoretisch. Dann kam die Kritik an der Verhaltensanalyse: die Diskussionen von Franz Caspar und Grawe, ob man denn so wie Schulte noch Verhaltensanalyse machen kann. Und in gewisser Weise finde ich das immer ein Gütemerkmal, also manche Streits. Vielleicht kann man sich nicht immer so einfühlen, aber das war lebendig und hat einen gezwungen, sich zu rechtfertigen. Und die empirische Forschung hat sowieso dazu beigetragen, dass man bestimmte Lieblingshypothesen fallen lassen musste. Die Desensibilisierung zum Beispiel ist sicherlich das am besten untersuchte Verfahren der Weltgeschichte überhaupt. Und keiner macht es mehr, weil es einfach von der Forschung überholt ist. Und das ist gut so.

Und das habe ich immer eher als Gütemerkmal der DGVT und der Zeit verstanden, wobei ich mich nicht mit jedem Streit so identifizieren kann.

CD: Und die ganzen grundsätzlichen Auseinandersetzungen sowohl mit der Analyse aber auch was nur die Verhaltenstherapie anbelangt, würden Sie sagen, das war das in den USA ähnlich oder war das nicht grundsätzlich?

Prof. Dr. Dirk Zimmer: Nicht so ganz, ich habe dort den Eindruck gehabt, dass die viel stärker ein Differenzierungsmodell hatten. Während hier die Frage ist, wer hat Recht, war dort die Frage, ob es nicht gut für eine Klinik ist, wenn die sowohl einen Analytiker als auch einen Verhaltenstherapeuten als auch einen humanistischen und gleich noch ein paar andere haben. Und dieses Modell von „jeder-hat-seine-Identität, man arbeitet aber zusammen und schaut im Einzelfall, wer jetzt den Patienten betreut“, dieses Denkmodell war da sehr hoch kultiviert. Natürlich haben die sich auch gestritten. Und auch dort gab es diese Verdrängungskämpfe, dass ein neues Therapieverfahren, das auf den Markt kommt, Ellenbogen zeigt, sich pampig aufführt und die anderen klein macht, aber dann kann man doch noch miteinander reden. Das war so die Zeit der Vergleichsforschung, als man überlegt hat, wer besser ist. Aber das war in Amerika nicht so stark wie hier, fand ich. Während hier war eine Klinik geprägt dadurch: Wenn der Chef Analytiker war, dann war die Klinik psychoanalytisch, wenn die Beratungsstelle die GT-geleitet wurde, dann war die ganze Beratungsstelle ... Und diese Stärke, die verschiedenen Positionen auszuhalten ... da habe ich den Eindruck, da kommt man jetzt dazu.

CD: Ja, das wollte ich jetzt auch fragen: Wie schätzen Sie das ein, wie sich das weiterentwickelt hat?

Prof. Dr. Dirk Zimmer: Ja, viele Kliniken, die ich jetzt so von innen kennengelernt habe, da kann man wirklich sagen „Ah, das ist interessant, was ihr macht, ich mach etwas anderes, und es ist vielleicht gut, wenn nicht jeder das Gleiche macht, weil nicht jeder Patient vom Gleichen profitiert..." Diese Art von Pragmatismus setzt sich viel mehr durch und es verschiebt sich auch, dass die Medizin die Verhaltenstherapie seit etlichen Jahren entdeckt hat. Das ist natürlich auch eine ganz spannende Geschichte: Weil die DGVT wollte am Anfang berufsgruppenübergreifend sein, aber 95 Prozent waren Psychologen, immer. Und deswegen wurden die Mediziner als die Machthaber des Systems, sozusagen auch als die Etablierten immer mit einem Argus-Auge betrachtet. Und als die jetzt die Verhaltenstherapie stark in den Kliniken auch entdeckt haben als Kurzzeit ... pragmatisch, flexibel einzusetzen und auch wirksam ... ist es im Prinzip dieses Misstrauen gewesen, ob ...

CD: Den Medizinern gegenüber ...

Prof. Dr. Dirk Zimmer: Nein, der Verhaltenstherapie, der eigenen Ideologie gegenüber, ob die VT da zu sehr medizinalisiert wird. Das werden sie von vielen der alt-soziologisch orientierten Verhaltenstherapeuten bei den Interviews hören, eine große Angst, dass die Medizin mit der VT umgeht wie mit Pharmaka: Diagnose, Indikation, Verfahren wird verschrieben, so in der Art. Gut. Aber ich denke, es ist auch ein Fortschritt, einfach. Das heißt viele verschiedene Gruppierungen beschäftigen sich jetzt mit dem Verfahren und damit ist das Normalität geworden. Als die DGVT angefangen hat, gab es keine Normalität, da gab es bloß Aufstand. Und jetzt ist es Alltag, gesellschaftlich einfach integriert, Teil des Systems und damit Teil all dieser Widersprüche, die es überall gibt in diesem Gesundheitssystem. Und damit ändern sich die Verbände auch und es ist die Frage, welcher Verband jetzt welchen Aspekt vertritt.

CD: Sie haben gerade gesagt, als die DGVT oder die VT angefangen hat, war Aufstand und jetzt gibt es eine Normalisierung – wenn Sie zurückblicken von den Anfangszeiten bis heute ... lassen sich da Phasen beschreiben oder so Momente, wo es Wendepunkte gab, eine bestimmte Phase zu Ende war und etwas Neues begonnen hat für die Verhaltenstherapie?

Prof. Dr. Dirk Zimmer: Ja, das ist eine gute Frage, aber das ist schwer, weil ich biografisch gar keine richtige Distanz dazu habe. Ich habe schon den Eindruck gehabt, dass es am Anfang eine Eroberungsphase gab, das heißt: es wurde an die Kliniken gebracht, speziell die psychosomatischen Kliniken, es wurde an die Unis gebracht und es gab einen Kampf darum, wahrgenommen zu werden. Und als das dann der Fall war, dann gab es eine Phase, die Ansprüche und Erwartungen, die man gesetzt hat, selbst irgendwie einzulösen. Und da fingen diese Ausbildungsüberlegungen verstärkt an, dass man dann auch die Ärzte und die Psychologen wirklich so ausbildet, dass die es auch können. Dann würde ich sagen, die dritte Phase war die Frage „rein ins System oder draußen bleiben", dieser große, schwierige Kampf mit der KBV und der Fragen, ob Anerkennung der Ausbildung oder nicht, ja? Und jetzt, seit dem Psychotherapeutengesetz, habe wir die Phase, in der alle Teil des Systems sind, und da stellt sich auch die große Frage, wo bestimmte Ansprüche bleiben. Das kann ich jetzt natürlich nicht sagen, weil die verschiedenen Untergruppierungen ...

CD: Unterschiedliche Ansprüche vertreten dann auch?

Prof. Dr. Dirk Zimmer: Ja, ja, ich denke, da gibt es sicher Gruppierungen, die stark um die Psychiatrie herum arbeiten. Ich denke, dass nach wie vor auch die Frauen eine starke Fraktion in der DGVT sind ... oder ein Sprachrohr darin sehen. Inwieweit sich diese Möglichkeit in deren Augen verändert hat, das kann ich wirklich nicht sagen. Insgesamt habe ich zum Beispiel den Eindruck, dass es ein Frauenberuf geworden ist, was Studentinnen angeht ...

CD: Die Verhaltenstherapie oder Psychotherapie?

Prof. Dr. Dirk Zimmer: Psychotherapie. Psychologie und Psychotherapie. Wenn wir hier Ausbildungskurse machen, haben wir manchmal pro Kurs noch einen Mann oder zwei.

CD: Hm, das habe ich jetzt auch schon öfters gehört.

Prof. Dr. Dirk Zimmer: Im Scherz habe ich schon mal gesagt, dass ich demnächst einen Kurs so ausschreibe „Männer werden bei gleicher Eignung bevorzugt aufgenommen“ *(beide lachen)*, um die Männerquote zu fördern.

Es gibt schon nach wie vor Asymmetrien, das ist keine Frage. Aber was Ausbildungsnachwuchs und die Berufswahl angeht, ist das ein Beruf ... ich weiß jetzt die Zahlen auch nicht so ganz repräsentativ. Aber es ist schon auch auffällig, in Münster in den 70er Jahren hatte ich eine Doktormutter und fast nur weibliche Mitarbeiter, Frau Krause, Frau Reiss, Liz Echelmeyer, Margarete Engberding, Gabi Anneken. Also es waren alles ... also die VT waren Frauen. Dann gab es noch Peter Fiedler und mich. Aber das ist an anderen Unis anders gewesen. In Bochum war Alexa Franke, die dann auch in den Vorstand gegangen ist, die Frau Vogt hatte sich damals auch relativ früh ... Also auch das Umfeld ... aber es stimmt, in den Gremien war dieses Übergewicht nicht repräsentiert, da war es im Zweifelsfall andersrum.

CD: Also das ist ja was Klassisches in den sozialen Berufen.

Prof. Dr. Dirk Zimmer: Ja, ja, das ist wirklich so. Aber ansonsten Phasen, also das ist für mich jetzt nicht so eindeutig. Es gab sicher so Schübe, wo neue Zeitschriften auf den Markt gekommen sind. 1970 kam die erste amerikanische „Behavior Therapy“ raus, die war – nebenbei – lila und zwar, weil die Frau von ...

CD: Die war lila?

Prof. Dr. Dirk Zimmer: Ja ... die war lila, weil die Frau von Cyril Franks hieß Violet, und deshalb war die violett.

CD: Deshalb *(lacht)*.

Prof. Dr. Dirk Zimmer: Ja, deshalb war die die ganzen ersten Jahre violett ... Und sie hat auch Bücher herausgebracht, sehr früh auch, die sind übersetzt worden „Women in Behavior Therapy“, also in Amerika war das auch ein Thema.

CD: Die Violet Franks?

Prof. Dr. Dirk Zimmer: Ja, Violet war eine sehr kämpferische Frau und eine sehr gute Therapeutin. Und die ersten Fälle, die Lazarus und seine Mitarbeiterinnen behandelt haben, gingen die um sexuelle Gewalt – Mitte der 60er Jahre. Also das ist schon ein spannendes eigenes Thema, so dieser Geschichte auch mal nachzuspüren. Das ändert nichts daran, dass die meisten Buchherausgeber dann doch letztendlich eher Männer waren, und auch an den Unis und in den Gremien ...

CD: Aber Ihre These war ja jetzt, dass die Verhaltenstherapie ... also dass es auch ein Ort für Frauen ist auf jeden Fall, sowohl die ...

Prof. Dr. Dirk Zimmer: Psychotherapie

CD: ... die Psychotherapie und auch die DGVT als Verband?

Prof. Dr. Dirk Zimmer: Ich weiß jetzt nicht, wie die Mitgliederverteilungen aktuell sind. Aber ich würde denken, wenn der studentische Nachwuchs dabei ist und die niedergelassenen und arbeitenden Therapeuten und Therapeutinnen repräsentativ vertreten sind, müsste es einen deutlichen Frauenüberhang geben. Denke ich schon. Also ich habe mal andere Ausbildungsinstitute gefragt, die sagen das auch, auch hier an der Uni in Tübingen, dass also deutlich mehr Frauen dabei sind. Aber es könnte sein, dass das Fach auch mal prägen wird, dass das Variationen geben könnte.

Und ansonsten gibt es bestimmte markante Zeitschriften, die „Behavior Therapy“, dann natürlich die jetzt *VPP* heißende Zeitschrift der DGVT, das war eine der großen Stärken des Verbandes immer, dass sie so eine Informationszentrale waren und Informationen weitergegeben haben. Und die Zeitschrift hatte eine große Funktion. Und dann kam irgendwann die „Zeitschrift für klinische Psychologie“, die „Verhaltensmodifikation“ von Reinecker, dann die „Verhaltenstherapie“ im Karger-Verlag.

CD: Und die Zeitschriften stehen ja auch für unterschiedliche inhaltliche Schwerpunkte

Prof. Dr. Dirk Zimmer: Ja, und jetzt ist Steffen Fliegel Herausgeber von dieser *PID, Psychotherapie im Dialog*. Was daraus wird, es ist auch einfach interessant. Also es gibt auch schulenübergreifende Zeitschriften, in Thieme Verlag der *Psychotherapeut*, also der weggelassen, Psychotherapeut, männlich ist er immer noch. Das sind auch ganz regelmäßig von den wichtigsten Therapieverfahren Beiträge drin. Also das, glaube ich, dürfte so der Trend sein. Und seit zehn Jahren gibt es in der DGVT immer wieder Stimmen, Verhaltenstherapie aufzulösen, Allgemeine Psychotherapie zu machen. Klaus Grawe hat die DGVT so als Forum seiner Mission „Allgemeine Psychotherapie" erkoren und ist da ja auch sehr gut gehört. Wie weit das kommen wird, weiß ich nicht, ich denke, es spricht sehr viel dafür, die Verhaltenstherapie heutzutage ist ein viel größeres Sammelsurium als in den 70er Jahren. Andererseits sehe ich auch, dass die Krankenkassen im Rahmen knapper Gelder wahrscheinlich gerne wissen wollen, was sie bezahlen. Und das wird wahrscheinlich solche Sachen am Leben halten.

CD: Das finde ich auch einen spannenden Widerspruch, dass einerseits schon immer es heißt, „was ist Verhaltenstherapie", also die Definition relativ unklar ist ...

Prof. Dr. Dirk Zimmer: Ja, ja, das kann man ...

CD: Und da relativ viel darunter gefasst wird, und sich das auch glaube ich so weiter entwickelt hat. Andererseits es mit dem Kassensystem ein Interesse gibt, das klar benennen zu können ...

Prof. Dr. Dirk Zimmer: Zumindest bestimmte Dinge ausgrenzen zu können, dass die eben nicht mit dabei sind. Aber ich denke, das wird auch die nächsten Jahre noch prägen, ob sich das auflöst ... Ich glaube, wenn diese Kassenregelung fällt, dann wird sich die Verhaltenstherapie aufzulösen. Dann wird die DGVT entweder ein Verband für Allgemeine Psychotherapie und es gibt noch kleine VT-Institute. Ich weiß es nicht. Das ist Zukunftsmusik, ja.

CD: Das muss man dann sehen.

Prof. Dr. Dirk Zimmer: Ja, was wäre Ihnen denn noch wichtig?

CD: Wo Sie mir zum ersten Mal begegnet sind, das war so das Thema „Beziehung", da haben Sie sich ja schon relativ damit beschäftigt und Veröffentlichungen dazu gemacht, das würde mich auch noch mal interessieren, wie Sie das sehen, wie sich das Thema „Beziehung" in der Verhaltenstherapie entwickelt hat. Da gibt es ja in der Literatur auch ganz unterschiedliche Stimmen, die einen sagen, also mit Grawe ist das noch einmal ...

Prof. Dr. Dirk Zimmer: Hat einen Schub gekriegt.

CD: ... hat einen Schub gekriegt und die anderen sagen, Beziehung war ja schon immer wichtig in der Verhaltenstherapie, nur es war nicht so explizit thematisiert oder hat eine andere Bedeutung als in der GT oder in der Analyse. Dazu wollte ich Sie noch fragen, wie sie auf das Thema kamen ...?

Prof. Dr. Dirk Zimmer: Das eine war, dass es in Amerika Autoren gab: Terry Wilson war einer, der in Franks und Wilson als Herausgeber Mitte der 70er Jahre einen faszinierenden Aufsatz geschrieben hat. Und das andere war, dass ich bei Lazarus erlebt hatte, wie extrem unterschiedlich der bei den einzelnen Patienten als Gegenüber aufgetreten ist und immer wieder überlegt hat, welche Art von Beziehung tut dem Patienten gut und wie geht er darauf ein. So kam das zustande. Dann war es so, dass sich die frühe VT von der Psychoanalyse abgegrenzt hat. Bandura hatte 69 geschrieben, er glaubt nicht, dass die Arbeit an der Übertragungsbeziehung viel für den Alltag bringt, ja? Und später hat man dann doch den Eindruck gewonnen, klar, Transfer nach außen ist nötig, aber da sind viele mögliche Lernchancen in der Interaktion zwischen den beiden. Dann hatte ich das, was ich in der Literatur gesehen habe, 83 erst mal so zusammenschreiben wollen und war überrascht, wie viel es dann doch schon gab. Zwar gab es kein systematisches Konzept bis dato, aber es gab eine Menge Forschungsarbeiten, die zeigten, dass die VT doch nicht so beziehungsarm gearbeitet hat, nur das nicht so als Teil der Reflexion genommen hatte. Und dann gab es verschiedene Arbeiten, die ringsum so bekannt geworden sind: den Klaus Grawe, dem ich so ein bisschen den Vorwurf machte, dass er die Literatur nicht zitiert, sondern dass er dann praktisch – ich finde den toll sonst – aber einen Begriff neu in die Welt gesetzt hat, komplementäre Beziehungsgestaltung, und der schlug dann ein, mit dem Begriff konnte man etwas verbinden. Das hat dem ganzen Thema noch mal einen Schub gegeben. Das ist ja inhaltlich auch gut so. Aber ich denke, von dort her, so kreativ und flexibel waren die Verhaltenstherapeuten relativ früh: Das hat mich so fasziniert, dass es eben nicht das eine richtige Beziehungsverhalten gab, sondern dass Flexibilität und auf den Patienten eingehen das oberste Kriterium war. Und ich fand immer die Frage spannend, wonach man sich da richtet, wenn man flexibel sein soll. Und da fand ich doch eine ganze Menge Ideen, und inzwischen denke ich, das ist wirklich ein wichtiger und guter Bestandteil in der Supervision und in der Ausbildung ... Vielleicht auch eine gewisse Annäherung an Erfahrungen von der Psychoanalyse, aber nach wie vor denke ich, das ist schön, wenn es interessant und gut in der Therapie läuft, aber was draußen im Alltag passiert, also dort wo die Patienten ihre Probleme haben, ist nach wie vor eine wichtige Frage, um die man sich kümmern muss. So in Kürze *(lachend)*.

CD: Ja, ja, das ist natürlich ein sehr weites Thema. Dann würde ich Sie zum Abschluss noch fragen, ob Sie denken, dass es noch wichtige Punkte gibt, die Sie wichtig für die Geschichte der Verhaltenstherapie und der DGVT in der Bundesrepublik halten, worüber wir jetzt noch gar nicht gesprochen haben, fällt Ihnen da noch etwas ein? Oder wo Sie auch sagen würden, das sollte ich mir angucken oder mitbedenken ...?

Prof. Dr. Dirk Zimmer: Also fällt mir jetzt schwer, ich glaube, was Sie mit den Phasen gemeint haben, also dieser Versuch von einem Münchhausen Modell zu einer halbwegs etablierten, gesellschaftlich integrierten Form zu finden, und dann die Auseinandersetzungen mit diesen Widersprüchen, was eben die Regeln von Kliniken, die Regeln der gesetzlichen Krankenversicherung sind, und einfach auch dieses auf der anderen Seite sich erst mal abgrenzen, eine Identität zu kriegen, und dann so eine Identitätsdiffusion, wo man gar nicht mehr weiß, was Verhaltenstherapie ist, und dann auch weg von den Kampfgesprächen, so dieses schulenübergreifende Gespräch ... In den Spannungsfeldern bewegt sich das alles noch im Moment. Aber ich wüsste jetzt nicht richtig ... was ich sonst so als Meilensteine bezeichnen würde.

CD: Ja, dann danke ich Ihnen für das spannende Interview

Prof. Dr. Dirk Zimmer: Ja, ist wirklich eine faszinierende Zeit gewesen.

Biographische Angaben

Prof. Dr. Dirk Zimmer
geboren 1948 in Lindau
Leiter der TAVT – Private Tübinger Akademie für Verhaltenstherapie GmbH

Qualifikationen und beruflicher Werdegang

Psychologiestudium in München
während der 68er Jahre Mitarbeit als Praktikant im MPI Psychiatrie bei Ehepaar Ullrich de Muynck und an der Eheberatungsstelle von K.H. Mandel
Auslandsjahr in den USA mit postgradualem Studium bei F.H. Kanfer, A.A. Lazarus, C. Franks und G.T. Wilson
Promotion in Münster über Selbstsicherheitstraining, Hochschulassistent in Münster und Tübingen
Dort Habilitation 1984 über Paartherapie bei Nils Birbaumer
C2 Professur in Freiburg bis 1989

Berufspolitische und fachliche Aktivitäten

Engagement im GVT (Vorläufer der DGVT Anfang der 70er Jahre)
Mitglied des Gründungsvorstandes der DGVT 1976,
später Mitarbeit im DVT (Deutscher Fachverband für Verhaltenstherapie) und Sprecher der dort organisierten Ausbildungsinstitute
Gründung der TAVT 1990, eines uninahen Ausbildungsinstitutes in Verhaltenstherapie (1992 von der KBV wurde und seit 1999 staatlich anerkannt)

Publikationen

Publikationen in den Themenbereichen „therapeutische Beziehung in der Verhaltenstherapie", „soziale Angst und Selbstsicherheitstraining", „Ehe- und Sexualtherapie"

Kontaktadresse

TAVT – Priv. Tübinger Akademie f. Verhaltenstherapie. Schloss Bühl
David von Stein Weg 26
72076 Tübingen
E-Mail: dirkzimmer@tavt.de

Prof. Dr. Bernd Röhrle

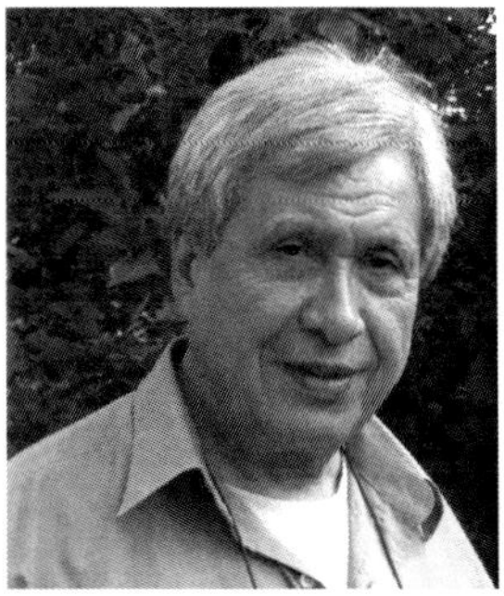

Interview am 22.10.2001 in Tübingen

Christine Daiminger: Meine Anfangsfragen lauten: Wie hast die Verhaltenstherapie kennengelernt, in welchem Kontext, und wann war das?

Prof. Dr. Bernd Röhrle: Das war hier in Tübingen, während meines Studiums im Wesentlichen. Und die Situation war eben so zu beschreiben, ich habe 1967 In Tübingen begonnen zu studieren. Bis zu dem Zeitpunkt – so um diese Wende 1967, 68 – war es so, dass die Klinische Psychologie im Wesentlichen eine Psychologie der Rechenknechte war. Und da kamen eben so junge, engagierte Assistenten und haben uns dann die Verhaltenstherapie vorgeführt, zum Teil praktisch mit Entspannungstechniken, Jacobson und so weiter. Das hat uns schon mal sehr angesprochen. Es war eben die Möglichkeit einer neuen Identität.

Und die eher breitere Berührung, die bekam ich dann bei dem ersten Verhaltenstherapiekongress in München. Der war, glaube ich, 1969; von dem könnte ich ganz viel erzählen. Aber der brachte dann durch die Vielzahl der Leute schon in breiterem Maße eine Stärkung der sozialen Identität in diesem Bereich voran. Und auch gleich – das ist ja offensichtlich der Zeitraum, in welchem das zu liegen kam – die Berührung zu einer Art von Verhaltenstherapie, die sich nicht als Sozialtechnologie verstehen wollte: Die war schon vorbereitet im Prinzip, man hat auch die kennengelernt, aber das war eben zugleich immer in den gesellschaftlichen Kontext eingebettet. Und der hatte ja zum damaligen Zeitpunkt seine eigenen Charaktere.

CD: Kannst du dich noch erinnern, was du an der Verhaltenstherapie spannend fandest? Du hast jetzt schon einige Sachen benannt ...

Prof. Dr. Bernd Röhrle: Ja, ich kann das auch sehr präzise beantworten. Im Wesentlichen hat mich, uns vielleicht ein Artikel, der uns aus der Seele sprach, angesprochen. Der war von Eva Jaeggi, den hat sie im Argument neunzehnhundertund ... veröffentlicht. Hier kam die Botschaft rüber: Sie ist übbar, es ist graduierbar, und es ist ein Kontext von Lernumwelten, die man prinzipiell mitverändern kann und so weiter. Es ist also sozusagen ein im Ansatz emanzipatorisches Moment mitgeliefert. Und das hat die VT attraktiv gemacht, neben der vorhin schon angedeuteten, neuen sozialen Identität, die man so vermittelt bekam.

CD: Gab es für dich damals auch schon Aspekte der Verhaltenstherapie, die du problematisch gefunden hast?

Prof. Dr. Bernd Röhrle: In diesen ersten Zeiten?

CD: Ja, in den ersten Zeiten?

Prof. Dr. Bernd Röhrle: Ja, das kann man in verschiedene Aspekte unterteilen. Es war von Anfang an so, dass diese Dialektik nicht, aber dieses Spannungsfeld von einer auf der einen Seite rein sozialtechnologisch orientierten Verhaltenstherapie gegeben war, die ja ohne relativ große Probleme mit Aversionstherapie und all diesen Dingen umgegangen ist. Und auf der anderen Seite eine Verhaltenstherapie, die sozusagen im Mittelbereich versucht hat, eine menschliche Form oder eine emanzipatorische Form zu finden, und die darüber hinaus gehend sogar das Individuum aus dem Auge verlieren wollte; die, die Cues, so waren die Begriffe, die SDs und SDeltas, so verändern wollte ... Also, es ging um gesellschaftliche Veränderungen, man muss nur Szazs und verschiedene Autoren nennen.

Wenn du nach kritischen Punkten frägst, war es ja auch so, dass die Identität zugleich in dieser Hinsicht gestärkt wurde: Es gab von vorneherein eine massive Kritik an der sozialtechnologischen Variante, die insbesondere aus der Bremer Ecke kam. Diese war ja zugleich eine Variante, des Machtmissbrauchs, der Unterdrückung, also genau das Gegenteil von den emanzipatorischen Momenten, die sie scheinbar auch in sich trug.

CD: Hast du das über Seminare in Tübingen rezipiert?

Prof. Dr. Bernd Röhrle: Ja, das waren Seminare.

CD: Und wer hat Seminare gemacht in Tübingen?

Prof. Dr. Bernd Röhrle: Ja also, es waren hauptsächlich zwei Namen, der Mees war das. Der ist später, wenn ich es richtig weiß, nach Oldenburg gegangen. Dann war das die Frau Zimmer, die das mittrug. Frau Zimmer war eigentlich für Gesprächspsychotherapie zuständig. Wir hatten eben auch immer eine sehr starke Gesprächspsychotherapielinie. Und dann ein etwas distanzierterer ... ich glaube, er hieß Günter Haag oder so. Das Angebot war minimalistisch, also das muss man sagen. Es war aber ... um dir mal einen Eindruck zu geben: Es hat uns so angesprochen, so angeturnt sagt man heute, dass wir schon recht früh uns selbst organisiert haben, sogar schon vor der Gründung des ersten Arbeitskreises. Also das kann ich schon vorwegnehmen: Der erste Arbeitskreis der DGVT überhaupt, den haben wir in Tübingen gegründet, ja? Und das fand auch seinen Ausdruck. Ich will das mal beschreiben: Also wenn wir ein Referat in einen Seminar gemacht haben, dann war das nicht ein Referat, wie meine Studenten es heute machen mit zwei bis drei Seiten oder so etwas Ähnliches. Ich erinnere mich noch an ein Referat, das hatte 80 oder 90 Seiten. Wir haben ganze Bücher geschrieben, ja? Weil wir uns das selber aneignen mussten. Wir waren in einer Münchhausen-Situation, und so haben wir uns da rein gekniet. Das war für uns überhaupt keine Frage.

CD: Wann war das denn, wann ihr den Arbeitskreis gegründet habt? Kannst du dich noch daran erinnern?

Prof. Dr. Bernd Röhrle: Das war damals neunzehnhundert ... im Zusammenhang mit dieser Palastrevolution, die war glaube ich so 73?

CD: 72, glaube ich, hm, in der Zeit, aber da gab's schon Kontakte zur GVT?

Prof. Dr. Bernd Röhrle: Ja, ja, ja.

CD: Du warst da schon GVT-Mitglied?

Prof. Dr. Bernd Röhrle: Das weiß ich jetzt nicht mehr, wann ich Mitglied geworden bin. Aber ich glaube, ich bin sogar sehr früh ... denn ich habe die *Mitteilungen* wirklich von den Anfängen an. Und die kamen, glaube ich, ab 1969 heraus?

CD: 1969.

Prof. Dr. Bernd Röhrle: Ja, also ich vermute, dass ich schon 69 Mitglied war.

CD: Kannst du dich erinnern, wie du überhaupt von der GVT gehört hast? Oder wie das überhaupt zustande kommen? Also das Moment, wie kriegt man das eigentlich mit, dass es so einen Verband gibt?

Prof. Dr. Bernd Röhrle: Na ja gut, auf dem ersten Kongress gab es ja auch schon entsprechende Versammlungen, wo man die Leute kennengelernt hat. Wie das historisch im Einzelnen genau war, das kann ich nicht sagen. Es war jedenfalls so, dass wir aus der Situation in Tübingen heraus, aus diesem Arbeitskreis heraus, zusammen mit engagierten Kolleginnen und Kollegen uns schon relativ früh vorgenommen hatten, in diesen Geschäften mitzumischen. Und da war damals dann so ... – ich krieg' Zeitpunkte nicht mehr zusammen – ... wir hatten uns schon vorbereitet, bei einer der Vollversammlung in Bochum *(möglicherweise ist Münster gemeint, C.D.)* gegebenenfalls auch Ämter oder so zu übernehmen. Das war meiner Meinung nach noch vor 1974. Es war, glaube ich, 1973. Das kam da nicht zustande, aber dann relativ kurz danach.

CD: In der frühen Phase gab es ja verschiedene Orte und Regionen, wo sich Zentren entwickelt haben. Welche kennst du da? Ich kenne bis jetzt die Münchner, dann Münster und Tübingen ...?

Prof. Dr. Bernd Röhrle: Also der Anfang war im Wesentlichen in München und da ist auch dieses, sagen wir mal, eher konservative Lager angesiedelt. Die Irmela Florin war, glaube ich, in Augsburg in der Beratung. Das war sehr, sehr südlastig. Und der Norden? Ich kann es gar nicht genau sagen, also im Wesentlichen war in der Tat dann Münster, Bochum so die Ecke gewesen, wo das eine Rolle gespielt hat, Berlin auch. Aber das waren so eigentlich ...

CD: Berlin auch?

Prof. Dr. Bernd Röhrle: Ja, ich glaub, durch den Jarg Bergold, der dahin kam, so weit ich das erinnere. Aber wann das zeitlich genau war, das weiß ich nicht. Aber das war eigentlich eher regional zentriert ... und eigentlich stark vom Süden her definiert.

CD: Also in den frühen Zeitschriften habe ich auch etwas über die Hamburger Mitglieder gelesen ...

Prof. Dr. Bernd Röhrle: Ja, hm, ja doch, Hamburg war eine weitere wichtige Hochburg. Hamburg das waren die Gewerkschaftsorientierten, Linksorientierten, die ein hohes Ausmaß an Politisierung in den Verband gebracht haben, und zwar als Aus- und Weiterbildungskommission. Ich krieg die Namen aber nicht mehr zusammen.

CD: Von den Leuten die Namen, meinst du?

Prof. Dr. Bernd Röhrle: Ja, ja, das weiß ich nicht mehr.

CD: Also einer, der Dieter Henkel, von dem gab es auch einmal im Argument einen Artikel ...., der ist mir jetzt aus Literatur ein Begriff ...

Prof. Dr. Bernd Röhrle: Ja, hm, der Dieter Henkel oder die Dorothea Roehr ... Die tauchten aber nicht jetzt als Gremienmitglieder auf, also ich kann mich daran nicht erinnern. Die waren mehr frei flottierend dann auch, haben auch ganz stark die Gewerkschaftslinie mitvertreten. Ich erinnere mich noch, ich habe dann recht früh eines der ..., nicht eines, ich glaube, es war das erste Gewerkschaftstreffen überhaupt der DGVT, das habe ich arrangiert. Und da war auch Dieter Henkel und andere auch mit dabei.

CD: Wann war das denn? Und wofür steht das eigentlich: die Gewerkschaftslinie? Was heißt das im Rahmen von der DGVT, GVT bzw. DGVT?

Prof. Dr. Bernd Röhrle: Von dem damaligen Denken her ..., heute und damals ist schwer auseinander zu halten .... also zum damaligen Zeitpunkt war es einfach so, dass diese zur sozialtechnologischen Ausrichtung alternative Linie eben eine mit gesellschaftlichen Kräften verknüpfte Linie sein sollte. Und da war allgemein die Rede davon, dass das die Gewerkschaften sein könnten, und dass die eine gesellschaftliche Kraft sind, die auch die Ziele besser erreichen helfen kann, wie die Umsetzung der Verhaltenstherapie usw. Und das ist, glaube ich, auch das, was mich lange Zeit bewegt hat, diese Gewerkschaftslinie zu pflegen. Das hat verschiedene Ausdrucksformen gehabt, ist bis relativ weit hoch in die Spitzen dann gegangen und hat zu Kooperationen verschiedenster Art geführt, ja? Also es ging eigentlich immer um ...

Man muss sich vorstellen, was heute ja kaum noch eine Rolle spielt: Da gab es ja noch, ich glaube, der Autor hieß Goldstein, „Strukturierte Lerntherapie" hieß das, ja, kennst du das noch?

CD: Der Name kommt mir bekannt vor, aber gelesen habe ich das nicht.

Prof. Dr. Bernd Röhrle: Ich glaube, es ist von 1973 und das ist der Autor, der speziell Verhaltenstherapie für Arme und Unterprivilegierte formuliert hat.

CD: Hm, das war ein amerikanischer Autor?

Prof. Dr. Bernd Röhrle: Ja, ja klar. Das sind so Sachen, womit wir sympathisiert haben. Heiner Keupps Einfluss war natürlich durch diese Krankheitsmodelldiskussion auch wichtig. Aber die war so abstrakt, dass sie die Gewerkschaftslinie nur implizit in sich trug.

CD: Aber doch in sich trug? Bei den Geschichten, die du jetzt Palastrevolution genannt hast, warst du da auch irgendwie beteiligt?

Prof. Dr. Bernd Röhrle: Nein, da war ich nicht dabei, das ist die Generation vor mir gewesen.

CD: Die Generation vor dir, hm.

Prof. Dr. Bernd Röhrle: Mit Rüggeberg und Schalkhaußer und so weiter. Das war die Münchner Palastrevolution, und die war ja wohl mehr als überfällig zum damaligen Zeitpunkt. Auf Grundlage der Information, die uns dann später unterbreitet worden waren, war das ja mehr als notwendig.

CD: Gab es da auch eine Weitervermittlung an euch als die nächste Generation, was diese Vorgänge anbelangt?

Prof. Dr. Bernd Röhrle: Ja, und danach war klar, dass sich das auftrennt und mit dem DBV nicht mehr zusammen geht. Relativ bald ist dann auch die DGVT gegründet worden, aber das war erstmals sozusagen eher linksorientiert. Es das spaltete sich eben und wurde zu einer linksorientierten, gesellschaftlich- oder gewerkschaftlichorientierten Verhaltenstherapieorganisation. Und die hat – das muss man sagen – bis heute dann ja eine bestimmte Linie gefahren, die damals fast dominant war.

Man hat dann schon teilweise gesagt hat, also um die Verhaltenstherapie geht es fast gar nicht mehr, sondern es geht darum, die Strukturen zu ändern, dass es überhaupt möglich ist, so eine Therapieform sinnvoll einzusetzen. Es war dann wirklich überwiegend gesundheitspolitisch orientiert, was wir auch alles gemacht haben. Dementsprechend gab es immer auch eine Spaltung und eine fachliche Linie, die dann immer mitgeführt wurde. Aber von den Verantwortlichen damals, war das sehr deutlich politisch orientiert.

CD: Du warst ja auch in der gesundheitspolitischen Kommission ...

Prof. Dr. Bernd Röhrle: Auch, ja.

CD: Wann hat die sich eigentlich gegründet, als die DGVT gegründet wurde? Der Zusammenschluss, der war ja 76 ...

Prof. Dr. Bernd Röhrle: Das weiß ich nicht mehr. Man müsste es rekonstruieren, wann ... Wenn ich das jetzt richtig erinnere, ist es so gewesen, dass wir diese Kommission gegründet haben: Ich war Mitglied des Vorstandes, und wir hatten überlegt, dass man praktisch einen Brain Trust bilden muss oder so etwas Ähnliches oder dass es eine heimliche Kommission des Vorstandes sein könnte. Ich weiß aber gar nicht mehr, wann ich Vorstand geworden bin ...

CD: Also 1976 war ja der Zusammenschluss und da warst du ja auch im Vorstand, glaube ich ...

Prof. Dr. Bernd Röhrle: Ich glaube auch, ja 75, 76 war es so weit, ja, ja. Und gleich danach gab es diese Kommission. Der ich dann zugehörte, nachdem ich kein Vorstand mehr war.

CD: Die personelle Zusammensetzung der Kommission, blieb die immer gleich oder hat die sich auch verändert?

Prof. Dr. Bernd Röhrle: Die hat sich immer wieder verändert. Aber es gab eine relativ stabile Figuration, die zum Teil mit den innerverbandlichen Entwicklungen auch zu Schwierigkeiten geführt hat, also zu soziodynamischen Schwierigkeiten. Das waren ich mit Manfred Cramer zusammen, Wolfgang Stark war auch mit drin.

Das war eine Gruppe, die relativ erfahren war, die auch versucht hat, viel politisch zu bewegen und zum Teil auf ganz hohen Ebenen und mit allen möglichen ... Das hat der Manfred Cramer sicher alles erzählt.

CD: Zum Teil.

Prof. Dr. Bernd Röhrle: Und zum Teil also mit Tricks, wie auch immer ...

CD: Nee, das hat er nicht erzählt *(lacht)*.

Prof. Dr. Bernd Röhrle: Wir haben Lobbyarbeit gemacht, so dass wir auch direkte Gespräche mit den Ministern führen konnten.

Es ist einfach auch so gewesen, dass Leute, die Mitglieder waren und vor Ort beispielsweise beim Roten Kreuz engagiert waren ... ich weiß nicht mehr, wo es war, jedenfalls es war der Wahlkreis von Ehrenberg, dem damaligem Minister und ...

CD: Gesundheitsminister damals?

Prof. Dr. Bernd Röhrle: Dem Sozialminister, und auf dessen Bitten hin ist dann auch ein Gespräch zustande gekommen, mein erstes dann auch direkt im Ministerium, ein denkwürdiges Gespräch im Ministerium.

CD: Hm, und worum ging es da bei dem Gespräch, was waren da eure inhaltlichen Zielsetzungen?

Prof. Dr. Bernd Röhrle: Also kann man versuchen, es zusammenzufassen. Also es ging uns allen, die wir da bei diesen Gesprächen immer beteiligt waren, darum, diese berufsrechtliche Absicherung so zu betreiben, dass zugleich in irgendeiner Form die Strukturen in der psychosozialen Versorgung mitgeändert werden. Es waren Forderungen nach einem Rahmengesetz und lauter solche Dinge. Bei den Verantwortlichen waren die Schwerpunkte – mehr berufsrechtlich oder mehr strukturell – unterschiedlich verteilt. Aber gerade bei denen in der gesundheitspolitischen Kommission war es eindeutig, wie wir gedacht haben.

CD: Was mich noch interessieren würde: Wie bist du auf die gemeindepsychologische Orientierung gekommen, und wie hat die Eingang in den Verband gefunden? Ich nehme jetzt schon diesen Bezug, weil du von den gesundheitspolitischen Themen sprichst, und ich könnte mir vorstellen, dass es da auch schon früh die Verknüpfungen gab?

Prof. Dr. Bernd Röhrle: Ja, erst mal der Hintergrund, der mich am Anfang noch gar nicht mal zu sehr berührt hatte: Es gab dieses Büchlein von Sommer und Ernst, 77, und dann gab es einen ersten Bericht vom Zaumseil über Gemeindepsychologie.

Und ich war bis heute immer in der Situation, auf sehr vielen Hochzeiten gleichzeitig zu tanzen, das ist jetzt eine mehr persönliche Bemerkung im Hintergrund. Das hat dann dazu geführt, dass ich die gemeindepsychologische Linie entwickelt habe: Bei mir kam einfach die Idee auf, ich kann nicht gleichzeitig dieses und jenes und jenes machen. Ich habe zwei Therapieausbildungen gemacht und so weiter und so weiter, also: wie kann man diese Dinge mehr in Einklang bekommen, ja? Und außerdem hatte ich mir überlegt schon relativ früh überlegt, es muss doch auch möglich sein, das, was zum Beispiel in der sozialpsychiatrische Bewegung gemacht wird, stärker mit dem Fach Psychologie zu verbinden. Und das ist übrigens bis heute mein Bestreben, ich habe also nach wie vor eine starke Identität im Fach Psychologie im Vergleich zu anderen. Das waren so die Hintergründe: die Frage zu stellen, was gibt es da, was gibt es da für eine Figuration, die das am ehesten leisten kann. Und das war dann für mich die Gemeindepsychologie. Ohne das jetzt total zu erläutern, das würde zu weit führen. Du weißt es ja, was damit gemeint ist, ja?

CD: Ich würde gerne noch mehr darüber wissen, wie die Gemeindepsychologie Eingang in den Verband fand?

Prof. Dr. Bernd Röhrle: Ich kann es nicht mehr so genau rekonstruieren, wie es war. Aber im Wesentlichen waren das eine Reihe von Menschen – und ich erzähl' es ein bisschen personalisiert –, die mich auch ermutigt haben, diese Linie weiterzubetreiben.

Und etwas anderes stößt mir noch ein bisschen eigenartig auf: Ich erinnere mich noch sehr gut an einen der Kongresse, wo ich vor versammelter Mannschaft ... in einem großen Saal ... eine fundamentale Kritik der Politik der DGVT formuliert habe, in Absprache mit vielen Anderen, die mich da stark unterstützt haben. Ich kann die Namen im Prinzip alle nennen. Die haben aber dann im Nachhinein weitergemacht, als gäbe es nichts mehr. Da habe ich mich herausgezogen: Also so geht das nicht! Und dann habe ich stärker an dieser Figuration der Gemeindepsychologie gearbeitet, die sich dann auch relativ selbstständig entwickelt hat. Zum Beispiel bei den ersten gemeindepsychologische Gesprächskreisen, ich glaube, bei den ersten war ich mit dabei, und dann bin ich aber teilweise ...

CD: Weißt du noch, wann der war, der erste Gesprächskreis?

Prof. Dr. Bernd Röhrle: Neun oder zehn Jahre ist das etwa her, es könnten sogar elf Jahre sein.

CD: Also 90er, Ende der 80er Anfang der 90er?

Prof. Dr. Bernd Röhrle: Ja, Ende der 80er. Und lange Zeit habe ich mich dort auch nicht so zu Hause gefühlt, ja? Durch die Linie, wie sie dort vertreten wurde, und meine eine Identität innerhalb der Psychologie auch in der Mainstream Psychologie – ich bin kein einseitiger Anhänger der qualitativer Forschungsmethodologien. Ich habe so meine eigenen Gespinste ... ich will fast sagen, ich bin ein Einzelkämpfer gewesen. Es gab dann auch die Frage, – das ist jetzt ein zeitlicher Sprung – ob es in der DGVT einen kleinen Arbeitskreis Gemeindepsychologie geben sollte, und ich habe das nicht sehr befördert.

Ich weiß nicht, ob es ein Fehler war, aber ich hatte den Eindruck, dass man innerhalb der DGVT als Alibi-Figuration untergeht, und dass man da eigentlich nicht viel erreichen kann. Das ist bis heute die Gefahr in dem Verband, dass ein linkes Mäntelchen dabei ist, aber im Grunde genommen eine erzkonservative Politik betrieben wird. So schätze ich das bis heute ein. Und dementsprechend war mir das sehr wichtig, dass außerhalb etwas zu Stande kommt. Ich bin nach wie vor im Zweifel, ob es wirklich möglich war, also jetzt die entscheidenden Dinge auf diesem Sektor voranzubringen. Jetzt mache ich ja gerade mit Waltraud zusammen eine Tagung zur Prävention, die ist auch wieder weniger fachlich als politisch motiviert. Das könnte ich mit diesem kleinen Verband der GGFP gar nicht zu Stande bekommen. Da brauche ich die DGVT. Also das ist eine Zwischending, ja?

Jedenfalls, was mich in dieser Hinsicht geprägt hat, war erst die unglaubliche Hoffnung – ich glaube, ich habe sie mit anderen geteilt –, dass wir mit dieser Idee der Gemeindepsychologie noch mal ein neues Feuer entfachen könnten. Und deswegen kam es ja auch zu dem ersten großen Gemeindepsychologie-Kongress, der – wenn ich mich richtig erinnere – 1982 war und der mit einer großen Enttäuschung endete. Mit einer sehr großen Enttäuschung.

CD: Warum?

Prof. Dr. Bernd Röhrle: Einfach deswegen, weil in diesen Kongressen zeigte sich diese Spaltung, nicht? Es gab diesem traditionellen, sagen wir mal ursprünglich eben auch noch sozialtechnologisch angehauchten Strang, und dem hat man hauptsächlich zugesprochen. Um das anekdotisch zu unterbreiten: Ich hatte mir damals überlegt, wie könnte man die Leute dafür gewinnen, und habe mir dann einen Mann namens Nitzel ausgesucht. Der war damals also auch relativ bekannt in den Vereinigten Staaten, und das war ein Verhaltenstherapeut oder verhaltenstherapeutisch orientierter Gemeindepsychologe und Präventionsexperte. Den habe ich eingeladen und hatte also einen großen, großen Saal gehabt. Und ich hatte auch Leute da, ich weiß nicht, ob die dir etwas sagen, wie George Allby und die Großen eigentlich auf diesem Gebiet, absolute Päpste. Also der Nitzel, der stand vor einem völlig leeren Saal: war niemand da. Wir hatten mit ein paar 100 Leuten gerechnet, und bei Allby war es nicht sehr viel besser. Also es war eine große Enttäuschung. Und danach kam sozusagen eine lange Verarbeitungsphase. Man sagte also: in Richtung von „klein ist fein" und politische Kultur muss überleben und Ähnliches. Und so hat sich das entwickelt, ja?

Sympathie haben wir immer, also auch innerhalb dieses Verbandes, das ist sehr deutlich, weil es ist klar – jetzt darf ich mal etwas kokettieren – außer mir sind sehr viel kluge Leute dabei in diesem Kreis, gell? Also Input, Ideen und so was Ähnliches kommen auf diesem Kreis heraus. Deswegen weiß man ihn auch zu schätzen. Denn rein quantitativ gesehen spielt dieser Kreis keine große Rolle in diesem großen Verband, aber eben als Kern eines möglichen Netzwerkes von Leuten wird er unter klientistischer Perspektive vielleicht so wahrgenommen, ist meine Vermutung. Manche von den DGVT-Leuten nehmen diese Ideen auch wirklich ernst. Es ist für mich immer sehr schwer zu entscheiden, wird man klientistisch missbraucht oder ist da wirkliches Interesse? Also das ist wirklich ganz schwer zu unterscheiden. Ich kann die Leute relativ klar benennen, von denen ich weiß, dass sie überzeugte Figuren sind, ja?

CD: Und wie hat sich das weiterentwickelt nach dem Kongress?

Prof. Dr. Bernd Röhrle: Mit der Gemeindepsychologie?

CD: Ja, mit der Gemeindepsychologie.

Prof. Dr. Bernd Röhrle: Im Wesentlichen, wie ich es gerade gesagt habe: Mein Persönliches war es, dafür zu sorgen, dass etwas Unabhängiges entsteht, und dann dieser Gesprächskreis, dem ich dann wieder beigewohnt habe, obwohl ich zunächst mit dem Kneten von Lehmfiguren und solchen Sachen und Blümchen im Dorf suchen nicht viel anfangen konnte.

CD: *(lacht)* Ist das jetzt metaphorisch gesprochen oder ...?

Prof. Dr. Bernd Röhrle: Nee, nee, das haben wir gemacht. Wir haben sehr viele gestalterische Dinge gemacht ... Ich habe eine andere Sozialisation gehabt, und das war von der Form her eben anders und ich habe davon profitiert. Ich würde trotzdem noch sagen: vielfach eine totale Spinnerei. Und ob man da, ob man da der Sache wirklich immer gedient hat, das ist noch eine große Frage. Aber du frägst mich nicht nach diesem gemeindepsychologischen Kreis, das ist eine eigene Geschichte (beide lachen). Die aber kaum jemanden interessiert.

CD: Na ja, gut aber es ist für die DGVT auch wichtig, jedenfalls die Leute sind für die DGVT auch wichtig oder für die Verhaltenstherapie im weitesten Sinn.

Wie ging das denn bei dir weiter mit der Verhaltenstherapie eigentlich? Ich mache jetzt noch einmal einen inhaltlichen und auch zeitlichen Sprung: Du hast dich im Studium damit beschäftigt und dann ...?

Prof. Dr. Bernd Röhrle: Ich habe im Studium damit begonnen, und ich hatte ja eingangs auch schon von der Münchhausen-Situation gesprochen. Und die hat sich nun im praktischen Sinne entwickelt: Wir haben also den ersten Arbeitskreis gegründet, es war auch so um 1973 herum, also möglichst Selbsthilfemodell. Es gab ja auch nicht die Experten, es gab nur bestimmte Experten, die wir gar nicht haben wollten. Und der Arbeitskreis war dann auch verknüpft mit der Bildung von Supervisionsgruppen. Ich hatte das ungeheure Glück, dass wir ... Ich war noch Student, ja, also das muss zu der Zeit gewesen sein, ich habe ja 74 das Diplom gemacht, ich war noch Student. Und innerhalb der Studienzeit haben wir schon Supervisionsgruppen gebildet, mit PraktikerInnen zusammen. Und ich habe dann auch Co-Therapie bei einer niedergelassenen Praktikerin gemacht, und so meine ersten Erfahrungen gesammelt. Im Übrigen ist es eine Supervisionsgruppe von sieben Jahren gewesen: Sie hat lange existiert und war eine weitgehend stabile Gruppe.

CD: Hm, also war sie auch ein wichtiger inhaltlicher und fachlicher Zusammenhang?

Prof. Dr. Bernd Röhrle: Ja, genau. Und die Ausbildung in Verhaltenstherapie war jetzt also wirklich mehr so, sich das Eine und das Andere zusammenkramen, Fälle machen und so weiter. So dass ich dann im Laufe der Zeit verschiedene Erfahrungen gesammelt habe und habe dann später auch die Kassenzulassung erhalten. Gleichzeitig habe ich auch eine GT-Ausbildung noch gemacht. Die war dann regulär mit Kursen und so weiter. Aber auch schon während des Studiums begonnen, so wie es ja heute noch üblich ist. Ja, das war also sozusagen jetzt diese Geschichte. Ich habe ja dann aus Verlegenheit die Wissenschaftslaufbahn versucht zu ...

CD: Aus Verlegenheit *(lacht)*.

Prof. Dr. Bernd Röhrle: Na ja, jedenfalls ich habe ja auf einem ganz anderen Gebiet gearbeitet, aber das hat auch mit der Gemeindepsychologie tun: Ich habe bei Kaminski promoviert, der war auch Umweltpsychologe. Ich denke sehr umweltpsychologisch, obwohl ich kein umweltpsychologisches Thema im engeren Sinne gemacht habe, ich habe ein rein kognitiv-psychologisches Thema gemacht ... Aber es war für mich eigentlich nie in Frage gestellt, dass ich, wenn ich eine wissenschaftliche Laufbahn einschlagen sollte, dann in die Klinische Psychologie gehe. Das war für mich relativ klar. Ich habe schon verschiedentlich da gearbeitet, 1975 habe ich den ersten Job gehabt bei Birbaumer und ...

CD: In Tübingen, da war er schon in Tübingen?

Prof. Dr. Bernd Röhrle: Tübingen, ja da war er schon in Tübingen. Und 78 habe ich dann in Heidelberg angefangen, wenn ich mich richtig erinnere. Und danach bin ich in der Klinischen Psychologie geblieben als Wissenschaftler, und inhaltlich gesehen eben immer mit dieser Tradition, die ich angedeutet habe. Es ist ein mühsamer Weg gewesen, gleichzeitig alles zu machen.

CD: Wie hat das eigentlich zusammengepasst, also einerseits der... Das ist für mich ein Phänomen, das Moment, dass in den Anfangszeiten die Linksorientierten mit emanzipatorischen Zielen, dass die auch so ein Interesse an der Verhaltenstherapie fanden. Wie hast du das für dich unter einen Hut gebracht?

Prof. Dr. Bernd Röhrle: Ich habe diese Frage nicht genau verstanden, also wie ich das konzeptionell ...? Das hatte ich ja schon angedeutet, also ...

CD: Ja.

Prof. Dr. Bernd Röhrle: ... durch diese Grundkomponenten und durch die innere Philosophie, diese Ausdehnung des Situationskonzepts, konnte man „Umwelt“ darunter fassen. Das war eigentlich das konzeptionell Entscheidende. Ich wollte das gerade noch an einem Beispiel meiner beruflichen und sonstigen Situation erläutern. Es wurde ja von Anfang angesagt, es macht keinen Sinn, was die heute jetzt hauptsächlich machen, in irgendeinem Therapiezimmer zu sitzen und mit den Menschen zu quatschen ... sondern es käme darauf an, in den Lebenskontexten zu gucken, was da ist. Und das habe ich getan. Zum Teil auch zufällig. Das Schlüsselerlebnis war, dass mich ein sozialängstlicher Patient bat, ihn zum Bahnhof zu bringen, weil er sonst den Zug verpassen würde oder so etwas Ähnliches. Das habe ich getan, und ich komme aus dem Zimmer raus und fahre den zum Bahnhof, und es ist ein völlig anderer Mensch, der redet anders ... Und das war das Schlüsselerlebnis. Wir haben damals diese Begriffe noch nicht gehabt, z.B. der multiplen Identitäten so wie wir das heute diskutieren, aber das war mir klar. Und so habe ich das gemacht. Das war früher ja angesagt: Ich habe Hausbesuche gemacht, habe dort mit denen Kaffee getrunken oder gar abendgegessen und habe einen vollkommen anderen Eindruck bekommen, im Übrigen auch eine andere Bindung zu den Menschen. Bei einer stark persönlichkeitsgestörten Patientin, Borderline-Case, habe ich den Schlüssel erst so richtig entdeckt, nachdem ich bei ihr zu Hause war und ihren Mann kennengelernt habe. Das ist sozusagen auf einer praxeologischen Schiene, damit es nicht so abstrakt ist: dieses in einen Zusammenhang bringen. Das hat mich überzeugt, das hat mich im Übrigen auch zu meinem zentralen Forschungsthema geführt, zu den sozialen Netzwerken.

CD: Noch eine andere Frage: Was würdest du sagen, was die wesentlich Gründe für die Professionalisierung der Verhaltenstherapie und dafür, dass die Verhaltenstherapie sich in Konkurrenz zu anderen Therapieverfahren auch so etablieren konnte? Und welche Rolle hat spielt die DGVT dafür gespielt?

Prof. Dr. Bernd Röhrle: Ich glaube, es sind wirklich zwei Dinge. Also es ist – so wie ich das heute betrachte – ihre sogenannte Wissenschaftlichkeit: Also dass sie wirklich Ergebnisse vorgelegt hat, und auch vergleichende Ergebnisse. Und der zweite Punkt ist damit verbunden, aber auch unabhängig davon: dass sie sich eben bekannt gemacht hat. Also in der Bundesrepublik ... deine Frage bezieht sich auf die Bundesrepublik oder weltweit?

CD: Sie bezieht sich jetzt erst einmal auf die Bundesrepublik.

Prof. Dr. Bernd Röhrle: Also, du musst dir mal vorstellen ... Vielleicht ist am Ende dieser zweite Bereich fast noch wichtiger, weil wir eben so etwas wie eine Heimat produziert haben, wie ich dir am Anfang erzählt habe: als eine Art von sozialer Identität, wo man sich nicht bloß zum Technologen (aber auch) ausbilden lassen konnte oder berühren lassen konnte. Und da muss man sich eben auch vorstellen, ich glaube, der Verband hat heute so um die 4000 Leute: Als ich im Vorstand war, haben wir über 10.000 Leute akquiriert.

CD: Echt, über 10.000?

Prof. Dr. Bernd Röhrle: Ja, über 10.000 war der Mitgliederstand mal. Es hieß immer: „Ja, sind ja alle Studierende." Ja, aber wenn man das mal mit heute vergleicht, ja? Es waren also viele Studenten, die sich damit identifizieren konnten, natürlich mussten die nicht soviel bezahlen ... Das ist also dieser Nach-68er-Hintergrund. Da hat man lächelnd damit kokettiert: Wir waren der weltgrößte Therapieverband. Und an so einem Ding kann man vielleicht auch nicht so einfach vorbei sehen. Das hat eine bestimmte Bedeutung gehabt auch von dem Verband aus. Das sind vielleicht die zwei Gründe, sicherlich gibt es noch viele, viele, viele Gründe, ja? Aber ...

CD: Und im Hinblick auf die Identitäten – würde ich dann aus heutiger Perspektive sagen – dass die DGVT einem relativ breiten Spektrum da eine Möglichkeit gegeben hat, eine Identität zu finden?

Prof. Dr. Bernd Röhrle: So ist es, hm.

CD: Und was würdest du sagen, welche Möglichkeiten für Identitäten die DGVT geboten hat, und welche Projektionsmöglichkeiten gab es da auch?

Prof. Dr. Bernd Röhrle: Also ich würde mal sagen, dass jene, die damals in den DBV rüber gegangen sind, die wird man nur noch minimalistisch überhaupt in diesem Verband gefunden haben, also diese rein, sagen wir mal, sozialtechnologisch, positivistisch angehauchten Verhaltenstherapie-Leute. Und wir haben dann, denk ich mal, eine Dimension, die dann anfängt sozusagen mit einem leichten emanzipatorisch-progressiven Moment ... Also ich wir mal, ich will mal Namen nennen. Ich glaube, nach wie vor ist der Klaus Grawe noch Mitglied in der DGVT, und das ist so ein liberaler Geist ... er ist im Prinzip auch kein Verhaltenstherapeut mehr, er war immer offen und hat diese wissenschaftliche Linie vertreten, offen sich entwickeln lassen, und auch immer ein gewisses gesellschaftlich liberales Selbstverständnis gehabt. Das ist so eine der Strömungen oder Dimensionen. Und dann gibt es Zwischenbereiche, die ich vielleicht gar nicht alle nennen kann, bis dahin, dass jemand im Verband war, der mit der Verhaltenstherapie überhaupt nichts am Hut gehabt hat oder sie zutiefst abgelehnt hat; also mehr in diese strukturelle Richtung ... Ich kann die Leute auch nennen, sie sind nicht unbedingt Therapiegegner, sind dann Analyseanhänger oder so etwas ...

CD: Wer würde denn dafür stehen zum Beispiel?

Prof. Dr. Bernd Röhrle: Na, der Heiner Keupp zum Beispiel würde dafür stehen. Und dann eben Zwischenbereiche, wo das so wechselt.

Und dann muss man sagen, wir haben wahrscheinlich viele Identitäten durch bestimmte Themen, die zu Stande gekommen sind. Wobei der Hauptbezugspunkt sicherlich eben diese berufsrechtliche Geschichte war, also in der Hoffnung über diesen Verband noch irgendwie zu einer beruflichen Absicherung zu kommen. Das war meiner Einschätzung nach rein quantitativ ein ganz starker Anziehungspunkt für Viele.

CD: Gut, aber da hätte man ja auch zu einem anderen Verband gehen können.

Prof. Dr. Bernd Röhrle: Ja, eben das meine ich, wegen diesem gemischten Kontext, weil man gleichzeitig ...

CD: Diese Kombination ...

Prof. Dr. Bernd Röhrle: Also man kann sagen: Es ist mit eine weitergehende Heimat geliefert worden und wie gesagt, diese mitgelieferte Heimat war auf der einen Seite wirklich eine Chance, den Menschen nahe zu legen, dass es auch etwas Anderes gibt als die Einzeltherapie und Einzelniederlassung und die Behandlung von Ängsten, Phobien und so weiter. Aber gleichzeitig war es sozusagen, so ein klientistisches Angebot, dass man sagte, das kriegt ihr hier auch, wenn ihr zu uns kommt, ja?

CD: Also mit klientistisch meinst du, dass die Leute, die da als Mitglieder kamen, auf eine Art und Weise mit bestimmten Angeboten auch versorgt worden sind oder ...?

Prof. Dr. Bernd Röhrle: So ist es. Man hatte ein gutes Gespür gehabt, was die Leute wollen, man hat ja zum Teil auch Befragungen gemacht. Richtige Marktanalysen hat man nicht gemacht, aber es gab solche Figurationen, die da ganz großen Wert darauf gelegt haben, damit die Kiste läuft. Ich kann Beispiele bringen: Da sind also auch Frauenthemen zu Hause gewesen, das zeigt sich an so was, dass ein

Kinderhort auf den Kongressen da ist, dass es dann eine Frauen-AG gibt und dergleichen. Also solche je spezifischen Punkte: es gab mal eine Heim-Gruppe und verschiedene Teilaspekte, das sind eigentlich immer – wenngleich engagierte – aber Minderheiten gewesen, die man einfach gut fand. Aber die breite Masse hat sich sozusagen mit dieser berufsrechtlichen Perspektive beschäftigt.

CD: Wenn du jetzt zurückblickst, lassen sich bezogen auf die DGVT bestimmte Phasen benennen oder Höhepunkte, Tiefpunkte oder Wendepunkte?

Prof. Dr. Bernd Röhrle: Ich glaube, das sind ganz verschiedene Teilkapitel, die man da aufschlagen muss. Ein Teilkapitel heißt „Von der laizistischen Verwaltung und dem laizistischen Aufbau eines Verbandes hin zur professionalisierten oder formalisierten Form".

Da wird dir Dirk Zimmer erzählt haben, wie wir selbst als Vorstände noch auf dem Boden die Belege zusammengesammelt haben. Und ich habe einen Großteil meines Lebens mit den ersten Angestellten verbracht, immer ein bis zwei Tage in der Geschäftsstelle. Ich habe immer Kuchen mitgebracht und das über Jahre. Das sind ja Geschichten, die ich erzähle, aber für dieses Kapitel deutlich: Einmal war dann die erste Betriebsversammlung, die gemacht worden ist, mit allen Hilfskräften, die so eine Rolle gespielt haben. Um es kurz zu erzählen: Wir haben eine halbe Sekretärin gehabt am Anfang, so in der Größenordnung, und dann waren plötzlich über 40 Leute da. Und trotz meiner ganzen Kuchenangebote habe ich richtig eins auf die Birne bekommen, und was ich da alles falsch gemacht habe ...

CD: Wieso, in deiner Funktion als Vorstand? Oder warum?

Prof. Dr. Bernd Röhrle: Als Vorstand, ja. Ich war ja völlig naiv, ich war überhaupt nicht erfahren im Leiten eines Verbandes. Meine Idee war eigentlich, dass wir auch innerhalb des Verbandes eine Organisation, also bestimmte Leute haben, die versuchen, diese Ziele, die wir hatten, auch umzusetzen. Mir war die Vorstellung nahe, dass ein Kollektiv diesen Verband führt. Und das gab es ja, diese Struktur blieb ja lange in diesem Verband. Und ich hatte sogar Bewerbungsgespräche geführt und darauf geachtet, welche politischen Orientierungen die Leute hatten, ob jemand den Sinn und den Zweck, wenn er Briefmarken aufklebt – was wir selbst auch gemacht hatten –, ob er das versteht, warum er das tut. Also so war meine idealistische Perspektive.

Und das brach, glaube ich, mit dieser Versammlung um. Ich weiß nicht mehr, wann die war. Aber lässt sich so beschreiben: das war ein Verband mit einer eigenen Struktur war und sich dann formalisiert hat. Es fanden einfach Differenzierungen statt: so wie im Großen gesellschaftliche Differenzierungen fanden hier Organisationsdifferenzierungen statt, immer mehr.

Und so ist sozusagen diese erste, sagen wir mal, ideologische Phase dieses Verbandes dann aus diesem Bürokratiestrang heraus verändert worden. Das war für mich auch eine Enttäuschung, das muss man sagen, zwar mit Einsicht verbunden, dass es nicht geht, einen großen Verband so zu führen, aber trotzdem ... Da haben die ersten Einbrüche für mich stattgefunden auf dieser Linie.

Politisch betrachtet ist es schwieriger zu beurteilen. Ich hatte ja erwähnt, dass von Anfang an eine ambivalente Strömung immer drin war, und man kann eigentlich sagen, das wogte hin und her, dass das eine dominanter wurde, und das andere wieder weniger dominant wurde. Ich glaube, der entscheidende Bruch, also ein erster, entscheidender Bruch fand eigentlich da statt, als dieser sogenannte Brain-Trust, dieser linke Brain-Trust sich selbst aus dem Verkehr zog oder aus dem Verkehr gezogen wurde. Es sind im Übrigen einige aus dem Verkehr gezogen worden, die man als schädlich empfunden hatte. Ich kann sogar sagen, ich selbst habe auch mal mitgeholfen, jemanden aus dem Verkehr zu ziehen, weil er eine so blanke, einfache marxistisch-kommunistische Variante gefahren hat, also das kann man nicht machen. Das war eine Figuration, die hatte mit der Verhaltenstherapie überhaupt nichts mehr am Hut, da haben wir gesagt, die schaden dem Verband, obwohl ich mit den Ideen von den Menschen sehr sympathisiert habe, aber ich fand das taktisch unklug. Es gab also solche Spaltungen und Lagerbildungen, und da sind auch Leute dann sozusagen abgespalten worden. Ich kann den Zeitpunkt nicht nennen, aber das ist dann diese politisierte Form von Verhaltenstherapie, die wurde dann sehr klein gemacht. Ich kann auch Leute nennen, die dann weiterhin noch eine Rolle gespielt haben. Aber dann wurde alles überformt, insbesondere dann als es bedeutsam wurde, diese Sache mit dem Berufsrecht voranzutreiben. Und dann ist das doch weitgehend eingeschränkt worden. Es gab immer wieder Leute, also Steffen Fliegel hat mir selbst erzählt, wie er auf diesen sinnlosen Sitzungen – aus meiner Sicht sinnlosen Sitzungen – immer wieder unsere alten Statements vorgetragen hat. Aber das spielte eigentlich keine Rolle mehr.

Das ist also relativ ... Man kann vielleicht auch sagen, wir waren stärker ideologisiert, und dann ist es fachlich geworden. Ich kann es also nicht genau sagen, jedenfalls habe ich also dann bei dem Verband stark vermisst, dass er nicht wirklich versucht, also wirklich an der Struktur etwas zu verändern. Man hat dann in Arbeitskreisen, sozialpsychiatrischen Arbeitskreisen mitgemacht oder Ähnliches. Aber um mal ein Beispiel zu bringen, also ein Konzept zu entwickeln, wie eine freie Niederlassung funktionieren könnte, wenn man sie denn haben muss, dass man dann ein bisschen so was wie eine Gemeindenähe wirklich herstellt und Flexibilität und so was Ähnliches, da hat der Verband nie Modelle entwickelt. Und das sind für mich die Belege dafür, dass sich eigentlich nichts getan hat.

Wir hatten damals ein, ein Gutachten, ein juristisches Gutachten für eine Alternative zur Psychotherapeutenkammer entwickeln lassen, und ... ich weiß nicht ob, ob die heute noch Sinn hätte, aber so was wird heute gar nicht mehr diskutiert, zumindest nicht mehr in den Dokumenten. Man geht da sang- und klanglos in die Kammern rein und macht diese Geschichten mit. Also so erleb ich im Wesentlichen einen Wandel, Entpolitisierung kann man es nicht nennen, aber eine gesellschaftlich reduktionierte Politisierung hat aus meiner Sicht in dem Verband stattgefunden, zum Teil einhergehend mit einer hohen Expertise zu verschiedenen Themen zum Beispiel Qualitätssicherung oder was so eine Rolle spielt. Aber so das breite Spektrum und die alten Ziele sind eigentlich nur noch ganz schwer erkennbar.

CD: Was ja auch nicht nur für die DGVT so ist. Das ist ja auch so ein ...

Prof. Dr. Bernd Röhrle: Das ist ein, einen Trend, ein genereller ja.

CD: Ja, wie schaut es mit einer Zeit aus, jetzt ist es vier Uhr.

Prof. Dr. Bernd Röhrle: Ja, hast du noch viele Fragen? Du solltest auch wirklich, jetzt wär der Zeitpunkt wohl auch gewesen, die Frage zu stellen, wie ich mir Zukunft vorstelle, wie sich das entwickelt oder willst du gar nicht?

CD: Wie stellst du es dir denn vor?

Prof. Dr. Bernd Röhrle: Es gibt – wie ich denke – zwei Möglichkeiten, also insofern setzt sich die Tradition fort. Je älter ich werde, umso hoffnungsvoller werde ich: Es gibt sozusagen die Variante, dass sich jetzt die Sache mit dem Berufsrecht abgesättigt hat, und man verstanden hat, dass nur eine beschränkte Zahl von Leuten sich niederlassen kann, und damit ist dieses Ding gegessen. Das ist auch organisiert in bestimmten Strukturen, und der Verband wird eigentlich dann ... arbeitslos nicht, aber er reduziert sich dann auf bestimmte Aspekte, wie Mitarbeit in Gremien und auf diese Ausbildungslinie, die aber insgesamt gesehen von der Zahl der Mitglieder her nicht so groß sein kann ... Weiß ich nicht wie sich das entwickeln wird. Also das ist eine Variante, dass es so wird. Und der Verband sich zu einer ausbildungsakademischen Variante irgendwie weiterentwickelt. Es kann auch nach wie vor mit so einem leicht linken Touch.

Es könnte aber auch sein, dass man dann sagt, „Okay, das Ding läuft und das geht irgendwie, aber dann gibt es noch eine andere ..." Es gibt ja Hinweise dafür, ich denke jetzt so an unsere Beratungsgruppe um Frank Nestmann und Hubert und so weiter. Die haben zwar Schwierigkeiten, da etwas ins Leben zu rufen. Aber es gibt Leute, die diese alte Variante von Politik in einer gesellschaftlich relevanten Form wieder aufleben lassen. Und dass da vielleicht wieder in Abhängigkeit von den sich entwickelnden gesellschaftlichen Kontexten ... dass das wieder eine Rolle spielt. Da hoffe ich drauf, dass da noch ein später Frühling kommt. Ich weiß nicht, ob es so wird, aber das wär' eine Chance. Sonst wird der Verband ja eigentlich langweilig zunehmend.

CD: Hm.

Prof. Dr. Bernd Röhrle: Ja, ob der überleben wird, das ist alles offen. Es wird dann ein starker Konkurrenzkampf mit dieser Ausbildungskiste werden, wer immer da der Bessere ist und so etwas. Das ist alles am Anfang jetzt. Das wird man noch sehen, wie sich das weiter entwickeln wird ...

CD: Was ich dich jetzt zum Abschluss noch fragen will: Gibt es noch Aspekte oder Themen, von denen du sagen würdest, das ist wichtig für die Geschichte der Verhaltenstherapie oder der DGVT in der Bundesrepublik, also gerade Themen, die wir noch nicht besprochen haben, von denen du aber sagen würdest, das sollte man auf jeden Fall mitbedenken ...

Prof. Dr. Bernd Röhrle: Hm, vorher hatte ich es schon kurz angedeutet, dass diese Offenheit der Verhaltenstherapie für verschiedene Denkformen immer da war, also nicht nur die gemeindepsychologische, sondern auch innerhalb der kurativen Form von Klinischer Psychologie. Das mag ja eklektizistisch gewesen sein, aber dies ist im Prinzip ein ganz fruchtbarer Boden für die Fortentwicklung der Klinischen Psychologie. Ich glaube, da sollte man noch mal stark darauf achten, welche Rolle das eigentlich für die Identifizierung gespielt hat, wie wichtig das für die Mitglieder war. Und auch für die Zukunft: Weil das eine der entscheidenden Fragen sein wird, wie die Vielfalt auf Grund dieses jetzt restriktiven Vorgehens erhalten bleiben kann. Das wird eine Aufgabe sein, wenn es noch überzeugte Leute gibt, die nicht nur abrechnen wollen. Das ist, glaube ich, ist noch ein ganz wichtiger Aspekt.

Dann konzeptionell, das sind so die Sachen, die mich immer bewegt haben in den letzten Jahren ... die Verbindung zwischen – sagen wir mal – der Verhaltenstherapie und der Sozialpsychiatrie. Wir haben uns bemüht, dass man das nicht nur organisatorisch mitmacht, sondern zu fragen: Wie gehen die konzeptionell Hand in Hand oder was ist da an Klärungsbedarf notwendig: Also diese Spanne, das ist auch eine Figuration innerhalb des Verbands, die sehr wichtig ist und der man auch noch mal vertieft nachgehen könnte.

Man wurde ja gefragt ... am Anfang bei meiner Wahl als Vorstand wurde ich noch gefragt, ob ich Mitglied der DGSP sei und ob ich Mitglied der Gewerkschaft sei, und da erinnere ich mich daran, dass ich gesagt habe ... Mitglied der Gewerkschaft zu sein ist gar nicht einfach oder so etwas Ähnliches, ja? ... Es gab ja in der Geschichte der Gewerkschaften eine innergewerkschaftliche Opposition, die auf das massivste von den Gewerkschaften unterdrückt worden ist. Das wusste ich, gelesen habe ich ja wie ein Affe ...

CD: *(lacht)*

Prof. Dr. Bernd Röhrle: ... Und ich wollte deutlich machen, man kann nicht einfach in die Gewerkschaften reingehen und sich dort sozusagen Zuhause fühlen. Man muss auch dort sehr genau gucken. So waren die Strömungen schon zum damaligen Zeitpunkt. Und deswegen: solche ganz spezifischen Linien muss man sich auch anschauen. Was, ich glaube, auch als eine ganz wichtige, für mich zu klärende Figuration ansehen würde, ist – jetzt innerhalb des eher gesellschaftspolitischen

Lagers oder der verschiedenen Teilaspekte –, welche politische Linie überhaupt vertreten wird, also ich behaupte mal ...

CD: Jetzt, jetzt vertreten wird?

Prof. Dr. Bernd Röhrle: Nein, in der Geschichte ... Da gibt es eine linksliberale, intellektuelle Linie, innerhalb derer ist es unfein, sich zu organisieren. Da gibt es also Leute, die nicht Verbandsmitglieder waren und sich nicht in Kommissionen bewegt haben. Und es gab eben auch relativ klar überzeugte politische Linien, wie „Ich bin Sozialist" oder „Ich bin Kommunist", die versucht haben, das bis ins Letzte also konsequent zu vertreten. Das gab's von Anfang an, z. B. Rüggeberg usw. ... der ist heute noch ein aufrechter Kommunist, soweit ich das weiß ... solche Geschichten von Manfred Cramer, in München, nee? Und hier ist, glaube ich, auch sehr wichtig zu gucken, wie ist der Verband mit diesen Linien umgegangen? Und ich meine, dass der überwiegende Teil eigentlich im Ungefähren geblieben ist, also dass man nicht irgendwie ganz klar gesagt hat: „Ich bin ..." Ich kann andere nennen, die waren ...

CD: Also, dass die Personen nicht gesagt haben ...?

Prof. Dr. Bernd Röhrle: Die Personen, ja.

CD: ... oder dass die Positionen sich im Verband nicht profilieren konnten?

Prof. Dr. Bernd Röhrle: Ja, ja, das kann man jetzt beides miteinander in Zusammenhang bringen. Also ich kenn' einzelne Leute, die waren Mitglied der SPD – in Verantwortung hier im Verband – und die haben eine klare SPD-Linie gefahren. Das ist also respektabel, obwohl ich kein SPDler bin, aber das ist respektabel. Aber das war ansonsten ganz schwer einzuschätzen, wo die Linien eigentlich waren. Und das hat für die politische Profilbildung Vorteile gehabt, die DGSP hat sicher Vorteile gehabt, das hat aber auch erhebliche Nachteile gehabt ...

CD: Wieso Vorteile und wieso Nachteile?

Prof. Dr. Bernd Röhrle: Na ja, weil man dann natürlich erheblich flexibel ist, in alle möglichen Richtungen ... Der Nachteil ist, dass man organisatorisch nicht so verknüpft und verbunden ist ... Also ich meine, man hätte mit der DKP nicht viel erreichen können, aber immerhin: wenn man wirklich Gewerkschaftler war, dann konnte man schon einiges bei der Gewerkschaft herausholen; was wir auch getan haben. Das ist uns gelungen. Zum Beispiel, dass wir mit der ... wie heißt sie jetzt, die EU-Kommissarin, dass wir mit der Besprechungen geführt haben und so weiter, wie hieß die damals die ÖTV-Vorsitzende?

CD: Monika ...

Prof. Dr. Bernd Röhrle: Ja, genau Wulff-Matthies, ja genau. Und so in dieser Art. Also ich glaube, diese politischen Linien sind wichtige Fragen. Das fachliche habe ich ja angedeutet innerhalb der Verhaltenstherapie ... Aber interessanterweise wie man an der Gemeindepsychologie sehen kann, es ist nicht gelungen, den Verhaltenstherapeuten das zu vermitteln, was ich damals mit dem Nitzel bezweckt habe: „Ja, ihr könnt ruhig Verhaltenstherapeuten bleiben, aber kümmert euch mal um das Problem, dass wir erstens so viele Störungen, zweitens zunehmend mehr Störungen haben bei gleichzeitigem Wachstum des Angebots an Therapie. Man kann man ja nur mit Prävention dagegen ... Und wenn ihr das tut, dann müsst ihr konzeptionell eigentlich gar nichts anderes machen ... ich meine schon, aber Vieles von dem, was in der praktischen Präventionsarbeit gemacht wird, in den Vereinigten Staaten auch, ist sehr stark geprägt von verhaltenstherapeutischen Konzepten, wie Problemlösekonzepte oder Ähnliches." Das ist hier niemals gelungen, zu vermitteln. Daran habe ich abgelesen, dass das tiefere Interesse an Veränderung der Strukturen gar nicht vorhanden war, da hätte man eigentlich automatisch dahin kommen müssen. Der Weg war deswegen schlicht versperrt, weil immer die Frage gestellt wurde, „Es mag ja schon sein, dass das vielleicht relevant ist, aber wer bezahlt mir das?" Das war die entscheidende Frage. Und solche Fragen haben wir sekundär formuliert, auch in der Hoffnung im Übrigen, dass bestimmte Dinge einmal finanziert werden. Die Finanzierung des Einzelschicksals, also von Verbandsmitgliedern war uns auch wichtig, aber zum Beispiel für mich persönlich stand das auf gar keinen Fall an oberster Stelle. Aber so gibt es noch weitere konzeptionelle Linien, die man anschauen kann.

Und womit ich mich gerade beschäftige, ich mache gerade etwas mit einer Kollegin zusammen, was ich interessant finde: Vor vielen, vielen Jahren habe ich schon versucht hier eine neue konzeptionelle Revolution ein bisschen in Gang zu setzen, es war eher innerhalb ... nicht so sehr in der Gemeindepsychologie, sondern ich ...

CD: In der DGVT?

Prof. Dr. Bernd Röhrle: Ja, in der Verhaltenstherapie und in der DGVT also in minimalem Maß, nämlich von der so genannten ... Es gab ja konzeptionell die kognitive Wende, da gab es ja dann verschiedene Replikationen, Versuche des Schachter-Paradigmas, ich weiß nicht, ob du dich noch daran erinnern kannst?

CD: Schachter und Singer?

Prof. Dr. Bernd Röhrle: Ja, ja, das Paradigma, das war die Geschichte, wo man ...

CD: Mit den Spritzen und dann ...?

Prof. Dr. Bernd Röhrle: Ja ...

CD: Ah, ja, ja.

Prof. Dr. Bernd Röhrle: ... traurig und lustig, je nach Interpretationsfähigkeit war der Zustand, ja?

CD: Ja, ja, kann ich mich daran erinnern.

Prof. Dr. Bernd Röhrle: Also das ist die Position der postkognitiven Emotionen. Die Kognitionen sind da ja alles! Die Modelle von Lazarus sind ja alles so Gebilde, aber das konnte man gar nicht replizieren, das hat mich also schon am Ende meines Studiums beschäftigt. Da habe ich das also schon gewusst. So dass ich gedacht hab, es muss noch etwas anderes geben. Den Zajonc habe ich, ich glaub, das war 72, noch gar nicht gekannt. Jedenfalls war es schon immer meine Idee, weil ich ja von der Gesprächspsychotherapie herkomme: Es muss auch noch eine Emotionale Wende geben, die im Übrigen sozial ... also gesellschaftspolitisch relevant wäre ... Es gab Bücher, von Mainstream-Leuten, von der Lilly Kemmler und noch jemandem zu Emotionen ... ein sehr gutes Büchlein, 15 Jahre alt und nie rezipiert worden, ja? Nie rezipiert worden!

Es ist interessant, dass ... Ich hatte vorhin davon gesprochen, dass dies ein Verband mit Offenheit und dergleichen mehr sei. Ich glaube, da komme ich noch auf etwas Wichtiges: Dass der eigentlich nicht wirklich den Boden nutzte, um etwas weiterzuentwickeln. Es fehlt so etwas wie eine Emotionale Wende, in der Verhaltenstherapie auch sehr, sehr wichtig. Und das hat zum Teil auch mit ganz schlichten Tatsachen zu tun: Jetzt tue ich wahrscheinlich einigen weh: Die Zahl der Leute, die innerhalb des Verbandes wirklich noch ganz hart wissenschaftlich arbeiten und wissenschaftlich denken ... oder ich sage es mal ganz narzisstisch: innerlich so verknüpft, wie ich das noch bin, glaube ich, die kann man wirklich zählen. Und die anderen sind außerhalb, die haben ihre Karriere gemacht und dergleichen mehr und leben da recht gut. Und den Verband nutzt man unter ferner liefen oder so was in dieser Art. Das ist übrigens auch noch ein interessanter Aspekt, wie die Generationen sich aufgebaut haben. Weil die Generationen ... also die Generationen vor mir, die da im Vorstand waren, die haben alle ihre Karriere gemacht.

CD: Im Uni-Bereich, als Professoren?

Prof. Dr. Bernd Röhrle: Als Professoren oder als Klinikleiter oder wie auch immer. Man kann die ganzen Leute nennen. Das war für uns schon nicht mehr möglich. Das war extrem schwierig. Und alle sind so knapp an der Krise vorbeigegangen, so würde ich es fast sagen. Manche sind wohl etabliert, aber ... Ich glaube, ich gehöre zu den wenigen, die an der Uni geblieben sind.

Und dem entsprechend, verstehst du, ist diese Fortentwicklungsmöglichkeit nicht mehr so stark. So sehe ich das jedenfalls, innerhalb des Verbandes. Die Experten draußen brauchen den Verband nicht für die wissenschaftlich Entwicklung. Und innerhalb des Verbandes ... sehe ich das nicht so, dass so etwas wie einen Brain-Trust oder Leute gibt, die Konzeptionelles etwas vorantreiben würden. Und die Gemeindepsychologen mit ihrer Entfernung zur Sozialtechnologie schon gleich gar nicht. Denen fällt es ganz schwer fällt, mit Begriffen zu arbeiten und nicht ... Also ein bestimmtes Lager der Gemeindepsychologen. Also man muss Trainings machen, bestimmte Dinge so relativ konkret, programmartig! Die so denken sind da eben auch nicht reich gesät. Insofern kann innerhalb des Verbandes auch von daher nicht allzu viel kommen. Es hält sich schwer in Grenzen. Also das sind glaube ich, noch wichtige Linien, auf die man achten muss.

CD: Ja.

Prof. Dr. Bernd Röhrle: Hören wir auf, ja?

CD: Ja, vielen Dank für das Interview.

Biographische Angaben

Prof. Dr. Bernd Röhrle
geboren 1947
Professor für Klinische Psychologie an der Philipps Universität Marburg

Qualifikationen und beruflicher Werdegang

1974 Diplom in Psychologie
1980 PhD
1993 Habilitation
1994 Professor für Klinische Psychologie an der Philipps Universität Marburg
Ausbildung in Klientenzentrierter Psychotherapie und Verhaltenstherapie
Supervisor

Mitgliedschaften

Deutsche Gesellschaft für Verhaltenstherapie
Gesellschaft für Gemeindepsychologische Forschung und Praxis
Deutsche Gesellschaft für Psychologie
Mitglied der Abteilung Gesundheitspsychologie (Member of the Division of Health Psychology)

Member of the Scientific Consultation Consortium of „Beratung“
Koordinator und Mitglied des Deutschen Netzwerks für Psychische Gesundheit

Herausgebertätigkeiten und Beiratstätigkeiten

„Fortschritte der Gemeindepsychologie und Gesundheitsförderung“
„Rundbrief Gemeindepsychologie“ (Newsletter of Comunity Psychology),
„Verhaltenstherapie und Psychosoziale Praxis“
„Beratung“

Kontaktadresse

Philipps-Universität Marburg
Psychologie
Gutenbergstraße 18
35037 Marburg
E-Mail: roehrle@staff.uni-marburg.de

Prof. Dr. Peter Fiedler

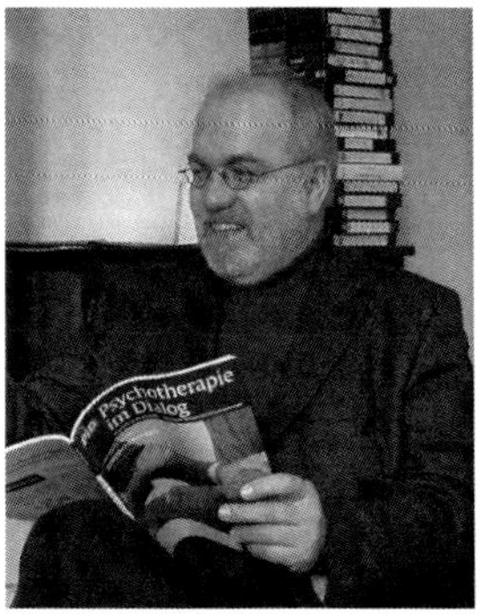

Interview am 24.10.2001 in Heidelberg

Christine Daiminger: Mich würde erst interessieren, in welchem Kontext Sie die Verhaltenstherapie kennengelernt haben, wann war das, was fanden Sie damals an der Verhaltenstherapie interessant oder attraktiv oder was hatte Verhaltenstherapie versprochen einerseits und andererseits, was fanden Sie damals vielleicht auch problematisch an der Verhaltenstherapie?

Prof. Dr. Peter Fiedler: Also, ich hatte das kennengelernt 1970, da war ich Hilfskraft bei Dietmar Schulte ...

CD: In Bochum?

Prof. Dr. Peter Fiedler: ... in Bochum. Nee, nicht in Bochum, er war ja in Münster Assistent. Münster war ja neben München die andere Ecke mit den beginnenden Verhaltenstherapeuten. Da kam die Vorbereitung eines Kongresses, der in Münster stattfand. Das weiß ich nicht mehr genau, 71 oder 72, wissen Sie das?

CD: Ich glaube, 72 ...

Prof. Dr. Peter Fiedler: 72, ja, ja, der ist dann in Münster gewesen. Und den habe ich als Student ganz alleine vorbereitet, also sagen wir einmal technisch vorbereitet, indem ich die Prospekte verschickt habe, die eingehenden Anmeldungen verarbeitet habe und so etwas. Gleichzeitig habe ich dann eine erste Arbeitsgruppe vorbereitet, eine studentische Arbeitsgruppe für den Kongress selber, die haben wir auf dem Kongress auch durchgeführt.

CD: Auch speziell zu Verhaltenstherapie?

Prof. Dr. Peter Fiedler: Das war zu gesellschaftskritischen Aspekten der Verhaltenstherapie, wie die Studenten damals alle möglichst einen gesellschaftskritischen Kontrapunkt setzen wollten *(lacht),* ja? Das war eine sehr interessante Arbeitsgruppe, weil Peter Gottwald und einige andere vom damaligen oder auch späteren GVT-Vorstand an dieser Arbeitsgruppe tatkräftig teilgenommen haben.

CD: Als Teilnehmer oder in der Vorbereitung?

Prof. Dr. Peter Fiedler: Die waren als Teilnehmer da und mittendrin Peter Gottwald, der wahrscheinlich die längsten Redebeiträge geführt hat *(lacht).* Aber auch noch ein paar andere, August Rüggeberg, glaube ich, war einer von denjenigen, die damals teilgenommen haben, und auch noch einige andere, deren Namen jetzt nicht so spontan mehr in Erinnerung hab.

CD: Die Vorbereitung des Kongresses – ich hatte das jetzt noch nicht ...

Prof. Dr. Peter Fiedler: Also vorbereitet hat den Dietmar Schulte ...

CD: ... aber war das auch schon ein GVT-Kongress?

Prof. Dr. Peter Fiedler: Das war ein großer Verhaltenstherapie-Kongress, nicht unbedingt ein GVT-Kongress, aber die GVT war ja praktisch der Hintergrundverein. Das war ja der erste große nach München, wenn ich das richtig in Erinnerung habe.

CD: Müsste eigentlich sein, ja.

Prof. Dr. Peter Fiedler: Zu dem alle, die die Verhaltenstherapie aufgebaut haben, auch waren.

CD: Sie haben gesagt, Sie haben zu dem Kongress etwas Gesellschaftskritisches vorbereitet ...

Prof. Dr. Peter Fiedler: Ja, mit anderen Studenten zusammen.

CD: Was die Verhaltenstherapie anbelangt, würde mich zunächst interessieren, ob Sie sich auch noch erinnern können, was Sie da interessant dann fanden, ich nehme an, Sie haben sie auch über Dietmar Schulte und die Veranstaltungen kennengelernt ...

Prof. Dr. Peter Fiedler: Ja, ich habe mich zu dieser Zeit oder wahrscheinlich schon Anfang, Ende 1970 entschlossen, Klinische Psychologie zu machen, und damit war praktisch die Grundlage gelegt, mich dafür zu interessieren. Ich habe dann 1973 Diplom gemacht und bin dann auch dageblieben. Also das war sozusagen dann auch der Sprung, sehr angeregt auch durch Frau Kemmler, die die Klinische Psychologie vertreten hat. Es gab es noch einige weitere interessante Assistenten, wie Dieter Vaitl zum Beispiel oder Hanko Bommert, der die Gesprächspsychotherapie in Münster machte. Das war eine sehr interessante Gruppe, die Frau Reiss, die auch sehr wichtig war und die in den Anfangszeiten der Verhaltenstherapie sehr viel Bewegung in die ganze Sache gebracht hat. Münster war eine Art Gegenpol zu dem vermeintlichen Zentrum in München, so eine Art kleines Konkurrenzunternehmen. Und dann bin ich Assistent geworden und war im Bereich der Klinischen Psychologen an der Universität angestellt. Ich habe dann angefangen, Klinische Psychologie auch im Schwerpunkt Verhaltenstherapie zu machen.

CD: Und können Sie sich noch erinnern, wie das zu Stande kam, wie die Frau Reiss oder die Frau Kemmler das auch rezipiert haben, wie die beiden da drauf kamen ...?

Prof. Dr. Peter Fiedler: Also die Frau Kemmler, die können Sie auch noch interviewen, die ist auch sehr interessant, das ist vielleicht auch ein interessanter Punkt. Die Frau Kemmler ... das weiß ich nämlich nicht genau, wie die dazu gekommen ist. Die war eigentlich in der Pädagogischen Psychologie und hat dann den Lehrstuhl für Klinische Psychologie und Klinische Diagnostik in Münster übernommen. Aber das war bevor ich angefangen habe zu studieren, ich habe 1969 angefangen zu studieren, da war die erste Gruppe, die damals losgelegt hatte, eigentlich schon so einigermaßen zusammen. Und das ging wahrscheinlich über die Beratungsseite: Frau Kemmler hat ein Buch über Anamnese geschrieben, über die Anfangserhebung in Beratungsprozessen. Das war ein sehr wichtiges Buch, darüber ist sie wahrscheinlich ... Ich weiß aber nicht, wie sie dann zur Klinischen Psychologie gekommen ist. Von der Pädagogischen Psychologie her konnte man über den Beratungssektor auch eine Verbindung zur Klinischen Psychologie machen. Und das war damals eben eine Zeit, in der ein Aufbau der Klinischen Psychologie begann, und wo sie dann diese Stelle ... wahrscheinlich mehr wegen ihrer Kompetenz angetragen bekommen hat. Aber das kann ich jetzt so nicht genau sagen, wo ihre Gründe und Motive lagen, um das dann zu machen.

CD: Sie haben gerade eben gesagt ... in München war das Zentrum oder das vermeintliche Zentrum und dann gab es Münster und dann auch noch Bochum ...

Prof. Dr. Peter Fiedler: Bochum noch nicht, das kam viel später. Das hat Dietmar Schulte dann mit nach Bochum genommen, der hat dann ja – aber etliche Jahre nach diesem Kongress – seine Professur in Bochum bekommen.

CD: Mitte der 70er müsste das gewesen sein?

Prof. Dr. Peter Fiedler: Ja, das war Mitte der 70er, 76, 77, denk ich mal, wo ich auch überlegt habe, ob ich mit ihm nach Bochum gehe. Aber da bin ich dann nicht mitgegangen, einige andere sind mitgegangen, die in Münster auch studiert hatten oder Hilfskräfte waren, wie Steffen Fliegel zum Beispiel oder Wolfgang Gröger, der jetzt auch wieder in Bochum ist. Die haben das dann zusammen aufgebaut, Alexa Franke war dabei, ja?

CD: Und haben Sie noch in Erinnerung – mir geht es jetzt so um die Regionen, München, Münster, später Bochum –, ob es da noch andere Regionen gab, wo es solche Aktivitäten gab oder sich Zentren mit verhaltenstherapeutische Aktivitäten entwickelten?

Prof. Dr. Peter Fiedler: Das kann ich nicht so genau sagen, wie das zeitlich zu verorten ist, aber ich denke, dass dann recht bald Tübingen mit Herrn Birbaumer dazugekommen ist, und von Münster sind dann auch einige weggegangen, wie zum Beispiel der Vaitl nach Gießen. Ich denke, die ganze Gruppe, die wir damals waren, die sind ja fast alle Professoren geworden. Es war eine sehr intensive und anregende Gruppe, in der man sehr aktiv war, und jeder hat dann so seinen interessanten Weg von Münster aus gemacht.

Aber ich weiß nicht. So ein richtiges Zentrum ist Tübingen mit Herrn Birbaumer wahrscheinlich auch gewesen, vor allem in seinem biophysiologischen Forschungsbereich. Viele die heute einen Namen haben, die sind ja damals in dieser Zeit, wo wir angefangen haben die Verhaltenstherapie aufzubauen, später dann in der Verhaltenstherapie geblieben und haben da auch ihren Namen gemacht, zum Beispiel Steffen Fliegel, Wolfgang Fiegenbaum, Gisela Bartling, die Sie ja vielleicht auch von der Problemanalyse her kennen, Liz Echelmeyer. Das waren alles Personen die damals schon aus dem Studentendasein so langsam in Funktionen hineingewachsen sind und dann ja auch sehr aktiv geworden sind. Das war ja so ein richtiges Nest, wenn man will. Dirk Zimmer ist da gewesen, er ist auch ein Kollege von mir da in Münster gewesen, er hat die Stelle von Dietmar Schulte dann bekommen.

CD: Der war zur gleichen Zeit da wie Sie

Prof. Dr. Peter Fiedler: Der kam als Dietmar Schulte dann nach Bochum gegangen ist, und hat dann die Stelle von Dietmar Schulte bekommen. Er kam aus Amerika und hat dann die Assistentenstelle bekommen.

CD: Wie sind Sie mit der GVT in Kontakt gekommen?

Prof. Dr. Peter Fiedler: Gleich, das war direkt da, da war man sofort drin als Student... Das war die kritische Seite: Es gab ja damals den Bruch mit dem klassischen Vorstand, in dieser Zeit wurde der Brengelmann-Bereich irgendwann gekippt *(lacht)*, und das war die Stunde, wo ich dann auch sofort dabei war. Noch als Student bin ich dann, glaube ich, in den Vorstand der GVT gewählt worden, mit Peter Gottwald zusammen. Das war jetzt aber schon ein paar Jahre später, glaube ich, zwei Jahre später. 74, oder so was, ja.

CD: Ich glaub, das war noch, bevor der GVT und DBV sich wieder vereinigt haben, als Sie dann im Vorstand waren?

Prof. Dr. Peter Fiedler: Ja, das war die Gruppe, mit der ich dann im Vorstand war, die mit dem DBV angefangen hat, Gespräche zu führen und die beiden Gruppen wieder zusammenzuführen. Eigentlich war es nicht so eine richtige Konkurrenz. Dietmar Schulte und Eva Jaeggi gehörte damals auch dazu, denen ging es eigentlich darum mit den DBV so etwas wie eine berufständische Organisation zu organisieren. Während die Gesellschaft für Verhaltenstherapie mehr eine wissenschaftliche Gesellschaft war. Und auch in diesen – sagen wir einmal – gesellschaftlichen Diskussionen damals, war so eine berufsständische Organisation natürlich zunächst einmal ein nicht akzeptierbares Gebilde.

Das ist aber im Laufe der Zeit und der Diskussion so weitergegangen, dass man versucht hat, die zwei unterschiedlichen Vereine wieder aufeinander zu zu bewegen. Und dann gehörte ich eben so lange im Vorstand dazu, solange diese Gesprächsgruppe versucht hat, diese beiden Vereinigungen wieder zusammenzuführen, und bis diese Vereinigung dann vollzogen wurde. Das war glaube ich, 78 oder wann war das?

CD: Also meines Wissens war 76.

Prof. Dr. Peter Fiedler: Das ist richtig, also 76. Gestern wollt ich mir noch mal die Sachen auch raussuchen, habe es dann aber vergessen. Also 76 ist das dann wahrscheinlich schon passiert. Davor sind wir dann immer quer durch Deutschland gefahren und haben an den verschiedenen Stellen – am häufigsten hier in Heidelberg – Vorstandgespräche geführt, um diese Vereinigung wieder voranzubringen.

CD: Da waren die Vorstände von den beiden Verbänden so die Verhandlungspartner.

Prof. Dr. Peter Fiedler: Ja, genau.

CD: Können Sie sich noch erinnern, was die Motive waren, dass die beiden Verbände sich zusammengeschlossen haben?

Prof. Dr. Peter Fiedler: Ja, als Psychotherapieverband ist man eigentlich stärker, wenn es einheitlich ist. Und es wäre auch nicht gut gewesen, das zu zerfleddern, zumal es ja sowieso sehr viele unterschiedliche Therapiegruppierungen gibt. Es war also wichtig, wenigstens innerhalb der Verhaltenstherapie eine Einheitlichkeit hinzubekommen, in der Frage der Ausbildung, des Nachwuchses. Außerdem waren diejenigen, die den DBV machten und die GVT machten, inhaltlich und von den gesellschaftlichen Positionen, die da damals beteiligt waren, nicht so weit auseinander, dass man sich nicht hätte einigen können. Die Vereinigung ist ja dann auch erfolgt. Also die Frage der berufsständischen Organisationen ist dann innerhalb der GVT auch akzeptierbar geworden. Das war zunächst – sagen wir mal – das mittelgrößte Problem.

CD: Jetzt eine Frage, die vielleicht bei Ihnen nicht so gut passt, weil Sie da so reingewachsen sind, aber trotzdem: Wieso die GVT und wieso nicht ein anderer Verband, wieso nicht der BDP oder die GwG gab's damals auch schon ...?

Prof. Dr. Peter Fiedler: Die gab's auch schon. Ja, das hängt damit zusammen, dass mich die Verhaltenstherapie von Anfang an auch fasziniert und interessiert hat. Das ist wahrscheinlich eher – sagen wir mal eher – ein Interesse an der wissenschaftlichen Grundorientierung, die man ja auch daran sehen kann, dass ich auch im Unibetrieb gewesen bin. Die Forschungsleistungen, die bis dahin schon gelaufen sind, haben mich sehr interessiert und der Ansatz eben auch, also empirisch orientierte Psychotherapie zu betreiben. Das ist sicherlich so das Hauptmotiv gewesen.

CD: Und gab es da Arbeiten, sei es jetzt theoretisch oder Forschungsarbeiten, wo Sie noch erinnern können, dass es besondere Highlights oder was Besonderes für Sie waren?

Prof. Dr. Peter Fiedler: Also es war schon so, dass fast alles, was irgendwie lesbar war, rezipiert wurde. Es war wesentlich der lerntheoretische Ansatzpunkt. Ich habe eine Vordiplomsarbeit geschrieben damals, – wir mussten damals keine Diplom-, sondern eine Vordiplomsarbeit schreiben – in der ich mich mit Lernprozessen und mit Kreativität auseinander gesetzt und nach Verstärkungsbedingungen gesucht hatte: wie man Kreativität fördern kann, ob durch Modelle, ob durch Instruktion. Solche Fragen, die mich auch schon aus dem Grundstudium heraus interessiert hatten. Also Lernprozesse, Modelllernen und ähnliche Dinge, das waren die Kernthemen, und aber auch immer schon das Ganze nicht zu experimentell zu betrachten, sondern das ganze Geschehen auch breiter einzubinden in Fragen, die weggehen von dem reinen Konditionierungsparadigma. Faszinierend war ja damals, dass die kognitive Wende in Gang kam und man in Verhaltenstherapie wieder anfangen durfte zu denken *(lacht)*.

CD: Wie wurde die denk hier – also hier jetzt bezogen auf die Bundesrepublik, aber vielleicht ist das ja auch regional ...? Wie wurde die hier rezipiert?

Prof. Dr. Peter Fiedler: Ja, das war genau die Auseinandersetzung, die man auch in Amerika hatte. Es waren wesentlich eben die Jungen, also wie wir, die den Etablierten ins Gesicht geblasen haben, weil die Etablierten in unserer Sicht zu strikt auf dem Konditionierungsparadigma bestanden. Und diese Diskussion, die war damals in Amerika schon in vollem Gange, die Auseinandersetzung zwischen

Wolpe und Eysenck, das sind ja zwei Kontrahenten gewesen, die hat sich hier genauso vollzogen. Das war eben in gewissen Grenzen ... eine streng experimentelle, lerntheoretische Sache gewesen. Dann kam aber sehr schnell die Wende hin zur kognitiven. Das war insgesamt eigentlich nicht nur eine Bewegung, die die Kognitive Therapie nach vorne gebracht hat, in Deutschland war es eigentlich nicht so sehr durch die GVT angeregt, sondern die sich stärker auch sozialpsychologischen Aspekten verpflichtet gefühlt hat ... Das können Sie heute noch an der DGVT sehen, die – eigentlich seither – so richtig paradigmatisch die psychosoziale Praxis nicht aus dem Auge verlieren wollte. Das war damals eigentlich eine richtige, motorisierte Sache, den Blick auf Bedingungen zu erweitern, die außerhalb der engen Behandlung symptomatischer Störungen lagen: also Lebenslagen mit einzubeziehen, kognitive Therapie auch nicht in dem engen Sinne, sondern sich stärker mit den Lebensentwürfen und Lebensperspektiven der Menschen auseinander zu setzen. Das war schon immer ein faszinierendes Feld und das war dann eben auch eine richtige Wende. Also für mich ist das nicht eine kognitive Wende gewesen, die die Verhaltenstherapie in Deutschland genommen hat, sondern eine sozialpsychologische Wende. Und das ist etwas, was sich bis heute in der DGVT erhalten hat.

CD: Wann würden Sie das denn zeitlich ver ... verorten die sozialkognitive Wende, also

Prof. Dr. Peter Fiedler: Ab dem Zeitpunkt, wo die GVT nicht mehr durch Brengelmann geführt wurde, kam es zu einer Veränderung. Einige andere stehen auch dafür, die haben die Wende auch mitgemacht dann. Am Anfang waren alle noch sehr in dem Konditionierungsparadigma verwurzelt, auch Dietmar Schulte und Jarg Bergold und Tunner wie auch ich, wir waren ja die ersten, die da so in München und Münster dann losgelegt haben. Aber dann gab's tatsächlich den Schwenk, der war wirklich auch relativ radikal ... Das hing auch mit der Antipsychiatriebewegung zusammen, die so von den 68ern losgetreten wurde. Es gab dann auch sehr enge Verbindungen zur Deutschen Gesellschaft für Sozialpsychiatrie, das waren auch fast personenidentische Gruppierungen, die in beiden Vereinen waren, und viele hatten eine gewerkschaftliche Orientierung auf ihre Fahnen geschrieben. Und das heißt eben, die Psychologen zu motivieren, sich gesellschaftlich zu engagieren, und über berufspolitische Fragen hinaus, sich für die Verbesserung der Gesundheitsversorgung einzusetzen, also eher auch politische Zielstellungen zu verfolgen.

CD: Ist das, was Sie da beschreiben, eher ein Spezifikum für die Bundesrepublik?

Prof. Dr. Peter Fiedler: Nein, das war in Amerika auch so, obwohl es unter dem Label Kognitive Therapie stärker eine Veränderung gegeben hat, die sich auch in Zeitschriften niedergeschlagen hat. Seither gibt es die Personen, die Eysenck näher waren und diejenigen, die dann versucht haben, stärker in den kognitiven Bereich hineinzugehen. Die Zeitschrift „Behavior Therapy“ ist eine Gegenzeitschrift zur Eysenck-Zeitschrift „Journal of Experimental Psychiatry and Behavior Therapy“. Das können Sie übrigens sehr guten nachlesen bei der Frau Schorr, die die Geschichte der Verhaltenstherapie geschrieben hat. Diese Entwicklungen in Amerika finden Sie da sehr gut wiedergeben. Ich denke mal, dass hier eben durch die DGVT tatsächlich mehr als in Amerika so etwas wie eine gesellschaftlich, politisch orientierte Verhaltenstherapie, Psychotherapie in Gang gesetzt worden ist, die auch stark verbunden war mit gleichartigen Bewegungen in der Psychiatrie.

CD: Ich bleibe mal in Richtung GVT und DGVT: Wie ging Ihre Geschichte da weiter?

Prof. Dr. Peter Fiedler: Ich bin nach dem Zusammenschluss von GVT und DBV vereinspolitisch nicht sehr aktiv gewesen, also jedenfalls nicht auf Vorstandsebene, weil das, glaube ich, auch in guten Händen war *(lacht)*. Ich habe zur GVT oder DGVT dann bis heute auch meinen Kontakt behalten. Zumal ich den gesellschaftlich-politischen Anspruch eben woanders nicht in dieser Weise realisiert finde. Es ist einer der Vereine, die für mich eine ganz wichtige Bedeutung haben, diese Aspekte voranzubringen.

Danach ist es bei mir so gewesen, dass ich angefangen habe, mich über die Wissenschaft stärker einzubringen, mich also tatsächlich um die Fortentwicklung der Verhaltenstherapie als Behandlungskonzept, durch Forschung und eben auch in der Praxis durch Ausbildung aktiv mitzuformen. Das ist der Bereich gewesen in dem ich mich stark gemacht habe. Mich eben auch immer wieder auf Kongressen zu artikulieren und meine Meinung zum Besten zu geben, auch mit Leuten zu streiten, wenn es etwas zu streiten gab. Eigentlich ist es auch sehr interessant, dass ich von Anfang an Positionen gehabt habe, die ich auch heute noch vertrete. Das hat sich eigentlich nicht sehr verändert. Meine Idee war mehr ... dass man diese Ideen, die damals in der GVT und dann in der DGVT diskutiert wurden, dass man die nur in den allgemeinen Wissenschafts- und Praxisbetrieb hineinbringen kann, wenn man sich mit den Positionen anderer und eben mit diesen Personen, die andere Positionen haben, selber aktiv auseinander setzt. Das war eine der Ideen, mit der einige dann später wieder gebrochen haben, was ich sehr schade finde.

Am Anfang war es zwar ein radikaler Bruch mit den diejenigen, die vermeintlich konservative Ideen hatten, die sich also dem Lernparadigma enger verbunden fühlten als der kognitiven oder sozialpsychologischen Wende. Das ist ein sehr deutlicher Bruch gewesen, auch mit sehr vielen Kränkungen. Ich habe dann aber für mich irgendwann den Entschluss gefasst habe, in die Betriebe hineinzugehen. Es gab damals das Schlagwort, ein Post-68er Schlagwort „durch die Institutionen“, und es eben in den Institutionen selbst zu versuchen. Das hat für mich zum Beispiel bedeutet, dass ich unmittelbar Kontakt zu Psychiatrie hergestellt habe. Das haben viele deshalb nicht getan, weil es sehr schwierig war, da hineinzukommen.

Aber wenn man da hinein kommen will, muss man sich mit den Personen und auch mit deren eigenen Entwürfen auseinandersetzen und ganz allmählich und behutsam, Einfluss nehmen. In Münster waren das für mich mehrere Bereiche. Angefangen habe ich in der Heimerziehung damit, Konzepte wie „Mediatorenausbildung für Heimerzieher" zu entwickeln und zu erforschen. Das kann man vielleicht noch in den DGVT-Annalen, Kongressbänden oder Ähnlichem nachlesen. Das andere war die Psychiatrie, wo ich in Münster sehr schnell einen Kooperationspartner hatte. Das war Buchkremer, der heute die psychiatrische Klinik in Tübingen leitet. Wir zusammen haben Projekte zur Angehörigenarbeit und Therapie mit schizophrenen Patienten entwickelt.

CD: Und Sie haben das von der Universität aus betrieben?

Prof. Dr. Peter Fiedler: Ja, das war auch an der Universität, Buchkremer war an der Universitätspsychiatrie in Münster. Dann kam der Ruf nach Heidelberg, das war dann 1980 und ich bin von Münster weg. Im Vorfeld gab es schon die Grundlagen dieser Geschichten, das waren einerseits eben Bücher über psychische Störungen, Stottern ist zum Beispiel eines der Bücher gewesen, das ich geschrieben habe, und dann die Forschungsarbeit mit schizophrenen Patienten und die Fragen der Mediatorenausbildung. Das ist die Grundlage für eine Habilitation gewesen und auch für die Möglichkeit, hier in Heidelberg anzufangen.

CD: Sie haben vorhin gesagt, es gab so grundlegende Ideen, die auch zu Brüchen geführt haben, wo Sie aber von Ihren Positionen her dabei geblieben sind, was waren das für Ideen?

Prof. Dr. Peter Fiedler: Ich habe immer zwischen den Stühlen gesessen, ich habe mich nicht in politisch-ideologische Dinge verrennen wollen, zum Beispiel ... Das liegt aber viel später, aber daran kann man das sehen ... das ist eine Auswucherung dieser Geschichte, dass es ein paar Radikalpositionen von den Leuten gab, die bestimmte Forschungsideen hatten. Zum Beispiel war die qualitative Forschung gegenüber dem strengen Empirismus, der an den Forschungsinstituten herrschte, natürlich auch etwas, was DGVT befürworten konnte.

CD: Ging das auch schon in den 70ern los?

Prof. Dr. Peter Fiedler: Ja natürlich war das auch schon in den 70ern Thema. Aber später hat das zur Gründung der „Neuen Gesellschaft für Psychologie" geführt. Und das war der größte Fehler, den die Betreffenden haben machen können, weil sie sich damit erst recht isoliert haben. Das haben sie nicht richtig vorausgesehen oder auch nicht richtig gespürt, dass man, wenn man Forschungsideen oder Forschungskonzepte durchsetzen will, das ab einem bestimmten Zeitpunkt eben nicht mehr in Gegenpositionen machen kann. Dafür war die Zeit der 68er, das war eine gute Zeit,

Gegenpositionen oder Revolution zu machen, weil das überall stattfand, und weil das auch recht erfolgreich gelaufen ist. Aber dann hat sich das etabliert, es war mir auch schon relativ früh klar, dass es eigentlich darum geht, die Dinge, die wir entwickelt hatten, durchzusetzen, indem man versucht mit denjenigen zusammenzuarbeiten, die Gegenpositionen vertreten oder andere Positionen, dass man versucht die dazuzubringen, ein gemeinsames Unternehmen zu machen. Das war meine Positionen, die lag dann meistens zwischen den Extrempositionen. Ich habe mich also auch in Münster nie vereinnahmen lassen durch – sagen wir mal – so genannte linke Positionen – genauso wenig wie durch so genannte rechte Positionen, wobei die linken und rechten an der Universität alle Links waren *(lacht)*. Deswegen habe ich eben gesagt relativ. Ja, das war damals ganz einfach, dass man als Professor, auch wenn man fortschrittliche Ideen vertrat, in die rechte Position kam mit den nachwachsenden Studenten *(lacht)*. Das ist wirklich so, dass man sehr schnell als konservativ gilt, auch wenn man sehr fortschrittliche Ideen vertritt ... Das ist aber auch gut so, nur so geht es eben auch weiter. Für mich war aber eben klar, dass man es irgendwie miteinander verbinden muss, und dass man nur so Einfluss bekommen kann. Denn an den Schaltstellen sitzen meistens jene Leute, die schon ein bisschen länger im Geschäft sind, und die sind zwangsläufig konservativ, so wie ich heute in den Augen Jüngerer vielleicht auch konservativ bin, das weiß ich nicht genau.

Und das unterscheidet mich dann auch von einigen anderen, die vor nicht allzu vielen Jahren die „Neue Gesellschaft für Psychologie" gegründet haben, und die sich damit erst recht ins Abseits gebracht haben, also die ganze Berliner Gruppe wie Eva Jaeggi, Jarg Bergold, Heiner Legewie, Heiner Keupp und viele andere – bei Heiner Keupp vielleicht nicht sosehr, aber bei den zuvor genannten ... Obwohl sie ja eigenwillige Dinge von der Verhaltenstherapie weg zum Teil gemacht haben, zum Beispiel Eva Jaeggi, was sehr bedauerlich ist, immer aus einem kritischen Bewusstsein heraus. Man wendet sich von etwas ab zu etwas hin, nimmt dann radikale Gegenpositionen ein und sucht nicht nach integrierenden Wegen. Und das ist für viele ein Problem gewesen, mit denen ich damals zusammengearbeitet habe. Peter Gottwald ist auch einer von diesen dann noch radikaler in eine andere Richtung denkenden Leuten, die auch sehr kritisch gegenüber unserer Verhaltenstherapie aufgetreten sind. Und das war ein Fehler, denn so radikal kritisch darf man etwas nicht sehen, man darf es kritisch sehen, aber man darf dabei nicht die guten Seiten übersehen, um sozusagen nach Verbindungen zu suchen. Wahrscheinlich wollten sie noch mal etwas wiederholen mit der neuen Gesellschaft.

CD: Denken Sie, dass es Abwendungen aus einer radikalen Kritik heraus gab, dass sich das auch negativ für die Verhaltenstherapie ausgewirkt hat?

Prof. Dr. Peter Fiedler: Nein, das hat sich negativ für die Kritiker ausgewirkt, nicht für die Verhaltenstherapie, im Gegenteil. Nein, es hat sich negativ insofern ausgewirkt, dass eine kritische Masse, die es gab und die es immer noch gibt, nicht mehr so richtig innerhalb der Verhaltenstherapie vertreten ist. Die werden gelegentlich noch eingeladen zu Vorträgen oder melden sich selbst zu Vorträgen an *(lacht)*, aber sie werden gar nicht mehr gehört. Und ich nehme an, sie werden auch gar nicht richtig wahrgenommen, und das auch deshalb nicht, weil sie sich zu einer Gegenposition zur etablierten Psychologie gemacht haben. Aber das Hauptproblem ist, innerhalb der Verhaltenstherapie, die ja auch diversifiziert, es gibt ja heute unendlich viele Vereine, da spielt deren Meinung keine Rolle mehr oder kaum mehr. Es gibt Innenzirkel, in denen sie sich bewegen. Und das finde ich auch sehr schade.

Also zumal die DGVT ja auch eine Gegenposition zu verschiedenen Themen hat, aber immerhin noch im Blickfeld steht als ein etablierter Verein, der sich bei der ganzen Professionalisierungsgeschichte, die die letzten Jahre gelaufen ist, eben nicht wegbewegt hat und trotzdem in gewisser Weise ein Randdasein führt. Aber das ist nicht so weit draußen, dass sie nicht auch gesehen und gehört würde. Obwohl ich denke, dass es besser wäre, wenn man von der DGVT her aktiv noch mehr Kontakt zu den Etablierten noch gehalten hätte, zu den Dinosauriern *(lacht)* aus den 70er Jahren, sagen wir mal so. Denn nicht alle haben das so gehalten wie ich, einige andere auch wie Klaus Grawe oder Dietmar Schulte, dass wir auch immer wieder einen Draht zur DGVT gehalten haben. Das ist nur auf wenige beschränkt. Viele sind überhaupt nicht mehr in der Lage, die Entwicklung der DGVT mitzukriegen, das liegt für sie viel zu weit weg. Die DGVT sollte nicht warten, dass die zur Kenntnis nehmen sollten, was man da betreibt, sondern das ist eine Sache, die man eben aktiv selber betreiben muss. Und das ist etwas, was für mich auch wichtig war, mich also aktiv mit dem, was ich denke, in den ganzen Betrieb auch einzuschalten. Wenn es dann bestimmten Leuten auf der einen und anderen Seite nicht gefällt ... Ich denke, dass ich so eine Position habe, die gelegentlich hie und gelegentlich dort zum Nachdenken anregt, sagen wir mal so *(beide lachen)*.

CD: Und was bewegt.

Prof. Dr. Peter Fiedler: Ob sich was bewegt, ist immer noch eine andere Sache.

CD: Jetzt noch einmal zu einem konkreten zeitlichen Abschnitt. Sie haben erzählt, das es in ihrer Berufsbiografie es Anfang der 80er einen Wechsel gab ...

Prof. Dr. Peter Fiedler: Na, den gab es eigentlich nicht ... Sagen wir es hat den Wechsel gegeben, dass ich Professor geworden bin. Das ist sicherlich ein markantes Ereignis, mit dem sich die Möglichkeiten, etwas zu tun, sich. Das ist mit Sicherheit so, obwohl sich bei mir inhaltlich nicht sehr viel geändert hat. Die Themen sind nach wie vor die Gleichen. Was als intensives Thema vielleicht dazugekommen ist, ist die Psychotherapieprozessforschung. Das war also Anfang der 80er das Erste, was ich dann intensiver betrieben habe, mich in der Forschung sehr um Mikroveränderungsprozesse in Therapien zu kümmern. Ich hatte mit Dietmar Schulte zusammen so ab Mitte, Ende der 80er Jahre ein großes Projekt, in dem wir Mikroveränderungen in Phobien-Behandlungen untersucht haben. Also richtige

Detailanalysen von Satz-für-Satz-Transkripten von Therapien gemacht, um gucken, wie sich die wechselseitigen Beziehungen zwischen Therapeut und Patient ausnehmen und wie sich Veränderungen über eine längere Therapiesequenz hinweg entwickeln. Das war ein Schwerpunkt, der neu hinzugekommen ist. Der andere, Psychiatrie, ist geblieben, der ist bis heute geblieben. Ich habe sehr früh Kontakt mit der Psychiatrie und dem jetzigen Leiter der Psychiatrie gefunden. Der war damals hier in Heidelberg schon Assistent an der Universitätspsychiatrie, Christoph Mundt. Ich hab dann kontinuierlich Forschungsarbeiten gemacht. Das ging dann eigentlich auch gleich weiter. Das Erste was wir hier gemacht haben, weiter mit den Angehörigengruppen für schizophrene Patienten zu arbeiten. Dazu haben wir dann auch eine Materialie über das Konzept, das wir hier in Heidelberg eingesetzt haben, verfasst. Ja? Das war kein Bruch, also das ist ...

CD: Nee, aber eine Veränderung oder auch eine örtliche ...

Prof. Dr. Peter Fiedler: Na ja, sagen wir mal so, die Möglichkeiten der Einflussnahme sind besser geworden. Man kann man es vielleicht auch daran sehen, hier in Heidelberg haben Anfang der 80er Jahre noch sehr große Gräben zwischen unterschiedlichen Institutionen bestanden. Zwischen der Psychiatrie und der Psychosomatik, der Kinder- und Jugendpsychiatrie und auch der Familientherapie, die ja hier durch Herr Stierlin vertreten war, gab es eigentlich keine Verbindungen. Und mir war einfach von Anfang an daran gelegen, diese Gräben irgendwie zuzukriegen. Und da habe ich in Herrn Mundt einen interessanten Sparringspartner gefunden. Der ist zwar so Mitte der 80er für wenige Jahre nach München gegangen, ist dann aber wiedergekommen und hat dann hier die Leitung der Psychiatrie übernommen. Als er wieder zurückkam sind wir auch genau in diese Richtung vorangegangen. Und heute ist es so, dass diese Institutionen, also Kinder- und Jugendpsychiatrie, Psychosomatik, Psychiatrie und das Psychologische Institut ein Forschungsverbund sind und wir seit sechs Jahren ein Graduiertenkolleg haben, in dem Doktoranden der Medizin und Psychologie von uns ausgebildet werden, also mit Unterstützung von der DFG. Das ist das Graduiertenkolleg „Klinische Emotionsforschung". Das ist ein Prototyp für das, was mir so vorschwebt, nämlich miteinander irgendwie voranzukommen.

Das Interessante an dem Kolleg ist auch, dass es auch Psychoanalytiker und Verhaltenstherapeuten sind, die das organisieren und miteinander forschen. Dazugehört auch Rainer Krause als Satellit in Saarbrücken, auch ein Psychoanalytiker, der Herr Rudolph aus der Psychosomatik ist Psychoanalytiker und der Herr Resch, Kinder- und Jugendpsychiater, vielleicht von der Herkunft auch analytisch, also das ist diese Frankl-Ecke aus der er kommt, aber auch verhaltenstherapeutisch. Aber sie haben alle einen sehr empirischorientierten und gleichzeitig hermeneutischorientierten Denk- und auch Forschungsansatz, aber das ist eigentlich eine hochgradig interessante Kooperation geworden, die sich die letzten Jahre hier entwickelt hat. Und so habe ich mir das immer gewünscht.

CD: Was mich jetzt noch interessieren würde ist, wie Sie das in den 80er Jahren wahrgenommen haben. Da wird ja zumindest in der DGVT-Zeitschrift, aber auch nicht nur da, von einer Krise der Verhaltenstherapie gesprochen, gleichzeitig gab es in den 80er Jahren, glaube ich, sowohl für die Verhaltentherapie als auch für die DGVT viel Veränderung ...

Prof. Dr. Peter Fiedler: Ja die Krise der Verhaltenstherapie hat es nicht gegeben, die hat es nur in den Köpfen einiger Leute gegeben. Das sind ja genau die Positionen gewesen, die Eva Jaeggi und Peter Gottwald zum Teil aufgemacht haben, die auch irgendwie mit Mythen gearbeitet haben, zum Beispiel, dass in der Verhaltenstherapie die Beziehung zwischen Therapeut und Patient nicht angemessen berücksichtigt wird. Was natürlich Quatsch ist. Denn in der Zeit, als die das behauptet haben, haben überall, auch hier in Heidelberg, detaillierte Untersuchungen gerade zur Analyse der Therapeut-Patient-Beziehung in der Verhaltenstherapie stattgefunden. Und da wurde bei Eva Jaeggi und bei Peter Gottwald, eben von beiden, ein Gegensatz aufgebaut, der so überhaupt nicht haltbar ist nämlich dass es einen Gegensatz zwischen Technik und Beziehung gibt. Also jede Art von technischer Therapie setzt Beziehung voraus und zwar eine gute Beziehung ... das ist natürlich etwas anderes als eine tiefenpsychologische Beziehung, in der man nur über Beziehung zum Patienten nachdenkt. Das wurde dann zum Teil eben bemängelt, dass das in der Verhaltenstherapie nicht Platz findet. Da bin ich ganz anderer Meinung. Also diese Krise hat es nie gegeben. Das Krisengerede ist von Leuten gekommen, die sich neu orientiert haben, die sich zum Teil auch esoterisch und ideologisch neu orientiert haben: esoterisch Peter Gottwald, der eben versucht hat die Meditation als einen Heilsweg zu sehen, und Eva Jaeggi eben ideologisch, indem sie die tiefenpsychologische Perspektive als die relevantere Perspektive betrachtet hat. Das ist eine Möglichkeit, es so zu sehen, aber man kann das nie in radikaler Wendung gegen die Verhaltenstherapie verwenden, weil damit einfach übersehen wird, dass die Verhaltenstherapie effektiv ist und wirksam ist und auch immer wirksamer geworden ist.

Ja, das Krisengerede ist auch herbeigeredet worden, um sozusagen wieder eine Gegenposition zu jenen zu finden, die nach wie vor in der Verhaltenstherapie ziemlich wichtig waren. Anfang der 80er Jahre kam ja die so genannte Verhaltensmedizin auf, die durch Jene eben vorangebracht worden war, die die GVT ausgegrenzt hatte, also Brengelmann, Birbaumer, also die ursprünglichen Lerntheoretiker, die wegen ihrer Orientierung stärker an biologischen und psychophysiologischen Prozessen und so natürlich näher bei der herkömmlichen Reflex-Verhaltenstherapie geblieben sind, was ja auch vernünftig ist. Viele Dinge sind Konditionierungsprozesse, und nicht alles lässt sich nur gesellschaftlich oder auch kognitiv besser erklären ... Das zeigt ja die Traumaforschung. Die Traumaforschung ist eine absolute Renaissance der alten Konditionierungstheorien, nur auf einem viel besseren Niveau. Und das ist glücklicherweise auch kontinuierlich eine Möglichkeit, Verhaltenstherapie denken, Verhaltenstherapie zu forschen und Verhaltenstherapie zu machen, geblieben in Deutschland. So dass da meines Erachtens künstlich etwas aufgebaut wurde. Und ich weiß nicht genau, weshalb das gelaufen ist. Vielleicht hängt das ein bisschen damit zusammen, dass es denjenigen, die diese Ideen hatten, nicht schnell genug in der Forschung ging und in der Praxis mit den Vorstellungen Resonanz zu finden.

Sicherlich ist es so, dass die Verhaltenstherapie als Verfahren im Laufe der 80er Jahre eine Art Standardisierung erfahren hat. Es gab so formale Vorgaben wie die Problemanalyse, Vorgaben an denen man sich orientieren konnte. Und es konnte auch der Eindruck entstehen, dass man, wenn man das so macht, den Patienten auch nicht ganz gerecht wird. Und das ist auch ganz toll, dass in der DGVT immer wieder die sozialgesellschaftlichen Bedingungen als eine weitere Betrachtungsebene in die Diskussion eingebracht wurden.

Auch die Gemeindepsychologie ist eine Zeit lang erst so richtig in Gang gebracht wurde durch Bernd Röhrle, Gert Sommer in Marburg, die ja nach wie vor zusammen mit einigen anderen versuchen, die gemeindepsychologische Perspektive sehr deutlich wachzuhalten. Das ist auch ein Ort, der sehr eng an der DGVT hängt. Aber da gab es eben einige, wie den Jarg Bergold und vielleicht den Manfred Zaumseil in Berlin, die irgendwie den Eindruck hatten, sie kommen mit ihren Ideen bei den etablierten Leuten nicht an. Ja, gut, wenn man bei den etablierten Leuten nicht ankommt, heißt das nicht, dass man sich von ihnen abwendet, sondern, sich mit ihnen kritisch auseinander setzt, und auf jeden Fall im Boot bleibt. Und das ist in gewisser Weise ein Problem. Man kann immer, neue Entwicklungen ganz geschickt dadurch in Gang setzen, dass man die anderen als nicht Up-to-date betrachtet. Nicht? Man kann Gegenposition aufbauen und das führt natürlich auch zum Nachdenken. Insofern waren die Beiträge von Peter Gottwald, Eva Jaeggi, von Jarg Bergold und einigen anderen, die waren schon sehr interessant. Die waren insofern interessant als sie sehr deutlich gemacht haben, dass es Sichtweisen gibt, die nicht übersehen werden dürfen.

CD: Ich komme jetzt noch einmal auf die Krise oder die sogenannte Krise zurück. Was ja häufig als Argument genannt wurde, dass die anfänglichen wahrscheinlich überzogenen Erwartungen, was die Machbarkeit oder die Effektivität der Verhaltenstherapie anbelangt, dass die enttäuscht worden sind ...

Prof. Dr. Peter Fiedler: Ach was.

CD: ... dass man das ein bisschen nüchterner sah, und dass dann die Krise ausmachen würde.

Prof. Dr. Peter Fiedler: Ja, so hat man das vielleicht gesehen, vielleicht hat man gehofft, mit Alternativen besser voranzukommen. Das ist sicherlich ein Trugschluss. Hätte man schon damals einfach in die Empirie gucken müssen. Es ist völlig illusorisch, davon auszugehen, dass Psychotherapie egal welcher Form 100 Prozent Erfolg zeitigen wird. Also die höchsten Erfolgsraten liegt bei 80 Prozent, aber das sind genuin verhaltenstherapeutische Erfolge. Im Schnitt liegen die so bei 50 Prozent. Und darauf müssen sich sowohl die Praktiker wie auch die Forscher einstellen. Und jedes Prozent, was man dann mehr erreichen kann, ist besser. Und mit einem Alternativverfahren kann man die auch nicht verbessern, das ist ein Trugschluss. Da braucht man sich einfach nur die Metaanalysen von Klaus Grawe mal anzugucken, die ja bis 1983 gehen. Das hätte man damals auch schon durch Nachlesen hinbekommen können, dazu waren die Metaanalysen gar nicht notwendig. Das hat einfach nur etwas wiederholt, was schon bekannt war. Aber das war ganz wichtig auch, um das mal deutlich zu machen. Insofern ist gibt es für mich diesen Krisenaspekt auch nicht. Das ist eine Dauerkrise der Psychotherapie, dass wir nicht Hundertprozent erfolgreich sind. Und da gilt es, immer wieder zu gucken, wie man mit welchen Möglichkeiten, Behandlungserfolge verbessern kann und Effektivität voranbringt. Das ist spannend, wie man das hin bekommt.

CD: Was würden Sie denn sagen, was waren die wesentlichen Momente und Gründe, die den Professionalisierungsprozesse in der Verhaltenstherapie vorangetrieben haben, und dafür, dass sie sich in Konkurrenz zu anderen Therapieverfahren so etablieren konnte?

Prof. Dr. Peter Fiedler: Das ist einerseits genau die Neigung, von Anfang an evidencebased zu arbeiten, also genau auf die Effektivität zu schauen. zu messen und zu quantifizieren, auch wenn das einigen nicht gefällt. Aber nach außen hin kann man dann auf jeden Fall in den gemessenen Variablen dokumentieren, dass sich da etwas Erfolgreiches einstellt. Und das ist ein Versäumnis, was Nichtverhaltenstherapeuten haben, und was sie jetzt gerade in Deutschland ziemlich stark zu spüren bekommen, weil sie nicht durch die Schleusen des Wissenschaftlichen Beirates kommen. Ich meine eine Krise gab es ja auch, das war sehr interessant: Die Multiplizierung der Therapieverfahren, die Psychotherapieschwemme hat sicherlich auch dazu beigetragen, dass sich die Verhaltenstherapie etablieren konnte, weil die etwa 250 Verfahren, die Ende der 70er auf den Markt drängten, sich einerseits selbst reduziert haben, weil die Konkurrenz zu groß war. Aber andererseits entstand dadurch auch ein zunehmendes weltweites Interesse, Psychotherapie sehr sorgsam zu untersuchen.

Und in dem Konzert spielt eine weltweite Vereinigung eine große Rolle, nämlich die Society for Psychotherapy Research, in der Psychoanalytiker, Verhaltenstherapeuten, Gesprächspsychotherapeuten, Gestalttherapeuten zusammenarbeiten und forschen, also gemeinsam forschen. Wenn man in diesem Verein ist, weiß man zunächst nicht genau, ob man es mit einem Psychoanalytiker oder Verhaltenstherapeuten zu tun hat. Wichtige Figuren im Bereich der Verhaltenstherapie in Deutschland sind auch Präsidenten der SPR und ihrer Europäischen Vereinigung gewesen. Im Augenblick ist Franz Caspar Präsident der SPR zum Beispiel. Und die haben in diesem weltweiten Verbund etwas gemacht. Die Arbeiten von Klaus Grawe sind wesentlich auf dem Hintergrund dieser Vereinigungen entstanden, nicht so sehr auf dem Hintergrund deutscher Vereinigungen. Und diese Vereinigung hat erheblichen Einfluss darauf, dass es wahrscheinlich jetzt so langsam auf eine Diskussion zulaufen kann, die Therapieschulen zu integrieren oder zu überwinden. Das ist auch ab Ende 70er, Anfang der 80er in Gang gekommen. Da sind nämlich eine ganze Reihe von Leuten, die auch in der DGVT waren, in diese Vereinigung gegangen und haben dort intensiv mitgearbeitet, bis heute.

CD: Wer denn zum Beispiel?

Prof. Dr. Peter Fiedler: Ja, Klaus Grawe, Dietmar Schulte, von den Gesprächspsychotherapeuten Rainer Sachse, ich gehöre dazu, da ist eine ganze Reihe von deutschen Verhaltenstherapeuten verankert, von denen man das vielleicht auch gar nicht so vermutet, dass sie da drin stecken. An dem „generic model" von Orlinsky, Grawe und Parks, also in diesem „Handbook of Psychotherapy Research", was ja die Bibel der Psychotherapieforscher ist, da kann man eigentlich auch gut feststellen, dass alle Einflussfaktoren, die auch in der DGVT eine Rolle spielen, weltweit erforscht und untersucht werden. Das ist eigentlich die Quelle und der Ort, wo jetzt auch hingearbeitet wird, Ulrike Willutzki in Bochum, also fast alle Bochumer sind da auch drin in dieser Geschichte. Und das sind eben Leute, die nicht nur quantitativ, sondern auch qualitativ sehr gute Forschungsarbeiten leisten. Das hängt damit zusammen, dass die Psychoanalytiker da drin sind, auch qualitativ forschen, auch sehr bekannte Deutsche wie Gerd Rudolf hier aus Heidelberg oder Kächele aus Ulm. In Deutschland gibt es ein richtiges Netz als Untervereinigung der „Psychotherapy Research" mit eigener Zeitschrift, etwas was auch kaum richtig rezipiert wird. Aber wir in der SPR wirken auch eher heimlich, denke ich mal, was man auch an den Büchern sehen kann, die wir fabrizieren in letzter Zeit. Klaus Grawe mit seiner Psychologischen Psychotherapie und ich mit dem Versuch eine integrative Psychotherapie bei Persönlichkeitsstörungen zu schreiben, die haben ihre Wurzeln eher dort und nicht so sehr in der DGVT oder in irgend einem deutschen Verein.

CD: Jetzt andersherum, würden Sie sagen, dass die Verhaltenstherapie in der Bundesrepublik im internationalen Vergleich eine spezielle Prägung angenommen hat, konzeptuell, in der Praxis oder was die Forschung anbelangt?

Prof. Dr. Peter Fiedler: In der Gegenwart hinken die deutschen Verhaltenstherapeuten immer noch ein bisschen hinter Entwicklungen in Amerika hinterher. Das muss man einfach ganz deutlich sagen. Obwohl es hier ganz interessante eigene Perspektiven gibt, die sich aber nicht durchsetzen, weil nicht so viel auf Englisch publiziert wird. Das ist sicherlich ein großes Problem, die Bereitschaft zu erhöhen, dass die Kollegen, die hier denken und handeln, auch englischsprachig publizieren oder sich in internationalen Vereinigungen umtun, um dort hineinzuwirken. Die SPR ist ein solcher Verein. Es ist auch sehr interessant, dass man dort die Publikationen auf Deutsch einreichen kann, und dann – werden sie angenommen – professionell übersetzt. Davon machen aber auch nicht so viele Gebrauch. Ich denk, dass die Verhaltenstherapie in Deutschland eigentlich ein gewisses eigenes Profil haben könnte und vielleicht durch einige anregende Geschichten auch hat. Klaus Grawe ist zum Beispiel eine dieser zentralen Figuren, die international auch nicht unbedeutsam sind, weil Klaus Grawe auch in diesem Handbook of Psychotherapy Research mit Orlinksy und Parks zusammen diese Prozessforschungsarbeiten zusammengefasst hat. Franz Caspar ist sicherlich eine interessante Figur, die nicht ohne Grund Präsident der Weltgesellschaft geworden ist. Da gibt es einige wenige, aber viele machen nicht mit. Es ist aber so, dass die Wirkung schon punktuell anders läuft. Und inzwischen verändert sich die Verhaltenstherapie in Richtung einer integrativen Therapie, wird den Namen Verhaltenstherapie auch verlieren, hoff' ich jedenfalls. Das ganze Ding wird sich nur noch Psychotherapie nennen, weil es weltweit so ist, dass die Forscher selber – zumindest an den Universitäten – zunehmend phänomen- und störungsspezifischer arbeiten. Das heißt, es gibt die Domänen der in der Psychiatrie sich zuhause fühlenden Leute oder der in der Verhaltensmedizin, Psychosomatik sich tummelnden Forscher, dann im Bereich der Rehabilitation, die ganzen biophysiologisch arbeitenden Leute ... sind alle weltweit vernetzt, auch wieder auf ihre eigene Art und Weise. Und dort bringen sie die Konzepte voran, da spielt der Name Verhaltenstherapie eine untergeordnete Rolle. Da geht es einfach darum, wie kann man Schlaganfallpatienten helfen oder wie kann man beim Stottern vorankommen, das ist auch so ein Prototyp, den ich von Anfang an kenne. Stotterforscher sind weltweit vernetzt und in Amerika sind das auch nicht Verhaltenstherapeuten, sondern Therapeuten, die für Speech-and-Hearing-Disorders zuständig sind und da Fachleute sind. Und darüber ist es so, dass die Leute, die dort mit den Personen hier zusammenarbeiten, so dass es eine Art Parallelvernetzung gibt, die sich eben sehr stark durch die Störungsbereiche oder auch Phänomenbereiche organisiert. Oder sagen wir jetzt mal Persönlichkeitsstörungen, das ist ein Club mit einer eigenen Zeitschrift ... Es gibt eine deutsche und eine englische Variante seit vielen Jahren, in der „International Society of Personal Disorders“ und dann gibt es noch eine „International Society of Affective Disorders“ und dann gibt es eine „International Society ...“ für Sprachstörungen und so weiter.

Da vernetzt es sich weltweit und das ist sozusagen das, was vorne steht, was sicherlich auch in Gesellschaften wie der DGVT kaum zur Kenntnis genommen wird. Also, das Problem der DGVT ist mit Sicherheit, dass sie nach wie vor so ein Sprachrohr der vielleicht gesellschaftlich interessierten, jungen, nachwachsenden Psychotherapeuten ist. Das ist sie also geblieben, sie ist nach wie vor eine Gesellschaft, wie sie es seit den 70er Jahren ist, wo man nach dem Diplom, wenn man bestimmte Ideen verfolgt, eine gute Heimat findet. Die Etablierten wandern ab. Also bekommt die Gesellschaft über das Publikationsorgan die Entwicklungen nicht so richtig mit. Das muss man einfach kritisch sehen. Die Entwicklungen vollziehen sich ganz anders, und gelegentlich wird das dort auch mal dargestellt. Aber das ist ein Schmoren-in-eigenen-Ideen-und-Säften, weil jeder, der anfängt und jung ist seine eigenen Ideen voranbringt. Gelegentlich bezieht er sich dann von den Autoren her auf Forschungsbestände, aber das ist doch sehr ... Es gibt eine eigene Art von Interaktionsfeld in der DGVT, glaube ich, nur begrenzt gegenüber Innovationen offen ist, die weltweit sich vollziehen.

CD: Also dass die DGVT für die Neuerungen oder eine Forschungscommunity auch nicht der attraktive Ort sein kann?

Prof. Dr. Peter Fiedler: Nein, ich denke, das ist mit Sicherheit nicht der Ort, wo die Forschungscommunity, ja, das ist so, das kann man wohl sagen. Das sind in Deutschland schon auch andere Zeitschriften wichtiger .. Aber das muss jetzt nicht unbedingt etwas Schlechtes bedeuten. Es wäre nur sehr interessant, ob man nicht auch von Vorstandsseite die Verbindungen aktiver hält, das habe ich vorhin schon gesagt. Man kann nicht einfach nur zur Kenntnis nehmen, dass bestimmte Leute nicht wiederkommen, gerade was die Kongressorganisation angeht. Da wird das ja teilweise versucht, aber nicht radikal genug, wirklich Leute einzuladen, die in bestimmten Feldern absolut top sind und sich absolut auskennen. Ein bisschen wird das gemacht. Das ist nicht durchgängig so, dass das nicht überlegt und realisiert wird, aber als richtige Hauptstrategie läuft das nicht. Deshalb gibt es in Deutschland auch einige Kongresse, die interessanter sind ... Da spielt für Deutschland eine Rolle, dass die in der Deutschen Gesellschaft zusammengeschlossenen Hochschullehrer für Klinische Psychologie ihre Workshoptagung machen. Da präsentieren die ihre Forschungsarbeiten und auch die neuesten Forschungsbestände. Das ist ein interessantes Modell, und das hat schon zwei Mal stattgefunden und wird sich wahrscheinlich zukünftig als eine wichtige Börse auch etablieren können. Da kann man so etwas mitbekommen, nicht dass alle die da sind etwas Vernünftiges erzählen, aber das ist sicherlich so eine ...

CD: Als Gremium, als Ort und Raum, um etwas auszutauschen ...

Prof. Dr. Peter Fiedler: Das ist auch aktiv von den Hochschullehrern in Gang gesetzt worden und dort sind sie dann, egal zu welcher mehr oder weniger klar zu benennenden politischen Gruppe sie dann auch gehören. Das ist so eine Veranstaltung. Das andere wird zum Beispiel die Zeitschrift „Psychotherapie im Dialog“ im nächsten Jahr in Berlin einen Kongress machen – ich weiß nicht, ist der parallel zum DGVT-Kongress?

CD: Das weiß ich nicht.

Prof. Dr. Peter Fiedler: Der ist im Herbst, im September und der DGVT-Kongress ist im Februar, wird also nicht eine direkte Konkurrenz sein. Aber da wird auch versucht eben, nicht nur Verhaltenstherapie zu diskutieren, sondern das breiter anzulegen, also einen ersten Schritt in Richtung Integration zu machen. Obwohl, auch die machen das nicht ganz richtig, weil immer noch die Schulen neben einander stehen ... Als Integrationsmodell nicht besonders gut, aber mal gucken.

CD: Welche Rolle spielt da das Gesundheitssystem? Weil gerade bei dem Thema Allgemeine Psychotherapie oder Integration wird hier oft gesagt, das Kassensystem fordert oder fördert Schulendenken.

Prof. Dr. Peter Fiedler: Ja, das ist eine der schlimmsten Geschichten, die hat passieren können, die gesetzliche Festschreibung von zwei Therapieschulen. Und das ist sicherlich etwas, was sehr schwer wieder rückgängig zu machen ist, absolut konservativ. Also über diese Schiene wird sich Innovation zukünftig sehr schwer in die Praxis umsetzen, wenn es nicht so etwas wie eine, sagen wir mal, eine „promotion"-Arbeit durch den Wissenschaftlichen Beirat gibt, der da eine ganz wichtige Rolle einnimmt. Die könnten so etwas in Gang setzen, wenn sie wollten. Bin mir aber nicht sicher, ob die das hinbekommen, zumal die auch sehr schulgebunden denken – da sind ja nur bestimmte Schulen vertreten – und auch eine Ausgrenzungsgeschichte betreiben, nicht ohne Hintergedanken wahrscheinlich auch mit Blick auf die finanziellen Ressourcen. Auch wenn sie das vielleicht nach außen hin nicht so vertreten, weil sie eigentlich ein wissenschaftlicher Beirat sein sollten, wird das sicherlich eine Rolle spielen. Ich meine einerseits ist das ganz gut, dass die psychologische Psychotherapie jetzt etabliert ist, aber das hat einige Folgewirkungen, die sehr schwer korrigierbar sind. Da wird es auch wesentlich wieder von den Universitäten abhängen, wie die weitermachen. Also es wird sich weniger von den Fachgesellschaften her organisieren, das ganze System, sondern es wird entscheidend darauf ankommen, dass die Hochschulen Wissenschaft nach außen transferieren, deswegen ist dieser Workshop-Kongress der DGPs-Kliniker auch so wichtig. Und dass sich diejenigen, die an Hochschulen forschen und arbeiten, sich öffentlich und gesellschaftlich, in Zeitschriften und auch sonst artikulieren.

CD: Würden Sie Phasen benennen könnten, was die Entwicklung der Verhaltenstherapie oder spezieller der verhaltenstherapeutischen Forschung anbelangt?

Prof. Dr. Peter Fiedler: Ja, das habe ich schon angedeutet: Im Augenblick gibt einen radikalen Schwenk weg von dem, was Klaus Grawe sich vielleicht auch von einer Psychologischen Psychotherapie erhofft, indem man sich stärker um die direkten Fragen derjenigen kümmert, die eben eine bestimmte psychische Störung haben. Also das ist schon eigentlich auch durchgängig in der Verhaltenstherapie so angelegt gewesen, Verhaltenstherapie war immer eine störungsspezifische Therapie und hat sich diversifiziert. Deswegen gibt es praktisch zu jeder psychischer Störung fast eigenwillige Konzepte, die man in Form von Manualen gießen kann. Es sind ja auch Verhaltenstherapeuten, die die Reihe „Fortschritte der Psychotherapie" im Hogrefe Verlag herausgeben. Da kann man vieles im Augenblick am besten nachlesen. Im Taschenformat wird kurz dargelegt, was man alles z.B. bedenken kann, wenn man es mit einer posttraumatischen Belastungsstörung oder mit Phobien oder Depressionen oder dissoziativen Störungen usw. zu tun bekommt.

Das ist das, was wesentlich passiert. Was die nächsten Jahre stärker zurückgehen wird, sind Fragen der Bedeutung von Beziehung in Therapien. Das ist weitgehend ausgelutscht, da weiß man fast alles Wichtige, nämlich dass eine gute Arbeitsbeziehung in einer Therapie eine wichtige Voraussetzung für therapeutisches Handeln ist. Und man weiß auch im Wesentlichen wie sie hergestellt werden sollte. Obwohl das auch nach wie vor für Anfänger oder auch für einige bestimmte Therapeuten schwierig sein wird, eine gute Arbeitsbeziehungen hinzubekommen. Da kann man, glaube ich, nicht so viele neue Erkenntnisse gewinnen. Wichtiger werden auch nicht so Fragen, wie wichtig der Konflikt im allgemeinen bei einer Therapie ist. Diese allgemeinen Fragen werden zurückgehen. Viel wichtiger ist, wie kann man die Erfolgsrate bei Stottern oder bei Depression erhöhen. Bei der Depression sind 50 Prozent der Patienten, die heute verhaltenstherapeutisch in der Psychiatrie behandelt werden sind, in zwei Jahren wieder da, also die Frage, wie man diese Rückfallzahlen herunterbekommen kann. Und das setzt genuine Forschung im Bereich der Depression voraus, um heraus zu bekommen, dass Depression eben nicht gleich Depression ist. Und das wird die Forscher interessieren, das wird wichtig sein, noch mehr differenzierte Kenntnisse in den einzelnen Störungsbereichen zu kriegen. Oder die Komorbiditätsforschung, wenn mehrere psychische Störungen bei ein und derselben Person sichtbar werden, was dann zu tun ist, wenn die Sache komplizierter wird. Das ist interessant. Da werden sicherlich Fortschritte laufen. Aber das wird alles über benennbare, beforschbare psychische Störungen gehen.

Die Forschung zwingt zur Benennung. Also weltweit kann man keine Publikationen unterkriegen, wenn man nicht klar die Diagnosen für die psychischen Störungen der Patienten mitliefert, im Sinne von DSM oder ICD, meistens DSM.

Das ist auch ein Problem bei der DGVT, sagen wir mal, in der *VPP* kann man publizieren, ohne genau diese Standards zu erfüllen, was auch für ein Mitteilungsblatt einer Gesellschaft weitgehend in Ordnung ist. Aber häufig sind das auch Publikationen, die man woanders nicht so leicht unterkriegt. Und das ist dann manchmal nicht ganz unproblematisch, weil das auf den Ruf einer solchen Zeitschrift auch abfärbt. Das ist also ambivalent. Andererseits würde ich jetzt nicht gleichzeitig empfehlen, ausschließlich wissenschaftlicher zu werden, weil dann würde die *VPP* langweilig. Das macht die Spannung und Dynamik dieser Zeitschrift aus, dass man da mal etwas publizieren kann, was wo anders nicht steht, das ist das Tolle.

CD: Dann stelle ich Ihnen jetzt noch eine Abschlussfrage und zwar ...

Prof. Dr. Peter Fiedler: Ja, ja, habe ich zu lange geredet oder zu viel?

CD: Nee, nee, deshalb führe ich ja das Interview, ich hätte noch viele Fragen, aber trotzdem versuche ich das auch zeitlich zu begrenzen. Die Abschlussfrage: Gibt es für die Geschichte der Verhaltenstherapie in der Bundesrepublik und der DGVT noch wichtige Aspekte, über die wir jetzt noch überhaupt nicht gesprochen haben, oder gibt es etwas, wo Sie sagen würden, gucken Sie sich das in jedem Fall an, das ist ein wichtiges Thema, ein wichtiger Aspekt der Geschichte?

Prof. Dr. Peter Fiedler: Also sagen wir mal, ich glaube, so im Rückblick betrachtet, war die 68er Zeit eine wahnsinnige wichtige Zeit, die auch erheblich etwas im Gesundheitssystem verändert hat. Nicht? Das hat ja die Psychiatrie wahnsinnig revolutioniert und in eine vernünftige psychotherapeutische Richtung vorangetrieben: Der Umgang mit den Patienten ist ein völlig neuer geworden. In diese psychiatrischen Krankenhäuser kann man heute gehen ohne die Angst haben zu müssen ... Das ist eine Sache, die natürlich auch die Verhaltenstherapeuten mitbewirkt haben, die aber auch auf die Verhaltenstherapie zurückgewirkt hat. Die Arbeitsmöglichkeiten sind besser geworden, man kann als Verhaltenstherapeut im Augenblick eigentlich überall recht gut arbeiten, auch wenn die Arbeitsbedingungen sehr schwer sind. Aber davon darf man sich nicht irritieren lassen, weil – das kann man gerade im Rückblick sehen – dass 10, 20 Jahre immens viel bewirken und wenn man mitten drin steckt, dann dauert es einem zu lange. Was eben auch diesen etwas leichtfertigen Kurzschluss der Neuen Gesellschaftspsychologen oder -Psychotherapeuten wohl bewogen hat, so etwas zu machen, nicht mehr geduldig mitzumachen. Dabei haben sie urprünglich unheimlich viel mitbewegt. Ich habe sie vorhin zwar sehr kritisiert, aber ohne sie wäre Vieles gar nicht so, wie geschildert, in Gang gekommen. Sie haben erheblich dazu beigetragen, dass sich etwas verbessert hat, und dass die Verhaltenstherapie in Gang gekommen ist. Das muss man auch mit großem Respekt in Richtung Peter Gottwald und Eva Jaeggi, Jarg Bergold, Heiner Legewie und einigen anderen sagen, sie haben erheblich was bewirkt.

Das Psychotherapeutengesetz hat sicherlich auch dazu beigetragen, dass sich das Verhaltenstherapie-Gebilde weiter etablieren konnte, mit allen Nachteilen, die jetzt damit verbunden sind. Das kann man auch sagen ...

CD: Ja, das haben wir jetzt im Gespräch auch noch nicht ...

Prof. Dr. Peter Fiedler: Das haben wir auch schon gestreift, mit wenigen Worten. Dann glaube ich, behindernd ... war mit Sicherheit, dass die Verhaltenstherapeuten es nicht durchgängig geschafft haben, sich mit anders denkenden Leuten zusammenzusetzen. Also es ist nach wie vor eine Welt voller Vorurteile gegenüber anders therapeutisch orientierten Menschen. Die Psychoanalytiker haben sich weltweit auch erheblich verändert. Und die Kritik der Verhaltenstherapeuten gegenüber den Psychoanalytikern basiert immer noch auf Vorstellungen, die vielleicht die Psychoanalyse der 60er und 70er Jahre betreffen. Andererseits gilt das auch umgekehrt, nicht? Die Meinung der Psychoanalytiker über die Verhaltenstherapeuten ist ebenfalls häufig ein Rudiment, das sich meistens auf die Verhaltenstherapie der 50er und 60er Jahre konzentriert. Und das hängt damit zusammen, dass so Gespräche, wie wir sie in Heidelberg dauernd führen, andernorts kaum stattfinden.

Das ist wirklich auch ein Hemmnis, und das ist etwas, was sich von ganz allein ergibt. Es wird wahrscheinlich so sein – das ist die Prognose –, ich denke, in 50 Jahren wird es Therapieschulen vielleicht nur noch in Deutschland wegen des Gesetzes geben, aber nicht mehr weltweit. Das wird sich ändern, das Ganze wird Psychologische Therapie oder Psychotherapie heißen und dabei wird es egal sein, in welcher Originalorientierung die Entwickler dieses neuen Bildes von Psychologischer Behandlung einmal standen. Die Schulorientierung dürfte zumehmend nebensächlich werden. So wird das laufen ... Ja und was sonst noch? Ja, ich glaube das ...

CD: ... waren so die Aspekte.

Prof. Dr. Peter Fiedler: .. so sagen wir mal so spontan, die Aspekte ... *(lachend).*

CD: Im Nachhinein fällt einem da bestimmt immer noch was ein.

Prof. Dr. Peter Fiedler: Gut, dann hoffe ich, dass Sie etwas damit anfangen können.

CD: Ja, ganz bestimmt.

Biographische Angaben

Prof. Dr. Peter Fiedler
geboren 1945

Aufgabe und derzeitige berufliche Position

Lehre und Forschung: AE Klinische Psychologie und Psychotherapie
Mitarbeiter PFPB: Praxis- und Forschungsstelle für Psychotherapie und Beratung
Mitglied des Leitungsgremiums im Zentrum für Psychologische Psychotherapie (ZPP) am Psychologischen Institut
Vorsitzender des Prüfungsausschusses für Diplom-Psychologen

Berufliche Qualifikationen

Psychologie-Diplom 1973 Universität Münster
Dr. phil. 1975 Universität Münster
Habilitation 1978 Universität Münster
Univ.-Prof. für Klinische Psychologie und Psychotherapie seit 1980 in Heidelberg
approb. Psychologischer Psychotherapeut
Verhaltenstherapeut Einzel- und Gruppenpsychotherapie
Supervisor Verhaltenstherapie

Forschungsschwerpunkte

Ätiologie und Behandlung spezifischer psychischer Störungen mit Forschungsarbeiten und Publikationen zu folgenden Themen: Schizophrenie, Depression, Phobien und Stottern; Persönlichkeitsstörungen, Psychotherapieprozessforschung; Sexuelle Orientierung und Sexuelle Devianz

Mitgliedschaften

Deutsche Gesellschaft für Psychologie (DGPs)
Fachgruppe Klinische Psychologie der DGPs
Deutsche Gesellschaft für Verhaltenstherapie (DGVT)
Interdisziplinäre Vereinigung für Stottertherapie (IVS)
Society for Psychotherapy Research (SPR)
International Society for the Study of Personality Disorders (ISSP)

Publikationen (Auswahl):

Fiedler, P. (2004). *Sexuelle Orientierung und sexuelle Abweichung*. Weinheim: Beltz-PVU.

Fiedler, P. (2003). *Integrative Psychotherapie bei Persönlichkeitsstörungen* (2. Aufl). Göttingen: Hogrefe.

Fiedler, P. (2002). *Dissoziative Störungen*. (Fortschritte der Psychotherapie, Bd. 17). Göttingen: Hogrefe.

Fiedler, P. (2001). *Persönlichkeitsstörungen* (5., neu bearbeitete Aufl.). Weinheim: Beltz-PVU.

Fiedler, P. (1996). *Verhaltenstherapie in und mit Gruppen. Psychologische Psychotherapie in der Praxis*. Weinheim: Beltz-PVU. [Taschenbuchausgabe (1999). Weinheim: Beltz-Taschenbuch].

Fiedler, P., Niedermeier, Th. & Mundt, Ch. (1986). *Gruppenarbeit mit Angehörigen schizophrener Patienten. Materialien für die therapeutische Arbeit mit Angehörigen und Familien.* München, Weinheim: Psychologie Verlags Union.

Fiedler, P. & Standop, R. (1984). *La Tartamudez. Teoria y tratamiento.* Barcelona: Herder.

Reinecker, H. & Fiedler, P. (Hrsg.). (1997). *Therapieplanung in der modernen Verhaltenstherapie – eine Kontroverse.* Lengerich: Pabst-Verlag.

Kontaktadresse

Psychologisches Institut der Universität Heidelberg
Hauptstraße 47–51
69117 Heidelberg
E-Mail: peter.fiedler@psychologie.uni-heidelberg.de

Prof. Dr. Niels Birbaumer

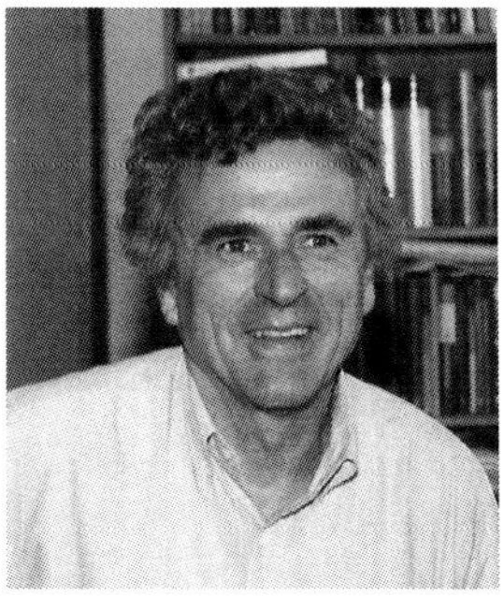

Interview am 05.11.2001 in Tübingen

Christine Daiminger: Meine Eingangsfragen sind: In welchem Kontext haben Sie die Verhaltenstherapie kennengelernt, wann war das, wo war das, was fanden Sie daran interessant und vielleicht auch attraktiv?

Prof. Dr. Niels Birbaumer: Soweit ich mich erinnern kann, auf die Zahlen kann ich mich jetzt nicht genau festlegen, war die erste Konfrontation etwa im Jahr 1968. Da hat Herr Tunner einen Kurs über Systematische Desensibilisierung in Wien gegeben. Ich habe in Wien studiert. Und Herr Tunner war vorher bei Herrn Wolpe in Philadelphia gewesen, hat das bei ihm gelernt und hat dann hier Kurse gegeben. Das war die erste praktische Konfrontation mit der Verhaltenstherapie. Theoretisch war uns das bekannt, vor allem die Arbeiten von Skinner haben uns als Studenten sehr beeindruckt. Obwohl wir politisch eher auf der linken Seite waren und obwohl die Linke dann später ja eher in die Psychoanalyse hineingeschlittert ist, waren wir eher in der Gegenrichtung. Wir waren biologisch orientiert. Heute würde man das eher pawlowianisch als skinnerianisch nennen, wie wir orientiert waren. Wir kannten daher alle Arbeiten von Skinner und von Pawlow. Und bei uns in Wien gab es damals noch den Professor Rohracher, der ist schon lange tot. Er war extrem biologisch und lernpsychologisch orientiert, der hat das gefördert. Gut, das war der theoretische Hintergrund.

In praktischer Hinsicht hat Herr Tunner diesen ersten Kurs gegeben, das hat uns sehr beeindruckt, weil man da erstmals im experimentellen Bereich sah, dass man also auch mit der Experimentalpsychologie praktisch etwas Sinnvolles machen kann. Das war für uns außerordentlich wichtig. Wir wurden ja damals, so ähnlich wie heute wahrscheinlich, fast nur theoretisch erzogen. Das war der erste Kontakt. Wir haben dann selbständig, zum Teil unter Anleitung von Herrn Tunner zum Teil unter Anleitung von Frau Florin – die können Sie nicht mehr interviewen, weil sie vor zwei Jahren gestorben ist – Desensibilisierung gelernt und dann selbständig Desensibilisierung praktiziert. Dann haben wir in Wien selbständig begonnen, Patienten zu behandeln und unsere ersten Erfahrungen gemacht.

CD: Das war an der Universität?

Prof. Dr. Niels Birbaumer: Ja, an der Universität, am Psychologischen Institut der Universität.

CD: Gab es da so eine Ambulanz oder?

Prof. Dr. Niels Birbaumer: Gar nichts gab es da, überhaupt nichts, da war überhaupt kein Interesse an irgendwelchen praktischen Dingen. Das haben wir alles selbständig gemacht. Wir haben eine Art Ambulanz, ein sogenanntes Studentenseminar eingerichtet. Das war alles in den 60er Jahren, ja? Große Revolutionszeit, da haben die Studenten alles selber gemacht. Wir haben auf diese Art und Weise Patienten gekriegt. Das war nicht in irgendeinem offiziellen Rahmen, das waren Eigeninitiativen der Studierenden. Ja, so war der Anfang. Und wollen Sie wissen, wie das weiter geht oder sagen Sie mir, was Sie wissen wollen, weil die Geschichte ist ja lang und man kann nicht alles erzählen.

CD: Herr Tunner und Frau Florin, waren die zu der Zeit in Wien?

Prof. Dr. Niels Birbaumer: Nein, Herr Tunner ist ein Wiener, muss man dazu sagen, der war aber zu diesem Zeitpunkt bereits in München, und Frau Florin war zu der Zeit auch in München. Und die waren an einem wichtigen Institut in der Geschichte der Verhaltenstherapie. Das waren ja zwei Institute, wo das ganze entstanden ist: Das eine ist das Max-Planck-Institut, und das andere ist das Institut für Klinische Psychologie an der Universität in München. Ich bin dann auch dort hin gekommen, ab 1970, glaube ich, war ich dann in München am selben Institut. Davor war die „Revolution", wenn man das so nennen will, in Wien – wie Sie wissen, sind ja die Österreicher nicht gerade links-freundlich und eher faschistoid organisiert. Das war damals so, und das ist auch heute noch so. Ich war der letzte Assistent von Rohracher, habe mich sehr gut mit ihm vertragen, und der ist dann gestorben, dann wurden wir sofort entlassen, weil wir natürlich ...

CD: Aus politischen Gründen?

Prof. Dr. Niels Birbaumer: Aus politischen Gründen, das wurde zwar offiziell nicht gesagt, aber faktisch hat man unsere Verträge nicht verlängert, meiner wurde gekündigt. Das waren mehrere Leute, die darin involviert waren, die waren in gewisser Weise auch Pioniere. Das eine ist der Herr Ferstl, mit dem werden Sie vielleicht auch noch reden. Der war mit mir zusammen. Die zweite, die davon betroffen war, war die Frau Sartory, sie ist in Wuppertal und lehrt dort Verhaltenstherapie, und ich. Und wir mussten gehen. Und ich bin dann nach England gegangen, weil ich in Deutschland keinen Job gekriegt habe. Ich vermute durch diese Österreicher, die haben nämlich herumgerufen „Nehmt den bloß nicht, weil das ist ein gefährlicher linker Revolutionär". Daher habe ich keinen Job gekriegt und bin dann eben nach England, nach London gegangen. Dort habe ich bei Vic Meyer gearbeitet. Der ist auch eine alte Figur in der Verhaltenstherapie. Er hat uns beigebracht, vor allem Zwangsneurosen zu therapieren, das was man heute immer noch macht, also Implosion, direkte Konfrontation und solche Sachen.

CD: War Vic Meyer am Maudsely Hospital?

Prof. Dr. Niels Birbaumer: Nein, Meyer war am Middlesex Hospital, die waren aber eng zusammen. Frau Sartory ging ans Maudsley Hospital. Ich ging ans Middlesex Hospital und war dort einige Monate und habe dann eine Stelle gekriegt in diesem Münchner Institut – auf Vermittlung von Herrn Bergold, den Sie wahrscheinlich persönlich kennen werden. Und Herr Bergold, Herr Tunner und ich haben dort praktisch die Verhaltenstherapie aufgebaut.

CD: Und Sie haben Herrn Bergold in London kennengelernt oder erst später?

Prof. Dr. Niels Birbaumer: Nein, der war zwar auch in London, aber ich habe ihn erst in München kennengelernt. Wie Sie aus der Geschichte wissen, waren wir auch eng mit dem Brengelmann'schen Institut verzahnt. Den Rest der Geschichte kennen Sie ja schon. Wir haben die Verhaltenstherapie an diesem Münchner Institut aufgebaut und parallel dazu gab es die Abteilung Brengelmann. Brengelmann selber war ja kein Kliniker, er hat das gefördert, er selber hat nie therapiert. Er hat eben die ganzen Leute herangezogen und fand das toll, dass das in Gang kommt. So kam dann diese Geschichte, die Sie ja auch kennen, die politische Geschichte mit der Gründung der GVT, der Gesellschaft zur Förderung zur Verhaltenstherapie. Das war die erste Organisation, oder?

CD: Das war die erste, die ist 1968 gegründet worden, und dann der DBV.

Prof. Dr. Niels Birbaumer: Ja, dann kam der DBV, den haben wir auch noch gegründet, das war so eine Art Standes-Ding, wir haben da nie richtig ... Wir sind ja total desorganisierte Leute gewesen, das hat alles nie geklappt, und dann kam eben diese Geschichte, die ja auch dokumentiert ist, mit diesem Theater, das wir da hatten. Bei Brengelmann haben wir immer gern gefeiert, und die Studenten wollten etwas Ernsthaftes haben.

CD: Das würde mich aus Ihrer Perspektive auch noch mal interessieren, ich habe bis jetzt vor allem damalige Studenten interviewt. Da standen Sie ja praktisch auf der anderen Seite.

Prof. Dr. Niels Birbaumer: Genau umgedreht. Ja. Was heißt andere Seite? Ich glaube nicht, dass wir politisch großartig unterschiedlich waren, aber für uns war die Sache nicht so ernst wie für die Studenten, nehme ich an. Wir haben gesagt, das muss ein wissenschaftlicher Betrieb sein, und wir machen da unsere wissenschaftlichen Sachen. Wir wollten da keine politische Organisation, wir wollten zu diesem Zeitpunkt keine Standesorganisationen mehr in dem Sinn.

Für uns war die Psychoanalyse immer ein abschreckendes Beispiel, und wir wollten das eben als lockere, gemütliche – wenn man so will – Forschungsorganisation. Und das war den Studenten natürlich zuwider, die wollten so Zeug ... die wollten das etabliert haben. Die wollten Ordnung. Ich glaube, das Politische war nicht so wichtig, da bin ich mir aber nicht sicher. Ich weiß nur, das war ein furchtbares Theater, weil die Studenten sich irgendwie eingeschmuggelt haben in unsere Sitzungen. Gesetze haben uns nie interessiert, und die Studenten kamen mit Gesetzbüchern und so weiter. Wir haben die einfach vom Tisch gewischt und gesagt, „Das interessiert uns überhaupt nicht“. Unsere Sitzungen bestanden darin, dass wir uns entweder über irgendwelche wissenschaftliche Themen unterhalten haben oder wir haben miteinander Wein getrunken, das waren die Zusammenkünfte.

Und die Studenten wollten ein bisschen Ordnung und Struktur reinbringen und sie wollten das natürlich auch auf die linke Seite lenken. Wir haben uns dann gewehrt und dann kam dieser Skandal zustande. Brengelmann hat sich aufgeregt, weil die Studenten angeblich – ich weiß nicht, ob das wahr ist – ohne unser Wissen diese ganzen Sitzungen auf Tonband aufgezeichnet haben, und das dann veröffentlicht haben, obwohl das für uns sozusagen ein privates Treffen war. Das hat Brengelmann sehr verletzt und Tunner, glaube ich, auch. Für sie war das ein entscheidendes Ereignis, für mich teilweise auch. Für diese Leute ist damit die Organisation der Verhaltenstherapie beendet gewesen, die wollten sich nicht in ein studentisches, studentisch formal organisiertes System integrieren lassen, weder der Herr Tunner, noch die Frau Florin, noch der Herr Schulte, die waren ja auch alle da, und der Herr Bergold schon gar nicht. Aber Bergold hat immer eine Zwischenrolle eingenommen, der war sehr für die Studenten, auf der anderen Seite war er mehr auf unserer Seite, der wusste nie so recht, wo er hingehörte in dieser Zeit. Er hat versucht, zu vermitteln zwischen diesen beiden Positionen, aber das ging wohl schief. Da kann ich mich nicht mehr genau erinnern. Und wir haben uns dann – glaube ich – nicht weiter für diese ganze Geschichte der Gründung der neuen Gesellschaft interessiert. Und damit ist unser Beitrag sozusagen beendet gewesen. Wenn ich sage unser, meine ich Bergold, Tunner, Florin, mich ... Wer war da noch? Brengelmann und die Leute um Brengelmann herum.

CD: War damals auch schon der Herr Bühringer dabei?

Prof. Dr. Niels Birbaumer: Bühringer, ja natürlich, alle, die waren alle da. Der Herr Bühringer war ein ganz junger Student von uns. Er hat immer mitgemacht bei der Sache. Diese Gründungsgruppe hat sich dann weiter nicht mehr mit der Verhaltenstherapie als Organisationsform der Psychotherapie beschäftigt, mit Ausnahme von Frau Florin und Herrn Schulte, die das dann ja vorangetrieben haben, dass die Verhaltenstherapie Teil der Psychotherapiegesetzgebung wird und so weiter. Das haben Sie ja alles mitgekriegt. Aber an diesem politischen Engagement für den Einsatz der Verhaltenstherapie als von den Kassen akzeptierte Richtung waren wir nicht mehr beteiligt.

CD: Aber war das damals für Sie auch schon ein Ziel, dass die Verhaltenstherapie auch als Kassenleistung anerkannt wird? War das damals auch schon ein Ziel der Organisation?

Prof. Dr. Niels Birbaumer: Natürlich, Unser Ziel war, die Psychoanalyse zu eliminieren, das war unser Hauptziel, und dass die Verhaltenstherapie anerkannt wird bzw. dass die empirisch begründeten, auf ihren Erfolg geprüften Therapieformen auch diejenigen sind, die im Katalog der Kassen angeboten werden. Darum haben wir ja den DBV gegründet, wir haben gesagt, man muss eine Organisation finden, die eine gewisse Ausbildungsstabilität schafft, was es ja heute eh alles gibt. Und das haben wir mit – meiner Meinung nach – desorganisatorischen Mitteln versucht und das ging schief.

CD: Was heißt jetzt mit desorganisatorischen Mitteln?

Prof. Dr. Niels Birbaumer: Wir waren nicht erfahren in bürokratischen Verfahren, im Organisieren, im Gründen von Vereinen, wir hatten nicht die Verbindungen zu den Kassen, nichts. Wir waren auch nicht motiviert in dem Sinne. Wir waren zwar motiviert, haben das aber nebenher gemacht. Unser Hauptinteresse lag in der Forschung und in der Therapie, aber nicht im Gründen von Vereinen und deswegen waren wir dann desillusioniert. Als die Verhaltenstherapie in dieses Fahrwasser kam, in dem sie ja heute zum Teil noch ist, als eine Psychotherapieform neben anderen und so weiter. Also da mache weder ich noch Herr Tunner noch sonst jemand mit. Für uns ist empirisch begründete Therapie wichtig, und da gibt es nur eine, und wie die aussieht ist völlig egal, ob das Verhaltenstherapie oder Psychoanalyse ist, ist völlig egal. Die Psychoanalyse hat es nicht geschafft. Es ist nach wie vor inakzeptabel, dass Psychoanalyse bezahlt wird.

CD: Was waren für Sie die Kritikpunkte an der Psychoanalyse, wenn Sie sagen, Sie wollten die Psychoanalyse eliminieren? Die Kritik der Analyse ist ja auch ein wichtiges Moment in der Etablierung und Entwicklung der Verhaltenstherapie.

Prof. Dr. Niels Birbaumer: Wie das für die anderen ist, weiß ich nicht, da müssen Sie die anderen fragen. Ich weiß nicht, ob das für Bergold zum Beispiel so wichtig war. Für Tunner, weiß ich, war das wichtig. Und für mich war das auch wichtig, aber nicht als alleiniges Motiv.

CD: Aber was waren für Sie damals die Kritikpunkte an der Analyse?

Prof. Dr. Niels Birbaumer: Ja, Sie müssen bedenken, wir waren von Anfang an als Hirnforscher erzogen. Und wir wurden in dieser Tradition in Wien erzogen, das ganze menschliche Verhalten kommt aus dem Gehirn. Das, was man heute Biopsychologie und Lernpsychologie nennt. Und wenn Sie das kennen, auch schon als Studendt, dann sehen Sie, dass die Psychoanalyse inakzeptabel ist, weil sie den Grundregeln der Wissenschaft widerspricht und weil die Behauptungen, die dort aufgestellt wurden – sofern sie überhaupt prüfbar waren, die meisten sind ja nicht prüfbar – falsch sind, schlicht und einfach falsch. Und der Freud war halt ein Spinner, in seiner Art. Das habe ich alles publiziert, was die einzelnen Kritikpunkte sind.

Wir sind damals schon der Auffassung gewesen – und ich heute genauso –, dass die Psychoanalyse sich nur als mafiöse Organisationsstruktur hält, die aufgebaut ist wie eine religiöse, sektenartige Gemeinschaft mit allem, was dazu gehört. Sie wurde von Freud von Anfang an klug im Rahmen der Medizin gehalten und hatte damit ein gewisses Backup aus der traditionellen Medizin. Aber das ändert nichts an der Tatsache, dass sie eine mafiöse Organisation ist, aber keine Wissenschaft. Deswegen waren wir schon damals der Auffassung, dass das nicht in eine wissenschaftliche Medizin oder Psychotherapie hineingehört. Und der Auffassung sind die meisten, glaube ich, heute noch. Bergold nicht, der hat eine ganz andere Richtung genommen, aber die anderen ... Frau Florin hatte dieselbe Auffassung. Das war sicher ein Motiv.

Und das andere Motiv war, dass wir auch mit der Psychologie unzufrieden waren. Wir haben nur theoretische Sachen gelernt und haben gesehen, dass es nach Anwendung schreit, die Lernpsychologie vor allem. Was sehr wichtig für uns war, das war das Buch von Rachman und Eysenck. Ich weiß nicht, ob Sie das noch kennen. Das kam in der DDR heraus. Das haben wir sofort gelesen. Das war eigentlich, glaub ich, eines der ersten, das in deutscher Sprache verbreitet worden war. Und wir waren unzufrieden, nicht nur mit der Psychoanalyse. Mit der Psychoanalyse hatten wir kein Problem bei uns in Wien, weil die Psychoanalyse war ja in Wien immer ein indiskutabler Bereich der Psychologie. Wien war da besonders sensibel. Die hatten ja diese Mischpoche sozusagen am Hals, die wussten, was da läuft. Bei uns war das andere Problem, dass die Psychologie rein theoretisch, experimentell war und Rohracher und die Leute, die da gelehrt haben, hatten keinerlei Interesse dies anzuwenden. Anwendung war für sie schmutzige Arbeit. Das war das andere Motiv, glaube ich, zu sagen, „Wozu studieren wir das eigentlich, wir möchten ja was damit anfangen?" Und da bot sich natürlich die Lernpsychologie an.

CD: Rohracher hat sich die lernpsychologischen Konzepte auch aus den USA angeeignet oder wie kam er da drauf?

Prof. Dr. Niels Birbaumer: Er hatte mehrere Lehrbücher geschrieben. Er hat die amerikanische Lernpsychologie in seinem Lehrbuch bereits sehr gut beschrieben gehabt, aber er war eher in der Tradition der europäischen Lernpsychologie, Übungs- und Vergessensforschung. Das was man heute als Kognitive Psychologie bezeichnet, früher hieß es Denkpsychologie. Und da war er gut, das hat ihn interessiert. Wir waren gut ausgebildet, viel besser als die Studenten von den meisten deutschen Universitäten. Darum sind so viele Verhaltenstherapeuten Österreicher, nicht absolut viel, aber relativ viel. Nicht, weil die irgendwie besonders dazu begabt wären, sondern weil die eben in dem Bereich sehr gut ausgebildet waren, besser als die Deutschen. Damals.

CD: Und die Verhaltenstherapie bot dann für Sie auch die Möglichkeit der praktischen Anwendung von den Konzepten her, von den theoretischen Konzepten?

Prof. Dr. Niels Birbaumer: Wir haben das sofort erprobt. Anders als jetzt, wo man sinnlose Kurse macht, für die man zig-tausende hinlegt. So wie es jetzt ist, so wollten wir es. Dass ein Student, der fertig studiert hat und eigentlich theoretisch alles wissen müsste, nachher 30.000 Mark in einem obskuren Institut bezahlen muss, wie bei den Psychoanalytikern. Geld hinlegen muss für etwas, was man eh schon weiß. Zwar braucht der Student noch eine praktische Ausbildung, das wollten wir ja damals auch. Aber so, wie das im Moment läuft, so hätte ich das nicht gewollt, und so will ich das auch nicht, aber so läuft es. Das haben wir gesehen, dass das so wird, dass die Verhaltenstherapie wie die Psychoanalyse letztlich wird, nur nicht so teuer und nicht so ein Unfug. Aber das wollten wir einfach nicht.

Wir haben das selber gemacht, wir haben unsere Patienten gesucht und gefunden, die waren ja auf der Straße. Und wir haben sie nach dem Lehrbuch therapiert. Wir haben geschaut, wie hat der Wolpe das gemacht oder haben den Tunner angerufen haben gesagt, „Du sag mal, wie ist das eigentlich genau, wie sollen wir jetzt Szenen darbieten, wie soll man konfrontieren?“ Ich hab natürlich beim Herrn Meyer gelernt, wie man die Leute durch den Central Park oder Hyde Park gehen lässt und dann die Leute in den Dreck greifen lässt, stundenlang rummarschiert. So haben wir uns das selber angeeignet. Das haben wir dann weiter gegeben. Das war extrem spannend. Weil wir ja nicht wussten, ob das alles stimmt, was da in den Büchern steht. Wir haben dann schön unsere Listen gemacht und Erfolgszahlen gezählt, und dann hat man gesehen, das funktioniert wirklich!

CD: Das wollte ich Sie jetzt gerade fragen, ob’s funktioniert hat *(lachend)*.

Prof. Dr. Niels Birbaumer: Ja, wenn es nicht funktioniert hätte, hätten wir das ja gesehen, wir haben das alles schön nach Lehrbuch gemacht, mit Erfolgskontrollen. Wir waren ja strenge Experimentalpsychologen. Wir haben uns da schon an das Kochbuch gehalten, und dann haben wir gesehen, das funktioniert wunderbar. Dann waren wir natürlich doppelt begeistert, und so hat man Störung für Störung kennengelernt. Angefangen haben wir in Wien mit Angststörungen – wie alle – aber sehr bald, nach London, haben wir natürlich Zwänge genommen, was wirklich eine der schwierigsten psychopathologischen Störungen ist. Und ich habe dann sehr früh angefangen mit organischen medizinischen Störungen, das war uns ja auch klar, dass die Zukunft der Verhaltenstherapie gar nicht in der Psychopathologie liegt, sondern die Zukunft der Verhaltenstherapie liegt eher in den physischen Erkrankungen, sowohl inneren Erkrankungen wie auch neurologischen Erkrankungen, davon bin ich auch nach wie vor überzeugt. Da wird die Verhaltenstherapie viel in der Zukunft leisten, aber nicht hier in Deutschland in diesem System. Das ist so verrottet, da passiert nichts. In der Psychopathologie, denke ich nicht, dass die Verhaltenstherapie weiter ... Ich meine, da ist sie ja eh etabliert.

CD: Wieso denken Sie, dass die Zukunft der Verhaltenstherapie nicht in der Psychopathologie liegt?

Prof. Dr. Niels Birbaumer: Weil die Medikamente billiger sind und zum Teil dieselben Effekte haben. Wozu soll ich mich hinsetzen und mit einem Patienten zehn Stunden Desensibilisierung machen, wenn man ihm eine Pille dafür verschreiben kann, die das ohne eine einzige Übung macht. Es ist die absurde Situation eingetreten, woran die Verhaltenstherapeuten – meiner Meinung nach – zum gut Teil selber schuld sind, nämlich dass die biologische Psychiatrie sie überholt, sie sich aber nach wie vor an den psychiatrischen Probleme festsaugen, obwohl gerade die psychischen Probleme heute – nicht alle, aber viele – mit Medikamenten besser behandelt werden. Und das geben sie nicht zu. Während dort, wo wirklich ein Bedarf ist, da besteht ein totales Vakuum: in der Neurologie, bei den ganzen chronischen Erkrankungen, in der Rehabilitation, in der Rehabilitation von Schlaganfallopfern, von Unfallopfern. In der gesamten Verhaltensmedizin, was es da Krankheiten gibt, die kein Mensch behandeln kann, der ganze Bereich der chronischen Schmerzen, da sieht es genau so aus. Das wird auch auf diesen komischen Postgraduierten-Schulen, die haufenweise Geld kassieren, gar nicht gelehrt, weil die solche Patienten auch gar nicht haben. Das habe ich damals schon kritisiert, das kritisiere ich heute noch. Solche Organisationen, wie die Deutsche Gesellschaft für Verhaltenstherapie, haben das nie kapiert, nie. Kapieren es bis heute noch nicht. Und die Ausbildung ... die Universitäten haben es erst recht nicht kapiert. Und die Folge ist natürlich, dass die Leute arbeitslos werden, und dass die Krankenkassen nicht mehr bezahlen werden. Warum soll ich denn bezahlen für eine Therapie an einem Depressiven, wenn ich ihm Medikamente geben kann. Aber mit Therapieren des Epileptikers oder eines gelähmten Menschen oder eines Menschen mit chronischen Schmerzen, das würde jeder gerne bezahlen. Aber da ist keine Lobby da, das haben die Verhaltenstherapeuten verschlafen. Nicht mehr mein Problem, aber das ist politisch das Ende für die Zukunft der Verhaltenstherapie, wenn die so weiter machen, glaube ich. Die werden verschwinden, die Mediziner werden das in die Tasche stecken, wenn sich nicht eine Begeisterung für diese Krankheitsbilder herausbildet.

CD: Jetzt mal noch mal zeitlich zurück. Sie haben gesagt, Sie waren auch links orientiert, und wenn ich so zurückguck, gibt es ja viele, die politisch links orientiert waren und sich die verhaltenstherapeutischen Konzepte angeeignet haben oder zu Verhaltenstherapeuten wurden. Das würde mich noch einmal interessieren, wie passt das denn zusammen?

Prof. Dr. Niels Birbaumer: Das passt gut zusammen. Es gab ja damals verschiedene Bewegungen in der Linken. Es gab die – wie soll ich das nennen – die marxistisch-psychoanalytisch orientierte, heute würde ich sagen, ein bisschen an Bloch angelehnt, eine mehr auf konzeptuelle Änderungen der Gesellschaft ausgehende Linke, die sehr theoretisch orientiert war. Da haben sicher auch solche Leute wie Dutschke dazugehört. Und dann auf der anderen Seite, nicht so bedeutend, gab es eine an der Sowjetunion orientierte Gruppe, zum Beispiel der Spartacus, der war auch hier in Tübingen und in München. Das waren Leute, die psychoanalytische Konzepte und Marx nur insoweit übernommen haben, als sie das materialistisch gesehen haben, „Marx bietet uns eine gute Erklärungsbasis, für das was passiert, aber menschliches Verhalten muss man nicht nur als ökonomisches Ding sehen, sondern man muss es sehen als Interaktion zwischen dem Gehirn des Menschen und seiner Reflexologie und der Gesellschaft". Das war nicht so eine große Gruppe, aber da haben diese Leute dazugehört – wir und vielleicht auch Herr Bergold, da Sie müssen mit ihm selber reden. Wir waren materialistisch orientiert mit einem marxistischen Hintergrund, aber für uns war die Veränderung der Gesellschaft nicht möglich ohne die Anwendung der pawlowianischen Konzepte in der Psychologie. Und das war eine Gruppe, die zwar politisch keine so große Rolle gespielt hat wie die anderen, die aber für die Verhaltenstherapie, glaube ich, wichtig war. Wir hatten auch gute Beziehungen zum Osten, ich hatte ja damals einen österreichischen Pass. Ich bin da herumgereist und konnte mit den Leuten reden. Die Pawlowianischen Konzepte waren Pflicht.

CD: Wo sind Sie herumgereist, in der DDR?

Prof. Dr. Niels Birbaumer: Ich arbeitete in der Akademie der Wissenschaften in Bratislava, das war in der Tschechoslowakei, und natürlich auch in der DDR. Die DDR hatte immer ein gespaltenes Verhältnis zur Verhaltenstherapie in dieser Zeit. Während das zum Beispiel in der Tschechoslowakei und in Ungarn ganz anders war. Das war dort die Regel.

CD: Wie war das denn da? Das ist mir überhaupt nicht bekannt.

Prof. Dr. Niels Birbaumer: Ja, das war die Regel, nicht dass sie dort Verhaltenstherapie praktiziert hätten. Pawlow war sozusagen Gesetz, was anderes war ja gar nicht erlaubt. Aber die haben viele Arten von Psychotherapie gemacht, die immer auf Pawlowianischen Grundlagen beruhten. Das hat man nicht Verhaltenstherapie genannt, weil der Begriff, der kam erst aus Amerika herüber. Was die gemacht haben, zum Beispiel in Bratislava oder auch in Budapest, das waren im Grunde genommen Verhaltenstherapien auf Pawlowianischer Grundlage, so würde man heute sagen. Für uns in Wien, wir haben dort gearbeitet, eng zusammengearbeitet vor 68. Dann kam der 68er Schock, das hat uns natürlich alle ein bisschen aus der Bahn gerissen. Aber wir waren am Anfang sicher eher sowjetorientiert.

Ja, das war unsere politische Linie, das hat sich überhaupt nicht gebissen mit den Studenten. Aber solche Leute wie Brengelmann, die haben da nicht mitgezogen, mit dem waren wir sehr gut befreundet alle, aber politisch ist er nicht mit uns gegangen. Man hat Brengelmann immer beschuldigt, dass er auf der rechten Seite gewesen sei, aber das stimmt nicht, Brengelmann war ein eher apolitischer Mensch. Aber er hat trotzdem mitgemacht, weil er gesagt hat, „Die Verhaltenstherapie ist die Zukunft der angewandten Psychologie".

CD: Haben Sie da auch irgendwelche Kontakte in die DDR gehabt, weil Sie gerade gesagt haben, das war ein bisschen zwiespältiger als in den anderen Ländern?

Prof. Dr. Niels Birbaumer: Ich weiß es nicht genau, da müssen Sie mit den Leuten selber reden. Ich hatte immer gute Kontakte zur DDR, die leben zum Teil noch, die Leute. Die können Sie auch noch befragen.

CD: Wer denn zum Beispiel?

Prof. Dr. Niels Birbaumer: Frau Richter-Heinrich hat als erste Blutdruckbiofeedback in Ostberlin gemacht, mit der haben wir sehr eng kooperiert. Dann Norbert Roth – Sie können ihn leider nicht mehr interviewen – er ist vor drei Jahren nach dieser ganzen Geschichte gestorben. Er war furchtbar engagiert. Dadurch wie diese Westler sich da aufgeführt haben, war er nachher kaputt. Ich vor allem hatte gute Kontakte, weil ich damals noch einen österreichischen Pass hatte und im Osten herumreisen konnte, die anderen Leute weniger.

CD: Durch den österreichischen Pass war es einfacher zu reisen als mit einem deutschen?

Prof. Dr. Niels Birbaumer: Na sicher, mit dem österreichischen Pass konnte ich überall hin. Ich konnte zum Beispiel von Berlin zu Fuß in die DDR gehen, das konnte kein Berliner. Insofern war ich frei beweglich und konnte mich da drüben bewegen wie ich wollte. Ich habe mir viele Anregungen aus dieser Pawlowianischen Ostsache geholt. Natürlich waren wir alle auch schon auf die Amerikaner fixiert, vor allem auf Skinner.

CD: Und in Ostberlin waren die Psychologen auch klinisch orientiert oder anwendungsorientiert?

Prof. Dr. Niels Birbaumer: Die DDR-Klinische Psychologie hatte wenig Chancen gegen die DDR-Ärzteschaft. Und die Ärzteschaft in dem kommunistischen System hat sehr darauf geachtet, dass die Psychologen ihnen nicht in den Kram pfuschen. Und deswegen hätten sie es gerne gemacht wie wir im Westen, aber die wurden behindert. Deswegen hat sich die Verhaltenstherapie drüben nicht so richtig entwickeln können, obwohl die theoretischen Grundlagen passender waren als hier. Die hatten nicht das Problem mit der Psychoanalyse.

Aus der politischen Schwierigkeit heraus hat sich die DDR an diesem Rogers'schen Blödsinn orientiert, mit diesem Gerede und an der Beratung. Sie durften nur beraten. Die Behandlung von kranken Menschen war den Ärzten vorbehalten. Das war den Psychologen offiziell nicht erlaubt. Und Frau Elisabeth Richter-Heinrich in Ostberlin war die erste, die Biofeedback in einer Klinik eingeführt hat, in der Hochdruck-Patienten behandelt wurden. Und sie hat gigantische politische Schwierigkeiten gekriegt. Also das ging fast so weit, dass sie ausgebürgert wurde. Sie hat immer gesagt, was sie dachte, das war auch ein Problem, aber sie hat auch fachlich große Probleme gekriegt, weil sie diese Grenzen nicht akzeptiert hat. Das Problem hatten wir hier nicht.

CD: Hm.

Prof. Dr. Niels Birbaumer: Und in München haben die zwei Gruppen eng zusammengearbeitet ...

CD: Jetzt muss ich noch einmal nachfragen, Sie waren da an der Uni oder?

Prof. Dr. Niels Birbaumer: Ich war an der Uni, nicht am Max-Planck. Ich war an der Uni mit Bergold, Tunner, am Anfang noch Frau Florin. Wir haben die Verhaltenstherapie dort aufgebaut und dann gab's die zweite Gruppe, die Psychoanalytiker, mit denen hatten wir keinen Kontakt. Und Görres war eine wichtige historische Figur, – von ihm werden Sie auch noch viel hören. Ich kann seine Motive nicht verstehen. Mir hat er einmal gesagt: „Wissen Sie, mir ist das völlig wurscht, ob Psychoanalyse oder Verhaltenstherapie ..."

CD: Das hat Görres gesagt?

Prof. Dr. Niels Birbaumer: Ja, Görres sagte: „Wenn ihr g'scheit therapiert, und Geld in den Laden rein bringt, ist mir das gerade recht, und mir ist diese ideologische Streiterei zwischen euch völlig egal." Und wir mussten arbeiten wie die Ochsen und Geld ranschaffen. Aber das war für uns nicht schlecht, muss ich sagen, erstens haben wir gut Geld verdient, damals waren die Gehälter noch nicht so wild. Er hat uns was abgegeben, wie viel weiß ich nicht mehr. Das steht aber in der Dokumentation drin, wie viel er uns gegeben hat, es war nicht dramatisch.

CD: Das ist mir ganz unbekannt, ehrlich gesagt.

Prof. Dr. Niels Birbaumer: Ja, das ist wichtig, weil ...

CD: Entschuldigung, dass ich sie unterbreche, aber wo kam das Geld denn her?

Prof. Dr. Niels Birbaumer: Von den Patienten.

CD: War das dann privat finanziert oder über die Kassen oder wie?

Prof. Dr. Niels Birbaumer: Nein, über die Kassen. Wir konnten sowohl privat als auch über die Kassen abrechnen. Görres war Mediziner, Professor für Medizin.

CD: Ach, das lief dann über ihn.

Prof. Dr. Niels Birbaumer: Das lief alles über ihn. Und er hat uns etwas abgegeben, sowie den Assistenzärzten, und zwar nicht wenig, ich weiß nicht mehr, wie viel das war. Ich muss sagen, so gut verdient habe ich noch nie. Aber wir hatten kaum Zeit für die Forschung, wir mussten die Forschung aufs Wochenende vertagen, weil er uns gezwungen hat, jeden Tag mindestens zehn Patienten zu therapieren.

CD: Welches Interesse war denn damit verbunden, so viel Therapie zu machen?

Prof. Dr. Niels Birbaumer: Ich glaube, es war Geldinteresse. Es ist sowohl für ihn etwas raus gesprungen, als auch für uns, als auch für das Institut. Also, das war, glaube ich schon, ein wichtiges Motiv, das Geld. Er war ein toleranter Mann und hat gesagt, er sieht da keine großen Unterschiede, Effizienz ist Effizienz. Die die beste Effizienz nachweisen, das ist für ihn recht, ob das Psychoanalyse oder Verhaltenstherapie ist, ist ihm egal, obwohl er selber ein gestandener Analytiker war. Ich habe keine schlechten Erfahrungen mit ihm gemacht, muss ich sagen. Wir haben dadurch irrsinnig viel gelernt, jeden Tag zehn Patienten therapieren, das ist wie auf einem Rossacker. Also fünf Jahre, bis er gegangen ... bis ich gegangen bin. Ich weiß nicht mehr wann das war, das finden Sie besser selber aus den Akten heraus.

CD: Das ging dann so ungefähr von 1970 bis 1975?

Prof. Dr. Niels Birbaumer: Ja, so ungefähr fünf Jahre. Ich bin dann weggegangen.

CD: Als Sie nach München kamen, gab es doch auch schon das Max-Planck-Institut?

Prof. Dr. Niels Birbaumer: Sicher, das gab es als ich gekommen bin. Ich hatte eine Stelle bei Görres. Brengelmann war berühmt dafür, dass er Leute, die Verhaltenstherapie machen wollen, nimmt. Und ich habe damals schon eine Stelle bei ihm gesucht, habe da schon gearbeitet an dem Max-Planck-Institut zusammen mit Herrn Gottwald. Mit ihm haben wir Autisten therapiert. Brengelmann hatte keine Stelle frei gehabt, und da habe ich kostenlos gearbeitet bei ihm. Und dann hat mir eben Görres eine Stelle angeboten.

Wir waren alle engstens befreundet. Und da hat man natürlich auch viel Wissenschaft zusammen betrieben, das war sehr aktiv. Es war wunderbar. Ich glaub, wir alle haben da viel gelernt. Der Brengelmann hatte Geld, er lud die Amis ein, die ganz Großen, Franks, Eysenck, Skinner, ja? Die Größten hat man im Max-Planck-Institut kennengelernt. Man konnte dann mit ihnen arbeiten, die haben uns gezeigt, wie das geht. Das hat alles Brengelmann organisiert. Also Leute wie Eysenck, den habe ich später durch ihn kennengelernt. Wir sind zum Hans gegangen und baten: „Hans, bitte lad' morgen den Eysenck ein" oder „Lad' morgen den Skinner ein". Dann stand der Skinner zwei Tage später auf der Matte.

CD: Und er hatte die Kontakte von seinem Auslandsaufenthalten gehabt?

Prof. Dr. Niels Birbaumer: Der hat die Kontakte aus England gehabt, er hat auch in Amerika unterrichtet. Brengelmann war ein guter Manager. Er hat uns phantastische Kontakte vermittelt. Er hat auch vermittelt, dass seine Leute rübergehen, alle seine Leute. Das war schon sehr wichtig. Wolpe war ständig da, dann der Kanfer. Das ist ein bisschen eine eigenartige Figur, er hat viel Geld auch da rausgerissen und hat wenig praktisches Zeug beigebracht, manche halten ihn für wichtig für die deutsche Verhaltenstherapie. Aber die wirklichen Anreger, wie soll man sagen ...

CD: Ja, wer war das denn?

Prof. Dr. Niels Birbaumer: Ha, schwer zu sagen. Ich glaube, das waren nicht die Begegnungen, die wirklichen Anregungen lagen in der Literatur. Damals hat man mehr auf Literatur gegeben als heute. Und Skinner war, glaub ich, für uns schon das Wichtigste. Weil er die besten Konzepte geliefert hat, wie man mit Schwerkranken umgeht. Das operante Konditionieren war immer etwas, was man klar nachvollziehen konnte und wo man etwas klar sagen konnte. Wir haben ja mit Schizophrenen auch zu tun gehabt und mit Autisten, da können Sie nicht mit den Leuten quatschen oder Psychotherapie betreiben, das geht ja nicht mit solchen Menschen. Skinner war eine große Sache.

CD: Welche Veröffentlichungen waren da die wichtigsten ...?

Prof. Dr. Niels Birbaumer: „Analysis of Behavior" war für uns natürlich wichtig, weil uns das eine Idee gegeben hat, wie man gestörtes Verhalten analysieren kann. Obwohl im Buch um Tiere geht, haben wir es im Grunde beim Menschen nachgemacht. Aber auch „Verbal Behavior" war für uns wichtig, weil man von Anfang an auch versucht hat, verbal zu konditionieren und sozusagen das Verhalten über Verbalverhalten zu ändern. Aber auch seine politischen Schriften waren nicht unwichtig. Die Bibel, was jeder von uns in der Tasche gehabt hat, war dieses kleine Taschentuch „About Behaviorism", wo er, so wie Freud in den drei Abhandlungen zur Psychoanalyse, die Kernsätze des instrumentellen Konditionierens darlegt. Und natürlich Pawlow! Aber Pawlow habe ich eher durch Sekundärliteratur kennengelernt, vor allem durch Eysenck und Rachman. Und Ferster und Skinner, das kennt man heute gar nicht mehr, wir haben ja Abende gehabt, wo wir nur Ferster und Skinner gelesen haben, das ist ein Wälzer von fast 1000 Seiten.

CD: Haben Sie gemeinsam gelesen in der Gruppe?

Prof. Dr. Niels Birbaumer: Ja, wir haben gemeinsam gelesen und haben dann diese verschiedenen Verstärkungspläne analysiert: Warum das geht, und warum das nicht geht, die alte Frage mit Bestrafung, unter welchen Umständen funktioniert Bestrafung und so weiter und sofort. Da gab es Leseabende, wo wir über Skinner wie die Pfarrer über der Bibel hockten, ja? Wie im Katechismus, „Stimmt das jetzt oder hat er das so gemeint". Das war alles sehr aktiv, das hat Brengelmann organisiert im Wesentlichen.

CD: Und wie hat sich das dann verändert? Wer war da alles bei dieser Gruppe dabei?

Prof. Dr. Niels Birbaumer: Schulte, Florin, Bergold. Tunner gehörte zu den Älteren. Warten Sie, wer war da noch am Max-Planck-Institut? Peter Gottwald, der Herr ... den können Sie auch noch interviewen, das ist auch eine ganz interessante Figur, ein Arzt.

CD: Der Herr Heyse?

Prof. Dr. Niels Birbaumer: Ja, der Herr Heyse. Der hat „Zwang" gemacht, der hat sich immer ein wenig abgesondert, dem waren wir immer ein bisschen zu, zu zu loose *[engl. ausgesprochen]*, also zu wenig sozial angepasst *(beide lachen)*. Nein, da war ein anderer, der Sexualtherapie hier in Deutschland eingeführt hat.

CD: Der Herr Kockott?

Prof. Dr. Niels Birbaumer: Kockott, der war auch immer dabei, der war ein großer Kumpan, der ist auch immer mit dabei gesessen. Der war sehr lustig. Kockott war auch vom Max-Planck-Institut. Das war es aber auch schon von den Münchnern. Das war die Kerntruppe. Und dann kamen immer mehr junge dazu, so wie Sie gesagt haben, Herr Bühringer und dann die Kockott-Sextruppe. Wie hieß diese Dame, die immer nur über Sex geredet hat, auch wenn wir nicht über Sex reden wollten?

Die ist auch bekannt. Ist ja egal. Dann kamen viele jüngere, unsere Studenten dazu, Herr Hölzl, der ist jetzt in Mannheim. Es wäre interessant, die Meinung über diese alte Gruppe noch einmal von den Jüngeren zu hören. Wer war denn dann noch in Deutschland, so viel gab es gar nicht, das waren nicht viele Leute. Wer später noch dazugestoßen ist, aber wirklich später und immer ein bisschen eine Außenseiterrolle hatte, war Herr Vaitl, der ist jetzt in Gießen. Biofeedbacktherapie, Entspannung, der hat aber die Verhaltenstherapiegeschichte nicht so richtig mitgemacht. Wer war denn dann noch in Berlin? Na, in Berlin war damals nichts.

CD: Es hat sich regional schon so vor allem auf München, auf Bochum und Münster konzentriert, glaube ich?

Prof. Dr. Niels Birbaumer: Ja, genau.

CD: Und in Hamburg?

Prof. Dr. Niels Birbaumer: In Hamburg war nichts. Hamburg, Düsseldorf, da gab es überhaupt nichts. Das ist alles dann erst später entstanden. Marburg gab es damals auch nicht, das ist erst entstanden, nachdem Frau Florin dahin gegangen ist. In den 70er Jahren mussten wir dann neue Studienpläne machen. Ich habe ja den Studienplan total umgeschmissen ...

CD: Da gab es die Hochschulreform in den 70ern.

Prof. Dr. Niels Birbaumer: Damals gab es die Hochschulreform, und wir saßen in den Studienreform-Kommissionen und haben dann das ganze Studium neu organisiert. Und so wie man das Studium heute sieht, das haben im Grunde wir damals organisiert. Das war keine Meisterleistung – muss man heute nachträglich sagen – , aber immerhin, es gab nichts davor. Ich musste hier kämpfen.

CD: Da waren Sie schon in Tübingen?

Prof. Dr. Niels Birbaumer: Ja, 1975. Und die Kollegen, die haben mich natürlich gesteinigt. Ich habe gesagt „Klinische Ausbildung, das ist das Zentrale, das wollen die Studenten“, neunzig Prozent der Studenten wollten das. Und dann habe ich das eingeführt, eine richtige klinische Ausbildung. Es sind wirklich neunzig Prozent der Studenten hingegangen, und die anderen hatten keine Studenten mehr. Dann kam die Gegenlawine: Ein paar Jahre später haben sie eine neue Studienreform-Kommission gegründet, da war der Herr Kaminski der Vorsitzende, und die haben das alles wieder zurückgeschraubt. So wie es jetzt ist, ist es ein Kompromiss.

CD: Ein Kompromiss in Bezug darauf, welche Größenordnung der klinischen Bereich einnimmt?

Prof. Dr. Niels Birbaumer: Ja, wir hatten ihm einen großen Bereich gegeben, weil es nichts anderes gab. Wir haben eben gesagt, die Studenten müssen etwas Praktisches lernen, die müssen ja später Geld verdienen. Wir haben das durchgesetzt. Das hat aber dazu geführt, dass die anderen nichts mehr zu tun gehabt haben, und natürlich die im Ministerium dann gesagt haben, „Wozu brauchen wir die anderen dann eigentlich noch?“. Dann kam diese neue Kommission, und die haben das wieder zurückgeschraubt. Sie haben die Studenten gezwungen, Berufspsychologie zu studieren und so Zeug, so wie es heute ist. Ich halte es für ein Desaster. Es ist mir mittlerweile wurscht. Ich bin deswegen aus der Psychologie „ausgetreten“. Der Studienplan der Psychologen ist ein Desaster, typisch Deutsch, alles muss gleich sein, alles muss einheitlich sein, ein jeder Student „muss“ ... Ja? Das war immer das Argument, „jeder muss immer alles“, die drei Fächer, die blödesten Fächer, die es gibt in der Psychologie, die Klinische Psychologie, die Berufspsychologie, und die Pädagogische Psychologie. Das sind die unproduktivsten Fächer, die müssen die Studenten studieren, gerade diese. Ich rege mich heute nicht mehr darüber auf, früher habe ich mich sehr darüber aufgeregt. Ich konnte das nicht verhindern, ich war zwar in der Kommission und habe versucht zu bremsen, wo man bremsen konnte, aber die Mehrheit hat Angst vor ihrer eigenen Arbeitslosigkeit gehabt.

CD: Vielleicht noch einmal zu der Gruppe zurück. Wie ging das denn mit der Gruppe weiter? Von der studentischen Generation wird das ja oft als Revolution bezeichnet, was in der GVT passiert ist.

Prof. Dr. Niels Birbaumer: Das ist nicht ganz unrichtig. Nicht Revolution im politischen Sinne, das war keine politische Revolution. Die haben uns halt abgehört. Das war wirklich so ein Trinkabend, und sie haben dann das Persönliche aufgenommen und veröffentlicht. Das gab natürlich einen Skandal. Eine große bedeutende Leistung, im Sinne einer revolutionären Leistung, war das nicht. Aber es hat bewirkt, dass sich die Gruppe letztlich ... Die Gruppe hat sich dadurch nicht aufgelöst, aber der politische Impetus war raus. Jeder von uns hat gesagt: „Ich engagiere mich da nicht für dieses Chaos.“ Und wir haben uns sozusagen der politischen Argumentation für die Verhaltenstherapie entzogen, also diese Kerngruppe, außer Herrn Schulte. Er hat mitgemacht, und positiv! Er hat sich immer bemüht, Kompromisse zu schließen usw.. Aber die Gruppe um Brengelmann, Tunner und ich, wir haben uns seit dieser Zeit zurückgezogen. Und dann hat sich ja dieser DBV aufgelöst.

CD: Das war dann 1976. Da sind dann die GVT und der DBV zusammengelegt worden.

Prof. Dr. Niels Birbaumer: Genau. Schulte war immer bemüht, das nicht auseinander brechen zu lassen. Aber faktisch ist es schon so, dass seit dieser Zeit die Kooperation über Verhaltenstherapie nicht mehr so lief, wie sie vorher lief. Wir haben uns noch privat getroffen, Herr Brengelmann und die Max-Planckler und wir, aber im Wesentlichen zu Forschungsfragen, zum Trinken natürlich und zum Feiern. Aber nicht mehr für Politisches. Das war schon eine Revolution. Keiner dieser Leute ... außer Bergold, der hat eine ganz gesonderte Entwicklung genommen. Er ist ja dann nach Berlin und ist da in ein Teil Fahrwasser geraten, das wir immer verurteilt haben.

CD: Sie meinen, dass er sich gemeindepsychologisch orientiert hat?

Prof. Dr. Niels Birbaumer: Ja, ja, das war für uns ein Schmarrn, wissenschaftlich nichts Greifbares. Das haben wir immer von oben her betrachtet. Ob gerechtfertigt oder nicht, das ist eine andere Frage, aber für uns war das ein Abschlittern ins seichte Fahrwasser.

CD: Aber als informeller Zusammenhang ist die Gruppe auch noch bestehen geblieben?

Prof. Dr. Niels Birbaumer: Die ist bis 1975 engstens bestehen geblieben, erstens waren wir sehr befreundet und zweitens haben wir gemeinsame Forschungsprojekte gehabt. Wir hatten ein großes Projekt über Angst von der VW-Stiftung, an dem die Max-Planck-Leute mitmachten. Das blieb weiter beieinander, nur diese politische Treffen fanden nicht mehr statt, man hat sich nicht mehr darum gekümmert. Brengelmann ist ein bisschen in dem Hintergrund gerückt, weil er ja an der Forschung direkt nicht beteiligt war, er wollte ja immer das Politische. Er wollte uns in sein politisches Fahrwasser mitreißen, und da gab es von uns große Widerstände, nicht gegen ihn als Person, aber wir wollten nicht in dieses rechte Polizeipsychologen-Fahrwasser. Er hat mit den obskursten Leuten Verbindungen aufgenommen, wir wussten nie genau was läuft. Dadurch ist er danach als Leitfigur der Verhaltenstherapie in den Hintergrund getreten. Diese sogenannte Studentenrevolution hat ihn am stärksten getroffen. Weil er an der Forschung nicht beteiligt war, er war ja an der praktischen Verwirklichung der Verhaltenstherapie interessiert. Und nach der Gründung dieser DGVT war das vorbei.

CD: Aber er hat doch dann das IFT gegründet?

Prof. Dr. Niels Birbaumer: Ja, aber das war seine Privatinitiative, uns war das immer suspekt. Wir wussten nicht, was da lief und dachten, „Schon wieder so eine private Organisation". Wir waren ja eher immer auf die Unis fixiert. Diese sogenannte Revolution oder was es auch immer war hat sicher bewirkt, dass sich diese Gruppe letztlich aufgelöst hat. Natürlich gehen Leute nach fünf Jahren meistens weg. Frau Florin war in Marburg und dann in Konstanz. Der Einzige, der blieb, war Tunner. Bergold und ich gingen weg, und dann ist das Ganze auseinander gefallen. Aber sicher hätte die Verhaltenstherapie in Deutschland eine andere Richtung genommen, wenn diese sogenannte Revolution nicht stattgefunden hätte. Ob eine gut oder schlechte, weiß ich nicht. Aber es wäre anders verlaufen.

CD: Könnten Sie das irgendwie beschreiben, wie es verlaufen wäre?

Prof. Dr. Niels Birbaumer: Das weiß ich nicht, ich sage das nur rein hypothetisch. Obwohl wir desorganisierte Charaktere waren, wollten wir – als Verhaltenstherapeuten – ein strenges Organisationssystem entwickeln, in dem alle gut empirisch gestützten, experimentell-orientierten, vor allem auch hirnphysiologisch basierten Richtungen der Psychotherapie vereint sind. Und dass man an den Universitäten eine Art Postgraduierten-Studium anbietet, mit dem DBV als externe Kontrollinstanz und mit Therapieformen, deren Effizienz nachgewiesen ist. Wir waren schon strikt positivistisch, obwohl wir links waren.

Man denkt immer, dass sich das nicht verträgt, das verträgt sich alles miteinander. Die Verhaltenstherapie wäre heute eine – in dem Sinn wie die Psychoanalyse – eine sehr viel enger gefasste Disziplin. Das war unser Plan. Wir wollten nicht, dass die Verhaltenstherapeuten alles behandeln, von der Sexualstörung bis zum Stottern, – so wie es jetzt ist. Für die wenigsten dieser Verfahren gibt es wirklich gute Theorien und wirklich gute Ergebnisse. Wir wollten eine beschränkte Indikationsliste. Eher eine in Richtung Medizin, wir wollten der Medizin Konkurrenz machen. Und ich war der Auffassung und bin es nach wie vor, dass die Psychologie nur eine Chance hat, wenn sie in einer Gesellschaft wie der unseren die politische Linie der Medizin geht, ob man das jetzt politisch will oder nicht. Und das hat sich ja jetzt, wie man mit der Psychotherapie-Gesetzgebung sieht, bestätigt. Das heißt, sie kann nur überleben, wenn sie der Gesellschaft am Röntgen orientierte Verfahren anbietet. „Wir bieten das und das, das hat die und folgende Wirkung und ist für diese Indikation. Du gehst zum Herr X. oder Frau Y., die macht das so wie der Röntgenologe, und du kannst dich mit einer 90-prozentigen Sicherheit oder 70 oder 80 darauf verlassen, dass da was rauskommt." So stellten wir uns das vor. Und nicht eine universelle Psychotherapie, wo Menschen dann dafür abrechnen. So haben wir uns das vorgestellt, aber so ist es heute nicht.

Anders wäre sie verlaufen, ganz anders – vielleicht besser, vielleicht schlechter. Diese Probleme, die jetzt auftreten, dass die Kassen nicht bezahlen, dass die Honorare sinken, dass die Leute ... Das ist natürlich eine Konsequenz der Problematik des Medizinsystems. Das habe ich publiziert und vorausgesagt, und wir haben das immer allen Leuten gesagt, dass sie das nicht tun sollen, aber das hat nichts bewirkt. Ich will auch mit der Bande nicht mehr so viel zu tun haben, sie lesen alle nicht mehr, entweder sind sie Analphabeten geworden, die Verhaltenstherapeuten, oder sie können nicht Englisch. Ich vermute eher das letztere. Denn die gesamte Literatur heute zeigt, dass die Medizin nicht mit chronischen Krankheiten zurecht kommt. Die Medizin kommt nicht zurecht mit chronischen Schmerzen, die Medizin kommt nicht zurecht mit Herz-Kreislauf-Erkrankungen, sie kommt nicht zurecht mit den meisten neurologischen Erkrankungen. Und die Verhaltenstherapie hat dafür zwar nicht ideale, aber die im Moment besten Alternativen anzubieten. Nehmen Sie zum Beispiel die Epilepsie: 300.000 Menschen sterben an Epilepsie, weil die Medikamente nicht wirken. Glauben Sie, einer dieser blödsinnigen Verhaltenstherapeuten kriegt seinen Hintern hoch und behandelt diese Leute, obwohl wir das seit zwanzig Jahren predigen?

CD: Was denken Sie denn, woran das liegt?

Prof. Dr. Niels Birbaumer: Oh, das liegt an vielen Gründen, natürlich auch an politischen Gründen: die Tatsache, dass diese Gruppe, die die deutsche Gesellschaft für Verhaltenstherapie begründet und betrieben hat, daran kein Interesse hatte; die sind auf die Linie Gemeindepsychologie, soziale Versorgung von psychopathologischen Störungen gegangen und zwar aus Bequemlichkeit. Und das war ein Grundfehler, ein Grundfehler. Das sage ich auch öffentlich: aus Bequemlichkeit, weil es natürlich einfacher ist, auf der Couch zu hocken und mit Leuten zu quatschen und dafür 120 Mark zu kassieren, als wenn ich einen Epileptiker behandle. Dann muss ich auch mal mit ihm ins Restaurant rennen, muss zuerst Technologie trainieren, muss die Eltern einbeziehen, muss die Geschwister einbeziehen. Das ist alles wahnsinnig mühsam, zeitaufwändig, das wollen die Herrschaften nicht. Es ist dasselbe passiert wie in der Psychoanalyse, genau dasselbe. Was machen sie heute? Sie reden. Und wie viele Verhaltenstherapeuten machen noch Verhaltenstherapie, wie sie Erfolg bringt? Die wenigsten. Deswegen ist die kognitive Verhaltenstherapie in Mode gekommen. Warum? Was heißt denn kognitiv? Kognitiv heißt für mich Quatschen.

Der Grundgedanke der Verhaltenstherapie, dass ich Verhalten nur ändern kann, indem ich die Kontingenzen des Verhaltens in der realen, sozialen Umgebung und die Physiologie ändere, dieser Gedanke ist verloren gegangen. Und daran trägt die DGVT in Deutschland die Schuld. Denn die haben das verschlafen und haben dann die politische Linie vorgegeben. Die führte zu dem, was jetzt passiert ist. Zwar finde ich das Psychotherapeutengesetz eine gute Sache, ein großer Verdienst auch vom Herrn Schulte, das ist gut, weil damit Psychologen endlich gesetzlich mal auch sozusagen als gleichwertige Partner der Ärzte fungieren. Aber das Resultat sehen wir jetzt. Über kurz oder lang wird niemand mehr bezahlen. Und jetzt ist es natürlich zu spät, das Rad zurück zu drehen, weil es keine ausgebildeten Verhaltenstherapeuten mehr gibt, die so etwas machen. Zeigen Sie mir jemanden, der Epilepsie behandelt. Ich kenne niemanden außer mein Institut. Oder jemanden, der wirklich in der Lage ist, einen chronischen Phantomschmerz oder einen chronischen Rückenschmerz ordentlich zu behandeln. Und das sind aber die Milliarden, die unser Gesundheitssystem verbraucht.

CD: Und den stationären Bereich, das ist wahrscheinlich auch ein kleiner Bereich, aber wie schätzen Sie das ein? Es gibt ja auch verhaltensmedizinische Kliniken.

Prof. Dr. Niels Birbaumer: Ja, da muss ich sagen, ich glaube, da ist die Entwicklung nicht so schlecht in Deutschland. In Italien zum Beispiel gibt es ja überhaupt nichts, nur Psychoanalyse. Also wenn ich jetzt schlecht über die deutsche Verhaltenstherapie rede, ist die deutsche Verhaltenstherapie auf der Welt immer noch eine der Besten.

CD: Da wollte ich auch gleich noch drauf zusprechen kommen, wie Sie die Entwicklungen international einschätzen.

Prof. Dr. Niels Birbaumer: Ich schimpfe jetzt über die deutsche Verhaltenstherapie, weil sie besser sein könnte, aber es ist ungerecht, was ich sage, wenn Sie es mit dem Rest Europas oder mit den Vereinigten Staaten vergleichen. Die deutsche Verhaltenstherapie hat sich internationalem Niveau am besten durchgesetzt. Dass das nicht funktioniert, ist eine andere Frage. Und dass sie langfristig eingehen wird, ist auch eine andere Frage, nur: wo anders gibt es sie überhaupt nicht. Wenn Sie Italien eine Phobie haben, kriegen Sie das falsche Medikament verschrieben und sonst gar nichts. Die meisten müssen dreißig Jahre Psychoanalyse machen, bis sie bankrott sind oder sterben.

Es ist gut hier, das muss man noch mal dazu sagen, es ist gut hier, aber es könnte eben besser sein. Dasselbe werden Sie vom Herrn Tunner hören, von den alten Pionieren. Da sind wir alle einer Meinung. Nicht, dass wir es besser gemacht hätten.

CD: Trotzdem ist es also so, dass Sie sagen, im internationalen Vergleich ist die Verhaltenstherapie doch etablierter. Was würden Sie denn sagen, was die wesentlichen Gründe und Schritte waren, die zu der Etablierung und Professionalisierung beigetragen haben?

Prof. Dr. Niels Birbaumer: Das ist schwer zu sagen. Es sind viele Faktoren. Ich muss ja wieder was Positives sagen über die Deutsche Gesellschaft für Verhaltenstherapie. Sie hat zwar die falsche Richtung vertreten, aber sie hat sich in den Ministerien und so weiter politisch ganz gut durchgesetzt. Dass die Gesellschaft hier existiert hat, ist für das, was jetzt da ist, sicher nicht schlecht gewesen.

Auch unser Rigorismus in der Ausbildung, ich bin zwar nicht autoritär im täglichen Leben, aber ich würde die Psychoanalyse als Studienrichtung verbieten, und das habe ich hier auch. Die Studenten haben gegen meine Maßnahmen demonstriert, weil ich die Psychoanalytiker rausgeschmissen habe – vorher habe ich demonstriert. Bei mir wird so ein Blödsinn nicht studiert, weil wenn ich damit anfange, dann muss ich die ganzen Irren, die ganzen Sekten, die herum rennen, auch unterrichten. Die Studenten wollten Rogers. Jetzt wollen sie diese Eye-Movement-Desensibilisierung, jedes Jahr einen neuen Blödsinn. Wir waren doch rigoros. Also so weit haben wir an das geglaubt, was wir da gepredigt haben, dass ich gesagt hab, „Bei mir läuft das, also Ausbildung in Psychoanalyse nicht, ihr müsst woanders hingehen“. Deshalb spielt das hier eine Rolle. Ich war im deutschen

Kollegium für psychosomatische Medizin, da haben sie mich zwar auch ausgepfiffen, aber die wussten, sie hatten einen Gegner. Die anderen kuschen alle vor der Psychoanalyse unter der Macht eines kleinen Teils der Ärzteschaft. Das brauche ich nicht, ich fühle mich mit der Mehrheit der Ärzteschaft solidarisch, mit den „Chirurgen", aber mit diesen Leuten nicht. Und wir sind in den 70ern aufgetreten und haben gelehrt: „Das ist effizient, und das ist nicht effizient, und das ist ein Schmarren."

Es spielt sicher auch eine Rolle, dass wir viel Publicity erreicht haben. Das merkt man heute, glaube ich, nicht mehr, aber wenn Sie sich die Geschichte anschauen: von einem Skandal zum Nächsten. Und das hat die Basis schon etwas verbreitert, dass man gemerkt hat, hier existiert eine Richtung, die sich noch dazu auf Fakten beruft. Das hatte eine starke Wirkung auf die Gehirne der Kassen, der Politiker usw.. Und da hat Brengelmann viel geleistet, der hatte Freunde im Ministerium. Die deutschen Verhaltenstherapeuten waren sicher anfangs rigoroser und weniger kompromissbereit in Bezug auf andere Psychotherapie-Richtungen als andere. Und das war gut. Und das ist nach wie vor gut. Mit Sekten soll man keine Kompromisse eingehen, außer sie beweisen, dass sie funktionieren. Dann habe ich überhaupt kein Problem.

Die Ausbildung, einer der ersten Studiengänge war, glaube ich, in Tübingen 1975. So ab 1976, 77 konnten die Studenten hier regulär Verhaltenstherapie studieren, und zwar nicht nur ein Seminar, sondern sechs Fallseminare.

CD: An der Uni?

Prof. Dr. Niels Birbaumer: Ja, an der Uni. Sechs Fallseminare gab es an meinem Institut, die wurden dann Psychoanalytiker– nicht alle, aber viele. Aber solange sie hier waren, wurden die gut ausgebildet. Sie haben gelernt, Verhaltenstherapie zu machen. Und das spielt eine Rolle, weil die Leute dann in Kliniken gegangen sind. Das war nicht einmal in England so. Es ist schnell eine politisch schlagkräftige Organisation in Deutschland entstanden, die Gesellschaft zur Förderung der Verhaltenstherapie, es wurde rasch die Ausbildung in Verhaltenstherapie als verpflichtend institutionalisiert.

CD: Im universitären Bereich?

Prof. Dr. Niels Birbaumer: Im universitären Bereich. Wir sind aber früher auch von Klinik zu Klinik gezogen. Wir sind ja Wanderprediger gewesen in den ersten Jahren, in Kliniken, in Niederlassungen: Wir sind mit unserem Paketchen durch die Gegend gefahren wie die Straßenverkäufer und haben Verhaltenstherapie angeboten.

CD: Wie war das denn in den Kliniken überhaupt?

Prof. Dr. Niels Birbaumer: Die Universitätskliniken nicht, die waren immer dagegen, aber die Kliniken auf dem Land, die waren alle offen, die wollten wissen worum es geht.

CD: Die waren doch analytisch orientiert?

Prof. Dr. Niels Birbaumer: Die waren alle analytisch orientiert, aber bei denen ging es um Geld. Die hatten Probleme mit schwierigen und chronischen Patienten. In einer Schwarzwaldklinik können Sie dem Oberarzt sagen, „Du hast fünf Zwangsneurotiker, die kannst du nicht auf die Couch legen, du musst schnell etwas machen, in den vier Wochen werden sie besser." Diese Herumreiserei und Predigertum, das hatte schon einen Effekt am Anfang. Und das waren ja nicht nur wir, das hat sich wie eine Lawine verbreitert. Wir haben Kurse gegeben, Wochenenden, was wir Zeit vertrödelt haben mit dieser Kursgeberei! Die Leute haben gemerkt, das geht, das funktioniert, die zeigen uns, wie es geht. Weil wir daran geglaubt haben, das merkt man. Ja, wir waren begeistert. Da glauben die Leute natürlich eher dran.

CD: Wo kam denn die Begeisterung her? Ich finde das schon ein Phänomen, so etwas findet man heute kaum noch, so eine Begeisterung im therapeutischen Bereich. Wo kam das denn damals her?

Prof. Dr. Niels Birbaumer: Wir haben gesehen, dass die Psychologie 100 Jahre die tollsten Theorien und Experimente gemacht hat, und niemand diese Goldgrube angebuddelt hat. Uns als Allgemein-Psychologen oder mir als mehr biologisch Orientiertem hat das Experimentieren Spaß gemacht. Und dann haben wir gesehen, da ist schon alles gemacht worden, wir brauchen es nur hernehmen, zum Patienten gehen und umsetzen. Es ist eine Tatsache, dass das 100 Jahre unterdrückt war, niemand was gemacht hat, und dass Leute wie Skinner nie wirklich etwas Praktisches gemacht haben, außer seine Tochter und ein paar Ratten in den Käfig gesperrt. Und wir waren jetzt die Ersten, die gesagt haben, „Burschen, die Psychologie ist gar nicht so blöd, wie Ihr denkt, die ist gar nicht so trocken, sondern da kann man viel damit anrichten, anrichten im positiven wie im negativen Sinn". Das hat mich schon begeistert ...

Damals hat das alle interessiert. Die Psychologen waren unbefriedigt, sie haben nach einer Rolle als Berufsgruppe gesucht. Hier waren wir und haben gesagt: „Das ist eure Rolle." Und das, glaub ich, hat dann diese ganze Lawine ausgelöst. Warum das in Deutschland war? Da spielt historisch sicher auch eine Rolle, dass nach dem Krieg alles kaputt war, dass man praktisch wieder von vorne angefangen hat. Die Psychoanalyse hat behauptet, sie sei von den Nazis zerschlagen worden, was eine blanke Lüge ist. Die meisten Psychoanalytiker sind in der Nazizeit hier geblieben und haben sich bestens mit den Nazis arrangiert. Die Einzigen, die gehen mussten, waren Juden. Das waren die wenigsten, das waren zwar die gescheitesten, die blöden Analytiker sind alle geblieben. Die Gescheiten mussten alle emigrieren. Und auf die paar Gescheiten hat sich dann die Psychoanalyse berufen, das tut sie heute noch, hat die Verhaltenstherapie diskreditiert und hat uns in die rechte, faschistoide Ecke gedrängt; „Ihr seid die Menschenmanipulierer und wir sind die von den Nazis Verfolgten" usw.

Diesen ganzen Schmarren, den finden Sie heute noch. Damit hat die Psychoanalyse versucht, sich in Deutschland wieder zu etablieren, aber das ist ihr nicht so gut gelungen, wie in anderen Ländern, in Italien zum Beispiel. Das einzige Land in Europa, das jetzt mit Deutschland gleichzieht, ist Spanien. Warum? Weil die Spanier bis vor Francos Tod in einem faschistischen Regime lebten, wo alles kaputt war, zerstört worden ist, auch die Psychoanalyse und dieser ganze Kram, und danach haben sie von vorne wieder angefangen. Und da haben sie vernünftigerweise das ergriffen, das etwas bringt. Und heute ist die spanische Verhaltenstherapie genauso weit wie die deutsche, noch nicht in der Gesetzgebung, aber in der Lehre; die Studenten lernen nur noch Verhaltenstherapie, mittlerweile mehr als bei uns. Aber Spanien ist eine große Ausnahme. Es ist doch eigenartig, dass es gerade in diesen beiden Länder, die unter dem Faschismus am meisten gelitten haben, so ist. Ich glaube schon, dass da ein Zusammenhang ist, das müsste man mal historisch untersuchen.

CD: Ja, haben Sie eine Idee dazu? Ich finde das auch sehr interessant. Was gibt es da, Ihrer Meinung nach, möglicherweise an Zusammenhängen?

Prof. Dr. Niels Birbaumer: Ich glaube schon, dass dies eine Rolle spielt, eine psychologische Rolle, dass wenn eine Gruppe sozusagen aller ihrer Funktionen entledigt wird ... Die Nazis haben alles kaputt gemacht, und nachher stand die deutsche Psychologie vor dem Nichts, nur mit Vollidioten, zum Teil heute noch. Die Gescheiten waren alle weg oder tot. Nach dem Krieg kam dann die Zeit des Schocks. Dann kamen auf einmal junge Leute in den 60er Jahren, wir waren ja links und wir sagten: „Jetzt setzt euch doch mal ... jetzt fangt doch mal neu an." Da war eine relative Tabula rasa hier, der Widerstand der Psychoanalyse war eher laberig, der war nicht groß, den hab ich oft aufgebauscht. Die meisten haben sich von mir gar nicht in Wut bringen lassen. Die haben sich eher zurückhaltend verhalten. Von daher hatten wir faktisch mit den Analytikern als Gruppe kaum Schwierigkeiten. Als etablierte Therapie für Geld, da hatten wir natürlich politisch gegen sie gewettert. Wenn ein System zerstört wurde, wenn die Leute nichts mehr haben, dann ist es leichter für eine Gruppe – so wie bei uns – mit einer neuen Therapie zu beginnen. Wir spürten den frischen Wind aus Amerika, den brachten wir hier herein. Das spielt schon eine Rolle in einem Land, in dem die Traditionen abgebrochen waren. In Italien war das nicht so, Italien hatte eine kontinuierliche Geschichte der Machtübernahme durch die Psychoanalyse. Und daran hat der Faschismus überhaupt nichts geändert, weil der italienische Faschismus eben „toleranter" war. Unter Mussolini konnte ein Psychoanalytiker genauso existieren, und wenn er Jude war erst recht, erst ab 1938 auf Hitlers Druck wurden italienische Juden verfolgt. Die Psychoanalyse hat den

Faschismus in Italien ohne jede Behinderung überleben können. Bei uns ist dagegen durch die Ermordung der Juden praktisch der Geist kaputt gewesen. Und die Psychologie auch. Ich glaube, dass das eine ganz große Rolle spielt. Und man war damals auch müde der Idioten in der Psychologie. Wer ist übrig geblieben in der Nazizeit? Nur die Dümmsten, die sich hier gehalten haben, und die sind wieder Ordinarien geworden, die haben wieder Ordinarien produziert, und wir haben ja heute die Urenkel dieser Leute zum Teil immer noch auf Lehrstühlen. Da ist auch etwas zusammen gekommen: Die linke Revolution, die gesagt hat, „Mit dem Deppenhaufen aus der Nazizeit wollen wir nicht, damit machen wir jetzt Schluss", die aber auf der andern Seite wieder unqualifizierte „linke Opportunisten" gefördert hat. Dieses Zusammenspiel der beiden historischen Linien zur selben Zeit, das müsste ein Historiker mal untersuchen, das ist nicht uninteressant.

Ich habe einmal eine Vorlesung gehalten über die Geschichte der Nazizeit, ein Berliner hat ein Buch geschrieben ...

CD: Den Ulfried Geuter meinen Sie vielleicht?

Prof. Dr. Niels Birbaumer: Ja, er hat ein Buch geschrieben, wo er das sehr gut dokumentiert hat. Er ist jetzt Journalist in Berlin. Er hatte sehr gut recherchiert. Da sehen Sie eben auch, dass nach dem Krieg wirklich ganz wenige Leute übergeblieben sind, und die alten Nazis blieben alle auf Lehrstühlen. Rohracher, mein Lehrer, war der Einzige, der nach 1945 gesagt hat „Bitte, mein Lehrstuhl gebührt mir gar nicht". Weil Bühler, der mit seiner Frau, die Jüdin war, auswandern musste, verdiene den Lehrstuhl. Und Rohracher war der einzige Psychologe, der nach dem Krieg sagte: „Hier ist mein Lehrstuhl, da gehört der Bühler drauf". Die anderen, die sind alle fest auf ihrem Hintern gesessen, und haben nichts getan. Niemand kam zurück. Der Einzige, der zurückkam, war Bondy, glaub ich, in Hamburg, sonst niemand. Alle anderen blieben drüben, einschließlich Bühler. Und die Folge davon ist, dass die deutsche Psychologie ins Nichts gestürzt ist, geistig ...

Nach wie vor ist die Psychologie verglichen mit den Holländern, den Engländern weniger aktiv und erfolgreich, trotz des vielen Geldes, das bei uns für die Psychologie ausgegeben wird. Der Grund liegt nicht darin, dass die Deutschen blöder sind, sondern dass sie in der Nazizeit verblödet sind. Davon haben sich die Deutschen immer noch nicht erholt, die Psychologie speziell. Die Biologen wurden nicht ausgerottet. Aber bei uns ist das ein Desaster. Und zu dem Desaster haben wir auch beigetragen, 68, das muss man nachträglich sagen, indem wir diesen politischen Umsturz benützt haben, um wiederum insuffiziente Leute auf Stellen zu hieven. Ja, Leute, die links waren, bekamen diese Stellen, weil sie links waren, und die sind natürlich wissenschaftlich genauso insuffizient wie die Rechten. Das war ein Fehler, unser Fehler. Also wenn ich uns sage, meine ich die damaligen linken Studenten, spätere Professoren. Das waren ja nicht wenige. Schauen Sie nach Berlin, das wissen Sie selbst, die würde heute niemand mehr einstellen, solche Leute. Aber damals ging alles. Die Unproduktivität der Verhaltenstherapie in Deutschland, trotz dieser idealen Voraussetzungen, ist auch auf diesen Fehler zurückzuführen. Und da müssen wir uns selber an die Brust klopfen. Wir waren damals einfach links verblendet. Wir haben geglaubt, wir müssen die Uni umbauen. Was daraus geworden ist? Derselbe Blödsinn wie vorher war. Ja? Es ist zu spät.

CD: Jetzt habe ich noch eine abschließende Frage. Welche Themen oder Aspekte, Punkte, über die wir jetzt noch nicht gesprochen haben, halten Sie noch für wichtig?

Prof. Dr. Niels Birbaumer: In der Geschichte, meinen Sie jetzt?

CD: Wichtig für die Geschichte der Verhaltenstherapie in der Bundesrepublik. Und vielleicht auch wichtig für die Geschichte der DGVT.

Prof. Dr. Niels Birbaumer: Was Sie erforschen sollten, ist die Rolle der sogenannten kognitiven Verhaltenstherapie. Ich glaube, dass das primär auf die Kurse von Herrn Kanfer zurückgeht. Der hat eine Kursaktivität entfaltet, vor allem in Münster. Da war ich nicht beteiligt. Und das, glaube ich, müssten Sie einmal sehen, wie die Rolle von Kanfer war. Ich habe es einmal angehört, für mich war das inakzeptabel. Welche Rolle er gespielt hat, weiß ich nicht. Er hat auch in Wien studiert und musste als Jude fliehen.

CD: Ach, er hat da schon studiert? Ich habe gedacht, er ...

Prof. Dr. Niels Birbaumer: Jedenfalls kannte er Rohracher. Diese Richtung der kognitive Verhaltenstherapie, die zum Teil auch unser Freund Schulte und andere vertreten haben, die hat ja hier Fuß gefasst, und ist ja, so weit ich das aus der Distanz sehen kann, jetzt dominierende Richtung in der Verhaltenstherapie. Kanfer hat wohl einen großen Einfluss hier in Deutschland gehabt.

Wie ich Ihnen schon sagte, ich halte das für eine Katastrophe. Sowohl politisch wie auch wissenschaftlich wie auch für die Patienten halte ich es für eine Katastrophe. Das sollte man historisch einmal aufarbeiten, wie es zu dieser Katastrophe kommen konnte, dass eine Therapierichtung oder eine Therapieform, die ja genau gegen die Kognition angetreten ist ... Wir haben ja gesagt, „Das Denken spielt eben keine so große Rolle wie ihr glaubt, die sozialen Kontingenzen sind sehr viel wichtiger und ihr müsst *da* eingreifen, um die Menschen zu ändern und nicht mit Reden." Und nun wird genau das wieder die dominierende Richtung. Die Verhaltenstherapie hat sich praktisch selber aufgelöst auf diese Art und Weise. Denn die heißt ja nicht umsonst Verhaltenstherapie, sonst könnte sie ja kognitive Therapie heißen. Und die Indikationsstellung für kognitive Verhaltenstherapie ist extrem eng. Wenn Sie überlegen, bei was wirkt es? Bei der Depression wirkt es, keine Frage, genauso wie die Tabletten. Und alle geben Tabletten, niemand macht Verhaltenstherapie, die wenigsten. Und sonst, wo ist eine Indikation? Alle anderen Verhaltenstherapieformen bei Störungen wie Angst, Zwang, nennen sich heute kognitive Therapie, aber was machen die? Konfrontationstherapie. Und die Posttraumatic Stress Disorders, das ist jetzt große Mode, werden genauso behandelt, wie wir sie vor dreißig Jahren behandelt haben. Da hat sich nichts geändert. Durch Reden kann ich einen Menschen, der gefoltert wurde, nicht überzeugen, dass das eigentlich ganz nett war. Nein, das geht nicht. Die Indikation für die kognitive Verhaltenstherapie ist extrem eng, weil ich die meisten dieser Störungen medikamentös besser behandeln kann. Wie konnte es dazukommen, dass die Couch wiederum zum beliebtesten Therapieort der Verhaltenstherapeuten wurde, von denen wir sie ja wegtreiben wollten? Wo wir gesagt haben, ihr müsst jetzt aufstehen und was machen, endlich. Nicht nur Reden oder uns den Sexualdreck der Psychoanalytiker anhören! Dass das jetzt wieder die Hauptrichtung wird, wie das historisch passieren konnte, ist mir nicht klar. Und da glaube ich, hat die Faulheit des Menschen generell eine Rolle gespielt, dass er gern sitzt und für das Sitzen Geld kriegt. Aber das ist primitiv.

Viele deutsche Psychologen haben eine Abneigung gegen das Weltbild Skinners und Pawlows, dass der Mensch eine Hierarchie von Reflexen ist. Diese Abneigung des deutschen Idealismus, die schon seit 200 Jahren hier herrscht, die kommt da wieder durch. Warum sind denn die Deutschen solche Idealisten gewesen, was letztlich zum Nationalsozialismus geführt hat? Warum sind es immer die Deutschen, die solchen Leuten wie Schelling usw. hinterher rennen? Die faseln von irgendwelchen mythischen Interaktionen und nicht konkretes Denken und Handeln. Ich fürchte, dass diese traurige Tradition der Deutschen auch für die Psychologen zutrifft. Das führt dann wieder zu der Sitztherapie. Und das ist das Ende der Verhaltenstherapie. Die Medizin lacht sich schief. Ich bin jetzt in einer medizinischen Fakultät, aber welcher Mediziner interessiert sich heutzutage für Angsttherapie? Wirklich keiner. Die machen das alles selber. Und eine kognitive Therapie bei Angstpatienten, das kann jeder lernen, das kann ich einer Studentin im ersten Semester beibringen, das ist doch keine Wissenschaft. Das wäre wichtig zu sehen, warum das so Fuß gefasst hat. Es sind viele Faktoren, die da zusammen gespielt haben. Die Linken konnten sich komischerweise nie von der Abneigung gegen Skinner und Pawlow lösen. Gegen alles Biologische, das war ihnen zu determiniert. Trotz des dialektischen Materialismus, der eigentlich ihre Grundideologie hätte sein müssen, war ihnen die biologische Physiologie höchst suspekt. Sie haben viel lieber auf diese schwammigen idealistischen Konzepte der Denkpsychologie zurückgegriffen. Lazarus, der hat ihnen imponiert, Beck, ja dieses ganze Zeug, Erfindungen von Psychotherapeuten. Skinner ist heute noch ein Schimpfwort in der Psychologie. Das ist schlimm. Das lässt sich nun nicht ändern.

Naja, das werden Sie ja herausfinden, wenn Sie mit den anderen reden. Aber die anderen haben eine andere Meinung, weil die anderen sind alle nicht biologisch orientiert. Ich war der einzige in dieser Gründungsgesellschaft, der biologisch orientiert war. Und natürlich habe ich dadurch eine extreme Einengung auf die medizinischen Erkrankungen, den die anderen einfach nicht hatten, weil sie die Patienten nicht gesehen haben. Aber dafür bräuchte man die Verhaltenstherapie, gerade für diese Krankheitsbilder. Da hätten sie gut zu tun, und da würden die auch Geld verdienen. Das ist das Absurde, dass man sich auf das stürzt, woran man bankrott geht. Das, wo sie Geld verdienen können, das interessiert sie nicht.

CD: Vielleicht ändert sich das noch.

Prof. Dr. Niels Birbaumer: Ich glaube nicht, nein. Nicht zu meinen Lebzeiten. Dazu ist das zu weit gegangen. Die Studenten sind ja nicht ausgebildet dazu. Psychologiestudenten kommen ja zu mir gar nicht mehr, es kommen ja nur Mediziner und Biologen und Physiker.

CD: Ja, dann machen wir hier Schluss. Ich danke Ihnen für dieses Interview.

Biographische Angaben

Prof. Dr. phil. Niels Birbaumer
geboren 1945 in Ottau/Tschechoslowakei
Professor (C 4) und Direktor des Institutes für Medizinische Psychologie und Verhaltensneurobiologie der Universität Tübingen (seit 1993)

Ausbildung und beruflicher Werdegang

1963–1969 Psychologiestudium an der Universität Wien
1969 Promotion (Dr. phil.) an der Universität Wien (Psychologie)
1969–1975 Wiss. Mitarbeiter am Institut für Klinische Psychologie der Universität München
1975 Habilitation in „Physiologische Psychologie“, Universität München
1975 Annahme eines Rufes für das Ordinariat Klinische und Physiologische Psychologie der Universität Tübingen
1979–1980 Visiting Professor, University of Madison, Wisconsin
1986–1988 Beurlaubung auf Full-Professorship der Pennsylvania University
SS 1989 Visiting Professor, University of Hawaii at Honolulu
1990–2000 Professore stranieri, Università degli Studi di Padua, Italien
seit 1993 Ordinariat für Medizinische Psychologie und Verhaltensneurobiologie in der Fakultät für Medizin der Universität Tübingen
seit 2000 Direktor des Center for Cognitive Neuroscience, University of Trento, Italien

Hauptarbeitsgebiete

Neuroprothetik (Brain-Computer-Interfaces), Neuroimaging von Lernprozessen und Emotionen, Verhaltensmedizin in der Neurologie, Neurobiologie chronischer Schmerzen, Neurobiologie von Lernprozessen und Plastizität des Gehirns

Mitgliedschaften und Ehrungen (Auswahl)

Mitglied der Akademie der Wissenschaften, Mainz
1995 Gottfried-Wilhelm-Leibniz-Preis der DFG
1995 Deutscher Psychologie-Preis
1992 und 1999 Deutscher Schmerzpreis
2000 Forschungspreis für Neuromuskuläre Erkrankungen
2000 Wilhelm-Wundt-Medaille der Deutschen Gesellschaft für Psychologie
2001 Albert Einstein World Award of Science

Herausgebertätigkeiten

Mitherausgeber wissenschaftlicher Fachzeitschriften (*Psychophysiology, European Edition, Cognitive Processing, J. Neurorehabilitation and Neural Repair*)

Mitarbeit in Organisationen und Gremien (Auswahl)
1992–1996 Fachausschußvorsitzender der Deutschen Forschungsgemeinschaft (DFG) für Psychologie
2004–2005 Präsident der Society for Psychophysiological Research (SPR)

Publikationen (Auswahl)

Birbaumer, N.: A brain-controlled spelling device for the completely paralyzed. *Nature 398,* 297–298, 1999.

Birbaumer, N.: Effects of regional anesthesia on phantom limb pain are mirrored in changes in cortical reorganization. *The Journal of Neuroscience 17,* 5503–5508, 1997.

Birbaumer, N.: Rain Man's revelations. *Nature 399,* 211–212, 1999.

Birbaumer, N. (1973). Neuropsychologie der Angst. *Fortschritte der Klinischen Psychologie, Bd 3.* München: Urban & Schwarzenberg Verlag.

Birbaumer, N. (1975). *Physiologische Psychologie.* Berlin, Heidelberg, New York: Springer-Verlag.

Birbaumer, N. & Kimmel, H. (Eds.) (1979). *Biofeedback and Self-Regulation.* Hillsdale, NJ: Lawrence Erlbaum Ass.

Miltner, W., Birbaumer, N. & Gerber, W.D. (1986) *Verhaltensmedizin*. Heidelberg, New York: Springer-Verlag.
Birbaumer, N. & Schmidt, R.F. (1990). *Biologische Psychologie*. Berlin, Heidelberg, New York: Springer-Verlag. 2nd ed. 1991, 3rd ed. 1996, 4 th ed. 1999, 5th ed. 2003, 6th ed. 2006.

Kontaktadresse

Institute of Medical Psychology
Gartenstraße 29
72074 Tübingen
E-Mail: niels.birbaumer@uni-tuebingen.de

Prof. Dr. mult. Georg Hörmann

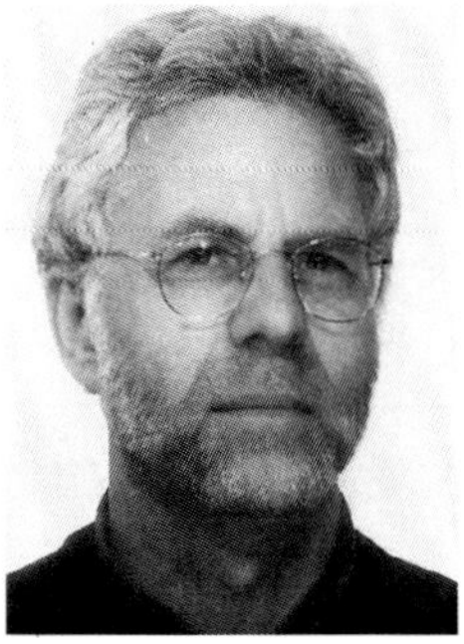

Interview am 07.10.2001 in Bamberg

Christine Daiminger: In welchem Kontext haben Sie die Verhaltenstherapie kennen gelernt?

Prof. Dr. mult. Georg Hörmann: Ja, das kann ich Ihnen genau sagen.

CD: ... Wann, wo war das? Was war daran für Sie interessant, was hat die versprochen, und was war damals vielleicht für Sie auch schon problematisch *(lachend)?*

Prof. Dr. mult. Georg Hörmann: Ich habe damals von 71 bis 75 Psychologie in Münster studiert und habe da Diplom gemacht. Und in diesem Studium der Psychologie in Münster war die Verhaltenstherapie ein Schwerpunkt, stellvertretende Namen sind: Schulte ... er kommt ja aus Münster und ist jetzt in Bochum, dann waren Dirk Zimmer und Peter Fiedler damals in Münster. Mit Peter Fiedler habe ich dann auch wissenschaftlich Einiges gemacht. Wir haben versucht, verhaltenstherapeutische Vorgehensweisen und sozial-kognitive Elemente auf soziale Probleme anzuwenden. Die DGVT-Schrift: „Verhaltenstherapie und Sozialarbeit" war damals mit Peter Fiedler zusammen. Da war große Aufbruchstimmung, die Verhaltenstherapie ist als das Modell in der klinischen Ausbildung gesehen worden.

Das war ein Schwerpunkt im psychologischen Institut in Münster, und die Leute dort – wie Peter Fiedler, Dirk Zimmer und Dietmar Schulte – sind dann auch renommierte Repräsentanten der Verhaltenstherapie geworden. Und sind es bis heute noch. Auch etwa Gisela Bartling damals, die das weiterentwickelt hat, was bei Schulte damals die Verhaltensanalyse war: dieses berühmte Schema, das er hatte. Wir mussten auch Klausuren nach dem Schema schreiben damals. Dann ist es in die kognitive Richtung weiterentwickelt worden, diese Problemanalyse, das habe ich alles mitverfolgt damals. Die Bekanntschaft damit war also vom Studium her ganz naheliegend. Und ich fand das sehr interessant, für mich war es ein Versuch: In der Verhaltenstherapie hat man auch stark die gesellschaftlichen Einflüsse, und Einflüsse der Umwelt miteinbezogen. Das war für mich das Interessante, ja? Nicht nur die intrapsychischen Verarbeitungsformen wie in den psychoanalytischen oder psychodynamischen Konzeptionen, sondern dass also dort auch ein Kontext mitthematisiert wird. Ich habe das später immer wieder so begründet. Wir haben die

Verhaltenstherapie in Anführungszeichen für etwas Fortschrittliches gehalten *(lachend)*. Das zur Bekanntschaft mit der Verhaltenstherapie.

CD: Und war eigentlich die Frau Kemmler damals an dem Institut?

Prof. Dr. mult. Georg Hörmann: Die war auch da, ja. Die Frau Kemmler hat Diagnostik gemacht, die haben wir natürlich auch gehabt. Sie hat das auch gefördert, aber sie war mir in der Verhaltenstherapie nicht so besonders aufgefallen, weil sie viel mehr die klassische Diagnostik und die Erziehungsberatung und den ganzen Bereich gemacht hat. Aber Sie haben Recht, sie hat die Klinische Psychologie vertreten, der Lehrstuhl hieß auch so, aber wir haben das speziell bei Zimmer und bei Peter Fiedler gemacht. Das waren die wissenschaftlichen Mitarbeiter, die waren noch jung und irgendwie dynamisch. Es war da noch der neue Schwung, der da hinein kam. Sie hat diese Entwicklung aber sehr geduldet und auch gut gefördert, das muss man ihr zugute halten. Aber für mich ist sie selber eher in diagnostischer Hinsicht in Erinnerung geblieben.

CD: Und wie haben Sie dann die GVT oder DGVT kennen gelernt, Sie haben ja wahrscheinlich, wenn Sie in Münster waren auch die GVT kennen gelernt?

Prof. Dr. mult. Georg Hörmann: Ja, ja, ja. Ich glaube, es gab damals in Münster auch eine andere Richtung, so von den Schulen: Gesprächspsychotherapie, vertreten durch Bommert zum Beispiel, und da war ja auch die Frau Kemmler ... die in der Richtung schon auch zugeordnet war.

Und die GVT, da war natürlich naheliegend, dass man versucht hat, zu gucken: wer vertritt das, man musste das ja erst etablieren und darstellen in der Psychoszene. Die haben interessante Kongresse und Tagungen gemacht. Da war es sehr naheliegend, dass man dort in einem größeren Rahmen versucht hat, das zu diskutieren. Soweit ich weiß, waren die Berliner Kongresse dann Pflichtprogramm, die berühmten Kongresse, wo man hinpilgern musste, Rostlaube oder sonst wo hin, nach Berlin: Das war eine Art gesellschaftliches Pflichtereignis, wo man gar nicht ausweichen konnte. Das war gewissermaßen die Sozialisation, dass man in der DGVT und bei den Kongressen versucht hat, das Ganze weiterhin zu verfolgen. Und das ist ja heute immer noch eine gewisse Pflichtveranstaltung *(lachend)*, wo man hinpilgern muss.

CD: Ist das immer noch so?

Prof. Dr. mult. Georg Hörmann: Ja, das ist wirklich erstaunlich. Ich überlege es mir immer sehr sorgfältig. Im Moment habe ich nicht mehr Zeit gehabt. Aber normalerweise, wenn es nicht ganz quer kommt ... Bisher war das immer schlecht in Bamberg: Bei uns war Semester, da konnte ich nicht hinfahren, es war einfach aus diesem Grund ... Wir hatten ja bis Ende Februar Semester, das kann ich nicht ausfallen lassen, das hat immer eine Woche gedauert. Aber jetzt, seit das Semester in Bayern wieder angepasst worden ist, hatte ich schon prompt überlegt, ob ich wieder zum Kongress nach Berlin hinfahre, auch ein tolles Thema diesmal: diese Gentherapie. Das ist für mich auch wieder der Hinweis darauf, dass sie versuchen, die sozialwissenschaftliche Orientierung doch noch etwas zu behaupten – mit allerhand Modifikationen und Wandlungen, das ist ja erkennbar. Ja? Das war die Sozialisation.

CD: Was fanden Sie denn damals interessant an der GVT? Oder wie sind Sie denn da eingestiegen? Soweit ich weiß, waren Sie auch mal in der Redaktionskommission?

Prof. Dr. mult. Georg Hörmann: Ja, ja richtig. Es gab doch irgendwie zwei Verbände bevor die zur DGVT vereinigt worden sind, wobei ich nicht mehr weiß, wie der andere hieß...

CD: DBV hieß der.

Prof. Dr. mult. Georg Hörmann: DBV. Genau Deutscher Berufsverband ... oder so etwas. Der eine war eher ständisch, stärker standespolitisch orientiert und der andere gesellschaftspolitisch, wenn man so sagen mag. Und dann haben Sie sich vereinigt zur DGVT. Das fand ich auch ganz glücklich dann, dass sie versucht haben – wie es damals üblich war –, einen sozialwissenschaftlich orientierten Verband zu machen, der nicht nur Standespolitik betrieben hat. Das hat mir sehr imponiert ... Ich weiß gar nicht, wann die Vereinigung zur DGVT war? Die war glaub ich ...?

CD: 76.

Prof. Dr. mult. Georg Hörmann: 76 habe ich gerade Examen gehabt. Das war genau die Zeit, wo ich dann natürlich schon in der DGVT war und offensichtlich bin ich auch eingetreten, sonst hätte ich ja nicht Mitglied der Redaktionskommission sein können. Ich weiß gar nicht mehr, wann das war...

CD: Ich weiß nicht, ob man da Mitglied sein musste, wahrscheinlich muss man da Mitglied sein, wenn man in einer Kommission mitgearbeitet hat?

Prof. Dr. mult. Georg Hörmann: Doch, ich war schon Mitglied, das weiß ich ganz sicher. Ich hatte mir das auch überlegt, also das war genau der Punkt: Bei dem DBV wäre ich nicht Mitglied geworden, aber das war dann bei der GVT gewesen. Die haben ganz einfach so ... – wie kann man sagen – also Selbsthilfe-Broschüren gemacht, wenn man das so sehen kann, ohne die professionellen Aspekte. Damit die DGVT öffentlich auch Einfluss nehmen kann, dass man etwas bewirken und sich beteiligen konnte, da war das eigentlich im Grunde genommen naheliegend. Dieter Kleiber war auch in Münster gewesen, der hat damals auch Psychologie studiert. Das war sicherlich auch etwas, in das man über Kontakte und persönliche Bekanntschaften mehr oder weniger hineingeschlittert ist. Das war nicht so großartig, dass man sich da irgendwie aktiv bemüht hat. Das war einfach so, hat sich so ergeben.

CD: Ja, gut aber wieso hat es sich gerade ergeben, in die GVT zu gehen, und warum hat es sich nicht so ergeben, zum Beispiel in den BDP zu gehen?

Prof. Dr. mult. Georg Hörmann: Das war undenkbar.

CD: Ja?

Prof. Dr. mult. Georg Hörmann: Das war also wirklich undenkbar damals...

CD: Wieso war das denn undenkbar?

Prof. Dr. mult. Georg Hörmann: Ja, ja genau so etwas wie beim Verband der Deutschen Verhaltenstherapeuten. Weil ich dachte immer, was mir sehr gut gefiel war, dass sie sagten „Psychologie ist eine Gesellschaftswissenschaft", das sei ja auch dem Modell der Verhaltenstherapie angemessen. Stichpunkt „Krankheit als Mythos" zum Beispiel: Das war dieser berühmte Titel des Buches von Szasz auch, ja? Und das war der Versuch, nicht nur zu pathologisieren, nicht nur zu psychopathologisieren in Störungsformen, sondern dass man weiß: Das sind Verarbeitungsformen gesellschaftlicher Phänomene, die eine Rolle spielen. Für diese Gedanken hat die DGVT natürlich ein hervorragendes Feld geboten. Ich habe es nachher nicht mehr verfolgt mit welchen Winkelzügen und Schwierigkeiten sie dann zu tun hatten. Aber man kann fast schon sagen, dass sie das im Rahmen der Anerkennungsdebatte als Psychotherapeuten zum Beispiel aufgegeben haben. Das war ja eine Kapitulation vor den gesellschaftlichen Notwendigkeiten.

Aber ursprünglich war das ganz vehement, dass sie gesagt haben, das medizinische Modell ist im psychischen Bereich nicht haltbar. Und da war dann die Verhaltenstherapie das ideale Modell: Die sagte, also selbst in dem primitiven, naiven Modell dieses Klassischen und Operanten Konditionierens, bestimmte Dinge werden gesellschaftlich auch verursacht und bedingt. Da war die Verhaltenstherapie eine hervorragende Möglichkeit, man konnte das in dem Modell auch erklären. Dann gab es Leute, wie Keupp und andere, die damals sicherlich sehr einflussreich waren und das propagiert haben. Das war eine Antithese und ein Versuch, die Verquickung von Gesellschaft und sozialen und psychischen Verhaltensweisen nachvollziehbar zu machen. Ja? Das war es wohl.

CD: Und würden Sie sagen, dass die DGVT für die Antithese auch die institutionalisierte Form war?

Prof. Dr. mult. Georg Hörmann: Ja, die Etablierteste, das war praktisch die Einzige. Wenn man die Landschaft von damals anschauen würde: Ich hätte nicht gewusst, wo also das ähnlich vertreten worden ist. Und sie ist ihrem Anspruch lange treu geblieben, also erst mal Selbsthilfecharakter, nicht nur diese ständische Orientierung, sondern auch diese gesundheitspolitische Orientierung. Und das war schon für mich sehr attraktiv. Damals.

CD: Sie waren dann auch in der Redaktionskommission, haben Sie vorher oder später auch noch andere Funktionen übernommen?

Prof. Dr. mult. Georg Hörmann: Das war ausreichend Arbeit, also das war ... Wir haben ja immer mehrmals unsere Sitzungen gehabt, manchmal in Bremen oder sonst wo, haben viel fahren müssen, haben dann diese Hefte koordiniert und dann Manuskripte akquiriert und gesammelt und Ähnliches.

CD: Gab es damals eigentlich schon den Verlag?

Prof. Dr. mult. Georg Hörmann: Das war der Steinbauer, von dem die herausgebracht worden sind, das war kein dgvt-Verlag, das war der Vorläufer. Da hatten wir eine hervorragende Ansprechpartnerin. Ich glaube, das war ein Familienunternehmen, die hießen immer nur „die Steinbauer". Im Wesentlichen war da im Hintergrund eine Frau Steinbauer, die im Familienbetrieb alles hervorragend gemanagt hat, auch die Manuskripte, die wir hinschickten und das Heft. Das lief also wirklich ganz unproblematisch und ganz hervorragend. Auch mit dem zeitlichem Rahmen: Wie das damals war, sind wir alle auch ganz chaotisch gewesen, und die hat das immer ... Ich war immer erstaunt, dass die Hefte herauskamen, und dass das klappte. Das war für mich immer ein Wunder. Das klappte immer, ein Heft kam raus und so weiter. Fast hätte das ja gar nicht herauskommen können bei dem Chaos *(beide lachen)*. Ja? Und das war immer die berühmte Frau Steinbauer, ich habe sie nie persönlich kennen gelernt, aber das war immer die graue Eminenz im Hintergrund, in dem Sinne „Die wird das schon richten". Die hat das immer mit einer pragmatischen und bodenständigen Art geregelt, das fand dich toll. Das lief auf Grund dieser Beziehung, die war immer gut. Wenn es Probleme gab, dass bestimmte Artikel nicht da waren oder Hefte, hat sich alles immer hervorragend unbürokratisch regeln lassen, das hat uns auch viel Arbeit abgenommen. Ich habe die Stapel immer hingeschickt und erstaunlicherweise hat die damals etwas aus diesen Heften machen können, das klappte damals. Das weiß ich noch, wie heute. Dann gab es den Verlag der DGVT.

CD: Es gibt den Verlag, und da gibt es auch eine Druckerei...

Prof. Dr. mult. Georg Hörmann: Druckerei, genau, die Steinbauer waren die Druckerei gewesen! Das haben die gemacht ... Also von daher hat es großen Spaß gemacht, also die technischen Arbeiten liefen immer glänzend.

CD: Sie haben mir vor Aufnahmebeginn schon erzählt, dass der Titel der Zeitschrift in der Zeit, als Sie in der Redaktionskommission waren, umbenannt worden ist.

Prof. Dr. mult. Georg Hörmann: Ja, richtig. Das war unser Verdienst eigentlich.

CD: Wie kam das zustande und was hat das bedeutet?

Prof. Dr. mult. Georg Hörmann: Ja, das hieß damals *Mitteilungen der DGVT* und das sah so nach Verbandsblatt aus: Da teilt man mit und das ist Vereinsmeierei, um das mal salopp zu formulieren. Wir, das waren neben mir besonders Willi Körner und Hans Zygowski, haben gedacht, man müsste doch auch im Titel etwas von dem zur Sprache bringen, worum es eigentlich geht. Gut: die Verhaltenstherapie, das ist ja vollkommen klar, das ist ein Schwerpunkt. Aber dann eben auch zu verdeutlichen, was wir vorhaben: Wir wollen auch ein Signal geben, wir sind kein Verbandsblatt oder berufsständisches oder standespolitisches Organ, wir wollen versuchen, zu zeigen, wie die Verhaltenstherapie in der psychosozialen Welt verankert ist. Darum haben wir gedacht, *„Verhaltenstherapie und psychosoziale Praxis"* wäre ein schöner Titel, das zeigt auch gut, dass es gesellschaftlichen Bedarf und Legitimation gibt, die notwendig ist ... Wir haben lange überlegt, haben uns viel Gedanken um das Cover gemacht. Wir haben damals sogar einen Designer beauftragt, damit der uns ein tolles Bild entwirft. Dann haben wir die Reihe *„Materialien psychosozialer Praxis"* herausgebracht. Da waren wir doch auch ganz stolz darauf, dass wir das geschafft haben. Weil das war doch etwas mehr als *Mitteilungen der DGVT,* das hört sich ja sehr hausbacken und sehr intern an. Wir hatten natürlich auch immer einen Teil Verbandsmitteilungen, aber es gab durchaus auch sehr viele renommierte Autoren und Beiträge. Das wäre schade gewesen, wenn die in diesem Mitteilungsblatt nicht registriert worden wären. Die ersten zwei Jahre hatten wir noch die *Mitteilungen der DGVT* gemacht, wann das genau war, weiß ich gar nicht mehr.

CD: Wann sind Sie in der Redaktionskommission gewesen?

Prof. Dr. mult. Georg Hörmann: Das überleg' ich auch, wann das war. Ich habe lang überlegt, aber ich habe leider die Unterlagen nicht mehr finden können.

CD: Ich glaube, das war schon Ende der 70er oder Anfang der 80er kann das sein?

Prof. Dr. mult. Georg Hörmann: Das könnte sein.

CD: Weil 84 war doch dieser Konflikt ...?

Prof. Dr. mult. Georg Hörmann: Richtig ganz genau.

CD: ... Wonach ich Sie gleich noch fragen wollte, was Sie da wahrgenommen haben ... was Sie da erlebt haben und was die Positionen dabei waren?

Prof. Dr. mult. Georg Hörmann: Ja, ganz genau. Das war ziemlich heftig auch. Sie haben sogar in Tübingen ... einmal den Kongress verlegt, weil sie irgendwie dachten, die Chaoten aus Münster, neben mir Willi Körner und Hans Zygowski, machen den Putsch *(beide lachen)* oder so etwas ... Nein das ist schon richtig. Das muss so in dieser Zeit gewesen sein, 78 bis 84 oder 82 in der Zeit. Innerhalb der Redaktionskommission haben manche gewechselt, ich blieb eigentlich immer.

CD: Was heißt gewechselt? Sie meinen die Personen, die in der Kommission waren?

Prof. Dr. mult. Georg Hörmann: Ja. Diese ursprünglichen Personen. Die Personen haben gewechselt. Ursprünglich waren es vor allem die Münsteraner gewesen, dann war Dieter Kleiber nach Bremen gegangen, dann war das auch in Bremen. Dann ging es, glaub ich, wieder etwas mehr nach Münster (mit Willi Körner und Hans Zygowski). Dann waren es damals von den Schwerpunkten her teilweise Praktiker gewesen, es war immer eine Mischung gewesen. In diesem Fall waren es dann stärker wissenschaftlich orientierte. Also ich erinnere mich nur, Kleiber war noch in Bremen gewesen, dann Robert Anneken dabei oder Hartmut Beerwald zum Beispiel. Robert Anneken ist heute noch in Münster, der macht da im Südviertel stadtteilorientierte und sehr gemeinwesenorientierte Arbeit. Der ist sich da im Grunde genommen treu geblieben. Hartmut Beerwald ist total im klinischen Bereich, der macht im orthopädischen Bereich diese Schmerzbewältigungsgeschichten. Und Dieter Kleiber ist ja dann nach Berlin gewechselt ... er hat damals in Bremen, ich weiß gar nicht mehr so genau, was er gemacht hat, er hat wahrscheinlich an der Uni eine Stelle gehabt oder war Projektmitarbeiter gewesen. Willi Körner ging in die Erziehungsberatung, Hans Zygowski war an der Uni Bielefeld an der Fakultät Pädagogik in Diagnose und Beratung tätig und betrieb später die *Psychologische LiteraturUmschau*.

Es waren Praktiker und teilweise stark klinisch orientierte, aber teilweise stark sozialwissenschaftlich orientierte Leute in der Kommission, also nicht nur therapeutisch orientierte Mitglieder.

CD: Und Sie haben da auch eine gemeinsame Sprache gefunden?

Prof. Dr. mult. Georg Hörmann: Das haben wir schon auch. Das war nicht immer ganz einfach, das muss ich schon sagen. Es gab natürlich dann viel Verwaltungsarbeit erst mal. Man musste die Sparten verwalten, dann die Rezensionssparte, das habe ich immer gemacht, die Beiträge im Review-Verfahren lesen, wenn man das mal so sagen darf. Wir haben auch immer Stellungnahmen gemacht, das haben wir eigentlich immer gemacht, also im internen Kreis. Jetzt könnte man auch überlegen, ob wir nicht bestimmte Beiträge externen Gutachtern hätten geben können. Aber das war gar nicht die Zeit damals. Wir haben uns praktisch angemaßt, dass wir die Experten sind. Von uns hing das ab, ob ein Artikel akzeptiert oder abgelehnt wurde. Da waren wir eigentlich relativ forsch, muss man eigentlich sagen...

CD: Würden Sie das heute anders, kritischer beurteilen, dass Sie sich damals als die Experten sahen?

Prof. Dr. mult. Georg Hörmann: Nee, das war die Begründung, wir haben uns als Experten selbst ernannt. Das war schon etwas kühn und vielleicht auch ein bisschen frech, ja? Heute würde man eher sagen, man muss externe Gutachter oder Experten auch mit einschließen. Aber das ging von der Arbeitsbelastung wahrscheinlich schon gar nicht. Wir waren schon froh, wenn wir es geschafft haben, die Manuskripte zu lesen, Rückmeldung zu geben, ohne dass die zu lange herumgelegen sind. Wir haben versucht, die in angemessener Zeit zu bearbeiten. Für die entsprechenden Autoren ist das ja unbefriedigend, wenn die jahrelang warten müssen, weil die Experten und die Gutachter dann nicht kommen. Und wir haben den Leuten auch Rückmeldung gegeben. Das war wahrscheinlich auch sehr naiv, wenn ich das im Nachhinein bedenke. Wir haben uns wahrscheinlich manche Feinde auch geschaffen. Ich weiß gar nicht mehr, was wir geschrieben haben, wir haben das nicht groß begründet, auch, warum wir Artikel mal nicht genommen haben, aber eine Kurzrückmeldung haben wir schon gegeben.

CD: Was, was denken Sie denn, woher die Kühnheit kam? Weil mir scheint, das ist fast ein allgemeines Phänomen, das auch mit der Verhaltenstherapie verbunden ist, dass es eine sehr starke Selbstgewissheit oder eine Art von Selbstsicherheit oder Forschheit gab?

Prof. Dr. mult. Georg Hörmann: Ja, genau, ja, auch Selbstgefälligkeit zum Beispiel.

CD: Wo kam das her?

Prof. Dr. mult. Georg Hörmann: Im Grunde genommen war das Neue wahrscheinlich, man war sowieso auf der Seite des Fortschritts *(lachend),* um es mal so zu sagen auch, ja? Und auch auf die Idee zu kommen, dass man sich selber irgendwie beurteilen lassen müsste ... Das waren ja nur praktisch nur die Reaktionäre, die das hätten machen können, und da hat man sich abgehoben von denen. Von da aus hat man das Establishment abgelehnt, wenn man das Mal so sagen darf *(lachend)* ... Wobei man sagen muss, wir hatten natürlich auch eine Unterstützung in dem Establishment. Das war ja an der Universität schon etabliert, in der Psychologie war es ja praktisch fast schon die herrschende Richtung geworden, zumindest sehr stark, die hatten da auch die entsprechenden Stellen. Von daher war es sicherlich vermessen, wenn wir sagen würden, wir hätten da gar niemand auch zur Unterstützung heranziehen können. Aber wir waren uns da einig. Aber ich glaub', das war nicht bewusst, das war ein Versuch, man macht das alles nebenher, ohne großartige zeitliche Möglichkeiten ... Ich glaub, was wir bekommen haben, waren die Fahrkosten und Kopierkosten. Das muss man also mitbedenken. Ich glaube, wir haben das größtenteils mit unseren Uni-Mitteln gemacht. Wir haben immer versucht, möglichst wenig Kosten zu verursachen.

Und dann noch andere anzuschreiben, noch mehr Instanzen einzuschalten und... Das hätte uns wahrscheinlich einfach die Zeit auch gar nicht erlaubt. Von daher haben wir es nicht so gemacht, dass wir selbstgefällig gesagt haben, „Wir sind die Besten und neben uns keine Größeren", also so töricht waren wir natürlich nicht. Das war einfach pragmatisch.

CD: Wie kam es dann zu dem Konflikt? Ich glaube, das war doch 84?

Prof. Dr. mult. Georg Hörmann: Ja, genau *(beide lachen)*. Ganz genau. Der Punkt war, dass die Verhaltenstherapeuten auch langsam ein Stück vom Kuchen aus dem Gesundheitswesen abbekommen wollten. Es ging ja um diese Anerkennung als Therapeut, dieser Streit um diesen Klinischen Psychologen währte schon seit Jahren.

Wir dachten, in dem System der Krankenkassen vergibt man sich all die Errungenschaften, etwa dadurch dass man das medizinische Modell übernehmen muss, dass man sich an die Gepflogenheiten anpasst, wenn es notwendig ist, dass man von Krankheitswert spricht, um von Krankenkassen anerkannt zu werden. Dann muss man sich auch dem Krankheitsmodell unterwerfen, ja? Das war der Punkt, dass wir sagten, die Verhaltenstherapeuten geben solche Errungenschaften, die sie erkämpft haben, auf, damit sie in das System der Krankenversorgung, in die Krankenkassen hineinkommen.

Das war damals der Konflikt, wir sagten „Das ist ein Opportunismus, eine Anpassung, die passen sich an den klinischen Betrieb an und dann verraten sie ihre Identität. Das war der Punkt.

CD: Und diese Entwicklung gab es auch in der DGVT?

Prof. Dr. mult. Georg Hörmann: Natürlich, gab es die, ganz klar und stark auch. Die sagten: „Man muss sich jetzt auch aus pragmatischen Gründen ..." Dieses sozialwissenschaftliche Denken ist ja dann langsam abgeebbt. Sie merken, da begann der Rollback schon ein bisschen. Die Studentenunruhen und die gesellschaftliche Aufbruchzeit: das war da dann schon wieder etwas verlacht worden, die Leute wurden verlacht als die utopischen Phantasten, die Gesellschaftsveränderung betreiben wollen. All so was. Diese Restauration war da schon deutlich geworden. Und da hat man sich an das Gegebene gehalten: „Etwas machen, was machbar ist, was überhaupt realisierbar ist, und bevor wir ganz rausfallen ..." Diese Strömungen gab es innerhalb der Verhaltenstherapie auch, im Sinne von „Wir müssen uns anpassen und auch zuvorkommen, sonst sind die Psychoanalytiker nachher in diesem Karussell drinnen und wir sind noch ausgeschlossen". Man sagte: „Wir müssen mitmischen und dürfen die Chance nicht verpassen, dass wir nachher dann ausgeschlossen sind." Und das war für uns unannehmbar. Heute würde man sagen: Wir waren die Fundis und das waren die Realos.

CD: Das wird ja auch oft benutzt, dieses Begriffspaar *(lachend).*

Prof. Dr. mult. Georg Hörmann: Natürlich, das war damals schon so. Es wurde so gesagt: „Und da sind die Unbelehrbaren, die 68er, die also nichts begreifen." So nach dem Motto.

CD: Waren Sie dann bei den Unbelehrbaren *(lachend)?*

Prof. Dr. mult. Georg Hörmann: Ja, so ist das empfunden worden. Klar, ja: „Das ist der harte Kern, das ist diese kämpferische Stoßtruppe und die disqualifiziert uns beim Gesundheitsministerium." Das war auch die Angst gewesen, „Wenn wir solche Parolen vertreten wie ‚Das medizinische Modell ist ein Mythos' und wir treten dann an das Gesundheitsministerium heran, werden wir verlacht und nicht ernst genommen." Von daher hieß es: „Wir müssen uns von solchen radikalen Parolen trennen". Das war der Punkt gewesen. Und da haben die einfach Angst gehabt, wenn das die herrschende Richtung ist oder möglicherweise als solche identifiziert wird, dass das die Integration in das gesundheitliche Versorgungssystem erschwert. Denken Sie an so einen Begriff wie „Versorgung" *(lachend),* „Gesundheitsversorgung". Ein Begriff, der hochgradig problematisch war: Da ist der passive Konsument, der wird versorgt, auch der „Patient". Wir wollen nicht den versorgen, wir wollen den aktiven und mündigen Patienten haben. Allein dieser Begriff! Aber die sagten: „Nein, das ist auch etabliert. Wenn wir uns dagegen wehren, dann dokumentieren wir, dass wir davon nichts verstehen, dass wir einfach Dilettanten sind."

Und bei mir war es so, ich hatte ja auch Medizin studiert und kannte von da her den Medizinbetrieb genügend. Und da war ja auch vieles im Argen gewesen. Mir war klar: Es muss ja nicht unbedingt sein, dass man das nach dem Modell macht. Es ging damals schon um die Frage der Niederlassung, das war mir vom Medizinbetrieb bekannt. Es gibt natürlich immer den Bereich der stationären Versorgung, das Krankenhaus und es gibt die ambulante Versorgung. Die ambulante gab es nur in der Form der Niederlassung der Kassenärzte. Und das war das Modell, wo ich vom Medizinbetrieb her sagte: „Das ist nicht das Modell, das ich favorisiere". Und die sagten: „Wir müssen uns dem Modell anpassen". Und das widersprach allen gemeindewesenorientierten oder gemeindepsychologischen Modellen. Und ich sagte: „In der Medizin selber würde man es wahrscheinlich nicht so schnell versuchen können, das auszuhebeln. Aber wenn wir etwas Neues etablieren, muss das doch nicht nach dem gleichen Modell ablaufen, das kontraproduktiv ist." Man hatte die Hoffnung, dass es nicht in dieses Fahrwasser geht, weil das Modell ja sehr dominant ist. Und die Leute von der anderen Fraktion sagten: „Also nein, wenn wir überhaupt vorankommen wollen, dann müssen wir uns den Zwängen anpassen“ oder „Es hat keinen Zweck, wir bleiben außen vor, es wird nie zur psychotherapeutischen Versorgung kommen, wenn wir nicht diesen Weg mitmachen.“ Das war dann das Dilemma.

CD: Und die Redaktionskommission konnte auch etwas über die Inhalte der Zeitschrift bestimmen?

Prof. Dr. mult. Georg Hörmann: Ja, das war unser Vorteil, absolut.

CD: ... und auch nach außen hin eine Wirkung entfalten?

Prof. Dr. mult. Georg Hörmann: Ja, ja, so ist es. Das war praktisch das Aushängeschild. Wir waren, wenn man so sagen kann, diese Repräsentanz als Verlautbarungsorgan gewesen. Da gab es schon die Sorge, dass das möglicherweise mit der DGVT-Politik identifiziert wird. Da haben Ängste bestanden, dass vielleicht mancher Artikel ... Jetzt nur als Beispiel den Keupp zum Beispiel: Ich habe ja das Buch „Klinische Psychologie“ herausgebracht, da hat Keupp noch in den 90ern geschrieben, „Die Hypothek der Klassengesellschaft“. Stellen Sie sich vor, Sie hätten so etwas in der Redaktion geschrieben! Da hätte es in der DGVT geheißen: „Oh, da sind noch die Klassenkämpfer am Werk“.

Das war die Sorge, allein schon so ein Artikel! Keupp ist ja sicherlich kein Systemumwälzer oder so etwas. Aber allein die marxistische Tradition, in der man sich befand. Da war es schon möglich, dass mal entsprechende Artikel hineinkommen, das landet auf dem Tisch vom Gesundheitsministerium, und die sagen: „Um Himmels willen, was ist das für ein seltsamer Verein“. Deshalb vermute ich, gab es wegen der publizistischen Macht, die uns unterstellt wurde, die Sorge, inwieweit die DGVT eventuell in ein schiefes Licht geraten könnte.

CD: So wie Sie das erzählen, klingt es so als hätte es viele Diskussionen und Auseinandersetzungen gegeben?

Prof. Dr. mult. Georg Hörmann: Das muss ich ehrlich sagen, die Diskussionen, die waren meistens sehr verdeckt, nicht offen. Wir waren immer für eine offene Diskussions- und Streitkultur. Das hat uns immer gewundert, dass manche Kräfte oder Fraktionen uns dann offensichtlich vieles unterstellten... Es ging zum Beispiel soweit, dass wir als Fraktion wahrgenommen wurden, was gar nicht der Fall war. Wir waren heterogen, wir waren unter uns selber ja auch nicht so geschlossen, wie das oft dargestellt worden ist. Aber das ist dann empfunden worden, „das ist eine bestimmte Fraktion“. Ich weiß noch, da war eine Tagung in Münster. Dann haben sie die Tagung von Münster verlegt, nur weil sie Angst hatten, es kommt die ganze Fraktion und funktioniert die DGVT um. Also wir mussten wirklich schmunzeln. Wir haben alle gedacht, wenn die wüssten, wie machtlos wir eigentlich sind und wie klein als „Dreierbande" (neben mir Willi Körner und Hans Zygowoski). Also wir hatten keine Seilschaften, mit denen wir die DGVT irgendwie für unsere Zwecke instrumentalisieren wollten. Wir haben uns immer gedacht, was unterstellen die uns an Macht und auch an Absichten. Das war für uns fast auch erschütternd. Dass wir so wahrgenommen worden sind als Leute, die sozusagen die ehrenwerte DGVT vor unseren Karren spannen wollten. Das fand ich eigentlich auch sehr bedauerlich. Das war dann relativ unvorbereitet, und diese Abwahl damals, das fand ich schon etwas befremdlich, weil das so diktiert war. Wenn das nicht mehr mit Argumenten läuft, macht man es mit entsprechenden Machenschaften ... Der Kollege Fliegel war für mich zum Beispiel ein Repräsentant der Fraktion: „Man muss gucken, wie man sich mit den herrschenden Kräften arrangiert." Ich meine, offene Streitkultur kann ich schon ertragen, aber das war für uns auch irgendwie auch befremdlich, das muss ich schon sagen.

CD: Und als die Abwahl war, war das für Sie vorher klar?

Prof. Dr. mult. Georg Hörmann: Nein, überhaupt nicht.

CD: Wenn ich so in die Zeitschrift hineingucke, ist mir das unklar, was da überhaupt passiert ist?

Prof. Dr. mult. Georg Hörmann: Ja, das war überhaupt völlig ... Das war ... ja, ich denke, das war ein Putsch, der gut geplant war, auch auf der Mitgliederversammlung. Und der traf uns auch völlig unvorbereitet. Wir waren völlig naiv, gar nicht darauf vorbereitet. Das hat uns auch überrascht, weil die Kommunikationsstrukturen waren vorher schon so: die DGVT, das fand ich unglaublich erfrischend! Das war eine lebendige Diskussion gewesen. Da wurde offen diskutiert. Man hat auch gewusst, das ist nicht einfach, man muss sich da durchaus behaupten. Die DGVT muss sich auch erst einmal positionieren, und die Verhaltenstherapie hat natürlich auch viele Feinde ... In der DGVT gab es missliebige Strömungen, sie wurden von manchen natürlich auch nicht gerne gesehen, die waren auch sozialwissenschaftlich orientiert. Und das war früher immer ein produktiver Verein gewesen. Ich habe das immer sehr befruchtend erlebt, hab immer sehr viel gelernt und auch gerne Debatten geführt. Darum hat mich das ja so gewundert, dass gerade ein solcher Verein offensichtlich, wenn die Argumente ausgehen, Angst davor hat und entsprechend mit solchen putschistischen Manövern kommt. Also das fand ich überraschend. Das war ja alles so geplant, sie hatten sofort eine neue Mannschaft gehabt. Das war klar, das ist alles absolut bestens vorbereitet gewesen. Wir sind gar nicht gefragt worden, ob wir gerne weiter machen wollen, oder wer von uns zum Beispiel weiter machen würde. Das war klar, das war missliebig, in bestimmten Kreisen in Ungnade gefallen und deshalb war es vorbei. So haben wir es dann empfunden. Und das hat mir dann erst mal so ein bisschen auch wehgetan... Also ich habe gedacht, offensichtlich ist der Verein nicht so liberal und offen, dass man Konflikte austrägt ... wenn es an das Eingemachte geht *(lachend)*.

Das fand ich damals auch schade, mit Bedauern auch. Man kann über die Positionen streiten. Ich denke, wir haben uns immer bemüht, offen zu sein. Wir haben nie versucht, Zensur oder so etwas auszuüben. Das ist etwas, was wir nicht gemacht haben. Von da her kann ich mich nicht erinnern, dass es zum Beispiel bestimmte Beiträge gab, in denen wir angegriffen worden wären, dass wir einen Beitrag nicht hineingenommen hätten.

Es hätte sein können, dass wir zum Beispiel auf Grund der Politik bestimmte Beiträge von vorneherein aus Borniertheit auch ablehnen. Aber da waren wir sehr liberal, da würde ich mir nie einen Vorwurf machen. Auch insgesamt, dass wir eventuell eine einseitige Auswahl dieser Beiträge, Bücher oder Rezensionsexemplare gemacht haben. Da wüsste ich auch kein Beispiel, wo man hätte sagen können, gut, klar belegbar, dass bestimmte Artikel oder auch Rezensionen nicht hineingekommen sind, dass eine entsprechende propagandistische Regel durchgesetzt worden wäre auf Kosten des Inhalts.

CD: Sie haben erzählt, dass Sie das nach dem Wechsel noch weiter beobachtet haben...

Prof. Dr. mult. Georg Hörmann: Ja, sicher.

CD: ... waren Sie dann auch noch aktiv in der DGVT?

Prof. Dr. mult. Georg Hörmann: Ich habe das weiterhin verfolgt. Meine Liebe hing ja daran, das muss man ganz klar sagen. Und ich fand das auch immer interessant, weil das ein Teil meiner beruflichen Sozialisation war. Es war nur von der Zeit her problematisch, ich hatte dann auch keinen Job gehabt und war ein bisschen vertretungsweise in dem Medizinbereich tätig. Im Grunde genommen hatte ich dann gar nicht mehr die Zeit, auch als ich dann an der Universität war. Da wusste ich dann, wo ich bleibe, und was ich machen würde, und hatte natürlich überlegt, wie man dann diese Sachen direkt verwerten konnte.

Das muss ich sagen, das war mein Vorteil: Diese ganze Berufsperspektive, dass ich mich zum Beispiel über den verhaltenstherapeutischen Zugang in der Niederlassung etabliere, hatte ich nicht, weil ich Arzt war. Von da aus habe ich diese Psychotherapie-Zusatzbezeichnung gemacht und hatte dann dieses Problem nicht. Ich war als Mediziner anerkannt und hatte von daher auch leicht zu argumentieren, weil ich existenziell nicht so betroffen bin. Wenn nichts passiert, dann mache ich meine Psychotherapie als Mediziner. Von da aus hat mich das nicht so stark berührt. Aber die Sorgen und Ängste der Kollegen habe ich dann schon verstanden, die sagten „Ja, was macht man mit uns? Die ärztlichen Psychotherapeuten nehmen uns alles weg. Die können es praktizieren, wir dürfen es nicht praktizieren, weil wir Psychologen sind“. Ich dachte, man müsste andere Modelle finden, gemeindepsychologische, oder diese ambulanten Zentren oder auch die Polikliniken *(lachend)*, also dieses Modell, statt eine private Niederlassung zu etablieren. Ich habe das Problem gesehen, dass es in dem Modell genauso läuft, dass die private Niederlassung dann erfolgt, die ich ja nicht gut fand. Aber da hatte ich relativ leicht reden. Von daher habe ich das dann nicht mehr so stark bekämpft, weil das klingt ja unglaubwürdig.

Also das war auch so ein Streitpunkt gewesen: Wir wollten ein gemeindepsychologisches Versorgungssystem haben, mit Keupp und anderen, auch Willi Körner und Hans Zygowski blieben hier ganz konsequent und machten keine Zugeständnisse an privatwirtschaftliche Modelle. Das sollte möglichst interdisziplinär sein, also nicht nur Psychologen, sondern zusammen mit anderen Berufsgruppen, zum Beispiel Pädagogen, so dass Teams da sind, die sich auch gegenseitig supervidieren. Es sollte nicht die Einzelniederlassung das Ziel sein, bei der man Gefahr läuft, sich Bedarf zu schafften und dann die Klientel auch nur selektiv versorgt, weil man manche wegen der Komm-Struktur nicht erreicht. Das Ganze sollte stadtteilorientiert sein, so wie es in der Beratungsszene mit den Erziehungsberatungsstellen der Versuch war. Da hat man das ja teilweise erreicht, durch diese dezentralisiert-gemeindenahen Beratungsstellen. Was der Anneken in Münster mit diesem Südviertel-Beratungsprojekt gemacht hat, das fand ich so einen Versuch, von dem ich sagen würde, „Da gibt es interdisziplinäre Teams, die Sozialarbeiter, Pädagogen, Heilpädagogen und auch Ergotherapeuten." All so was, ja?

Das war so mein Punkt und meine Sorge gewesen, dass wenn das bei diesen Psychotherapeuten erst mal festgeschrieben wird, dann ... Und da habe ich gekämpft. Aber die mussten da auch mitziehen, das ging ja nicht anders. Ich habe das mehr oder weniger traurig eher am Rande mitverfolgt, dass es so kommen wird und was dann auch faktisch eingetreten ist.

CD: Und würden Sie sagen, dass mit dem Wechsel oder mit dem Absetzen der Redaktionskommission, in der Sie waren, auch eine inhaltliche Position verloren gegangen ist?

Prof. Dr. mult. Georg Hörmann: Ja, ich kann es nicht belegen. Ich habe es dann nicht mehr so genau verfolgt. Das zeigt sich wahrscheinlich sehr viel stärker in dieser klassisch-klinischen Orientierung, dass diese Krankheiten herausgearbeitet worden sind und in diesem Versuch, dass sie sich mit dem Modell zeigen wollten, „Wir sind ja praktisch die besseren Ärzte, wir machen das, was die machen, nur kompetenter". Während wir immer den Anspruch hatten, nicht die besseren Ärzte zu sein, sondern dass wir das ganze Versorgungssystem der Medizin überhaupt in Frage stellten. Wir wollten neue Versorgungsstrukturen haben.

Und wenn ich das manchmal so verglichen habe, Essstörung war dann plötzlich eine Krankheit gewesen, völlig unwiderstritten auch, dass Alkoholismus eine Krankheit ist und all so etwas. Da kann man zeigen, dass die Verhaltenstherapeuten auch das medizinische Denken in Krankheiten übernommen haben. Oder depressive Krankheiten ... Das war überhaupt kein Thema mehr, das ging so umstandslos.

Keine skrupulösen Bedenklichkeiten, die waren gar nicht mehr da gewesen. Und dann auch diese ganzen Teile: Wenn Sie auch mal bedenken, dieses ganze Ausbildungsmodell, das war ja ursprünglich sehr stark ein Selbsthilfemodell.

Das Eine muss ich noch dazu sagen: Wir haben uns in den Kommissionen immer relativ gut abgestimmt, das mussten wir ja auch als Redaktionskommission. Das waren ja so vier oder fünf Kommissionen, die wir immer hatten, die Ausbildungskommission, die Strukturkommission ... Ich weiß nicht mehr, was das alles war. Und da muss man schon sagen, die haben uns immer ihre Berichte und alles Mögliche geschickt. So dass ich das Gefühl hatte, da ist ein verstärktes Interesse gewesen, auch für die Ausbildung. Bei uns war die Anerkennungskommission noch relativ nichtssagend. Das ist dann immer bedeutsamer und wichtiger geworden: Wie erkennt man die an, was ist wichtig und welcher Beitrag auch. Aber das war wahrscheinlich ein Reflex auf die Nachfrage von den betroffenen Mitgliedern, die gewünscht haben, dass die Modelle verstärkt gelehrt werden. Von daher würde ich sagen, das war nicht die neue Linie, das war wahrscheinlich auch ein Reflex auf die Erwartungen der Mitglieder.

Also ich kann es nicht belegen, ob es da direkt eine Veränderung gab, weil ich das nicht mehr systematisch verfolgt habe. Aber ich denke, so ein Anspruch war noch vorhanden. Das muss ich schon zugestehen, auch bei den neuen Kommissionsmitgliedern. Nicht dass die jetzt von vorneherein bewusst einen neuen Kurs versucht haben zu fahren, die haben dann nur versucht, das pragmatischer wahrscheinlich zu machen. Vom gesundheitspolitischen Anspruch, da haben die sicherlich auch Ansprüche gehabt. Also ich würde jetzt nicht sagen, dass die eine totale Kehrtwendung gemacht haben. Da würde man ihnen unrecht tun. Das ist bestimmt nicht der Fall gewesen.

CD: Was waren wichtige Gründe, dass die Verhaltenstherapie sich in der Bundesrepublik professionalisieren und etablieren konnte?

Prof. Dr. mult. Georg Hörmann: Ja, das war ganz sicherlich erst mal die empirische Orientierung, dass die ausgeprägt vorhanden war, dann ihre Therapietechniken, dann, dass sie zum Beispiel neben dem behavioristischen Modell die kognitive Wende miteinbezogen und durchaus diese entsprechende breite Handlungsorientierung. Also was ich einfach toll fand und das ist bei der Verhaltenstherapie auch Programm gewesen, dass das Ganze empirisch fundiert sein soll. Und das war die Verhaltensmodifikation auch ganz klar gewesen. Und der zweite Punkt, den ich spannend fand, dass sie zu Lernprozessen gesagt hat: Es kann gelernt und wiederum verlernt werden. Und so hat sie dazu beigetragen, die strikte Trennung von Diagnostik und Therapie aufzubrechen. Es hing auch mit der Verhaltensanalyse zusammen, dass die Prozessdiagnostik kam, während es vorher die Statusdiagnostik gewesen war.

Und das fand ich auch einen Punkt, zu sagen, dass Therapie ein experimentelles Vorgehen ist, so dieses quasi-experimentelle Vorgehen auch ... In der Medizin war es ja klassisch so: Ich habe erst die Diagnose, dann die Therapie. Das ist ja ganz entscheidend. Und mit der Verhaltensanalyse ist deutlich geworden, dass das praktisch ja nur ein heuristisches Modell ist, das ich in der Therapie dann entweder falsifiziere oder verifiziere. Das fand ich sehr interessant, in der Medizin ist das doch ein Dogma. Es ist ganz klar, dass erst die Diagnose kommt und dann die Therapie. In der Verhaltenstherapie war die Idee, diese strikte Trennung aufzuweichen. Und ich merkte dann später, dass genau das durch die Anpassung an das Medizinsystem ja verlangt wird: Sie müssen erst Diagnosen haben, Krankheitswert und dann dürfen Sie erst behandeln.

Das ist ja für mich eine große Errungenschaft gewesen, also diese empirisch-experimentelle Orientierung und dann die Aufweichung von bestimmten innerhalb der Psychologie klar angegebenen Sparten. Ich denke, bei der Psychoanalyse war es eher so gewesen, dass die ein entsprechendes diagnostisches Modell hatte, das zum Beispiel mit der psychologischen Diagnostik gar nicht vereinbar war. Und hier, das war der Versuch, die Diagnostik orientiert am Verhalten zu betreiben, und zwar nicht nur Statusdiagnostik. Die empirische Orientierung war sicherlich auch der Grund, warum sie so einen großen Erfolg hatte und sich so breit durchgesetzt hat. Während die Analyse erstens weitgehend spekulativ war, bestimmte Dogmen hatte und zweitens diese mangelnde diagnostische Einbindung hatte.

CD: Würden Sie zurückblickend bestimmte Phasen oder Wendepunkte für die Professionalisierung der Verhaltenstherapie benennen können?

Prof. Dr. mult. Georg Hörmann: Also einmal würde ich klar sagen: Zunächst die frühe behavioristische Form, in der es die Kampfansagen von Eysenck und Konsorten gab, also erst diese Lernprinzipien und diese naturwissenschaftliche Orientierung. Das war sicherlich ganz wichtig, dass die Psychologie nicht nur eine spekulative, irgendwie literarische Angelegenheit ist. Das waren richtige Kampfbegriffe. Dann die Methoden und Techniken, die daraus entwickelt worden sind. Das war die erste Phase gewesen. Die zweite Phase ist für mich die kognitive Wende, das war eine ganz große Erweiterung. Sie kennen ja diese berühmten Vorwürfe gegenüber der Verhaltenstherapie, wie „Rattenkonditionierung, Rattenähnlichkeit des Menschen" und so etwas. Das wirkt übrigens bis heute noch nach. Ich arbeite ja in der Pädagogik, da ist es immer noch so: Die Leute haben unglaublich stereotype Vorurteile gegenüber der Verhaltenstherapie, also Konditionierung, Rattenbildähnlichkeit und alles Mögliche. Das ist natürlich völlig absurd. Durch die kognitive Wende ist natürlich die Fremd- in die Selbstkontrolle übergegangen, Selbstmanagement- und Selbstkontrollkonzepte sind entwickelt worden. Aber auch hier wiederum: die empirische Absicherung. Und dann auch die Erweiterungen dadurch, dass sie etwa Beck oder Ellis und andere solche Konzepte miteinbezogen haben, die verhaltensorientiert und empirisch orientiert waren, die also kognitiv nicht so verstanden haben, dass das etwas wäre, was man nicht überprüfen müsste.

Die dritte Phase ist von dem Ziel, die entsprechende Etablierung als therapeutische Profession zu erreichen, bestimmt. Damit verbunden diese Klinifizierung der Verhaltenstherapie, mit der sie sich in dem Medizinsystem etabliert und integriert. Zum Beispiel werden das ICD: und das DSM sozusagen zur Bibel, von der aus man alles betrachten muss, also die Klassifikation der Störungen. Das DSM ist immer noch ein Alibi, da ist von Störungen die Rede, nicht von Krankheit. Das ist sozusagen auch eine Gewissensberuhigung. Während man im ICD: zum Beispiel in dem Buch Fünf, alles in Krankheiten alles etikettieren muss. Aber damit haben sie sich arrangiert und abgefunden, sie haben gesagt, „Ja, wir gestehen zu, es gibt diese Störungen und Krankheiten auch, die kann man klassifizieren, und wir werden die Störungen mit Krankheitswert entsprechend diesen Mustern bearbeiten und therapieren." Das ist auch eine bestimmte Festlegung von vorneherein und in dieser Art auch eine Einschränkung ihres Innovationspotentials.

Und die vierte Phase, würde ich sagen, ist bestimmt durch das, was Grawe mit der Allgemeinen Therapietheorie meint, dass es also nicht mehr Schulen sind, sondern bestimmte Grundorientierungen. Wenn ich das durchdenke, würde ich die nach wie vor auch als verhaltenstherapeutisch bezeichnen, also das empirische Element, dann diesen Anteil dieser entsprechenden gesellschaftlichen Faktoren, die mitbedacht werden müssen. Dieses Psychosoziale wird ja wohl auch nicht verwässert. So ungefähr würde ich vier Phasen so ganz grob bezeichnen.

CD: Welche Rolle hat die DGVT in dem Etablierungsprozess in der Bundesrepublik gespielt?

Prof. Dr. mult. Georg Hörmann: Ich denke, eine ganz wesentliche. Ich bin überzeugt, die Wissenschaften an den Universitäten oder anderswo hätten das nicht erreichen können. Zweifellos. Mit der Professionalisierung verhält es sich ja so: Zu Beruf und Profession gehört es, dass Sie einen Verband haben, bestimmte Standards haben, Kriterien aufstellen und auch die Überprüfung der Standards. Von daher denke ich: Gerade die Professionalisierung der Verhaltenstherapie ist ganz wesentlich durch die DGVT mitbedingt worden. Sonst hätte sich die VT nicht so etabliert. Sie wäre wahrscheinlich eher eine Richtung an den Universitäten gewesen und hätte sich dort schwer behaupten müssen. Wenn ich mit der Medizin vergleiche, die Psychosomatik ist ein Paradebeispiel: Dort haben sie die klinischen Fachgesellschaften, das ist meist psychodynamisch orientiert. Und wenn es in psychologischer Hinsicht nicht auch eine Fachgesellschaft gegeben hätte, die schlagkräftig war und starke Mitgliedszahlen hatte ... Im Grunde genommen war es so: Wer damals Psychologie studiert hat, war ja mehr oder weniger automatisch DGVT-Mitglied. Da gab es noch die Gesprächstherapie. Gut, das waren dann praktisch diese zwei, die an den Universitäten vertreten waren: Gesprächstherapie und Verhaltenstherapie. Wir konnten auch wählen zwischen Gesprächstherapie und Verhaltenstherapie. Die Mehrzahl, also das war ganz klar, wählte die Verhaltenstherapie. Die Gesprächstherapie hat eine Gemeinsamkeit mit der Verhaltenstherapie, nämlich dass sie empirisch ist: Tausch, die berühmten Studien die der gemacht hat! Was schon wahr ist: Das diagnostische Modell hat sie eigentlich in der Form nicht geliefert. Die Verhaltenstherapie hatte immerhin ein eigenständiges diagnostisches Vorgehen: Verhaltenanalyse, Problemanalyse. Da war die Gesprächstherapie relativ diffus, und ist sie auch heute noch. Dabei hätte sie durchaus auch hervorragend attraktive Beispiele liefern können.

Von da aus gesehen, war die DGVT sicher unersetzlich für diese Promotion (engl. ausgesprochen). Das würde ich schon so einschätzen.

CD: Auf welchen gesellschaftlichen Bedarf oder auf welches gesellschaftliche Problem hat die Verhaltenstherapie eine Antwort versprochen? Was war das für ein Moment, dass die so aufgegriffen worden ist?

Prof. Dr. mult. Georg Hörmann: Um jetzt dieses Wort zu gebrauchen: Die Versorgungsstruktur war eigentlich desolat. Das war klar. Da waren Praxen überhaupt nicht erarbeitet worden, das war eine Zwei-Klassen-Versorgung. Innerhalb der Medizin gab es Psychotherapie nur in ganz selektierter Zugangsweise, sie kam auch nur für eine bestimmte Klientel in Frage. Die Definition von Problemen nach dem Modell der Psychoanalyse war von vorneherein selektierend. Und da hatte die Verhaltenstherapie darauf aufmerksam gemacht.

Bei der Verhaltenstherapie ging es auch um „Verhaltenstherapie und Soziale Arbeit" – wir haben es als Buch herausgebracht – , also darum, dass also solche Arbeitsfelder mit Randgruppen, etwa Obdachlose oder Brennpunkte und so etwas völlig vernachlässigt sind. Und generell, dass dort Probleme vorhanden sind, die gar nicht in das Modell passen. Beispielsweise im Hinblick auf die YAVIS-Patienten – young, attractive, verbal, intelligent und successful – hat die Verhaltenstherapie betont: „Man darf das nicht von vorneherein beschränken auf bestimmte Gruppierungen, sondern man muss auch darüber hinaus", diese gesundheitspolitische Strategie also zu verfolgen. Und das ist gar keine Frage, dass hier auch ein Bedarf da war, dass man das aufgreift und zur Kenntnis nimmt, und dass Psychotherapie nicht abhängig sein darf von der entsprechenden finanziellen Situation und Struktur.

Es gab eben zwei Behandlungsformen: Die Psychosomatik gab es für die etablierte Mittelschicht und die Psychiatrie für die Randgruppen, die Unterschicht. Und ich dachte, das ist ein Unding, das darf nicht sein, dass man das macht. Und deshalb hat die Verhaltenstherapie ein Bedürfnis aufgegriffen und gekämpft für so etwas, was ich schon sagte: eine gemeindepsychologische Orientierung. Das war für mich unstrittig, dass da erheblicher Bedarf existiert. Und das war auch der Grund, warum wir uns dafür eingesetzt haben. Wir wollten ja gerade vermeiden, dass es wieder so wird, dass von vorne herein die Krankheit festgeschrieben wird, dass eine Klientel hineingezwängt wird. Das war unsere Sorge. Ja? Mit der Psychiatrie war es ja so. Bestimmte Leute, wie ein Obdachloser oder ein Arbeitsloser, werden als Psychopath verschrien. Ist das die adäquate Form mit so einem Problem umzugehen? So eine Person würde niemals in eine psychotherapeutische Beratung gehen. Das ist diskriminierend, der hält einen ja für verrückt und zeigt einem den Vogel: „Ich bin doch kein Spinner!"

Was uns damals aufgefallen ist, dass in den USA Psychotherapie schick ist und dass die Upper Society in USA, die Psychotherapeuten wie einen Hund halten. Bei uns gab es aber schon diese zwei Klassen. Ich hatte immer Tätigkeiten im Bereich der Sozialarbeit, und für die Rand- oder Untergruppen ist es die größte Stigmatisierung, wenn Sie jemand sagen, „psychotherapeutisch herangehen“. Der würde sagen, „Ich bin doch nicht verrückt“. Und dass man von diesem stigmatisierenden Effekt wegkommt, ja? Dass man offene Umgangs- und Zugangsformen auch findet und nicht nur Krankheitssysteme sieht. Wenn man sagt: „Der ist krank“, ist er ja schon festgenagelt, ja?

Wir hatten gedacht, es muss neue Versorgungsmodelle geben, Jugend-, Sozialhilfe oder andere Systeme: Das kann man nicht immer in diese etablierten Systeme hineinpressen, die für organische Krankheiten gedacht sind. Selbst die meisten organischen Krankheiten haben immer auch bestimmte soziale Anteile. Das war so unsere Illusion und Hoffnung, dass man das Gesundheitssystem nicht nur an diesem krankheitsorientiertem Denken festmacht. Und da haben die in der DGVT am Anfang auch tolle Modelle entwickelt. Da war für uns immer die Hoffnung, die große Hoffnung, das wofür wir uns erwärmt haben.

CD: Dann stelle ich jetzt meine letzte Frage: Gibt es noch wichtige Aspekte oder Themen, die Sie für die Geschichte der Verhaltenstherapie in der Bundesrepublik oder auch für die Geschichte der DGVT/GVT als wichtig erachten, über die wir jetzt noch nicht gesprochen haben?

Prof. Dr. mult. Georg Hörmann: Was ich speziell bei der DGVT immer wichtig fand, wenn Sie die Psychotherapie-Klienten mal angucken: Das ist nicht das Klientel, was man sozusagen besonders umwirbt. Man sieht es im Strafvollzug oder bei diesen gesellschaftlichen Randbereichen und das ist etwas, was sie wahrscheinlich auf Grund dieser anderen Orientierung auch gar nicht mehr so wahrnehmen. Und das fand ich immer einen Punkt. Ich vermute, dass das heute wahrscheinlich eher am Rande liegt. Aber man wird Entdeckungen machen können, was die dort an Aktivitäten entfaltet haben, was einfach auf Grund der herrschenden Wahrnehmung gar nicht mehr so ins Blickfeld rückt. Und da hat die DGVT durchaus auch bestimmte Affinitäten zu anderen Berufsgruppen gehabt. Weil die Psychologen dann ja denken, wenn sie kooperieren, „Wir machen die Psychotherapie, Sozialarbeit macht der Sozialarbeiter und der Mediziner macht das Organische“. Das ist auch die Arbeitsteilung, das wird schön in der Hierarchie delegiert. Dieses Klischee spielt da immer noch eine Rolle.

Und ich denke, diese interdisziplinäre Perspektive gab es damals. Heute merken Sie die ständische Abschottung schon wieder sehr stark. Manche sagen, man ist stolz auf seine Profession, man ist approbierter, Klinischer Psychologe! Die Weihe des medizinischen Status. Da hebt sich auch ganz bewusst gegen andere Berufsgruppen ab. Man würde wahrscheinlich interessante Entdeckungen machen, wenn man da die Geschichte erforschen würde, wo etwas verborgen ist, was man gar nicht mehr so wahrnimmt und so sieht. Das wäre so ein Bereich, von dem ich denke, man könnte so gucken, was es denn an Modellen gab, an gemeinwesenorientierten Modellen, ob die etabliert oder realisiert worden sind. Die gehen heute wahrscheinlich unter, es gibt kein Material mehr.

Graue Literatur und so etwas, das wäre auch ein Punkt, weil so etwas wird nicht mehr gefragt heute.

CD: Denken sie jetzt auch an konkrete Projekte?

Prof. Dr. mult. Georg Hörmann: Ja, ganz genau. Und auch Lehr- und Forschungsprojekte, was die damals an Unis gemacht haben. Ich könnte mir vorstellen, dass an Universitäten auch viel gelaufen ist. Das ist dann nicht großartig ausgewertet worden oder ist im Unibetrieb verlaufen. Da könnte man wahrscheinlich auch noch eine ganz interessante Spurensuche betreiben in dem Bereich.

CD: Ja.

Prof. Dr. mult. Georg Hörmann: War's das?

CD: Ja.

Prof. Dr. mult. Georg Hörmann: Sie können sich ja melden, wenn Sie Rückfragen haben.

CD: Ja, vielen Dank!

Biographische Angaben

Prof. Dr. mult. Georg Hörmann

Qualifikationen und beruflicher Werdegang

Dr. phil., Dr. rer.soc., Dr.med., Dipl.-Psych., M. A. (Musikwissenschaft), Arzt/Psychotherapie

1965–1970 Studium Lehramt an Gymnasien in Freiburg und Münster
1971–1975 Studium der Psychologie in Münster mit dem Schwerpunkt Verhaltenstherapie
1974–1980 Studium der Humanmedizin
Tätigkeiten in der Erwachsenenbildung, Heimerziehung, ärztliche Praxis, medizinischer Tageszeitung

Universitäre Lehrtätigkeiten zu Diagnose und Beratung in Bielefeld, Medizinische Psychologie in Bochum, Empirische und Statistische Methodenlehre in Münster
Seit 1990 Lehrstuhl Pädagogik/Gesundheitspädagogik an der Universität Bamberg

Herausgebertätigkeiten

1978–1984 Mitarbeit in der Redaktionskommission der Deutschen Gesellschaft für Verhaltenstherapie
1991–1996 Herausgeber der „Psychologischen LiteraturUmschau"
seit 1994 Mitherausgeber der Zeitschrift „Musik-, Tanz- und Kunsttherapie – Zeitschrift für künstlerische Therapien" (Georg Thieme Verlag, Stuttgart und Hogrefe-Verlag, Göttingen)

Mitgliedschaften und Beiratstätigkeiten

Wissenschaftlicher. Beirat der Zeitschrift „PÄD Forum: unterrichten erziehen"
Vorstandsmitglied in der Gesellschaft für Gruppenarbeit in der Erziehung (GGE)
seit 2000 Mitglied des Kleinkunst-Ensembles „Pfütze" (www.ensemblepfuetze.de)

Publikationen zur Verhaltenstherapie bzw. mit ehemaligen Mitgliedern der Redaktionskommission

Fiedler, P. & Hörmann, G. (Hrsg.) *Therapeutische Sozialarbeit. Diskussionsbeiträge zu Grundlagen, zur Methodenintegration und Ausbildungsfragen am Beispiel der Verhaltenstherapie*. Münster: DGVT 1976.

Fiedler, P./Hörmann, G. (Hrsg.) *Aktionsforschung in Psychologie und Pädagogik*. Darmstadt: Steinkopff 1978.

Psychologische Mobilmachung. Herausgegeben von der Redaktionskommission der DGVT (G. Hörmann, W. Körner, H. Zygowski). Tübingen: DGVT 1983 (Forum für Verhaltenstherapie und psychosoziale Praxis 4).

Hörmann, G./Körner, W./Buer, F. (Hrsg.) *Familie und Familientherapie. Probleme – Perspektiven – Alternativen*. Opladen: Westdeutscher Verlag 1988

Hörmann, G./Körner W. (Hrsg.) *Klinische Psychologie – Ein kritisches Handbuch*. Reinbek: Rowohlt 1991 (vergriffen; Neuauflage Eschborn: Dietmar Klotz Verlag 1998).

Hörmann, G./Textor, M.R. (Hrsg.) *Praxis der Psychotherapie*. Opladen: Westdeutscher Verlag 1992 (vergriffen; Neuauflage Eschborn: Dietmar Klotz Verlag 1998).

Hörmann, G. (Hrsg.) *Im System gefangen. Zur Kritik systemischer Konzepte in den Sozialwissenschaften*. Münster: Bessau 1994 (vergriffen; Neuauflage Eschborn: Dietmar Klotz Verlag 1998).

Körner, W. & Hörmann, G. (Hrsg.) *Handbuch der Erziehungsberatung*. Göttingen: Hogrefe 1998, Band I., Göttingen 2000, Band II.

weiterhin Beiträge u.a. in:

Zygowski, H. (Hrsg.): *Psychotherapie und Gesellschaft*. Reinbek: Rowohlt 1987.

Grubitzsch, S. & Rexilius, G. (Hrsg.), *Handbuch psychologischer Grundbegriffe*. Reinbek 1981/1990/1998.

Kontaktadresse

Lehrstuhl Pädagogik/Gesundheitspädagogik
Markusplatz 3
96047 Bamberg
E-Mail: georg.hoermann@ppp.uni-bamberg.de

Prof. Dr. Hans Reinecker

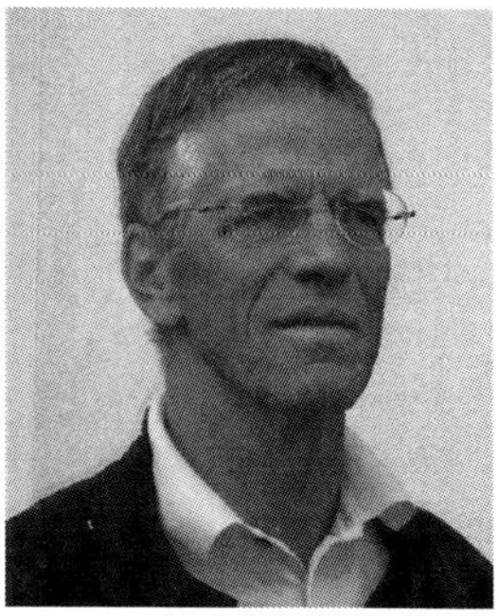

Interview am 07.11.01 in Bamberg

Christine Daiminger: In welchem Kontext haben Sie die Verhaltenstherapie kennengelernt, wann war das, wo war das, und was fanden Sie damals daran interessant, was hat sie vielleicht auch versprochen?

Prof. Dr. Hans Reinecker: Das ist jetzt nicht eine Frage, sondern das sind fünf Fragen.

CD: Genau *(lacht)*. Das ist ein Fragenkomplex.

Prof. Dr. Hans Reinecker: Zum ersten Mal mit Verhaltenstherapie konfrontiert worden bin ich zu einer Zeit, als ich noch studiert habe. Das war Anfang der 70er Jahre in meiner Studienzeit in Salzburg und zwar durch Vorlesungen und Seminare von zwei Kollegen, die jetzt in Deutschland sind. Das eine war Dieter Schwarz, Dr. Dieter Schwarz, der damals dann Leiter der Klinik in Windach geworden ist, vorher Max-Planck-Institut, und Roman Ferstl. Das waren ...

CD: Ach, die waren beide in Salzburg?

Prof. Dr. Hans Reinecker: Nein, die waren in München und waren Lehrbeauftragte in Salzburg. Dann gab es einen Lehrauftrag von Prof. Perrez, also damals Dr. Perrez, der dann danach nach Berlin gegangen ist. Deshalb war ich auch oft in Berlin. Einige Amerikaner, Ernest Posner, kennen wenige Leute wahrscheinlich ...

CD: Der sagt mir nichts.

Prof. Dr. Hans Reinecker: Ein Kanadier, der hat ein ganz gutes Buch in dieser blauen Reihe „Fortschritte der Klinischen Psychologie" über Grundlagen der Verhaltenstherapie geschrieben; der war damals Gastprofessor bei uns.

Und relativ bald natürlich durch Fred Kanfer. Das eigentlich erst, als ich mit dem Studium schon fertig war. Also das war so die Erst-Kenntnis. Dann habe ich Verhaltenstherapie durch die Notwendigkeit kennengelernt, selbst praktisch tätig zu werden. Ich habe 1973, als ich mein Studium fertig hatte, an der psychologischen Beratungsstelle – so hieß das damals – der Universität in Salzburg gearbeitet. So etwas wie eine formale Psychotherapie- oder VT-Ausbildung gab es nicht, wir sind wirklich in ein Becken mit eiskaltem Wasser gestoßen worden. Und als wir vor den ersten Patienten saßen, hatten wir eigentlich überhaupt keine Ahnung von Klinischer Psychologie. Wir hatten relativ viel Ahnung von klassischer Diagnostik, von Leistungsdiagnostik und tiefenpsychologischer Diagnostik, aber sehr bald wurde klar, dass Dinge auch änderungsrelevant werden. Wir sind gefragt worden, „Was sollen wir mit den Jugendlichen tun“, delinquente Jugendliche, verwahrloste junge Mädchen, Angstprobleme, depressive Probleme, Partnerprobleme und, und, und. Da haben wir uns sehr rasch mit ein paar Leute zusammengetan, auch von der Nervenklinik in Salzburg. Das war der Dr. Crombach, Gerd Crombach, der jetzt noch in Innsbruck ist, er ist dort Psychiater ... Und der Dr. Mackinger, der war damals Psychologe an der Landesklinik. Wir waren eine Dreiergruppe, die sich im Grunde regelmäßig getroffen hat und über Patienten referiert hat. Wir haben gesagt „Was machst du mit dem, was machst du mit dem, was macht man ...“ So haben wir Fälle aus der Klinik und Fälle von uns vorgestellt und haben uns einfach kontinuierlich selbst fortgebildet. Das war für uns dann auch der Anlass, eine kleine Intervisions- oder Supervisionsgruppe zu bilden, da haben sich dann sehr rasch ein paar Studierende angeschlossen. Und daraus hat sich etwas entwickelt, was die AVM im geworden ist. Ich weiß nicht, ob Sie das schon einmal gehört haben?

CD: Ja, ja.

Prof. Dr. Hans Reinecker: Die haben wir 1975 formal gegründet, also Crombach, Mackinger und ich. Und im Grunde war die AVM damals ein Arbeitskreis der DGVT. Formal gesehen.

CD: Eine meiner ist Fragen natürlich, wie sich die AVM auch zur DGVT verhält ...

Prof. Dr. Hans Reinecker: Wir waren ein Arbeitskreis der DGVT. Die regionale Struktur der DGVT ist ja etwas, was Sie kennen. Das waren so meine Zugänge zur VT. Ich selbst war eigentlich zunächst nicht unbedingt therapeutisch oder praktisch orientiert, ich weiß nicht, ob das für Sie interessant ist, ich selbst war vom Studium her ganz anders orientiert: wissenschaftstheoretisch und zwar ganz formal wissenschaftstheoretisch. Popper, Stegmüller, Carnap, Wittgenstein, das waren meine Götter, wenn man so sagen darf. Ich war sehr an formalen Sachen interessiert, formale Lerntheorien, mathematische Lerntheorie, Entscheidungstheorie, aber auch durchaus Kognitionspsychologie. Das war mein Zugang, die formalen Lerntheorien waren eigentlich mein Zugang zur VT.

Und VT versprochen ...? Ich habe mir versprochen und erwartet, einigermaßen zielführend mit KlientInnen und Klienten arbeiten zu können. Ich habe sehr viel Psychoanalyse mitgekriegt, sehr, sehr viel ...

CD: Im universitären Bereich oder ...?

Prof. Dr. Hans Reinecker: Im universitären Kontext, an der Uni. Caruso war einer der Lehrstuhlinhaber bei uns, Igor Caruso, und viele andere ... Es war vieles psychologisch, psychodynamisch orientiert. Und ich habe das gerne aufgesogen und gerne mitgekriegt. Ich wollte auch eine Ausbildung machen, eine Psychotherapieausbildung. Nur war völlig klar, eine Psychoanalyseausbildung kann ich mir nicht leisten. Ich will nicht sagen, dass es daran gescheitert ist, ich hätte es, ich hätte es wahrscheinlich nicht durchgezogen, weil das eigentlich auch von der Persönlichkeit her nicht das war, was ich machen wollte. Mir war auch sehr rasch klar: Mit Psychoanalyse kannst du mit Unterschichtklienten eigentlich nicht arbeiten. Die hätten mich nicht verstanden, wenn ich da vom Ödipuskomplex oder wenn ich von Verdrängung rede. Bis ich denen das erkläre, das war unsinnig. Also von uns ist sehr rasch verlangt worden: Ärmel aufkrempeln und gleich etwas tun. Nicht? Wenn ein Suizidant irgendwo gestanden ist, da kannst du nicht sagen „Ja, kommen Sie in vier Wochen und dann schauen wir weiter, dann machen eine Diagnose, machen vielleicht eine Langzeittherapie oder so etwas." Da hat mir der zupackende gemeindepsychologische, auch ins Setting gehende Ansatz der VT sehr gut gefallen. Also das habe ich damals recht gut und recht rasch mitgekriegt. Sehr viel davon war stark autodidaktisch, das muss man ganz klar sagen. Dadurch, dass wir ein Arbeitskreis der DGVT waren, habe ich 1978 oder so dann auch eine VT-Ausbildung bei der DGVT abgeschlossen.

CD: Bei der DGVT, oder war noch GVT?

Prof. Dr. Hans Reinecker: Nein, DGVT.

CD: 78 war ja ... 76 haben die beiden sich zusammengeschlossen?

Prof. Dr. Hans Reinecker: Ja, genau. Also so bin ich eigentlich zur VT gekommen. Wobei mich so Mitte der 70er Jahre sehr rasch schon kognitive Ansätze der VT interessiert haben. Das war die Zeit, in der ich sehr viele Arbeiten von Fred Kanfer gelesen habe und Goldfried, Problemlöseansätze und so weiter. Selbstkontrolle war für mich immer ein ... ist für mich nach wie vor für mich ein faszinierendes Thema, also dieses Münchhausenproblem: Wie schafft es der Mensch ... Oder eigentlich auch das Leib-Seele-Problem, von der Wissenschaftstheorie her betrachtet: Da hat mir mein Lehrer Revers durchaus einige Sachen beigebracht, was diese Leib-Seele-Problematik angeht, diese Dualismus-Problematik – Descartes – hin zu Popper, hin zu modernen Perspektiven bei Mario Bunge zum Beispiel. Gut, das war das, woran mir völlig klargeworden ist, dass man eigentlich diese klassische VT, diese Skinner-VT nicht unbedingt machen sollte und nicht unbedingt machen kann.

CD: Und haben Sie an der Uni, also als Sie noch studiert haben, erst auch die Klassische VT kennengelernt und gelehrt bekommen und sind dann später erst auf die kognitive Ansätze gekommen?

Prof. Dr. Hans Reinecker: Also da muss ich jetzt fast 30 Jahre zurückgreifen, und ich kann Ihnen das beim besten Willen nicht mehr sagen. Ich denke, dass zum Beispiel so Leute wie Ferstl, Schwarz und auch Perrez damals schon eine strikte VT vertreten haben. Was wir damals gelernt haben, ist zum Beispiel knallharte Verhaltenbeobachtung. Wir sind in die Schulen gegangen und haben gezählt, wie oft ein hyperaktives Kind einen Bleistift fallen lässt oder wie oft es den Nachbarn stößt. So etwas macht man heutzutage nicht mehr. Wir lehren die Studierenden zwar auch noch Verhaltensbeobachtung und genau hinzuschauen, bevor sie interpretieren. Aber diese molekulare Verhaltensbeobachtung ist etwas, was man heutzutage nicht mehr macht. Das habe ich wirklich noch von der Pique auf gelernt und bin durchaus dankbar dafür. Das mache ich heute eigentlich nicht mehr unbedingt.

Ich selbst habe allerdings sehr wohl Skinner gelesen. Ich habe, glaub ich, fast jede Zeile von Skinner gelesen und habe mich sehr informiert: Skinner, Wolpe, Agras, Stuart Agras, was immer ich in die Hände gekriegt habe, habe ich gelesen. Obwohl mir rasch, sehr klar geworden ist ... Es gab bei Skinner ein Kapitel über Selbstkontrolle in „Science and Human Behavior“, ich bin mit dem Kapitel nie klargekommen, bis heute nicht. Er hat auch 1962 oder 66 ein ausführliches Kapitel über operantes Verhalten und Selbstkontrolle geschrieben, etwas, woran ich mich immer festgebissen und gerieben habe. Was mich sehr beeinflusst hat, war die Monika Hartig dann, die in dem Buch Selbstkontrolle fast wörtlich geschrieben hat: „Es wird nicht möglich, das Phänomen der Selbstkontrolle zu verstehen ... ohne ein bewusstseinsfähiges Individuum in Rechnung erstellen, das sich selbst zum Gegenstand nehmen kann, Entscheidungen treffen kann“ und so weiter. Ich denke auch, dass unser Rechtssystem und unser gesamtes Moralsystem auch letztlich auf dem Prinzip der freien Entscheidung beruht. Aber jetzt kommen wir in die Philosophie *(beide lachen)*.

CD: Ja, aber das ist ja auch ein Teil davon.

Prof. Dr. Hans Reinecker: Gut.

CD: Ja, Sie haben gesagt die AVM oder Sie waren ein Arbeitskreis der DGVT, das heißt da gab es auch schon Kontakte?

Prof. Dr. Hans Reinecker: Ja, Dirk Zimmer ... über München vor allem, also Dirk Zimmer war damals in München. Wer das damals genau war, weiß ich jetzt nicht genau. Aber es gab Kontakte, ob das damals schon Steffen Fliegel war, weiß ich auch nicht, aber es gab eine Reihe von Kontakten, Dirk Zimmer war ziemlich sicher dabei und ein paar andere, Keupp, glaub ich, Zaumseil weiß ich jetzt nicht mehr, aber ein paar andere Leute, die uns durchaus ermutigt haben, auch in Salzburg das ja am westlichsten lag, aktiv zu werden; Wien, Innsbruck waren ja doch weit weg. Wir hatten eigentlich immer eine offene Beziehung zu München hin, es war zwar mit den Grenzen nicht so offen, wie heute es ist, aber die Kontakte zu München waren immer unproblematisch. Wir sind oft hingefahren zu Vorträgen, haben uns Leute eingeladen, Dirk Zimmer, die Mandels, die Ullrichs und und und – entweder an die Uni oder an die Klinik. Da hat immer ein sehr lebendiger Austausch stattgefunden. Wir hatten vorher schon den Arbeitskreis und haben es schon immer AVM genannt. 1975 sind wir dann zur Polizei gegangen und haben diesen Verein angemeldet, mit Vorsitzendem und so weiter. Ich war, ich glaube, fast bis 1990 im Vorstand: 15 Jahre lang. 1982 bin ich hierher gegangen und habe das dort immer noch ehrenhalber gemacht, weil die gesagt haben „Wir brauchen dich als Aushängeschild", da habe ich gesagt „Mach ich", bin aber dann abgesprungen, das ging einfach nicht mehr.

CD: Aber hier in Bamberg, das nennt sich ja auch AVM?

Prof. Dr. Hans Reinecker: So ist es.

CD: Ist die AVM dann als Verein auch expandiert oder wie soll man das nennen?

Prof. Dr. Hans Reinecker: Also, nicht direkt expandiert, es ist eine ganz witzige Sache: Als ich nach Bamberg berufen worden bin, habe ich eigentlich die AVM nicht mitgenommen, weil ich mir gedacht habe, ich habe genug andere Dinge. Und ich wollte das eigentlich nicht unbedingt so nebenher machen. Was mir wichtig war, ist die Gründung einer Beratungsstelle oder jetzt der Ambulanz am Lehrstuhl, die dann die Keimzelle für die Weiterbildung geworden ist. Ein Mitarbeiter von mir, den ich mitgenommen habe, der damals viel bei uns mitgearbeitet hat, hat das hierher mitgenommen und hat das hier gegründet, der Dr. Kaimer. Und daraus ist im Grunde die AVM hier geworden. Die saßen bis vor zwei, drei Jahren zwei Zimmer weiter hier. Im Grunde hat sich die Zusammenarbeit beendet als das Psychotherapeutengesetz kam. Ich habe denen dann angeboten, machen wir gemeinsam etwas, also ein gemeinsames Ausbildungsinstitut. Es gab zwei ausführliche Gespräche mit denen, und das haben sie nicht als zielführend erachtet. Entweder haben sie mich als zu dominant erlebt oder ich habe ihnen kein ausreichend attraktives Angebot gemacht. Die haben gesagt „Nein" und haben das abgelehnt. Dann habe ich gesagt „Aber das ist für mich eigentlich auch die Voraussetzung", nicht mal die Voraussetzung, um hier im Haus ein zweites Weiterbildungsinstitut zu haben, und ich habe gesagt, ich möchte auch nicht mehr, dass die hier im Haus tätig sind. Das haben die mir sehr nachgetragen, sehr verübelt ...

CD: Ach so, das war mir gar nicht klar, dass das zwei Institutionen sind ... ich dachte das wäre eines.

Prof. Dr. Hans Reinecker: Ich bin nicht einmal mehr Mitglied der AVM, lange Zeit war das auch sehr stark mit meinem Namen verknüpft. Aber ich habe jetzt gerade mit dem Koschar von der DGVT telefoniert, und der hat gesagt, „Ich glaubte, das wären alles Sie."

CD: Ja, das geht mir auch so.

Prof. Dr. Hans Reinecker: Nein, nein. Ich bin dem nicht feind. Sie haben damals entschieden, sie marschieren ohne mich, und dann dürfen sie auch nicht verlangen, dass ich ihnen nach wie vor hier die ganzen Fazilitäten hier zur Verfügung stelle. Die machen das jetzt weitgehend von Würzburg aus. Da gibt es auch Arbeitskreise der AVM, und einen in München ...

CD: Das gibt es auch in verschiedenen Regionen, AVM-Arbeitskreise, nicht?

Prof. Dr. Hans Reinecker: Ja, ja in München, Würzburg, Nürnberg. Wie die genau mit der DGVT verbandelt sind ... das wage ich nicht zu beurteilen. Das kann ich nicht so genau sagen. Aber das ist jetzt so neueste Geschichte ...

CD: Das ist neueste Geschichte, ja.

Prof. Dr. Hans Reinecker: Aber bis 80 war es so, dass wir viele Studierende hatten: Das war ja das Modell der DGVT, das war die Attraktivität der DGVT, dass die Studis schon VT lernen konnten. Das war so, dass Studis bei uns bei Patienten mitarbeiten durften, – in Salzburg noch – das war durchaus interessant. Jetzt mit den gesetzlichen Situationen, damals mit Heilpraktikergesetz gab und gibt es das hier ja nicht mehr.

CD: Was würden Sie denn sagen, wie lange die AVM in dem Status als der DGVT-assoziiert oder als DGVT-Arbeitskreis funktioniert hat? Bis zu dem Zeitpunkt, wo Sie dann einen eigenen Verein daraus gemacht haben?

Prof. Dr. Hans Reinecker: Nein, es war immer ein eigener Verein ...

CD: Ja, weil Sie vorhin gesagt haben, Sie sind dann zur Polizei gegangen, um das anzumelden oder ...

Prof. Dr. Hans Reinecker: Na, zur Polizei ... Ja, 75. Aber vorher war es ein rein informeller Club, wo Mackinger, Crombach, ich und ein paar andere, Rainer Reisen, Lothar Held, auch Peter Kaimer da immer informell mitgearbeitet haben, wir haben uns gegenseitig gute Referate gehalten und und und. Irgendwann haben wir gesagt: „Wir sitzen dauernd beieinander und haben überhaupt keine Struktur, gründen wir es als Verein." Es war ein eigenständiger Verein, aber gleichzeitig Arbeitskreis der

DGVT. Das hat gedauert bis ... also ich weiß nicht, ob jemals eine formelle Loslösung erfolgt ist, aber ich würde sagen, sicher bis Mitte, Ende der 80er Jahre.

CD: Mhm. Das war mir gar nicht so klar. Ich habe das immer als etwas eigenständigeres ...

Prof. Dr. Hans Reinecker: Nein, jetzt ist es eigenständig, seit 10,15 Jahren, würde ich sagen, also seit 85, 88. Es ist dann hier vor allem als eigenes Ausbildungsmodell entwickelt worden, als ich mich schon sehr stark zurückgezogen habe. Schmelzer hat hier eine Zeit mitgearbeitet.

Nur der Unterschied zwischen AVM und der Postgraduiertenausbildung – ich habe 1990 hier mit der Postgraduiertenausbildung angefangen, wie es damals hieß – war, dass die AVM nach wie vor dieses in Anführungsstrichen „studentische Modell" hatte, während wir schon ein bisschen in Richtung KV-Prinzipien gegangen sind.

CD: Studentisches Modell heißt arbeitskreisorientiertes, sich selber etwas aneignen und schon die Studierenden können an der Ausbildung teilnehmen?

Prof. Dr. Hans Reinecker: So ist es. Währenddessen haben die KV und auch die akkreditierten Modelle im Grunde nur alles nach dem Studium anerkannt. Ob das Gesetz kommt, das wusste ja vor drei Jahren niemand. Damals war es einfach so, dass wir hier die Anerkennung nach den Richtlinien der akkreditierten Verbände, also DGPS und BDP, gesucht haben. Die haben wir auch mit vielen Schwierigkeiten gekriegt und dann auch die KV-Anerkennung. Davon war die AVM im Grunde genommen weit entfernt, die wollten das gar nicht, ein kleiner Teil wollte das immer, aber die sind zu uns herüber gewechselt. Die haben mich fast als Verräter betrachtet, „Wieso setzt du auf das KV-Modell?". Aber im Grunde war mir sehr klar ... Die Leute, die in die Praxis gegangen sind, haben irgendwann gesagt, „Wovon will ich leben, ich muss im Delegationsverfahren abrechnen, alles andere ist uninteressant". Es gab ein paar unter Anführungszeichen Helden, die in diesem Erstattungsverfahren gearbeitet haben, nur wenn jetzt das Gesetz nicht gekommen wäre, hätte es den Erstattungsleuten mit Sicherheit das Genick gebrochen. Also das war zum Teil, ich würde fast sagen, naiv auch.

CD: Das ist ja ein Konflikt, der häufig beschrieben wird, also der Konflikt zwischen dem „sich zu orientieren an dem, was ist auch die Notwendigkeit, um in dem System arbeiten zu können und sich auch finanzieren zu können und da anerkannt zu sein" und dem, was sie jetzt ...

Prof. Dr. Hans Reinecker: Schauen Sie, ich kenne Kollegen, die waren massive KV-Gegner, dann sind ihre Stellen ausgelaufen, sie mussten sich niederlassen und da haben sie sich die KV-Zulassung geholt. Ich kann das nachvollziehen, verstehen

Sie? Als Heiner Keupp oder als Hans Reinecker kann man leicht hergehen und gegen die KV schimpfen, weil wir abgesichert sind. Aber die Leute, die in der Praxis stehen, die eine Familie versorgen müssen, die mussten sich einfach nach der Decke strecken. Ich bin den Leuten nicht böse, das ist ein Druck der Verhältnisse gewesen. Und man sollte einfach nicht hergehen und sagen, „Wir betreiben den Spagat weiterhin", nicht? Also ich habe das bei der DGVT nach wie vor immer wieder erlebt. Ich weiß nicht, ob Sie das interessiert, diese DGVT-Sache ist immer in dem Spagat gestanden: Gesundheitspolitik versus Ausbildung, also Fundis versus Realos. Das ist bis heute nicht ausgestanden, glaube ich. Also ich schaue heute nach wie vor auf die DGVT-Kongresse und auch dort ist es so. Also wir hatten auch immer in unseren AVM-Arbeitskreisen ...

CD: Ich wollte jetzt gerade fragen, ob sich dass da auch widergespiegelt hat?

Prof. Dr. Hans Reinecker: Total. Eine totale Spannung. Es war immer so, dass es diese zwei Fraktionen gab. Dann war der Arbeitskreis, es waren 20, 25 Leute da, und dann hieß es „Ja, was machen wir". Wir haben uns einmal im Monat getroffen, „Was tun wir", also entweder Fälle besprechen, ausbilden, üben, Rollenspiele oder machen wir Gesundheitspolitik, Gemeindepsychologie. Und dann war immer klar, die einen sagten „Was wollt ihr mit der Gemeindepsychologie, ich will eine gescheite Ausbildung". Und dann die anderen ... Also diese Spannung habe ich jede Woche dort erlebt. Jede Woche! Wobei ich selbst sehr gespalten war, muss ich sagen. Also das ist durch die Personen gegangen auch. Mein Herz schlägt heute noch vielfach für eine gemeindepsychologische Perspektive, ich muss aber sagen, das muss man sich auch leisten können.

CD: Leisten können, meinen Sie jetzt, wenn man einen abgesichert Status hat, dann kann man es sich leisten?

Prof. Dr. Hans Reinecker: Zum Beispiel. Also als Niedergelassener heute eine rein gemeindepsychologische Position zu vertreten und nur gemeindepsychologisch, das heißt dann für mich, die Stichworte Prävention, das Stichwort Arbeit vor Ort, das heißt Empowerment, das heißt Ressourcen, das heißt Arbeit mit Benachteiligten. Wer zahlt dir das bitte? Darum meine ich leisten können. Das können Leute in kirchlichen Beratungsstellen machen, wo man sagt, „Da geh ich in diese Familie". Ich habe den Paul Innerhofer hoch bewundert, wie der damals am Hasenbergl in München gearbeitet hat. Ich habe eine Dissertation von einer Frau betreut zur der Arbeit, die die im Hasenbergl dort mit wirklich Benachteiligten gemacht haben. So etwas kannst du von einer Institution aus machen, als Niedergelassener ... Da hat die DGVT dafür gekämpft, das rechne ich der DGVT schon an, dass sie dafür gekämpft hat. Aber ich frage mich, was sie erreicht haben. Ich war eigentlich erstaunt bis entsetzt, als mir Steffen Fliegel gesagt hat, „In dem Augenblick, in dem das Gesetz da ist, werden wir auch Ausbildungen nach den Richtlinien des Gesetzes machen“. Ich habe geschaut wie ein Autobus und habe gedacht, das darf doch nicht wahr sein.

CD: Was hat Sie da so staunen lassen?

Prof. Dr. Hans Reinecker: Weil ich mir gesagt hab, das ist doch ein Verrat an allen Prinzipien der DGVT. Steffen war mit derjenige, das muss man ihm und der DGVT hoch anrechnen, der damals – das weiß heute auch keiner mehr – 1986 oder 87 das Gesetz oder die Gesetzesentwürfe wieder in Schwung gebracht hat. Ich werde nie vergessen, wie wir da beim Steinbach, dem Ministerialreferenten, in Bonn gesessen sind. Steffen hat ein paar Leute angerufen, alte Kumpanen, die dann Hochschullehrer waren. Ich weiß nicht, wer da noch mit war, Dirk Zimmer ... fünf, sechs Leute waren wir.

Und Steffen hat mit Steinbach und Hasinger, dem damaligen Gesundheitsreferenten in Berlin, die ganze Sache wieder ins Rollen gebracht. Da gab es einen Entwurf nach dem anderen, eine Sitzung nach der anderen. Aber die DGVT hat da sicher ein großes Verdienst daran, dass das überhaupt wieder in die Gänge gekommen ist. Das muss man ganz klar sagen. Und dass das Gesetz nicht damals 78 gekommen ist, daran sind nicht die bösen Ärzte schuld, sondern es sind nachweislich die Psychologen schuld.

CD: Wie beurteilen Sie das, wie kam das? Also dazu habe ich jetzt schon ganz unterschiedliche Sichtweisen gehört, deshalb würde es mich interessieren, wie Sie das beurteilen.

Prof. Dr. Hans Reinecker: Die Psychologen hatten damals den Referentenentwurf von 1978 vorliegen. Den Psychologenverbänden ging der damalige Entwurf viel zu wenig weit und deshalb wurde er mit Bausch und Bogen abgelehnt. Also meine Meinung wäre gewesen, dass man mit dem damaligen Entwurf, noch bedeutend ... ja, mit dem Gesetz haben wir jetzt auch eine Menge erreicht, aber die Unterordnung unter das Kassensystem. Aber ich denke, dass wir damals besser gefahren wären, deutlich besser. Das war einfach auch eine hohe Naivität vor allem in der Deutschen Gesellschaft für Psychologie. Im Vorstand sind Leute gesessen, die eigentlich von der Basisarbeit und von der Klinischen Psychologie nichts verstanden und nichts gehalten haben. Ich kannte die Leute ja alle, ein Heckhausen, ein Irle, ein Roth, ich weiß nicht, wer damals die Präsidenten waren. Die waren einfach naiv, blauäugig, weit weg.

CD: Und die waren da mit auch maßgeblich mitbeteiligt, dass es abgelehnt worden ist oder kritisiert worden ist?

Prof. Dr. Hans Reinecker: Ja, freilich, die sind als Präsidenten der Deutschen Gesellschaft für Psychologie gefragt worden und haben gesagt: „Das geht nicht, und das akzeptieren wir nicht." Zum Beispiel, dass diese konsiliarischen Begutachtungen gemacht werden müssen, heute haben wir das auch festgeschrieben.

CD: Was mich noch interessieren würde, – weil sie aus Österreich kommen – wie hat sich das in Österreich, auch vielleicht in anderen Regionen entwickelt. Gab es da noch andere wichtige Regionen und Städte, wo die Verhaltenstherapie und die Entwicklung auch ihren Ausgang genommen hat?

Prof. Dr. Hans Reinecker: Also ich kann jetzt natürlich nicht für ganz Österreich sprechen. Aber eines ist ganz witzig, also anekdotisch

Wir galten für die Wiener immer als nicht ernst zu nehmende Exoten ... Ich habe so herzlich lachen müssen, die Ilse Kryspin-Exnerhat mir das dann erzählt. Es gab natürlich die ÖGVT (Österreichische Gesellschaft für Verhaltenstherapie), die ist 1971 oder 1972 gegründet worden, also schon früher, allerdings von Leuten, ausgenommen wenige, die von VT nicht sehr viel verstanden haben, also Guttmann zum Beispiel, Berner ... Einige, die sehr viel davon verstanden haben oder eine das ist zum Beispiel die Frau Blöschl, die übrigens eines der ersten VT-Bücher in deutsch geschrieben hat, die ich auch gut kenne und sehr schätze und Zapotoczky. Zapotoczky und Frau Blöschl, die waren sicher sehr, sehr fördernd. Er war damals Oberarzt in Wien, und sie Professorin allerdings nicht für Psychologie, sondern für Erziehungswissenschaften in Graz. Und es gab also die ÖGVT, eine, ich würde sagen, eher von Kopf her arbeitende Gesellschaft, also lauter Professoren. Und wir waren eher die New-Comer. Ich werde nie vergessen, als ich damals in einer Sitzung in Wien war und es um die Gründung der Zeitschrift, das Editorial Board und weiß der Teufel alles ging. Irgend jemand hat dann Coram Publico gesagt, – also es waren lauter Professoren dort und ich als junger Assistent, 76, oder 78 haben wir diese Zeitschrift gegründet – „Ach, das ist ja ganz nett, was Sie da machen, aber erstens ist das in einem Jahr eh' gestorben, und wissen Sie, es ist ja nicht einmal einer habilitiert von Ihnen." Das war so die Haltung, so quasi der Mensch fängt bei der Habilitation an. Also wir sind da immer so als die kleinen Spinner betrachtet worden.

In der Zwischenzeit gibt es in Österreich eine große Annäherung zwischen AVM und ÖGVT, diese Gegnerschaft ist nicht mehr gegeben. Die VT hat in Österreich einen sehr schweren Stand, viel schwerer als in Deutschland. Ich weiß nicht, ob Sie den Brief kennen, der von den österreichischen Psychotherapieverbänden an den Wissenschaftlichen Beirat Psychotherapie geschrieben worden ist und die Bundesärztekammer ...

CD: Nee, kenne ich nicht.

Prof. Dr. Hans Reinecker: ... und die sich irrsinnig darüber aufregen, dass in Deutschland nur die VT und die Psychoanalyse zugelassen sind. In Österreich ist jeder Schrott zugelassen, wenn man das so sagen will, weil man dort ein Gesetz erlassen hat, um nur ja keinem weh zu tun. Also dort können Sie Gestalttherapie bei Panikstörungen und Katathymes Bilderleben bei Zwangsstörungen machen, und keiner fragt danach, „Hilft das was?“, ja? „Wir machen das immer so ...“

CD: Gibt es da so diese Aufsplitterung in berufs- und sozialrechtlich, wird das auch kassenfinanziert?

Prof. Dr. Hans Reinecker: Nein, das gibt es eben nicht. Und darum tun sich die Leute dort auch so schwer. Im Grunde genommen ist es nur ein kleiner Teil, Basisbetreuung, der von den Kassen bezahlt wird, und den Rest muss der Patient selber bezahlen. Im Grunde ist dort, in Österreich, die große Krux daran, dass die Psychotherapie nicht an die Psychologie gebunden ist. Ich war damals Vorsitzender in der Fachgruppe Klinische Psychologie und habe eine ganz böse Stellungnahme geschrieben und, wie ich glaube, eine fundierte: Also dort können im Grunde genommen Theologen, Juristen, Hausfrauen – nichts gegen Hausfrauen, nichts gegen Theologen und Juristen –, jeder kann dort Psychotherapeut werden. Ich finde das tödlich für die Psychotherapie. Absolut tödlich. Weil meines Erachtens einfach die Psychologie, nicht nur die Klinische Psychologie, sondern die Psychologie die Grundlage der Psychotherapie ist. Also ich halte das einfach für absolut gefährlich und tödlich. Krankenschwestern, Pfleger, die lernen dort einfach Psychotherapie machen, und ich finde das absolut tödlich.

CD: Aber muss man denn eine Ausbildung machen, um tätig sein zu dürfen?

Prof. Dr. Hans Reinecker: Ja, das muss man.

CD: Das muss man schon. Eine Qualifikation muss man schon nachweisen, aber ...

Prof. Dr. Hans Reinecker: Natürlich, die ist auch sehr teuer. Aber man muss nicht Psychologe sein. Ich finde das einfach undiskutabel. Aber in Österreich tun sich gerade deshalb die VT-ler sehr schwer, weil dieser Druck nicht gegeben ist, noch effizient und so weiter zu arbeiten. Ich hatte auch schon ein paar Gespräche Sozialversicherungsträgern dort, die haben mich eingeladen und haben gesagt, „Wir können das nicht durchsetzen, dass die Leute ihre Therapien evaluieren, da machen die Psychotherapeuten einen Aufstand“. Da habe ich gesagt „Die sollen Aufstand machen, so viel sie wollen. Sie haben das Geld und Sie zahlen nur Therapien, wenn die Leute das evaluieren.“ Machen sie nicht. Die machen sich in die Hose vor der Lobby der Psychotherapeuten. Ich kapiere das nicht.

CD: In der Hinsicht eine grundlegend andere Situation als hier.

Prof. Dr. Hans Reinecker: Eine völlig andere Situation. Ich bin sehr gespannt, wie das mit EU-Recht wird, weil man wird wahrscheinlich das deutsche System nicht über die ganze EU ziehen können. Aber wenn man das österreichische System über die EU zieht, also dann gebe ich meine Zulassung als Psychotherapeut zurück.

CD: Hat das dann auch zur Konsequenz, dass der Schulenstreit dadurch, dass das System ganz anders ist und alle Therapierichtungen mehr oder weniger anerkannt, dass es dadurch die Streits auch nicht gibt?

Prof. Dr. Hans Reinecker: Doch, doch viel stärker als hier; viel, viel stärker als hier. Also hier ist ein extremes Aufeinanderzugehen der Fall. Auch mit Psychoanalytikern. Ich sitze auch im Wissenschaftlichen Beirat und mit den Psychoanalytikern dort habe ich überhaupt kaum Probleme. Es gibt einige Dinge, die wir anders sehen. Das ist klar, da können wir darüber reden, aber das sind im wesentlichen vernünftige Leute. Leute, mit denen ich auf keinen grünen Zweig komme, sind Leute, die sich z.B. rationalen Kriterien einer Evaluation oder einer theoretischen Fundierung total verschließen. Was sagst dann noch, nicht? Und die Grabenkämpfe sind grauenhaft dort in Österreich. Im Grunde genommen ist es so, dass die Versorgung der Leute wirklich im Argen ist, weil es kein Sozialrecht gibt. Es gibt zum Beispiel in Salzburg 300 oder 400 niedergelassene Psychotherapeuten, ungefähr 15 davon oder sollen es 20 sein, arbeiten nach einigermaßen fundierten Prinzipien. Also wenn Sie heute eine schwere Essstörung haben, eine schwere Panikstörung, eine schwere Zwangsstörung, eine schwere somatoforme Störung, da sagt jeder KBler, „Nee, mache ich nicht, kann ich nicht, tu ich nicht“. Die Leute dann unterzubringen ...

CD: Was heißt denn KBler?

Prof. Dr. Hans Reinecker: KB, Kathatymes Bilderleben.

CD: Ach so *(lacht)*.

Prof. Dr. Hans Reinecker: Ja, oder reiner Gesprächstherapeut. Und die Versorgung der Leute ist einfach bescheuert. Hier ist es zumindest so, dass man bei der KV anrufen kann, egal wie immer, und zumindest einen VTler oder einen Psychoanalytiker vermittelt kriegt. Wie gut der sein mag ist wieder ein anderes Bier. Aber dort haben die Leute überhaupt keine Orientierung. Das finde ich für die Versorgungproblematisch. Man hat dort an die Versorgung der Psychotherapeuten gedacht und nicht an die Versorgung der Patienten. Und das kreide ich dem Gesetzgeber massiv an. Das kreide ich auch den Psychotherapeuten an. Weil ich klipp und klar sagen würde, denen sind die Patienten wurscht. Das finde ich eine Sauerei.

CD: Und die AVM und die ÖGVT sind die Organisationen der Verhaltenstherapeuten ...?

Prof. Dr. Hans Reinecker: So ist es, so ist es.

CD: ***...*** oder gibt es da auch noch andere?

Prof. Dr. Hans Reinecker: Nein.

CD: Machen die beide auch Ausbildung, auch die ÖGVT?

Prof. Dr. Hans Reinecker: Ja, die in der Zwischenzeit dadurch, dass es Richtlinien gibt auch für die Ausbildung, fast identisch ist, würde ich sagen.

CD: Und die ÖGVT hat die auch Assoziationen zu den Bundesrepublikanischen VT-Verbänden?

Prof. Dr. Hans Reinecker: Meines Wissens nicht, meines Wissens nur über die europäische Assoziation, über die EABCT. Ich war lange Vertreter der AVM drin, und darum kenne ich die EABCT von innen ganz gut, und bin da auch oft in Amerika gewesen über die AVM und ÖGVT, aber direkt mit der DGVT, meines Wissens nein. Das hat mit der regionalen Situation zu tun. Also von Wien nach München ist einfach ein weiter Weg. Während Salzburg – München, für uns war immer München der Einflussbereich und nicht so sehr Wien.

CD: Ah ja, das ist interessant.

Prof. Dr. Hans Reinecker: Ich meine, nach Wien ist man in die Oper gefahren, aber wenn man wissenschaftlich etwas wissen wollte, ist man nach Berlin oder München oder nach Deutschland. Für mich war Deutschland oder Amerika immer eher der Bezugspunkt.

CD: Jetzt würde mich noch der Herr Kanfer interessieren, Sie haben ja viel mit dem zu tun oder mit ihm zu tun gehabt. Wie haben Sie den denn kennengelernt? Wo und wie?

Prof. Dr. Hans Reinecker: Den Fred habe ich Mitte der 70er Jahre persönlich kennengelernt, Mitte der 70er Jahre in Salzburg *(geht zum Schreibtisch)*. Hier ist das neueste Büchlein von ihm.

CD: Ah, das kenne ich gar nicht.

Prof. Dr. Hans Reinecker: Das können Sie gar nicht kennen, ich gebe Ihnen hier so ein Kärtchen mit.

CD: Ah, danke

Prof. Dr. Hans Reinecker: Das ist so das Selbstmanagementbuch für Patienten.

CD: Ah, das ist ja eine tolle Idee.

Prof. Dr. Hans Reinecker: Finde ich auch. Die wollten, dass ich mitmache, aber dann irgendwann ... man kann nicht alles machen. Den Fred habe ich kennengelernt, nachdem ich vorher schon ein paar Untersuchungen zum Thema Selbstkontrolle gemacht habe, Selbstkontrolle bei Kindern, Selbstaufzeichnungen, reaktive Effekte und solche Geschichten. Dann hat der Mackinger den Kanfer an die Klinik eingeladen. Da war ich dann erstens im Workshop natürlich, und ich war der, der sich natürlich ziemlich gut ausgekannt hat. Ich war schon immer jemand, der irrsinnig viel gelesen hat und sehr informiert war, da sind wir einfach sehr rasch ins Gespräch gekommen. Fred hat gesehen, da hat er wirklich einen Partner, mit dem er sich gut austauschen kann. Und wir sind in Kontakt geblieben dann. Dann habe ihn ich mal eingeladen, und dann Mackinger wieder und so weiter. Ja, wir haben uns dann auch immer im Sommer getroffen, wir sind dann mit meiner Frau, damals noch nicht meine Frau, aber die hat er auch sehr geschätzt. Und die, die war es auch, die eigentlich mit dem Fred dieses Projekt zusammen mit dem Vukovich gemacht hat. Ich weiß nicht, ob Sie das kennen, diese Darstellung der psychotherapeutischen Schulen, „Wege zum Menschen“ vom Petzold.

CD: Das. Ja, klar, das kenne ich schon.

Prof. Dr. Hans Reinecker: Genau. Da gibt es ein ausführliches Interview mit Fred auch, das hat meine Frau gemacht. Damals noch von Salzburg aus, Anfang der 80er Jahre, glaub ich, war das.

CD: Das gibt es ja auch als Buchveröffentlichung.

Prof. Dr. Hans Reinecker: Genau, von Petzold.

CD: Stimmt, fällt mir jetzt ein, dass das Ihre Frau war.

Prof. Dr. Hans Reinecker: Genau, wir sind einfach immer in Kontakt geblieben. Die Idee zu dem Selbstmanagementbuch kam anlässlich eines Spaziergangs unten am Markusplatz. Da sind wir vom Mittagessen während eines Workshops heimgegangen, und Fred Kanfer, Dieter Schmelzer und ich haben gesagt „Ach, jetzt arbeiten wir schon so lange ... wir sollten mal was machen, wir sollten mal was machen, wir sollten mal was machen.“ Und haben gesagt, „Okay, setzen wir uns mal zusammen“. Ende der 80er Jahre ist dieses Selbstmanagementbuch entstanden. Da haben wir sicher fünf Jahre daran gearbeitet. Also das war eine absolute Knochenarbeit, wobei Fred immer ... Wir haben uns immer irgendwo in Innsbruck getroffen, wo ich auf Urlaub war, oder im Zillertal, oder in Münster, München oder in Salzburg, irgendwo, und haben wieder Teile durchgearbeitet. Also Dieter und ich haben Teile geschrieben, Fred hat es gelesen und kommentiert, hat und Papers geschickt, also geschrieben haben es der Dieter und ich, und im Grunde ist Fred geistiger Hintergrund ... So kam es zum Selbstmanagementbuch und zu verschiedenen anderen Arbeiten. Und wir laden ihn eben auch hier immer wieder ein, zu Gastvorträgen und und und ...

CD: Und wie würden Sie Kanfers Einfluss auf die Verhaltenstherapie in der Bundesrepublik und im deutschsprachigen Raum beurteilen?

Prof. Dr. Hans Reinecker: Ich würde sagen, es ist Gott sei Dank so, dass der Einfluss ... Es gab natürlich verschiedene Einflussbereiche. Und im Grundlagenbuch habe ich drei Wurzeln der VT beschrieben, also Südafrika, England und USA. Für mich ist es nicht ganz glücklich, dass das Max-Planck-Institut in München eigentlich so stark von Eysenck und Maudsley Hospital beeinflusst war, weil Eysenck selbst jemand war, der eigentlich keine Patienten gesehen hat. Ich hatte ihn auch hier einmal eingeladen, habe hart diskutiert mit ihm, oft diskutiert mit ihm. Der einzige von den Gründern, der das wirklich gesehen hat, war Joseph Wolpe, den habe ich auch immer hoch geschätzt. Auch Skinner selbst hat im Grunde nie therapeutisch gearbeitet. Und ich finde das nicht gut. Das ist für mich einer der Gründe, warum Hochschullehrer Patienten sehen sollten und zwar kontinuierlich.

Was den Einfluss von Fred Kanfer betrifft würde ich Folgendes sagen: Also die Situation in den USA ist ja sehr heterogen zu beurteilen. Das muss man ganz klar sagen. Man kann nicht sagen, was Bob Liberman an der UCLA macht ist dasselbe wie das, was David Barlow in Albany bei New York macht. Das ist eine ganz heterogene Gruppe. Trotzdem würde ich sagen, dass Fred eine sozial-kognitive VT vertritt, die eigentlich für Verhaltenstherapeuten in Deutschland sehr gut akzeptabel war, vor allem wohl auch wegen seines europäisch-österreichischen Hintergrunds. Also vieles an Pragmatik dessen, was zum Beispiel Ellis vertritt, da tun wir Deutsche uns schwer, bei Beck schon vielleicht ein bisschen leichter, aber bei Ellis tun wir uns schon schwer.

CD: Also das Ihre These praktisch auch ist, dass vom Gedanklichen auch der europäische Hintergrund eine Rolle spielte, passte.

Prof. Dr. Hans Reinecker: Ja, auch so vom Menschenbild, vom wissenschaftstheoretischen Standpunkt her. Also die Amerikaner sind mir manchmal einfach zu hemdsärmelig, viele davon. Während für Fred immer der theoretische und der empirische Hintergrund eine ganz große Rolle gespielt hat. Und das hat vielfach auch Anklang gefunden. Fred kam ja – das wissen Sie wahrscheinlich – 68 zum ersten Mal eingeladen von Heckhausen und im Grunde haben so gut wie alle größeren, wichtigen Verhaltenstherapeuten mal bei ihm gelernt, also von Kemmler bis Schulte bis Bergold. Er hatte dann auch viele Beziehungen zu Brengelmann, hat sich mit Brengelmann allerdings ein bisschen überworfen dann. Ich habe den Grund nie ganz genau verstanden.

CD: Wissen Sie noch wann das war?

Prof. Dr. Hans Reinecker: Das Zerwürfnis?

CD: Ja.

Prof. Dr. Hans Reinecker: Nach 95, nein früher, Brengelmann ist ja 98 gestorben, Anfang der 90er Jahre. Die haben zwar nach wie vor beieinander gesessen und sind auch Mittagessen gegangen, aber es war ein stark abgekühltes Verhältnis zwischen Brengelmann und Kanfer.

Fred hat, denke ich, wirklich sehr viele Leute in Deutschland in seinem Sinne sehr stark beeinflusst, durch Workshops, zwischen Konstanz und Kiel – würde ich sagen. Also nicht jeder ist Kanfer-Schüler, nicht jeder ist so beeinflusst von ihm, wie ich das für mich behaupten würde. Aber viele Leute, wie Schulte, Wolf Lauterbach, Dirk Zimmer und viele andere, sind doch deutlich beeinflusst, haben natürlich eine eigene Entwicklung, das ist überhaupt kein Thema, aber viele sind doch deutlich von Fred beeinflusst worden.

CD: *(lacht)* Gut. Also so das finde ich auch eine spannende Frage: Eysenck und Kanfer sind beide ... War Eysenck nicht auch aus Österreich ...?

Prof. Dr. Hans Reinecker: Nein, Eysenck war ein Deutscher, meines Wissens war er Berliner.

CD: Echt der war Berliner? Das muss ich noch einmal ...

Prof. Dr. Hans Reinecker: Eysenck war ... lesen Sie bei der Schorr nach ...

CD: Ja, da muss ich noch mal nachgucken, das ist mir nicht mehr präsent. Aber dieses Moment, dass beide zumindest aus dem deutschsprachigen migriert sind, dann hat Eysenck schon auch wichtige Rolle gespielt hat und Kanfer hatte natürlich auch eine wichtige Rolle für die Verhaltenstherapie im deutschsprachigen Raum ...

Prof. Dr. Hans Reinecker: Was ganz witzig ist, ist dass Leute wie Bandura zum Beispiel eine ganz ähnliche Position für VT beschreiten. Dieses Buch von Bandura hat mich auch sehr beeinflusst „Principles of Behavior Modification“ aus dem 69er Jahr: alt, alt und gut. Heute noch gut. Die beiden zitieren sich ja gegenseitig fast nie ... Bandura habe ich mehrfach kennengelernt und mehrfach gehört, also Bandura hatte schon auch einen gewissen Einfluss, aber er war nie so einflussreich für Deutschland. Oder auch andere, Julian Rotter zum Beispiel, der eine ganz ähnliche Position vertreten hat und von der persönlichkeitstheoretischen Seite mehr herkommt. Er hatte nie so einen Einfluss wie Fred. Ich meine, Fred ist immer sehr gern nach Österreich und nach Deutschland auch gekommen. Er hat sich lange geweigert nach Wien zu fahren, weil er aus Wien emigrieren musste. Wir haben über Zapotoczky dann vermittelt – da war Zilk Bürgermeister in Wien –, dass Fred die Ehrennadel der Stadt Wien bekommt, mit einer großen Feier ... Es gibt in Österreich ja die Wiedergutmachungsphilosophie, und die ist auch gut: Man lädt emigrierte Leute ein, und Fred ist einer davon. Ich meine, es gibt ja extrem viele Leute, Nobelpreisträger, die emigriert sind, und die man auch zur größeren Ehre Österreichs wieder zurückholt *(lachend)*. Und ich glaube, er ist inzwischen ausgesöhnt mit der Situation.

CD: Was würden Sie sagen, was waren für die Verhaltenstherapie wichtige Schritte, wichtige Aspekte im Prozess der Etablierung und Professionalisierung? Gab es Höhepunkte, Tiefpunkte, Wendepunkte?

Prof. Dr. Hans Reinecker: Einer der wichtigsten Aspekte ist für mich die Tatsache, dass 36 von 38 Lehrstühlen der Klinischen Psychologie mit Verhaltenstherapeuten – im weitesten Sinn des Wortes – besetzt sind. 36 ist zu viel gesagt, vielleicht 34 von 38 oder so. Was von vielen anderen extrem beklagt wird, von GTlern zum Beispiel. Das hängt mit der wissenschaftlichen Laufbahn zusammen. Im Grunde genommen ist es ja leichter, VT-Studien zu machen und empirisch gescheite Sachen zu machen. Die Leute sind stark empirisch geschult, theoretisch geschult, haben gute Studien gemacht, haben publiziert, und sind berufen worden Da beruft man eben jemandem, der gute Arbeiten gemacht hat, der gut argumentieren kann, der mit Wissenschaftlichkeit, mit Effizienz, mit theoretischer Fundiertheit und, und und kommt. Das hat der VT, denk ich, gerade in der Psychologie deutlich zum Durchbruch verholfen. In der Psychiatrie beginnt es, denke ich. Die Psychiater merken immer mehr, wie wichtig eigentlich Verhaltenstherapie ist, in der Psychosomatik ist es noch schwieriger. Ich denk, das ist aber auch ein Beharrungsproblem oder ein Generationsproblem. Es gibt kaum Psychosomatik-Lehrstühle, die mit VTlern besetzt sind, ganz wenige. Auch die Psychiatrie-Lehrstühle beginnen erst langsam mit Leuten besetzt zu werden, die der VT nahe stehen. Ich meine als Psychiater muss man auch etwas anderes tun, man muss Pharmakotherapie und all die anderen Verfahren kennen, also dort ist es schwieriger denke ich. Aber besonders schwer ist es in der Psychosomatik, und das finde ich relativ problematisch. Aber der Durchbruch so im Gesundheitssystem hat, denke ich, auch mit manchen Zufälligkeiten zu tun.

CD: Zum Beispiel ...?

Prof. Dr. Hans Reinecker: Also die Story, wie die Psychoanalyse angeblich in die Versorgung kam, haben Sie wahrscheinlich gehört ...

CD: Wie denn?

Prof. Dr. Hans Reinecker: Wenn es nicht wahr ist, ist es gut erfunden. Dass Mitscherlich eine Patientin sehr erfolgreich behandelt hat, und dadurch konnte man natürlich 1967, 68 argumentieren. Das sollte ein Verfahren sein, das durch die Krankenkasse finanziert wird. Und ähnlich, denke ich, läuft es für die VT. Also dadurch, dass vielfach Meinungsträger einfach zum Teil auch persönlich überzeugt worden sind. Also denken Sie zum Beispiel Dornier, nicht? Im Grunde hat er das Geld nicht deshalb gegeben, weil VT besser klingt als Psychoanalyse, sondern weil er in seinem Bekanntenkreis jemanden oder mehrere Menschen hatte, denen durch VT gut geholfen worden ist. Ähnlich ist es in dem Max-Planck-Institut mit der Zeitschrift für Verhaltenstherapie.

Ich denke, dass bei dem Prozess der Durchsetzung ist in Deutschland von politischer Seite ein bisschen nachgeholfen worden. Das wird in Österreich auch passieren, denke ich, aber sehr langsam. Die Politiker sind einfach an einem Verfahren interessiert, dass eine gewisse Wirksamkeit hat und eine Transparenz nach außen hat. Also die Öffnung der Psychotherapie nach außen muss man der VT und der GT zugute halten, das muss man klar sagen, dass man nicht mehr sagt „Oh und da darf niemand zuschauen“, also diese Transparenz. Das habe ich inzwischen übrigens auch bei Psychoanalytiker schon erlebt, und das finde ich eine sehr erfreuliche Sache. Also diese Durchsetzung auch im Sinne der sozialen Sichtbarkeit und zwar für Entscheidungsträger. Wenn ich irgendeine Patientin behandle, und der geht es nachher gut, ist das weniger relevant. Wenn ich hier den Chef des Gesundheitsamtes überzeugen kann, dass da etwas passiert oder den AOK-Chef von Bayern überzeugen kann, dann ist das etwas anderes, nicht? Oder ein Zwangspatient, der der Sohn eines wichtigen Politikers ist, der in weiß-Gott welchen Aufsichtsräten sitzt. Das ist wichtig, aber das dauert einfach lang. Aber ich bin extrem optimistisch, was VT angeht, also was VT im weitesten Sinne des Wortes angeht, die moderne VT.

CD: Aber wieso gerade die VT, wieso gerade die Verhaltenstherapie und wieso zum Beispiel nicht Gesprächspsychotherapie?

Prof. Dr. Hans Reinecker: Ja, also zur GT, ich habe auch GT gelernt, ich habe auch GT-Grundausbildung gemacht. Das ist jetzt sehr stark meine persönliche Meinung: Die ganz große Krux der GT ist nicht so sehr die Empirie, die ganz große Krux der GT ist meines Erachtens ein Mangel an einer Theorie, vor allem einer Theorie der Entstehung psychischer Störungen und einer differenziellen Veränderungstheorie. Tausch hat gestern seinen 80. Geburtstag in Stuttgart gefeiert. Und ich denke, dass die Diskussion in Deutschland, dass dieses Einheitsmodell der GT extrem geschadet hat. Es gab vernünftige andere Strömungen. Sich sehr lang zum Beispiel gegen eine Indikation gestellt zu haben, denk ich, hat der GT extrem geschadet. Die VT ist einfach keine Einheitsmethode. Ich habe gerade kürzlich einen Vortrag gehalten, da wurde gefragt „Was ist moderne Verhaltenstherapie“, und ich habe gesagt „Je nach dem, VT bei Stotterern ist ganz etwas anderes, als VT bei einem Depressiven oder VT bei einem enuretischen Kind oder VT bei einem

Zwangspatientin oder ...“ Währenddessen ist die GT ist im Grunde so wie der einzige Hammer, den ich habe, und mit dem klopfe ich überall herum. Also jetzt sehr, sehr pointiert gesagt. Und das finde ich hochproblematisch, dass hier keine klaren differenziellen Störungsmodelle und keine differenzielle Veränderungstheorie vorlagen, ich wiederhole mich. Wobei es das gegeben hätte. Ich verstehe nicht, warum die GTler das nicht aufgegriffen haben. Ich weiß nicht, ob Sie die Arbeiten von James Pennebaker über die Bedeutung von Sprache und Sprechen kennen, eine Emotionstheorie eigentlich. Zuerst wird gezeigt, wie sich psychophysiologische Parameter dadurch ändern, dass Menschen in emotionalen Worten über ihre Situation sprechen, und da gibt es ganz klare, schöne Hinweise über Veränderungen. Und warum die GTler das nie gemacht haben, das ... Aber das ist deren Problem, würde ich sagen. Ich finde das wirklich schade und problematisch. Es ist nicht so sehr das Problem der Empirie. Die haben durchaus gute empirische Arbeiten gemacht, aber sehr oft nicht sagen können, warum was wie wirkt. Und das, das ist für eine moderne Klinische Psychologie untragbar. Und die Psychoanalyse hat eine fundierte Theorie, oder besser gesagt eine elaborierte, fundiert weniger, aber elaborierte Theorie der Entstehung und Veränderung.

CD: Was würden Sie im Rückblick sagen, welche Bedeutung und welche Rolle hat die DGVT in der Bundesrepublik für den Etablierungsprozesses der Verhaltenstherapie gespielt?

Prof. Dr. Hans Reinecker: Das ist nicht so ganz einfach zu sagen. Einerseits ist es interessant, dass fast alle – auch meine Kollegen von Michael Linden bis Schulte, von Dirk Zimmer bis Jarg Bergold – irgendwo durch die Schule der DGVT gegangen sind. Ein positiver Aspekt dabei war, dass die DGVT die Psychotherapie schon in die studentischen Kreise getragen hat. Das ist eine durchaus gescheite Idee und hat dazu geführt, dass wir heute auch in Vorlesungen und Seminaren den Leuten schon sehr viel praktische Sachen beibringen. Bei Caruso habe ich noch gelernt, also quasi „Studiert mal Psychologie, und dann lassen wir euch auf die Menschen los“. Heute ist das ein bisschen stärker in das Studium hineingezogen, das finde ich gut. Also das ist sicherlich ein Verdienst der DGVT. Was ich heute zum Beispiel am Gesetz extrem schlecht finde ist, dass man so quasi sagt, alles fängt erst nach dem Studium an. Ich finde das einfach bescheuert. Aber gut. Aber Sie haben mich ja nicht nur nach Verdiensten gefragt.

CD: Ich habe nicht nur nach Verdiensten gefragt, ich frage nach beidem eigentlich.

Prof. Dr. Hans Reinecker: Eine Krux ist sicherlich, dieses reine Selbsthilfemodell. Ich denke, dass das zum Teil auch aus der Not geboren worden ist. Ich meine, wie wollen Sie in Tauberbischofsheim eine gute DGVT-Ausbildung machen? Da gab es einen kleinen Arbeitskreis, es haben sich ein paar Leute aus Mergentheim, Tauberbischofsheim und Lauda zusammen ... und Würzburg zusammengetan, und die Sache hat sich gehabt. Also dieses sich nur aus den eigenen Schopf aus dem Sumpf zu ziehen, das finde ich nicht glücklich.

CD: Was die Verhaltenstherapieausbildung anbelangt?

Prof. Dr. Hans Reinecker: Ja, ich denke, dass ein gewisser Grad an Professionalisierung sein muss. Das eigene Engagement, also Motivation ist eine der wichtigsten Variablen, das wissen wir alle, dass das Eigenengagement eine ganz wichtige Geschichte ist. Aber es bedarf der professionellen Anleitung und Korrektur. Und wenn fünf noch so nette Studenten oder Berufsanfänger da sitzen und überlegen, was tun wir denn mit der Anorektikerin, und bei Vandereycken oder Fichter oder wo immer nachlesen, ist das etwas anderes, als wenn eine Expertin im Bereich Essstörungen sagt: „Passt da auf, passt da auf und lest dort nach." Also diese Professionalisierung muss man unbedingt als Ergänzung sehen. Das scheint mir unverzichtbar zu sein. Informell hat die DGVT einen wichtigen Impact für die Durchsetzung dadurch gehabt, als die meisten von uns da herausgewachsen sind und die DGVT irgendwie immer auch mitgetragen haben, ein bisschen wie eine Schlangenhaut mal irgendwann auch haben fallen gelassen. Damals, wie Fliegel mich gerufen hat und gesagt hat, „Machst du mit, fährst du mit nach Bonn", habe ich eigentlich nicht gezögert und habe gesagt „Kann ich fahren, Termin funktioniert, fahr ich".

Oder wie der Koschar mich gefragt hat, „Schreiben Sie mit bei diesem roten Buch?", und dann die Neuauflage und so weiter. Die erste Auflage ist entstanden, da hat Steffen mich angerufen und gesagt, „Du, wir möchten dieses Baade-Buch überarbeiten" – ich habe es dort noch stehen, aus wirklich nostalgischen Gründen. Da habe ich gesagt „Gut, das muss stark überarbeitet werden", und habe das dann überarbeitet. Die haben das dann nachgedruckt, ohne mich jemals zu fragen, und ich habe dann gesagt, „Ihr dürft das Buch eigentlich nicht mehr verkaufen". Also ich denke, dass viele von uns, Schulte auch und viele andere, durchaus in der Linie der DGVT mitgearbeitet haben. Also ich schätze das nach wie vor sehr, das ist überhaupt kein Thema. Was ich zum Beispiel auch gut fand, waren die ersten klinisch-psychologischen Kongresse, angefangen 80 als Mahoney da war. Jetzt finde ich das ein bisschen einen Jahrmarkt, ... so dieses Modell „Anything goes", das finde ich nicht glücklich. Es ist wirklich nicht so, dass alles geht. Also das ist ein fachlicher Liberalismus, der sachlich nicht gedeckt ist. Das finde ich nicht ganz so gut.

Punkte sind für mich noch, dass die DGVT sich auch im Gesetzgebungsprozess engagiert hat – wie man auch das Engagement sieht –, sich politisch immer wieder hoch engagiert hat, sich auch fachlich immer wieder engagiert hat, sei es Kongresse, sei es Tagungen, sei es Verlag, sei es Zeitschrift und und und. Also das sind sicher Dinge, wo die DGVT wirklich viel getan hat. Und eigentlich ist die VT-Szene, sage ich mal so, und vor allem historisch gesehen ohne DGVT schlecht vorstellbar. Das muss man klar sagen. Also wenn ich mir die DGVT wegdenke, also die DGVT Tübingen wegdenke ... Da würde ich sagen: heute ginge es wahrscheinlich, heute lebt die VT so auch, durch Kongresse, durch den DVT ...

CD: Weil es auch noch andere Verbände gibt und andere Institutionalisierungen?

Prof. Dr. Hans Reinecker: So ist es. Aber wenn die DGVT in den 80er Jahren abgesoffen wäre, das wäre nicht gut gewesen. Also in der Zwischenzeit ist es ja so, dass es einen europäischen Verband gibt, der hoch etabliert ist. Und ich selber fahre immer sehr gerne auf die europäischen Kongresse und auch auf die amerikanischen. Bei den europäischen Kongressen hat die deutsche Szene immer eine große Rolle. Ich fand es sehr schade, dass die DGVT damals ausgetreten ist.

CD: Können Sie sich erinnern, was die Gründe waren?

Prof. Dr. Hans Reinecker: Einer der Gründe war ein finanzieller auch – kann sein, dass ich mich täusche. Die DGVT ist der größte Verband und hätte am meisten zahlen sollen, hat aber eigentlich nicht so wahnsinnig viel mitreden können. Natürlich war es so, dass verschiedene berufspolitische, standes- und wissenschaftspolitische Gesichtspunkte nicht ganz geteilt worden sind. Die Amerikaner und auch die Europäer lachen sich immer schief in diesen Sitzungen, wenn die mitkriegen, viele deutsche Verbände es gibt. Also auch Fred Kanfer lacht sich jedes Mal schief, weil er sagt, „Ich meine, es gibt bei uns einfach die American Association dann hat sich's". Und in England gibt es einen Verband und in Frankreich gibt es einen Verband und hier ... Ich war auch viel in Frankreich und habe ganz gute Kontakte zu dem dortigen Verband. Und die können sich einigen zwischen Lyon und Marseille und Paris. Während hier jede Stadt oder jede Region fast einen kleinen Kinkerlitzchen-Verband hat. Also heutzutage ginge es, glaub ich, wenn die DGVT stärker in den Hintergrund treten würde, würde die VT nicht anders aussehen und nicht mehr untergehen. Weil die VT einfach etabliert ist.

CD: Würden Sie denn sagen, dass die Verhaltenstherapie in der Bundesrepublik im europäischen oder im internationalen Vergleich eine spezielle Ausprägung angenommen hat? Sei es auf der institutionellen Ebene, was Sie gerade gesagt haben, oder auch auf der konzeptuellen Ebene oder im Praxisbereich?

Prof. Dr. Hans Reinecker: Puh.

CD: Das ist eine schwierige Frage ... *(lacht)*

Prof. Dr. Hans Reinecker: Ich kann natürlich VT in Italien und Portugal nicht so beurteilen, aber ich denke, dass VT in Deutschland im europäischen Vergleich top etabliert ist, institutionell. Das sieht man auch bei Kongressen. Die Italiener klagen immer. Bei den Franzosen gibt es ein paar Institute, wo das mit den dortigen Psychiatrie- und Verhaltenstherapie-Chefs gut etabliert ist, aber auch in den frankophonen Länder ist das ziemlich schwierig. In England und vielleicht in einigen skandinavischen Ländern gibt es gute Zentren, flächenmäßig kann ich das nicht so beurteilen, aber würde ich sagen, dass die VT in Deutschland und in den englischen Länder – Großbritannien, Irland – gut und wirklich exzellent etabliert ist.

Ob das eine spezielle Färbung hat, das trau ich mir nicht zu sagen. Da habe ich wirklich zu wenig Detailkenntnisse. Ich weiß nicht, ob VT, wie sie in Wien gemacht wird oder in München am Max-Planck-Institut oder in Köln an einer psychiatrischen Klinik, so eine andere Färbung hat als in Lyon oder in Padua oder in Paris. Das könnte ich nicht sagen. Man kriegt die Spitze des Eisbergs auf Kongressen mit, aber ob das genau das ist, was die dort machen... das kann ich eigentlich schlecht sagen.

Wenn man sich die internationalen Kongresse anschaut – und das ist auch ein Nachteil der GT –, es gibt das, was man heutzutage die Störungs- oder Phänomenorientierung nennt. Das hat man vor dreißig oder vor 25 Jahren nicht so gesehen, aber ich kann mich erinnern, als ich meine ersten Fälle behandelt habe, habe ich immer sofort nachgeschaut: Was steht im Yates über Enuresis, was steht bei Bandura über Aggressivität, was steht bei Barlow über Angststörungen. Ich habe immer versucht, mich sehr stark problemorientiert, „what's the problem" also mich am Problemlöseansatz zu orientieren, also nicht nur im Problem wühlen, sondern schon auch versuchen: wo ist das Problem, wo ist das Ziel, wo müssen wir hin. Aber zuerst musst du wissen, was ist das Problem genau ...

CD: ... und was gibt es da auch schon für Erfahrungen oder Konzepte dazu.

Prof. Dr. Hans Reinecker: Eben, eben. Ich habe am Anfang ein paar seltene Fälle behandelt, so psychogene Urinretentionen oder auch Gangstörungen oder Aphonien oder Blepharospasmus oder so: Und da schaut man nach – man ist ja nicht der Erste auf der Welt – da schaut man nach, was andere Leute getan haben. Bei Agoraphobien, bei Panik oder bei der Depression liegt das nahe, aber auch bei so ganz ausgefallenen Sachen: Es gibt fast zu allem irgendetwas. Und diese Phänomenorientierung ist etwas, was sich international ähnlich entwickelt: Auch Franzosen oder Portugiesen berichten über Therapie bei Essstörungen. Und da denke ich, ist internationale Kommunikation durch das DSM oder das ICD durchaus sinnvoll, wie immer man dazu stehen mag.

CD: Jetzt ist mir gerade noch eine Frage eingefallen, die eigentlich vorher schon fragen wollte ...

Prof. Dr. Hans Reinecker: Macht ja nichts ...

CD: ... nämlich, was denken Sie, wieso haben sich speziell auch die Hochschullehrer aus der DGVT herausgezogen? Es gibt zwar immer noch so Connections, wie Sie das gerade beschrieben haben, aber trotzdem haben sich viele Hochschullehrer dann aus der DGVT so im Laufe der Zeit rausgezogen ...

***Prof. Dr. Hans Reinecker:* ...** verabschiedet ...

CD: ... oder verabschiedet?

Prof. Dr. Hans Reinecker: Ich habe das so ein bisschen mit der Schlangenhaut beschrieben.

CD: Ja, genau, und womit hängt das zusammen?

Prof. Dr. Hans Reinecker: Also wenn du heute manche der Hochschullehrer nach der DGVT fragst, dann machen die eher so eine Handbewegung. Also nicht abschätzig, sondern eher so, was kümmert mich der Schnee von vorgestern. Warum? Das ist jetzt eine Einschätzungsfrage ...

CD: Das ist eine Einschätzungsfrage, ja.

Prof. Dr. Hans Reinecker: Nach meiner Einschätzung ist die DGVT zu stark in diesem reinen Selbsthilfemodell stehen und stecken geblieben. Und die DGVT hat, glaub ich, auch zu wenig getan, um den Hochschullehrern vielleicht die Hand zu reichen und zu sagen, „Machen wir etwas gemeinsam“. Das sind irgendwann fast zwei verschiedene Welten geworden. Nehmen sie Dirk Hellhammer, der war ein alter DGVT-Mensch, an die ersten Publikationen in den DGVT-*Mitteilungen* kann ich mich noch gut erinnern. Im Grunde genommen hat er sich dann viel stärker wissenschaftlich professionalisiert, und das war nie die Linie der DGVT. Die DGVT war nie so etwas wie ein Max-Planck-Institut, sondern die DGVT hatte auch eine andere Aufgabe. Also das soll ein bisschen verdeutlichen, dass ich niemandem die Schuld zuschiebe. Wenn ich heute noch DGVT-Arbeitskreisleiter wäre, wäre ich nicht Hochschullehrer und Forscher. Das ist eine andere Rolle, so wie man irgendwann mal zwar nicht aus den Jeans herausschlüpft, aber wie man halt aus der Studentenkluft herausschlüpft, und wie man als Hochschullehrer nicht mehr in den Studentenkneipen ist, so ist man halt auch nicht mehr unbedingt in der DGVT. Es ist irgendwo eine andere Entwicklung auch. Die DGVT ist währenddessen nach wie vor in diesem Kontext, stark studentisch orientiert, stark vereinspolitisch orientiert und und und. Und was mich auch schon ein Teil der Verabschiedung aus der DGVT war, das waren diese Vereinsmeiereien und diese Versammlungen ...

CD: Die Mitgliederversammlungen oder?

Prof. Dr. Hans Reinecker: Also ich habe das oft als hoch aversiv erlebt, wie da um Formulierungen, um Satzungen und um solche Sachen debattiert worden ist. Zum Beispiel in diesem großen Hörsaal in Berlin, an der FU, rammelvoll der Hörsaal und die Leute sind dann irgendwann angebröckelt. Weil du kannst nicht einen ganzen

Tag über irgend einen Schrott diskutieren, und die wichtigen Entscheidungen sind eh woanders gefallen. Aber da mache ich der DGVT keinen Vorwurf, das ist der Versuch, viele Sachen basisdemokratisch zu entscheiden. Und da frage ich mich halt: Da sitzen tausend Leute, die DGVT hat fünf ... oder achttausend Mitglieder gehabt und die, die nach Berlin gefahren sind, die haben dort entschieden, nicht? Gut, es ist besser, als wenn irgendein Großkopferter entscheidet. Aber irgendwo war das die Quadratur des Kreises, als man versucht hat – wie soll ich sagen – basisdemokratisch auf Teufel komm raus zu sein. Und eines muss ich auch sagen: Ich denke nicht, dass man über Qualität basisdemokratisch entscheiden kann, das ist für mich eine klare Grenze der Demokratie. Also ich denke, dass man über Wahrheit, über Theorien nicht demokratisch abstimmen kann, Stichwort Galilei. Ich halte das einfach für falsch. Wahrheit und Wissenschaftlichkeit darüber kann man nicht demokratisch abstimmen; wenn die Leute heute über den Satz des Archimedes abstimmen lassen würde, ich möchte nicht wissen, was rauskäme, nicht?

CD: *(lacht)*

Prof. Dr. Hans Reinecker: Das geht nicht, das geht prinzipiell nicht. Oder über das Premack-Prinzip in der Verhaltenstherapie oder über Löschungstheorien oder über Konfrontationsverfahren, darüber kann man demokratisch nicht abstimmen ...

CD: Sondern mit wissenschaftlichen Mitteln?

Prof. Dr. Hans Reinecker: Richtig, Ich glaube, dass fachliche Dinge bis zu einem gewissen Grad immer elitär sein müssen. Das kling zwar jetzt furchtbar, mag für Sie vielleicht furchtbar klingen, aber das ist für mich leider so. Mag sein, dass das andere anders sehen.

CD: Gut es ist eine klare Position ... Gut dann stelle ich Ihnen jetzt meine letzte Frage: Was würden Sie sagen, was gibt es noch an wichtigen Themen, die wir jetzt noch nicht besprochen haben oder wo ich Ihnen noch keine Frage dazu gestellt habe, von denen Sie aber sagen würden, das ist wichtig für die Geschichte der Verhaltenstherapie in der Bundesrepublik oder auch für die Geschichte der DGVT?

Prof. Dr. Hans Reinecker: Na ja, Sie haben ja geschrieben, dass Sie in Archiven suchen, dass sie Leute, wichtige Leute befragen, leider können Sie den Brengelmann nicht mehr befragen. Mit wem sie unbedingt reden sollten, ist die Frau Kemmler. Auch mit Schulte, Cohen. Mit wem Sie unbedingt reden sollten, ist der Eibe Rey in Mannheim. Das ist ein sehr gescheiter Mann, der die Situation von München ziemlich gut kennt. Irmela ist leider gestorben, und wenn Sie noch zehn Jahre warten, sind viele andere von uns auch tot.

Was ist noch wichtig? Also ich glaube, dass Sie sich vielleicht die Situation außerhalb der Hochschulen anschauen sollten. Ich würde mal sagen, große Krankenhäuser, Hamburg-Eppendorf, Haar München, Zentralinstitut in Mannheim, Weißenau, also große Krankenhäuser, Psychiatrien, da würde ich ein bisschen hineingucken. Etwas, wo ich unbedingt hineinschauen würde, ist die Entwicklung der verhaltensmedizinischen Kliniken. Wir haben jetzt gerade die 25 Jahre Windach gefeiert. Also auch diese VT in der Medizin ...

Also eine Frage, die vielleicht so ein bisschen fehlt, ist die nach Zukunftsperspektiven, nicht? Was erwartet man ...

***CD:** (lacht)* Die fehlt, ja.

Prof. Dr. Hans Reinecker: Natürlich kann keiner von uns in die Zukunft schauen, aber ein bisschen was wünscht man sich von der VT.

CD: Was würden Sie sich den wünschen?

Prof. Dr. Hans Reinecker: Was ich mir schon wünschen würde, wenn man sich etwas wünschen dürfte ... würde ich sagen, dass die VTler, die niedergelassen sind, die VT auch anwenden. Denn VT ist nicht VT. Das ist das eine. Dort wo VT drauf steht, ist noch lange nicht VT drin. Das ist kein nostalgischer Ruf nach der VT der 60er Jahre, überhaupt nicht, es gibt eine moderne Verhaltenstherapie. Wünschen würde ich mir auch, dass die Leute sich weiterbilden und das praktizieren, was zu Gunsten der Patienten heute das Beste ist, und nicht das machen, weil sie Desensibilisierung und operante Programme gelernt haben, weil sie Selbstsicherheitstraining gelernt haben, sondern dass sie auch über den eigenen Zaun hinausschauen, die Begrenzungen sehen. VT ist ein Gebiet, dass sich relativ rasch auch entwickelt, und da würde ich mir wünschen, dass die Leute das zu Gunsten ihrer und unserer Patientinnen und Patienten auch realisieren und anwenden.

Wo ich ein bisschen skeptisch in die Zukunft schaue, ist so die Therapeutisierung unserer Gesellschaft. Als ich nach Bamberg kam, gab es zwei oder drei niedergelassene Psychoanalytiker und null Verhaltenstherapeuten. In der Zwischenzeit haben wir 25 niedergelassene Verhaltenstherapeuten hier, das Gebiet ist längst gesperrt, und die Versorgung ist nach wie vor ein Problem. Ich denke, dass die Nachfrage gesteuert wird durch das Angebot. Und das ist für mich eine völlig ungelöste Frage.

Schauen Sie, Deutschland hat so ziemlich die weltbeste Versorgung im psychologisch-psychotherapeutisch-psychosomatischen Bereich. Deutschland hat 12 oder 14000 Psychosomatik-Betten, mehr als die restliche Welt zusammen. Das muss man sich mal vorstellen. Trotzdem liegt, wie Meyer et al. in dem Gutachten festgestellt haben, liegt vieles noch im Argen. Und da frage ich mich, wie soll es weitergehen. Da verstehe ich auch Gesundheitspolitiker, die fragen, ob man wirklich für jedes Leiden, für jeden Terroranschlag 2000 posttraumatische Therapeuten braucht, und für jeden Autounfall, für jeden Abortus und für jede Ehescheidung. Also das ist eine gewisse Skepsis, mit der ich in die Zukunft schaue, weil man dadurch – und das ist durchaus auch DGVT – auch – die gesunden Ressourcen der Menschen und die Selbsthilfemöglichkeiten, die Gemeindeunterstützung, die Nachbarschaftshilfe, die Freundeshilfe auch untergräbt. Da rennen die Leute dann in New York und wo immer herum, völlig isoliert, und damit sie einmal in der Woche mit jemand reden können, rennen sie zum Therapeuten und zahlen dem 150 Mark. Das ist für mich eine nicht glückliche Entwicklung. Wenn sich da die DGVT auf manche dieser Stärken besinnt, und vielleicht manche Fehlentwicklungen, potenzielle Fehlentwicklungen aufgreift ...

Ich bin Gutachter auch in der VT und ich erleb das, wenn Leute sagen, „Ja, mit dem Menschen muss man noch 20 Sitzungen machen", sage ich immer bzw. ich schreib den Leuten: „Meine Herrschaften, VT ist ein Kurzzeittherapie-Ansatz und nicht Lebensbegleitung. Und die VT sollte dazu beitragen, dass der Patient selber zu Rande kommt auch. „Ja, aber die Psychoanalytiker". Das ist für mich kein Argument. Also diese Therapeutisierung der Gesellschaft, sehe ich mit sehr gemischten Gefühlen. Aus verschiedenen Gründen, waren die Leute gesünder vor zwanzig Jahren, als es hier keine Verhaltenstherapeuten gab oder was ist? Also das ist für mich wirklich ein ungelöstes Problem. Vielleicht ein unlösbares Problem. Was ist Gesundheit? Was sind Kriterien von Gesundheit und was sind Kriterien von Änderungen, Kriterien von Besserung? Der Jerry Wiggins schreibt in diesem „Personality and Prediction", dass das eine Frage ist, die möglicherweise letztlich unlösbar ist. Aber man sollte das Problem zumindest kennen. Jetzt entlasse ich Sie mit einem Problem.

CD: Gut, das ist ja auch mit einem Teil von dem ganzen Professionalisierungsprozess, das Problem, also der Psychoboom in den 70er Jahren, wovon Sie jetzt Auswirkungen auch konkret beschreiben, wo eine Entwicklung in eine gesamtgesellschaftliche Entwicklung eingebunden ist ...

Prof. Dr. Hans Reinecker: Das glaub ich auch, ganz klar. Ich sehe das nicht nur für die Psychotherapie, ich sehe das für die Medizin ganz generell, nicht?

CD: Ja. Machen wir Schluss?

Prof. Dr. Hans Reinecker: Gut.

CD: Vielen Dank für das Interview!

Biographische Angaben

Prof. Dr. Hans Reinecker
geboren 1947 in Fieberbrunn, Tirol

Qualifikationen und beruflicher Werdegang

Studium der Psychologie und Pädagogik, Universität Salzburg (W. J. Revers; E. Roth; I. A. Caruso)
1973 Promotion; Universitätsassistent am Institut für Psychologie
1975 Leitung der Psychologischen Beratungsstelle am Institut, Gründung der Arbeitsgemeinschaft für Verhaltensmodifikation gemeinsam mit zwei Kollegen
1980 Habilitation
seit 1982 Inhaber des Lehrstuhls für Klinische Psychologie und Psychotherapie/Universität Bamberg
zugleich Aufbau der Forschungs- und Beratungsstelle/Psychotherapeutische Ambulanz
kontinuierliche praktische Tätigkeit und Supervision in Verhaltenstherapie
1989/90 Aufbau und Leitung eines Weiterbildungsgangs für Psychologische Psychotherapeuten (CIP-Bamberg), zunächst Akkreditierung, dann KV-Anerkennung
seit 1999 Staatliche Anerkennung des Ausbildungsganges
1988–1990 Sprecher der Fachgruppe Klinische Psychologie/Psychotherapie
1996–1998 Dekan der Fakultät Pädagogik/Philosophie/Psychologie der Universität Bamberg

Forschungs- und Tätigkeitsschwerpunkte

Grundlagen der Klinischen Psychologie/Psychotherapie, Therapieforschung, Angst- und Zwangsstörungen, Selbstkontrolle/Selbstmanagement-Therapie, hier ca. 20 Jahre enge Zusammenarbeit mit Prof. Dr. F.H. Kanfer, Champaign, Illinois (USA), Selbstmanagementtherapie bei Typ-2-Diabetes, Kontinuierliche praktisch-klinische Tätigkeit mit unterschiedlichen Patienten im Rahmen der Psychotherapeutischen Ambulanz am Lehrstuhl für Klinische Psychologie/Psychotherapie

Mitgliedschaften

Gründungsmitglied des Deutschen Fachverbandes für Verhaltenstherapie (DVT)
Gründungsmitglied der Deutschen Gesellschaft für Zwangserkrankungen (DGZ)
Vorsitzender des Wissenschaftlichen Beirats der DGZ
Gutachter in Verhaltenstherapie
Mitglied im Wissenschaftlichen Beirat Psychotherapie beim BMG

Schriftenverzeichnis

Insgesamt 150 Publikationen davon ca. 15 Buchpublikationen zu folgenden Themen: Klinische Psychologie/Psychotherapie, Grundlagen der Verhaltenstherapie, Methoden der Verhaltenstherapie, Selbstmanagementtherapie (mit F.H. Kanfer & D. Schmelzer), Zwangsstörungen, Phobien
Ca. 25 Publikationen zum Thema Zwangsstörungen, z.B. zu Langzeiteffekten (mit M. Zaudig) Kognitive Verhaltenstherapie bei Zwangsstörungen mit A. Lakatos-Witt Versorgungsaspekte bei Zwangsstörungen

Liste ausgewählter neuerer Publikationen

Reinecker, H. (1993). *Phobien: Agoraphobien, soziale und spezifische Ängste*. Göttingen: Hogrefe-Verlag.

Reinecker, H. (Hrsg.) (1994). *Zwänge: Diagnose, Theorien und Behandlung*. Bern, H. Huber, (2. Auflage).

Reinecker, H. & Fiedler, P. (Hrsg.) (1998). *Therapieplanung in der modernen Verhaltenstherapie*. Eine Kontroverse. Lengerich: Pabst. (175 S.).

Reinecker, H. (1999) unter Mitarbeit von Ehlert, U., Borg-Laufs, M., Sorgatz, H., Schulte, D. & Vogel, H. *Lehrbuch der Verhaltenstherapie*. Tübingen: dgvt-Verlag (608 S.)

Kulzer, B, Hermanns, N., Maier, B., Bergis, K., Haak, T. & Reinecker, H. (2000). *MEDIAS 2. Ein Schulungsprogramm für Typ-2-Diabetiker.* Mainz: Kirchheim-Verlag.

Lakatos, A. & Reinecker, H. (2000). *Kognitive Verhaltenstherapie bei Zwangsstörungen. Ein Therapiemanual*. Göttingen: Hogrefe-Verlag.

Kanfer, F.H., Reinecker, H. & Schmelzer, D. (2000). *Selbstmanagement-Therapie. Ein Lehrbuch für die Klinische Praxis* (3. Auflage). Berlin: Springer-Verlag. (643 S.).

Wagner, R.F. & Reinecker, H. (2003). Problems and Solutions: Two Concepts of Mankind in Cognitive Behavior Therapy. In: *American Journal of Psychotherapy, 57,* 401–413.

Siegl, J. & Reinecker, H. (2003). Verhaltenstherapeutische Interventionen: In: Leibing, W., Hiller, W. und Sulz, S.K.D. *Lehrbuch der Psychotherapie,* Band 3: Verhaltenstherapie, München: CIP-Medien (S. 123–156).

Reinecker, H. (Hrsg.) (2003). *Lehrbuch der Klinischen Psychologie und Psychotherapie*. Göttingen: Hogrefe Verlag (4. Auflage) (594 S.).

Reinecker, A., Lakatos, A. & Kaimer, P. (2004). Lern- und verhaltenstherapeutische Krankheitslehre. In: Leibing, W., Hiller, W. und Sulz, S.K.D. *Lehrbuch der Psychotherapie*. Bd. 1, München: CIP-Medien (S. 59–77).

Reinecker, H. & Lakatos, A. (2004). Was kommt nach dem Ritual? Umgang mit Emotionen während und nach der Exposition. In: H.U. Wittchen & P. Neudeck

(Hrsg.). *Konfrontationstherapie bei psychischen Störungen*. Göttingen: Hogrefe Verlag (S. 127–142).

Kontaktadresse

Otto-Friedrich-Universität Bamberg
Lehrstuhl für Klinische Psychologie
Markusplatz 3
Postfach 1549
96047 Bamberg
E-Mail: hans.reinecker@ppp.uni-bamberg.de

Prof. Dr. Lilly Kemmler

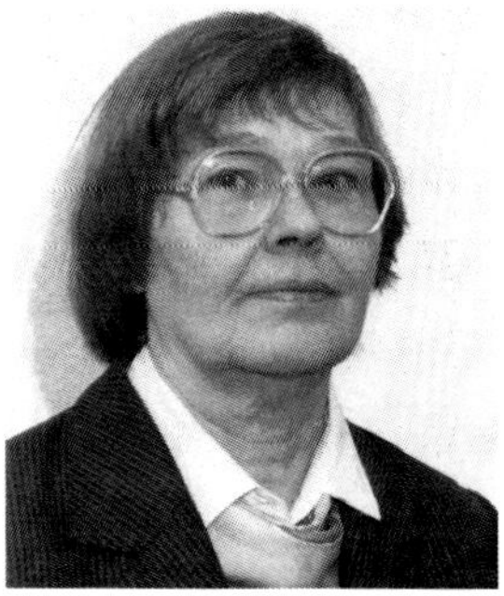

Interview am 14.11.01 in Münster

Christine Daiminger: In welchem Kontext haben Sie die Verhaltenstherapie kennengelernt, wann das war, wo das war, vielleicht auch von wem? Was fanden Sie an der Verhaltenstherapie interessant, was hat sie vielleicht versprochen und was fanden Sie problematisch?

Prof. Dr. Lilly Kemmler: Ich habe viel Zeit durch den Krieg und die Nachkriegszeit verloren. 40 habe ich Abitur gemacht und konnte aufgrund des Krieges keinen Studienplatz bekommen. Langfristig hatte das Vorteile, weil ich sonst etwas anderes studiert hätte. Zum 2. November 1948 habe ich mit 24 Jahren einen Studienplatz für Psychologie in Münster bekommen. Da wusste ich schon, dass ich Psychologie studieren wollte, ich wusste nur noch nicht, was das war, wie bei vielen. Ich wollte gerne mit Menschen zu tun haben, wollte aber weder Ärztin noch Lehrerin werden. Ein Kunsthistoriker aus Göttingen hat mir in diesem Zwiespalt die Psychologie empfohlen.

Ich habe unendliches Glück gehabt, weil hier gab es Professor Wolfgang Metzger, Schüler von Köhler und Wertheimer aus Berlin, der auch dort promoviert und sich habilitiert hat. Er wurde nach Münster berufen und übernahm 1942 den Lehrstuhl. Als ich anfing zu studieren, war er der einzige Professor für Psychologie. Einen Assistenten hatte er, und wir waren allenfalls etwa 40 Studenten. Der Vorteil zu Metzger zu kommen war, dass ich als akademischen Lehrer jemanden hatte – was damals in Deutschland ungewöhnlich war – der empirisch-experimentell arbeitete, der einen internationalen Ruf besaß, der Gestaltpsychologe und insgesamt sehr breit orientiert war.

Wir waren damals ganz wenige Leute, von denen viele Professoren geworden sind: Oskar Graefe war schon durch den Krieg gegangen und ist dann Professor in der neugegründeten Universität in Bochum geworden. Heinz Heckhausen ist sehr bekannt, der Motivationsforscher, der später die Leitung der Arbeitseinheit am Max-Planck-Institut in München übernahm. Dann noch jüngere Leute wie Michael Stadler, der war Hilfskraft bei Metzger und ist Professor in Bremen. Er macht am stärksten die Gestaltpsychologie weiter. Dann ein Österreicher aus Wien: Adolf Vukovich. Er war jünger als ich und ist Professor in Regensburg. Wir waren unglaublich aufgeschlossen und interessiert, haben über die verschiedensten Themen der Psychologie geredet. Jedes Jahr sind wir alle – von Professor bis Student – mit dem Unibus auf Exkursion gefahren.

CD: Wo sind Sie denn gewesen?

Prof. Dr. Lilly Kemmler: Zum Beispiel in Holland, bei Nota, in Belgien, und wir waren in der Schweiz bei Piaget ... Also das war ein unendlicher Aufbruch, und wir waren mitten dazwischen. Dann kam Adolf Vukovich als Assistent aus Österreich, er hatte schon Statistik gelernt und hat erste Statistikkurse gegeben. An denen habe ich auch teilgenommen und habe als Assistentin die Klausur mitgeschrieben. Zwei Semester habe ich dann in München studiert, geisteswissenschaftliche Psychologie. Da waren die Professoren Lersch und Vetter. Da habe ich erst begriffen, welche Bedeutung Metzgers empirisch experimentelle Psychologie hat.

Dass das völlig etwas anderes als die geisteswissenschaftliche Ausrichtung ist. Dann hat mein Herz endgültig für empirisches, experimentelles Arbeiten geschlagen. Ich habe mehr empirisch als experimentell gearbeitet.

Und dann war das so: Wir saßen damals schon mitten in der Stadt hier in Münster, wo wir jetzt nicht mehr sind. Und in meiner Examenszeit kamen einfach Menschen aus Münster und sagten: „Sie sind doch Psychologen, wir kommen mit unserem Kind nicht mehr zurecht, jetzt machen Sie mal was". So begann unsere Erziehungsberatung, später Beratungsstelle und heute Psychotherapieambulanz. Sie ist von den damaligen Kollegen und späteren Professoren Heinz Heckhausen, Oskar Graefe und mir aufgebaut. 1952 ist sie gegründet worden. Wir hatten kaum Vorbilder, hatten viel Psychoanalyse gelesen und nahmen außerdem unseren gesunden Menschenverstand zu Hilfe. Es gab ja praktisch noch nichts. Das heißt, wir haben Freud mit gesunden Menschenverstand – würd' ich sagen – angewandt.

Im Sommer 1953 machte ich Diplom, 1955 war ich zum ersten Mal auf dem Kongress der Deutschen Gesellschaft für Psychologie. Da ist Heinz Heckhausen auf mich zu gekommen – damals siezten sich noch alle Studenten – und sagte: „Fräulein Kemmler, kommen Sie einmal ganz schnell, ich habe einen Herrn Tausch kennengelernt, der war bei Rogers." Und so lernten wir auf dem Kongress die Klientenzentrierte Therapie von Rogers kennen. Es gab damals noch keine offizielle Ausbildung, wir haben das sofort umgesetzt. Ja? Gleichzeitig haben wir dann Kinder mit Schulschwierigkeiten untersucht und behandelt. Es gab in Deutschland also noch keine Ausbildung, außer für die Psychoanalyse. Wir haben uns das also mehr oder minder selbst angeeignet. Tausch hatte erst einen Ruf an die PH in Weilburg und dann den Ruf nach Hamburg bekommen. Da hat er die Ausbildung gemacht. Ich habe dann 15 Jahre mit der GT gearbeitet, habe selber eine Ausbildung gemacht, damit Klienten behandelt und habe es an die Studenten weitergegeben. Das war ja so toll, dass Rogers eine sehr deutliche Psychotherapietheorie hatte und sehr empirisch war. Das habe ich dann gemacht, ich habe auch die Anerkennung als Gesprächspsychotherapeut und bin eigentlich sehr glücklich und sehr zufrieden damit gewesen. Ich hatte dann zunächst so Ministellen hier am Institut.

Und jetzt bin ich an dem Punkt, wo es dann mit der VT anfängt, obwohl ich sie noch nicht kannte. Ich war sehr zufrieden mit der GT, auf jeden Fall bei dem, was man vielleicht heute neurotische Störungen nennt, also Leute, die gewisse Schwierigkeiten mit ihren Eltern haben oder Prüfungsprobleme oder nicht wussten, was sie studieren sollten. Vielleicht müsste ich noch sagen, wir hatten vorher schon während des Studiums eine ziemlich handfeste psychiatrische Diagnostik, z.B. Kretschmer... Und als die GT sich dann bei uns durchgesetzt hat, haben wir keine Diagnostik mehr gemacht. Aber der eigene Enthusiasmus schwand als ich ohne psychiatrische Erfahrung die GT auf einen präpsychotischen Patienten anwandte. Und auch eine meiner ganz frühen Klientinnen war nicht geeignet für GT. Die hat mich mein ganzes Leben begleitet. Heute denke ich, dass die eine Borderline-Störung oder eine aggressiv-soziale Störung hatte. Aber viele Störungen waren damals noch nicht bekannt.

Wir haben immer mit verschiedenen Professionen zusammengearbeitet und hatten jede Woche Teambesprechung, und zwar sowohl mit Praktikern als auch mit Wissenschaftlern, mit Psychologen, Psychiatern und Theologen. Wir haben eigentlich auch immer mit der Psychiatrie und mit der Kinderklinik ganz gut zusammengearbeitet. Und Metzger hat uns immer viel Freiheit gelassen und hat uns sehr gefördert.

So nach und nach kamen dann ja auch mehr Professoren dazu. Und ich bekam dann die vierte Professur, diese war für klinische Psychologie und Psychodiagnostik. Heute würde ich sagen, die frühe Persönlichkeitstheorie und das Menschenbild von Rogers sind nicht realitätsadäquat, ja? Also „der Mensch ist gut, er muss nur genügend Empathie erhalten". Das ist sehr hilfreich, solange jemand nicht eine schwere psychische Störung hat. Und damals landeten die meisten Leute mit schweren psychischen Störungen beim Psychiater und kamen nicht zu den Psychologen. Vielleicht wurde ja Rogers mit solchen Patienten nicht konfrontiert? Oder tue ich Rogers damit vielleicht Unrecht?

1967 habe ich mich zu meinem großen Erstaunen mit einem Schulprojekt habilitiert, obwohl ich gern etwas zur GT gemacht hätte, dafür wäre aber eine finanzielle Freistellung nötig gewesen. Diese wurden aber damals noch nicht von außen finanziert, so wie es heute möglich wäre. Aber ich hatte nicht so viel Zeit und verdiente fast nichts, was immer ungünstig ist. 67 habe ich mich vor der gesamten philosophischen Fakultät habilitiert, Graefe und Heckhausen etwas früher. Der ist 64, glaub ich, nach Bochum gewechselt. Dann habe ich die Leitung der Beratungsstelle übernommen. Wir hatten zwar keine festen Stellen, aber es waren dann schon Leute da.

68 passierte dann Folgendes: Dass es so etwas wie Lerntheorie und Verhaltenstherapie gab, war wahrscheinlich schon an mein Ohr gedrungen. Ich muss sagen, abgelehnt hat Metzger nur die Psychoanalyse Freuds und die frühe Assoziationslerntheorie, weil bei ihm ging es ja um „Gestalten". Wir haben das natürlich gelesen. Er schätzte Alfred Adlers Individualpsychologie, und wir haben trotzdem auch die Lerntheorie und die Psychoanalyse rezipiert. Professor Graefe und Pro-

fessor Heckhausen erhielten Lehrstühle an der neu gegründeten Universität in Bochum. Sie haben zunächst noch in Münster „gesessen", da die Universität erst gebaut werden musste. Dann kam 1968 Fred Kanfer in einem Sabbatical, also in einem Freisemester, nach Bochum. So lernten wir ihn kennen und waren fasziniert.

Heckhausen hatte erzählt, dass Kanfer da ist. Wir klinischen Münsteraner sind im Sommersemester 1968 einmal die Woche einen ganzen Tag nach Bochum gefahren und haben an seinen Übungen teilgenommen. So haben wir die Verhaltenstherapie gleich sehr intensiv kennengelernt ... Kanfer war damals, 1968, eben doch schon ziemlich weit ...

CD: Von seinen Konzeptionen her?

Prof. Dr. Lilly Kemmler: Von seinen Konzeptionen, ja.

Ich bin dann in dem Sommer das erste Mal in die USA gefahren, und zwar zu einem Psychologenkongress der APA in San Francisco. Das war auch insgesamt sehr schön. Da habe ich mehr von der Verhaltenstherapie erfahren ... Ich glaube, ich bin sechs oder acht Wochen drüben gewesen und bin dann nach dem Kongress herumgefahren. Auf dem Kongress habe ich auch viele der bekannten Psychologen kennengelernt.

Was man sich heute kaum noch vorstellen kann, ist, wie wenig spezialisiert wir damals waren. Das war noch gar nicht üblich. 1964 kam Professor Witte von Tübingen nach Münster, er bekam die zweite Psychologieprofessur. Er war auch Gestalttheoretiker. 1968 kam Herr Professor Sader aus Frankfurt, er lehrte Persönlichkeitspsychologie. Ich erhielt dann die vierte Professur für Klinische Psychologie und Diagnostik.

CD: Es war ja einer von den ersten Lehrstühlen überhaupt in der Bundesrepublik oder?

Prof. Dr. Lilly Kemmler: Ja, ja. So genau kann ich es im Moment nicht sagen, Frau Professor Duhm gab es vorher ... und Herr Professor Brengelmann war ans Max-Planck-Institut berufen worden; aus diesem Lehrstuhl gingen viele Schüler hervor. Sie haben mich ja gefragt, wie ich auf die Verhaltenstherapie gekommen bin: Da war ein gewisses Ungenügen an der Rogers'schen GT, dann eine sehr starke doch empirisch-experimentelle Prägung durch Metzger – obwohl das bei Rogers ja auch war –, ein sehr starkes Interesse an Menschen, deswegen hatte ich Psychologie studiert, dann dass Kanfer schon 1968 da war. Und ich war in Amerika auf dem APA-Kongress, und da hat man auch eine Menge gehört. Der einzige, an den ich mich erinnere, heißt Gerald Patterson, der war auch mal hier. Der hat so die frühe Verhaltenstherapie mit Kindern und Jugendlichen demonstriert.

Ja, so hat das angefangen. Und ich habe, als ich in Amerika war, den Ruf auf diesen Lehrstuhl mit einem Überseetelegramm erhalten *(lachend)*. Damals nahmen die Psychologiestudenten insgesamt sehr zu: in Münster innerhalb von sechs

Jahren von 100 auf 1000. Dazu kam dann ab 1968 die Studentenrevolution, ein ständiger Aufruhr. Der „frühe und der späte Marx“ in allen Phasen des Psychologiestudiums. Dabei hatten wir nur Räume in einer kleinen Etage und benutzten auch das Direktorenzimmer für unsere Beratungen und für Psychotherapie und „der Chef“ konnte dann nicht hinein bis die Therapiestunde zu Ende war ... Sie müssen sich das so vorstellen: Wir waren sehr beengt, hatten alle sehr wenig Ausbildung und plötzlich waren Unmengen von Studenten da, die gleichzeitig alle revolutionär waren. Das ging bei den Psychologen besser als bei den Medizinern oder bei den Juristen.

Weil ich gleichzeitig einen Ruf nach Marburg hatte, habe sehr, sehr gut verhandeln können: Ich bekam acht Assistentenstellen, sechs wissenschaftliche Hilfskräfte und eine mathematisch-technische Assistentin, dabei waren auch Stellen für die Beratungsstelle, so dass da endlich eine Leitung hinein kam. Die musste ich dann in Zusammenarbeit mit den bereits vorhandenen Mitarbeitern alle auswählen.

Im Sommer 1970 ist Kanfer dann zu uns nach Münster gekommen. Wir hatten damals schon eine Fernsehanlage, einen kleinen Hörsaal und eine Einwegscheibe und ein Psychotherapiespielzimmer. Das haben wir jetzt leider nicht mehr, nicht in der Größe. Wir waren damals also schon ziemlich gut eingerichtet und hatten auch mehr Platz. Es war wirklich eine Aufbruchssituation. Und was heute alles nicht mehr möglich wäre: Die Uni widmete Mittel um, um Fred für drei Wochen zu bezahlen. Das wäre heute sehr viel schwieriger. Aber die waren auch im Aufbruch, ja? Er ist also dann drei Wochen hier gewesen und hat von morgens bis abends unterrichtet.

Um ein Beispiel zu bringen, wir hatten diese Anlage mit dem Einwegspiegel: Damals waren wir noch so ängstlich und haben nur Kinder bis zu 11 Jahren vor dieser einseitig durchsichtigen Scheibe befragt und psychotherapeutisch behandelt, weil wir Sorge hatten, die erkennen das. Und Fred „kam, sah und siegte“: Wir hatten ihm einen Patienten bestellt. Fred Kanfer stammt ja aus Wien und konnte Deutsch. Jetzt habe ich wieder Döhnekes zwischendurch.

CD: *(lachend)* Was haben Sie jetzt für Döhnekes zwischendurch ...?

Prof. Dr. Lilly Kemmler: Kennen Sie den Ausdruck nicht?

CD: Doch ich kenne den Ausdruck, aber ich weiß nicht, was Sie meinen?

Prof. Dr. Lilly Kemmler: Das kommt jetzt, das Döhnekes *(beide lachen):* Fred sagt: „Nee, das ist ganz unproblematisch, die Patienten können das doch sehen, dass ihr da alle hintersitzt.“ Und wir hatten extra einen Patienten bestellt, der Englisch sprach. Dann saßen wir alle dahinter, also alle, Assistenten und studentische Hilfskräfte. Fred hat die Anlage ganz unbefangen demonstriert. Und dann sprach der Patient Englisch und Fred Deutsch *(beide lachen),* und die beiden merkten das gar nicht! Das ist das Döhneke. Ja? Das wichtige dabei war, offen zu sein und dem

Patienten die Wahrheit zu sagen, ihm zu zeigen, dass wir hinter der Scheibe sitzen. Und dann haben wir uns das auch zugetraut und gemacht.

Also wie gesagt, Fred Kanfer war damals konzeptionell schon ziemlich breit, also nicht mehr diese anfängliche sehr schmale Verhaltenstherapie, wie zum Beispiel Eysenck sie vertreten hatte. Da fällt mir noch ein: Professor Eysenck haben wir auf einer unserer Exkursionen mit Metzger in London auch besucht. Er hat damals schon über seine Form von Verhaltenstherapie gesprochen, zum Beispiel über die Prinzipien des klassischen Konditionierens bei Ängsten. Der sprach übrigens fließend Deutsch, das nur am Rande, er stammte aus Berlin. Und wir haben die ganzen Sachen dann gleich umgesetzt. Anfang der 70er Jahre machte Dietmar Schulte sein Psychologiediplom und war dann Assistent bei mir. Er ist dann gleich in die Verhaltenstherapie „eingestiegen". Dipl.-Psychologin Frau Margarethe Reiss hatte bei Metzger promoviert, der Mann war Psychiater und hatte seine Frau Psychologie studieren lassen, damit sie in der Praxis half. Ihre psychiatrische Erfahrung aus der Mitarbeit bei ihrem Mann – sie war die Älteste von uns allen – war uns sehr hilfreich. Als ihr Mann plötzlich starb hat sie bei uns eine Stelle innegehabt und hat die Beratungsstelle geleitet.

Danach kam Hanko Bommert aus Hamburg von Prof. Tausch, er hatte bereits eine GT-Ausbildung und lehrt heute als Professor die Psychodiagnostik in Münster. Dieter Vaitl kam von Prof. Fahrenberg aus Freiburg und hat dann die Psychophysiologie aufgebaut.... Die Psychophysiologie war ja auch wieder verhaltensnah.

Da das Sommersemester in den USA sehr viel früher endet, ist Fred Kanfer die folgenden Jahre mehrere Wochen zu uns nach Münster gekommen. Wir haben durch ihn viel gelernt und auch viele vergnügte Feste mit ihm gefeiert. Man hat dann immer das Neueste aus den USA erfahren.

Was mich dann selber bewogen hat, dann doch ziemlich weitgehend von der GT weg zur Verhaltenstherapie zu gehen, das habe ich hier aufgeschrieben in dem „Damals". Also ich habe hier geschrieben[1]: „Wir VT-Anfänger waren wohl zu sehr Metzgerschüler, um die klassische Verhaltenstherapie vorbehaltlos – das unterstrichen – zu akzeptieren. Was uns unter anderem an der Verhaltenstherapie faszinierte, war die genaue Situationsanalyse, die Erfassung und Einbeziehung der Umwelt, das strategische Therapievorgehen, die kleinteiligen Aufgaben, die sich auch zum Beispiel in Hausaufgaben ummünzen ließen – über Hausaufgaben habe ich auch etwas publiziert –, die Möglichkeit, dem Klienten sehr detaillierte, spezifische Informationen zu geben, und die intensive, empirische Überprüfung." Das war schon ein Bündel von Dingen, die mir wichtig waren.

Mir schwebte schon vor, mehrere Therapieschulen nebeneinander zu haben, nichts tiefenpsychologisches, nicht nur klassische Verhaltenstherapie ... Ich habe also auch Lust etwas zu sagen, was mir vorschwebte und was immer noch fehlt, ja? Das passt zwar nicht ganz in Ihr Thema, aber ...

1 Frau Kemmler zitiert aus einem von ihr verfassten Vortrag.

CD: Doch, das, was fehlt, das hat ja auch etwas mit der ganzen Entwicklung zu tun.

Prof. Dr. Lilly Kemmler: Mir war sehr wichtig, dass wir den Studenten eine sehr gründliche Ausbildung in Klinischer Psychologie, Psychotherapie und Psychodiagnostik geben. Das war mein Wunsch, als ich den Lehrstuhl für Klinische Psychologie mit acht Assistentenstellen übernommen habe. Einen solchen gab es vorher in Münster noch nicht. Diese Ausbildung war dann schwerpunktmäßig Verhaltenstherapie und wurde verhältnismäßig schnell kognitiv (aber das ist der zweite Teil meiner Erzählung).

Das Problem waren diese Massen von Studenten ... Das hatte aber auch zur Folge, dass sehr viele Diplomarbeiten und Dissertationen geschrieben worden sind. Zum Beispiel die Frau Dr. Bartling und der Herr Professor Fiegenbaum: Beide haben in Münster bei mir über verhaltenstherapeutische Phobiebehandlung mit Exposition promoviert. Ja, und Verhaltensanalyse wurde intensiv gemacht. So dass dann auch eine Menge an Forschung lief. Zweitens: die Studentenrevolution – verstehen Sie mich nicht falsch, ich habe die Studentenrevolution für notwendig gehalten, aber es war schon ... Ich habe ein ganzes Semester nicht lesen können, ja? Das ist dann schon hart. Sie müssen ja hingehen und müssen sich auspfeifen lassen, was einfach unfair war ... Aber such is life. Und trotz allem hat mir die Zusammenarbeit mit den Mitarbeitern und Studenten immer viel Anregung und Befriedigung gegeben.

Das ist ständig gewachsen, man hat ununterbrochen Lehrveranstaltungen und Vorlesungen gegeben ... Wir haben unsere Ausbildung selber entwickelt hier. Es gab Grundlagen der Verhaltenstherapie, Problemanalyse, sehr intensiv, immer auch mit Eigenanteilen, dann gab es Gesprächsführung und eine Veranstaltung, die „Praxisorientierte Schwerpunkte“ hieß. Nicht alle dieser Veranstaltungen waren verhaltenstherapeutisch. Es konnten maximal zwölf Studenten teilnehmen, und die erhielten zwei Semester lang jeweils zehn Wochenstunden ...

Die Mitglieder der Universitätsverwaltung waren interessiert an diesem Aufbau ... Sie haben mich und die weiteren Mitarbeiter auch immer sehr unterstützt. Wir hatten unsere Beratungsstelle, zu der die Patienten gekommen sind. Unsere Studenten hatten damals immer zu zweit einen „Ernstklienten“, wie wir das nannten. Die haben im ersten Semester Verhaltensanalyse und Therapieansätze bei sich selber gemacht, und dann noch im ersten Semester ... mit Kollegen oder Studenten von jüngeren Semestern und dann im Sommersemester einen „Ernstklienten“ ... Das war natürlich alles ein unsäglicher Aufwand, die hatten dann eine ganze Woche Zeit, um das vor- und nachzubereiten. Immer zu zweit. Und das war alles auf Band aufgenommen und auf Video ... Dann hatten die wieder ihre eigenen Supervisoren. Also das war unendlich intensiv, für alle, die beteiligt waren, auch die Assistenten. Aber ich glaube, es war sehr hilfreich und sinnvoll. Und das war ziemlich strikt verhaltenstherapeutisch.

Ich hatte zwei Assistenten, die eine GT-Ausbildung hatten, die gab es dann ja schon außerhalb. Ich habe in der Lehre aber festgestellt, dass der Vorteil der Verhaltenstherapie ein weiterer ist: Sie ist so gut strukturiert, dass Sie das Studenten beibringen können, ja? Und wie gesagt, mein Herz gehörte lange der GT, aber die Probleme in der Ausbildung von Studenten waren: Das sieht auf einem Video zum Beispiel so leicht aus. Es wird völlig unterschätzt, wie schwierig das ist und viele sagen „So reden wir doch alle", aber so ist es nicht. Das ist einfach schwieriger, es sieht so leicht aus und verführt deswegen. Während die Verhaltenstherapie: da macht man jeweils einen Plan für jede Sitzung und entscheidet ganz genau, was, wie man konditionieren oder wie man operant vorgehen will, was man einbringt und so weiter. Und das ist eigentlich ziemlich gut gelaufen.

Es gab damals immer einen Schwerpunkt, jetzt gibt es zwei pro Student, und das Problem war, dass sehr viele Studenten Klinische Psychologie machen wollten, und wir hatten einfach die Kapazitäten nicht. Es gab Ärger mit anderen, die sich fragten „Warum haben wir diese Kliniker überhaupt in den Fachbereich geholt?" Das müssen Sie vor dem Hintergrund sehen, dass die Anwendungsdisziplinen in der Psychologie sich ja erst neu ausdifferenziert hatten, und es von den Studierenden eben ein sehr starkes Interesse daran gab, so dass die bis dahin zentralen Disziplinen – in der Relation – etwas in den Hintergrund gerieten.

CD: Wurde das als Konkurrenz erlebt, dass ziemlich viele Studierende in den klinischen Bereich wollten?

Prof. Dr. Lilly Kemmler: Ja, das wurde ziemlich stark als Konkurrenz erlebt. Die Studenten wollten alle möglichst viel Praxis und keinen Numerus Clausus. Die fanden immer, man müsse eben so viele Leute einstellen, obwohl es auch gar nicht so viele Leute gab, die man einstellen konnte, die das auch schon konnten (lachend), die mussten das ja auch lernen. Hier in Münster war auch Peter Fiedler, der ja auch Verhaltenstherapeut ist und heute eine Professur in Heidelberg hat. Professor Hellhammer war hier, der kam aber ein bisschen später: Nachdem Herr Vaitl die Professur in Gießen angenommen hatte, übernahm Herr Hellhammer seine Stelle und entwickelte den Bereich zur Psychobiologie, Psychoimmunologie und Psychophysiologie weiter. Zu meiner Zeit musste ich ja auch noch die Diagnostik anbieten, inzwischen ist das eine eigene Professur: Herr Bommert besetzte nun den zusätzlich geschaffenen Diagnostik-Lehrstuhl. Dann ist die Frau de Jong dazugekommen, die Verhaltenstherapeutin ist und von Brengelmann, also vom Max-Planck-Institut kam und bis heute blieb. Mein Nachfolger ist der Herr Rist, das ist ein strikter Verhaltenstherapeut und kommt von Professor Cohen.

CD: Aus Konstanz?

Prof. Dr. Lilly Kemmler: Ja. Sie müssen denken, damals kannten sich alle Assistenten. Es gab die experimentellen Tagungen, an denen praktisch alle Assistenten teilnahmen!

CD: Aus der ganzen Bundesrepublik?

Prof. Dr. Lilly Kemmler: Ja, aus der westlichen Bundesrepublik. So dass man eigentlich fast alle kannte, die später Professoren geworden sind.

Und die GVT gab es schon so ziemlich zu Anfang, also die GwG und die GVT. Ich habe in beiden Fällen eher Probleme im übertragenen Sinne gehabt: Die Studenten hatten den Wunsch, dass wir uns in unserer Ausbildung nach den Therapieverbänden richteten und die Scheine so vergaben, dass die dort anerkannt wurden. Da haben wir uns, also nicht nur ich, mit Erfolg gewehrt, weil meine Erfahrung ist, dass solche Vereine verhältnismäßig schnell eher starr werden, ja? Dann haben die ein bestimmtes Programm, und das muss abgespult werden. Während der Vorteil und der Sinn einer Universität ist ja ständig das Neueste aufzugreifen und Neues zu entwickeln. Und die Verhaltenstherapie ist ja unendlich progressiv, da ist unendlich viel passiert. Jetzt am 1. April war das 32 Jahre her. Und es gibt heute vieles von dem wir damals noch nichts gehört hatten.

Ich weiß noch, wie Margraf hier einen Vortrag gehalten hat. Er war auch gerade erst habilitiert und hat danach meinen Lehrstuhl zwei Jahre vertreten. Er hat einen Vortrag über Panik gehalten. Und das war mir damals neu. Oder die posttraumatische Belastungsstörungen habe ich, glaube ich, 77 bei meinem zweiten Besuch in den USA kennengelernt. Das ist jetzt so das erste Stück. Dann beginnt die Rezeption der kognitiven Modelle und Theorien in der Verhaltenstherapie, die ja ziemlich früh anfängt.

Ich will noch betonen, was mir immer wichtig war: dass man zwar schon aus unterschiedlichen Therapieformen wichtige Sachen nimmt, dass es aber eine Theorie gibt, in die das Ganze theoretisch eingebunden ist. Mein Problem mit Diplom-Psychologen heute ist, – das ist aber ein anderes Thema – dass die Gefahr besteht, dass die Studenten zum Beispiel die Verhaltenstherapie an der Uni lernen und das dann aber mit ihrem Menschenbild nicht übereinstimmt. Das ist ein Thema, über das ich dann vielleicht am Schluss noch einmal reden kann.

CD: Das Thema Menschenbild meinen Sie?

Prof. Dr. Lilly Kemmler: Ja, dass die doch eine ganze Menge machen und das dann nicht mit ihrem Menschenbild und ihren Vorstellungen von Psychotherapie übereinstimmt. Also ich habe selber auch gruppendynamische Trainings mitgemacht, das war damals so. Ich habe sogar gruppendynamische Trainings mit Studenten gemacht. Ich habe einen Assistenten bekommen: Herr Liersch, der war leitender Psychologe in einer großen Reha-Klinik und ist jetzt auch schon pensioniert. Der hatte eine Ausbildung in Katathymen Bilderleben. Dann haben wir Zusatzübungen gemacht, meinetwegen zur Gruppendynamik, wir haben auch Schwerpunkte mit Gruppen gemacht, zum Beispiel Verhaltenstherapie in Gruppen. Darüber haben wir immer wieder Diplomarbeiten vergeben. Ich denke, dass wir durch die vielen Amerikaner, die hier waren, gut auf dem aktuellen wissenschaftlichen Stand waren. Weil es noch keine Ausbildung gab, war es ein ganzes Stück in Eigenbau.

Also ich hoffe, Sie haben einen Eindruck bekommen. Es war immer viel zu tun. Im Hinblick auf Veröffentlichungen habe ich viel Zeit verloren, auch durch die Verwaltungsarbeit. In der Medizin ist das vielleicht einfacher, aber wir haben das ja alles ganz unautoritär gemacht, verstehen Sie? Das war ja nicht, dass man sagt „Ihr macht!". Jetzt gibt es die Fachgruppe Klinische Psychologie und Psychotherapie der Deutschen Gesellschaft, aber da kann ich wirklich erst hingehen, seitdem ich emeritiert bin, vorher konnte ich mir das nicht leisten! Im Mai zu Christi Himmelfahrt eine Woche weg zu sein, das ist so schwierig. Und meine Mitarbeiter waren ja alle jung.

Ich habe heute Morgen eine Liste gemacht, und bis auf einen sind mir alle eingefallen.

CD: Wer bei Ihnen war oder sich habilitiert hat?

Prof. Dr. Lilly Kemmler: Ja, die eine muss erst noch Professor werden, also *(liest die Liste vor):* Bommert hier, Vaitl in Gießen, Schulte in Bochum, Fiedler in Heidelberg, Frau Reiss hier, Alexa Franke hat einen Lehrstuhl Dortmund, dann zwei oder drei Fachhochschulprofessoren, Hellhammer in Trier, Fiegenbaum in Marburg und einer ist mir nicht eingefallen *(lacht)*. Ich habe das irgendwie über den Daumen gemacht oder aus dem Kopf. Und Mecheril war der Letzte. Im Moment fallen mir aber nicht alle ein, sie mögen es mir verzeihen!

CD: Ich habe jetzt noch einige Einschätzungsfragen. Man kann ja sagen, dass die Verhaltenstherapie heute in der Bundesrepublik sehr etabliert ist. Was würden Sie in der Rückschau sagen, was waren wichtige Gründe und Aspekte, die im historischen Prozess zur Etablierung geführt haben und die zur Professionalisierung der Verhaltenstherapie in der Bundesrepublik beigetragen haben?

Prof. Dr. Lilly Kemmler: Erstens denke ich: eine sehr starke Zunahme der Studenten überhaupt, was ja schon bei mir der Fall war. Zweitens, es gibt viele Leute, die wollten nicht Mediziner und nicht Lehrer werden, wollten aber etwas mit Menschen zu tun haben, und die studieren dann Psychologie. Inzwischen sind ja bestimmt über 80 Prozent der Studierenden Frauen. Aber es waren wohl immer schon mindestens 50 Prozent, und die wollten dann Psychotherapie machen.

Das sind äußere Gründe, die ich erst mal nenne. Die Psychoanalyse erforderte ja einen großen Aufwand. Man konnte sie an kaum einer Uni lernen, sondern sie wurde überwiegend an Privatinstitutionen gelehrt. Aber es gab ein paar ärztliche klinische Professoren, die Analytiker waren. Bevor ich Professorin wurde, war ich eine Zeitlang in München. Dort hatte Herr Görres einen Lehrstuhl für Klinische Psychologie, er war Psychoanalytiker und auch Mediziner. Das war einer der ganz frühen Lehrstühle, in München. Aber bei den Möglichkeiten, die Ihnen das Ministerium gibt, können Sie die Psychoanalyse mit der geforderten Lehranalyse als Therapieform an der Universität nicht lehren.

Und dann eben: Die Verhaltenstherapie ist handfest. Da weiß man, woran man ist. Es wurde von Anfang an Evaluation gemacht, Überprüfung, Forschung. Das fand bei der GT zwar auch statt, und Prof. Dr. Tausch hat sich in Hamburg ja auch gut geschlagen. Dazu kommt, was ich nun noch nicht so betont habe, dass die VT sehr stark störungsspezifisch ist. Das kam ja dann bald. Und die Verhaltenstherapie hatte auch das Glück der richtigen Stunde: die Vergrößerung der Institute in der Psychologie und dass die Mediziner den Bedarf nach Psychotherapie nicht abdecken konnten. Ich denke, dass das einerseits das Glück der Stunde war, dass Psychotherapie gebraucht wurde, und die Krankenkassen dann bereits angefangen haben, zu zahlen. Und dass die VT andererseits für eine Psychologie, die sich als empirisch definiert, auch gescheit war. Und die empirische Orientierung wurde immer stärker. Ich habe ja unter anderem bei Professor Lersch in München studiert, und diese geisteswissenschaftliche Orientierung hat plötzlich keinen Nachfolger mehr gehabt.

Also zusammengefasst: Ich denke, dass das einfach eine gescheite Therapieform ist, die man mit verschiedensten Menschen machen kann, die handfest ist und einen gewissen überschaubaren Zeitraum benötigt. Die Psychoanalyse ist ein ziemlich intellektuelles Verfahren, mit ziemlich hohem Niveau und dann dreihundert Stunden. Ich halte Freud für genial, aber das müsste entschieden werden, ob jemand 300 Stunden braucht oder nicht. Die Psychoanalytiker oder Tiefenpsychologen bekommen ja sofort enorm viele Stunden bewilligt. Aber wir sind da mitschuld, inklusive prominenter Vertreter der VT, die sagten, es geht in 25 Stunden. Das ist natürlich Unsinn gewesen, da haben wir uns selber ein Eigentor geschossen.

Also das ist schon über Ihre Frage hinaus, aber ist das beantwortet dann?

CD: Ja, ja.

Prof. Dr. Lilly Kemmler: Und akademisch angezogen sind immer mehr die Männer als die Frauen. Ich denke, für Männer war das auch attraktiver als GT.

CD: Sie meinen die Verhaltenstherapie?

Prof. Dr. Lilly Kemmler: Die Verhaltenstherapie.

CD: Warum *(lachend)?*

Prof. Dr. Lilly Kemmler: Ja, ich vermute, weil das klarer und durchstrukturierter ist und man weiß, woran man ist. Man weiß, wo und was man empirisch untersucht und so etwas, ja?

CD: Hm, ja, das könnte ich mir auch vorstellen.

Prof. Dr. Lilly Kemmler: Und ein Problem ist, ich kenne eine ganze Menge Leute, die die Approbation für Verhaltenstherapie machen und eine ziemlich veränderte Verhaltenstherapie ausüben. Aber das hat mit dem Menschenbild zu tun, das hatte ich ja schon angeschnitten.

CD: Welche Rolle hatten Institutionen oder speziell auch therapeutische Fachverbände, wie die GwG, die DGVT, dann später der DVT? Sie hatten vorhin schon etwas dazu gesagt ...

Prof. Dr. Lilly Kemmler: Kritisches gesagt.

CD: Was Kritisches gesagt. Ja, darum geht es mir aber auch, nicht alles irgendwie beschönigend darzustellen. Wie haben Sie das von der Uni aus wahrgenommen, welche Rolle haben speziell die Fachverbände für die Entwicklung und für die Professionalisierung der Verhaltenstherapie gespielt?

Prof. Dr. Lilly Kemmler: Also ich würde sagen, eine sehr ambivalente. Und zwar wurde ja sehr lange die Meinung vertreten, mit Diplom sollte man Psychotherapeut sein können, und das neben der Ausbildung der Mediziner und der Ausbildung der Psychoanalytiker. Und da haben wir, die Psychologen mit allen Fachverbänden und ich denke, wir Universitätsprofessoren sind da verhältnismäßig mitschuld, laufend Eigentore geschossen.

Ich erinnere mich, als Prof. am Ministerium hier in Nordrhein-Westfalen gewesen zu sein, da waren auch die Fachverbände eingeladen, und es ging um die Anerkennung, die Therapieanerkennung. Die hätten wir beinahe ziemlich früh gekriegt, in den 70ern war das. Und da haben sich Psychoanalytiker, GTler und VTler, also die Fachverbände so ungefähr gekloppt, also Entschuldigung, wenn ich das jetzt so sage ...

Ich denke, dass wir die Anerkennung, die wir jetzt haben, einigen Kollegen, unter anderem Herrn Professor Schulte, zu verdanken haben, den ich natürlich auch immer unterstützt habe, und einigen klinischen Professoren, die wirklich versucht haben, das einheitlich zu machen und ein vernünftiges Programm aufzustellen. Herr Schulte hat dann ja auch eine Therapieambulanz mit Ausbildung gehabt und viel Forschung gemacht. Also das muss man auch sehen. Ich denke, dass wir die Anerkennung als Psychotherapeuten mit der Approbation und die Anerkennung der VT, Fachvertretern, Universitätsfachvertretern zu verdanken haben. Herrn Schulte nenne ich hier als Beispiel, aber sicherlich gibt es in der ganzen Bundesrepublik viele andere, die hier zu nennen wären.

CD: Gut, ich denke, das Verhältnis zwischen Ärzten und Psychologen ist ja, was den klinischen Bereich anbelangt, immer von einer Art von Konkurrenz bestimmt, von daher ist das schon auch ein wichtiges Thema.

Prof. Dr. Lilly Kemmler: Ja, ja, soweit ich das im Augenblick übersehe, kommen die Mediziner immer noch leichter an ihren „Psychotherapeuten" als wir und sie können dann gleich abrechnen.

Ich glaube, nachdem das alles durch war, waren die Ostdeutschen wohl eher hilfreich. Die hatten ja den „Fachpsychologen ..." und sind dann auch im Bundestag gewesen. Schulte ist auch im Bundestag gewesen. Hilfreich war auch unser Fachbeirat, der wissenschaftliche Fachbeirat für Klinische Psychologie, den ich eben schon erwähnt habe. Da waren auch die ganzen jungen Leute drin, weil das Fach so jung ist. Sie müssen denken, für solche Sachen braucht man auch ungeheuer viel Atem.

Wissen Sie, das ist dann auch etwas kritisch: Man ist an der Universität unabhängiger. Wenn man in einem Fachverband ist und da hauptamtlich arbeitet ... ich will da jetzt nicht zu kritisch sein, aber das ist dann ja auch ein Job, den man hat, von dem man leben muss. Und ich denke, dass Universitäten – auch in Hinblick darauf, die Ausbildung weiterzuentwickeln – einfach beweglicher sind.

CD: Würden Sie sagen, dass es innerhalb der Bundesrepublik eine spezifische Entwicklung der Verhaltenstherapie gab, im internationalen Vergleich oder im europäischen Vergleich?

Prof. Dr. Lilly Kemmler: Also ich kenne die USA besser als Europa, weil wenn schon, dann hat man sich amerikanisch orientiert, außer dieser frühen Geschichte mit Eysenck. Also das kann ich ein bisschen schlecht beurteilen. Ich würde sagen, dass wir bereits 75 mit der kognitiven Verhaltenstherapie und den kognitiven Therapien angefangen haben. Ich bin 77 wieder in Amerika gewesen, zwei Frauen, die auch hier waren und verhaltenstherapeutisch orientiert waren, Frau Franks und Edna Foa, haben mir eine Übernachtungsgelegenheit besorgt. Da habe ich Ellis und sein Institut kennengelernt. Ich bin ganz fasziniert von ihm und habe auch noch eine ganze RET-Ausbildung gemacht. Und da ist mir von meinen, also von denjenigen, die auch noch Professor geworden sind, leider niemand nachgefolgt, das war zu spät. Das finde ich sehr schade. Und die RET wird hier, außer von mir, auch nicht mehr angeboten. Ich denke, dass auch so etwas mit dem Menschenbild zu tun hat. Bei den Jüngeren ist ja die Systemtheorie sehr im Kommen. Also mein Lehrstuhl ist nach meiner Emeritierung ja viereinhalb Jahre von Herrn Schiepek vertreten worden, der das rigoros vertreten hat. Dabei hat man alle Probleme wieder, die wir schon mit der GT hatten.

Also ich finde das faszinierend, aber die sind so ausschließlich, wie damals die GTler waren. Die Verhaltenstherapeuten, muss man eigentlich sagen, sind nie so ausschließlich geworden. Da ist niemand aus der Uni ausgeschlossen worden, weil er irgend etwas aufgegriffen hat, was ihm spannend vorkam. Also ich denke, dass es Kollegen gibt – jetzt an den Unis –, denen die Verhaltenstherapie nicht genügte und die die kognitiven Anteile einbeziehen, dazu gehöre ich auch. Aber das ist ja heute fast überall kombiniert. Eine reine Verhaltenstherapie mit den frühen theoretischen Auffassungen, nach denen alles nur klassisch und operant konditioniert ist und das, was im Kopf passiert an Bedeutungen und Beurteilungen, uninteressant ist: ich glaube, das gibt es fast gar nicht mehr.

CD: Sie haben im Verlauf des Gesprächs gesagt, dass Sie als Metzger-Schülerin auch Skepsis gegenüber der Verhaltenstherapie hatten. Was hat das ausgemacht? Hatte das auch mit den frühen Theorien und den frühen Konzepten tun? Oder was waren das für Punkte?

Prof. Dr. Lilly Kemmler: Ja, also ich denke, man kann nicht einfach die Tierversuche auf den Menschen übertragen. Sicher ist da irgend etwas daran, dass wir konditioniert werden, und Ängste sind sicher sehr häufig konditioniert. Aber wir Menschen sind denkende Wesen, die Bewertungen, Meinungen, Überzeugungen im Kopf haben, und die fließen ein, und zwar selbst, wenn wir klassisch konditioniert sind. Also ich denke schon, dass es Konditionierungsprozesse gibt, aber Kognitionen sind eben immens wichtig. Und in der Beziehung kam als nächster Meichenbaum. Meichenbaum und Patterson, zwei frühe kognitive Therapeuten, besuchten uns auch in Münster ...

CD: Wann war das denn, wissen Sie das noch so ungefähr?

Prof. Dr. Lilly Kemmler: Das war sehr früh. Auf jeden Fall vor 77. Die kamen und brachten uns die kognitive Therapie und die Black Box wurde sozusagen wieder geöffnet.

CD: Und war Kanfer auch schon assoziiert mit kognitiver Therapie? Das Selbstkontroll-Konzept gab es ja schon relativ früh.

Prof. Dr. Lilly Kemmler: Nee, also das Konzept der Selbstkontrolle entwickelte er, als er nicht mehr regelmäßig hier war. Meichenbaum und Patterson waren früher, Beck ist leider nicht in Münster gewesen. Aber ich habe sowohl Mahoney wie Beck und Ellis in Amerika kennengelernt, also die drei persönlich, als ich 77 das zweite Mal in den USA war. Und dann war ich hingerissen.

Na ja, dann war das wie beim ersten Mal, man hat die neuen Veröffentlichungen gelesen, man hat Filme gehabt, wir haben so einen uralten Beck-Film, das hat man sich dann wieder angeguckt. Beck war ja Psychoanalytiker. Mahoney war Verhaltenstherapeut und sehr früh kognitiv. Und Meichenbaum hat mit den Klienten zum Beispiel eingeübt, sich bestimmte Sachen zu sagen, wie etwas „Ich schaffe das jetzt schon“ oder „Jetzt fange ich erst mal an“. Der hatte auch mit Schulkindern gearbeitet und hatte dann Trainingsprogramme entwickelt. Er war noch sehr jung, Mitte seiner 30er, als er kam. Und das war einfach nett. Diese jungen amerikanischen Psychologen waren dann auch so enthusiastisch. Wir haben immer wieder gefeiert, und die fanden das auch toll hier. Damals haben die das für „einen

Appel un'n Ei" gemacht, weil die hatten auch den Impetus, das auf der Welt zu verbreiten und kamen dann nach Deutschland, wo wir sowieso „rückständig" waren. Patterson war nur einmal da. Er hat auch so verhaltenstherapeutische Familientherapien gemacht und Konzepte entwickelt, um dann Familien zu beobachten, wenn ich mich jetzt richtig erinnere.

Mahoney habe ich dann auch einmal in Berlin auf einem Verhaltenstherapie-Kongress wieder getroffen. Die Verhaltenstherapie-Kongresse in Berlin: Da hat von Anfang an ja jeder alles gemacht, alles wurde gemacht. Man staunte, was einem alles vorgesetzt wurde. Das ging und geht über das hinaus, was ich an Therapieanspruch und auch an Theorieanspruch habe. Da bin ich immer bange. Wissen Sie, ich sag' mal so: Kognitive Therapie und Psychoanalyse ist für den Therapeuten viel spannender als diese klassische Verhaltenstherapie, das muss man auch sehen. Aber ich denke, es sollte um die Verbesserung der Strategien der Klienten gehen und nicht um die Interessen der Therapeuten. Deshalb finde ich es gut, dass wir eine Therapieforschung haben, mit der das therapeutische Arbeiten empirisch überprüft wird.

Ich denke, dass man auch solche Dinge sehen muss: Wenn Sie von morgens bis abends Psychotherapie machen und Sie machen so etwas wie Konfrontation, was wirklich sinnvoll ist und bis heute auch durch die Forschung bestätigt wird, dann wird das bezahlt. Aber die Krankenkasse zahlt nicht mehr als drei Sitzungen pro Woche. Was machen Sie denn dann? Da gehen Sie dreimal mit, und dann muss der Patient das alleine machen. Dann ist wirklich die Frage, was geht im Kopf vor: „Hm, wie schrecklich, halte ich das durch? Fürchterlich, wenn das jetzt schief geht und mich alle auslachen". Und dann ist Ellis toll: „Was ist so schlimm daran, wenn Sie alle auslachen? What's so bad about it? Never mind! You'll die on it. Will you really die on it, if everyone is laughing? Hm?" In der Beziehung fand ich Ellis immens hilfreich, weil der wirklich eine Philosophie hat. Alle Therapieschulen haben – oft unreflektierte – Philosophien, aber Ellis verbalisiert seine Philosophie explizit.

Wie gesagt, als ich das zweite Mal in den USA war, habe ich mich entschlossen, noch eine Ausbildung zu machen. Immer, wenn Ellis nach Europa kam, bin ich hingefahren. Ellis wird ja in Deutschland an den Universitäten und überhaupt ziemlich verrissen, zum Beispiel wegen des frühen Gloria-Films. Aber auch das ist unfair, weil Ellis hat Psychologie studiert, dann ist er Analytiker geworden und hat sich niedergelassen. Er hat er sich immer gefragt, „Mein Gott, muss man das? Muss man wirklich immer warten bis der Klient von alleine darauf kommt?" Und dann hat er RET entwickelt ... alles, was an Forschung gelaufen ist, kam dadurch zustande, dass er von morgens bis abends Therapie gemacht hat. Er hat immer sechs Leute als Postgraduates gehabt, also Postdocs, auch viele Deutsche. Kennen Sie irgendeinen niedergelassenen Psychologen, der so wie Ellis jemand ein Jahr ins Praktikum nimmt und den zahlt, so dass der davon leben kann? Nicht oder?

CD: Nee.

Prof. Dr. Lilly Kemmler: Und ich finde es unfair, wie er verrissen wird. Ellis ist großartig, er ist ja so antireligiös gewesen, Atheist. Aber er hat an seinem Institut die Forschung machen lassen, bei der herausgekommen ist, dass das, was er behauptet, nicht stimmt, nämlich dass religiöse Leute einen „Knacks" haben. Die haben keinen Knacks (beide lachen), und das kam bei seiner Forschung an seinem Institut heraus. Inzwischen gibt er das zu und sagt, das ist nur so, wenn sie fundamentalistisch sind. Damit mag er ja wohl recht haben, wenn man sich die New Yorker zusammengefallenen Türme anguckt.

CD: Was mich noch interessieren würde, wäre, ob Sie die Entwicklung in der DDR irgendwie wahrgenommen haben oder ob Sie auch Kontakte zu Psychotherapeuten oder klinischen Psychologen hatten? Wenn ja, wer war das und wie hat sich das gestaltet? Dazu weiß ich relativ wenig.

Prof. Dr. Lilly Kemmler: Ja, ich kannte Frau Frohburg aus der Literatur. Und Metzger stammte ja aus dem Berliner Institut und hat immer Kontakte gehalten zu den dortigen Kollegen an der Humboldt-Universität. Als wir 55 auf dem Berliner Kongress waren – da gab es natürlich die Mauer noch nicht – sind wir alle da hinüber gefahren und haben das Psychologische Institut dort besucht ... und waren bass erstaunt: Die waren um vieles besser ausgestattet als wir und machten eine Menge Sachen. Dann kannte ich den Herrn Mehl aus der Literatur und habe immer versucht, Kontakte zu halten. Ich habe rüber geschrieben, ich wäre manchmal in Berlin, und ob ich sie nicht besuchen dürfte und Ähnliches. Das war mir eigentlich schon wichtig. Dann haben die immer Ausreden geschickt: Sie waren alle gerade in Moskau und Ähnliches. Und ich habe nicht begriffen, dass die nicht durften. Ich glaube, wer diese Zeit nicht erlebt hat, kann sich das heute kaum vorstellen ...

CD: Ich habe noch eine abschließende Frage: Welche Aspekte sind noch wichtig für die Geschichte der Verhaltenstherapie in der Bundesrepublik oder gibt es noch Themen, die wir jetzt noch nicht besprochen haben, die Sie für wichtig halten?

Prof. Dr. Lilly Kemmler: Na ja, ich denke, dass ich eigentlich fast alles schon gesagt habe. Wenn ich noch mal überlege ... In der Ausbildung würde ich stärker betonen, was ich schon gesagt habe, also nach dem Menschenbild, nach der Philosophie, nach den Therapiezielen und auch nach den eigenen Zielen der Therapeuten zu fragen. Eine explizite Philosophie, das finde ich wichtig. Ich weiß, dass ich mich wiederhole, aber ich denke, das ist äußerst wichtig in der Verhaltenstherapie und nicht nur in der Verhaltenstherapie.

CD: Ja. Sollen wir dann mal Schluss machen?

Prof. Dr. Lilly Kemmler: Ja, machen wir Schluss.

CD: Ich danke Ihnen für das spannende Interview *(beide lachen).*

Biographische Angaben

/////////////////Prof. Dr. Lilly Kemmler
geboren 1924
Seit 1990 emeritiert

Beruflicher Werdegang – wichtige Stationen

1948 bis 1953 Studium der Psychologie an den Universitäten Münster und München, anschließend wissenschaftliche Mitarbeiterin bei Prof. Dr. Wolfgang Metzger am Psychologischen Institut der Westfälischen Wilhelms-Universität
1955 Promotion mit einer Arbeit über den frühkindlichen Trotz
1960–1967 Lektorin für psychologische Diagnostik an der Philosophischen Fakultät in Münster
1967 Habilitation für Psychologie an der Universität Münster mit einer Untersuchung über Schulerfolg und Schulversagen
1967/1976 Längsschnittstudie über die Bedingungen von „Schulerfolg und Schulversagen"
1969 Ruf als ordentliche Professorin auf den Lehrstuhl für Psychologie unter besonderer Berücksichtigung der Klinischen Psychologie an der Westfälischen Wilhelms-Universität, Aufbau der Ausbildung „Klinische Psychologie" im Hauptstudium des Diplomstudiengangs als eine der ersten Ausbildungen dieser Art in Deutschland, bis 1984 Leitung der Beratungsstelle des Psychologischen Instituts
1984 Forschungsprojekt „Zur Lebenssituation von älteren Frauen"
Mitte der 80er Jahre Mitinitiatorin einer Frauenforschungsreihe an der Universität Münster
Zusätzlicher Interessensschwerpunkt: Die Rational-Emotive Therapie. In den letzten Jahren vor und auch nach ihrer Emeritierung galt Frau Prof. Kemmlers besonderes Forschungsinteresse der Lebenssituation lediger Frauen der Vorkriegsjahrgänge im Vergleich zu verheirateten und verwitweten Frauen.

Kontaktadresse

Universität Münster
Schlossplatz 2
48149 Münster
E-Mail: kemmler@psy.uni-muenster.de

Prof. Dr. Eva Jaeggi

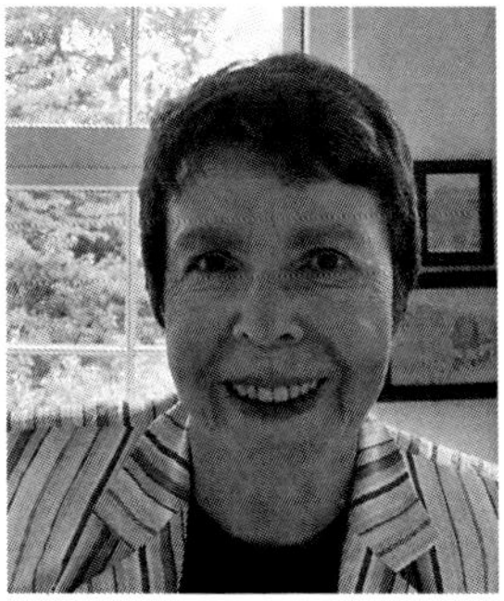

Interview am 20.11.2001 in Berlin

Christine Daiminger: In welchem Kontext haben Sie die Verhaltenstherapie kennengelernt. Wann das war, wo, und was fanden Sie da daran interessant, was hat die Verhaltenstherapie versprochen, und was fanden Sie damals auch schon kritisch?

Prof. Dr. Eva Jaeggi: Ich habe damals in Bern gelebt und wollte Psychoanalytikerin werden. Das war alles noch wenig institutionalisiert. Ich bin einfach zu einem Analytiker gegangen, der auch gesagt hat, er sei Lehranalytiker, und habe angefangen. Es war noch gar nicht institutionell, das ist erst später gekommen, dass man auch Vorlesungen besucht. Ich habe einfach eine Analyse gemacht, habe aber Wert darauf gelegt, dass es eine Lehranalyse ist, in Wirklichkeit war es aber eine einfache Patientenanalyse. Ich habe nicht so genau gewusst, was ich eigentlich beruflich will, und habe noch kein Kind gehabt. Mir war auch nicht klar, ob das so funktionieren wird; später habe ich dann eines gekriegt und mir gedacht, jetzt will ich einmal beruflich schauen. Ich bin in Psychiatrie-Vorlesungen gegangen und habe eben diese Psychoanalyse gemacht.

Und wie das so ist, irgendwann hat man das Gefühl, es stagniert auch. Ich kann mich hundertprozentig gar nicht erinnern, in welchem Stadium meiner Analyse das war. Ich bin dann immer in die Bibliothek gegangen. Da habe ich ein Buch entdeckt von einem Mann, der hat Wolpe geheißen. Ich wusste gar nicht, wie man das ausspricht. Es hatte die Ankündigung „... ist was Neues ... Therapie". Ich habe mir dieses Buch geholt und den Wolpe gelesen. Ich habe den vorderen Teil mit viel Theorie halb verstanden. Aber was er macht, das war ziemlich einleuchtend und die Erfolgszahlen waren enorm. Und dieses Buch habe ich verwendet gegen meinen Analytiker, um ihm zu zeigen, dass er gar nichts kann und dass er die falsche Therapierichtung genommen hat. Mehr so bisschen im Spaß, bisschen ernst. Es war wie gesagt ein schöner Widerstand, wie man das so nennt, gegen meinen Analytiker. Er hat selbst dann angefangen, sich für Verhaltenstherapie zu interessieren, nicht meinetwegen. Das war es also.

Ich habe das Buch eine Zeit lang gehabt, dann sind viele andere Dinge passiert, unter anderem bin ich schwanger geworden, habe ein Kind gekriegt und die Psychoanalyse unterbrochen. Ich dachte zuerst, es ist nur eine Unterbrechung, weil ich ein paar Monate lang im Bett liegen musste. In der Zwischenzeit hat mein Mann einen Ruf nach Bochum bekommen. Ich habe diese Analyse also gar nicht mehr abgeschlossen, das konnte ich gar nicht mehr. Ich habe ein kleines Kind gehabt und habe mich schon vorbereitet auf die Übersiedlung nach Deutschland. Das war der Kontext. Den Wolpe habe ich wieder halb vergessen, aber halb ist es mir schon im Kopf geblieben. Ich bin mir gar nicht sicher, ob ich ihn ganz zu Ende gelesen habe. Aber ich wusste, da gab es etwas, das heißt Behavior Therapy.

So bin ich nach Bochum gekommen als brave Ehefrau. Man fragt natürlich gar nicht, „Kann ich da arbeiten?", sondern es wird sich etwas ergeben, was damals viel leichter war. Und mein Mann hat den Ruf angenommen, er war Professor. Dann habe ich halt geschaut, was ich finde. Er hat schon den Psychologen dort, das war Heckhausen, gefragt, ob der irgendetwas für seine Frau wüsste. Ich muss vielleicht vorausschicken, dass ich in Bern als eine Art Schulpsychologin gearbeitet habe. Heckhausen hat damals gesagt, so eine richtige Stelle nicht, aber eine wissenschaftliche Hilfskraftstelle, sie hätten gerade eine Studentenberatungsstelle gegründet. Er hat mich zu sich bestellt und gefragt, was ich so mache und, ob ich schon etwas von Verhaltenstherapie gehört hätte. Das war im 1967. Da ich in solchen Dingen relativ clever bin, habe ich nicht gesagt, „Ach nein, eigentlich weiß ich noch kaum was", sondern ich habe gesagt, „Ja, ja, natürlich, interessiert mich sehr", weil ich die Stelle haben wollte. Ich wusste aber nicht, wie man den Namen ausspricht, aber dass er in Südafrika das erste Buch geschrieben hat. Dann habe ich so herumgestottert und gesagt, „Ah, mir fällt jetzt der Name nicht ein, der aus Südafrika", weil ich wusste, wenn ich den jetzt falsch ausspreche, dann wird klar, dass ich überhaupt nichts weiß. Dann hat er gesagt: „Wolpe." „Ja, natürlich Wolpe!" Das war mein Beginn, das war meine Karriere als Verhaltenstherapeutin.

Das war dann klar, ich bin damals auch so gehandelt worden: „Ja, klar, das ist Frau Doktor Eva Jaeggi, unsere Verhaltenstherapeutin." So war mein Beginn, ich habe genaugenommen wirklich keine Ahnung gehabt, habe aber natürlich in der Bibliothek geschaut und nachgelesen. Dann hat Heckhausen ziemlich bald Kanfer eingeladen. Und Kanfer ist ein sehr guter Lehrer gewesen. Er war ein Gastsemester dort, da habe ich ein Seminar bei ihm besucht, Supervisionen gemacht, und habe mich da so reingefädelt im Grunde ohne viel Anleitung. Kanfer war selbst noch jung, wir waren alle ziemlich jung. Er hat im Grunde selbst keine Ahnung gehabt, er hat oft komische Sachen zu mir gesagt, ich habe das in meinem Buch so verbreitet, was er einem für merkwürdige Dinge geraten hat. Aber auf diese Weise, Trial and Error, haben wir uns als Verhaltenstherapeuten ausgebildet.

Langsam habe ich dann eine Gruppe um mich gehabt, auch meine Praktikanten, Mitarbeiter. Ich bin dann Leiterin dieser Stelle geworden, die Hilfsstelle ist bald umgewandelt worden in eine richtige Stelle, und ich habe auch die Leitung übernommen. Und wir haben angefangen, uns als Verhaltenstherapeuten zu definieren, zuerst mit Kanfers Hilfe. Dann hat man schon andere Leute gefunden, dann haben wir den Berufsverband gegründet, der DBV geheißen hat. Da bin ich in den Vorstand reingekommen und habe Kollegen kennengelernt. Das waren in München eben die Kollegen damals Gottwald, Heyse, dann Schulte in Münster, Kemmler. Man hat sich kennengelernt.

München war das Zentrum. Da war auch noch Bergold, der aber damals gerade weggegangen war, glaube ich, aber man hat den Namen gekannt, und Birbaumer und der andere, der über Motivation etwas gemacht hat.

CD: Herr Tunner?

Prof. Dr. Eva Jaeggi: Ja, genau. Und die haben so kleine Colloquien gehalten, Workshops. Im Grunde haben wir uns gegenseitig auf die Beine geholfen, keiner hat so viel mehr gewusst wie der andere. Und man hat immer wieder Leute aus Amerika kennengelernt, gelesen. Und auf diese Weise bin ich Verhaltenstherapeutin geworden. Irgendwie hat es die Möglichkeit gegeben, sich sozusagen selbst Zeugnisse auszustellen. Das Ehepaar Mandel habe ich kennengelernt, ihr Buch über die Kommunikations- und Verhaltenstherapie ist sehr früh erschienen. Das hat mir sehr gut gefallen. Und dann war ich Verhaltenstherapeutin. Ich war auch schnell Lehrtherapeutin. Wir haben uns selbst mehr oder weniger dazu gemacht. Ich glaube, Florin hat meinen Lehrtherapiestatus irgendwie beglaubigt. Ich glaube, das ist immer so, so war es bei den ersten Analytikern auch, irgendwann behauptet man, man ist Fachmann und wird es dann auch langsam. Ich habe alle möglichen Dinge ausprobiert, das waren ja nun geduldige Studenten, das sind ja immer die besten Ratten und da kann man ausprobieren. Wir waren ungemein euphorisch. Ich habe die Psychoanalyse sofort fallen lassen, dieses lange Reden über die Vergangenheit und so. Solche Dinge haben wir uns immer gegenseitig bestätigt.

CD: Was hat denn Ihrer Meinung nach die Euphorie ausgemacht?

Prof. Dr. Eva Jaeggi: Erstens, wir waren alle jung, die Patienten und die Therapeuten. Und wir waren sehr optimistisch, was geheißen hat, dass wir auch relativ häufig Erfolge gehabt haben. Ich halte von der Verhaltenstherapie nach wie vor eine ganze Menge, von diesem kontrollierten Vorgehen. Wir haben wirklich gelernt, eine Störung zu operationalisieren, wie man da vorgeht, wie man sie abgrenzt von anderen Dingen. Ich denke, dass schon in der Art der Diagnostik ein Menge Heilwirkung gelegen hat. Und das waren junge Leute, das waren nicht irgendwie chronifizierte Neurosen komplexerer Art, sondern viele hatten Prüfungsängste natürlich, Redeängste, also Dinge, die vielleicht nicht so gravierend waren. Gerade bei Angstproblematiken konnte man durch dieses kontrollierte, klare Vorgehen, die Transparenz schon relativ rasch Erleichterung verschaffen. Wenn es komplizierter geworden ist, da haben wir eh nicht soviel Erfolge gehabt, das hat man aber dann schnell vergessen. Das war schon eine Aufbruchstimmung.

Dazu gekommen ist noch diese Sache mit den 68er Jahren, also 60er, dann 68er Jahre. Wir haben das Gefühl gehabt, das ist eine Therapie, die eben auch für bildungsärmere Schichten geeignet ist, wobei wir das nie ausprobiert haben, weil wir eigentlich nur mit Studenten gearbeitet haben, also zumindest in Bochum, aber die anderen haben ja auch nicht viel andere Patienten gehabt. Aber das haben wir jedenfalls immer vor uns hergetragen, dass man auch bildungsärmere Schichten erreicht. Ein bisschen was davon stimmt auch. Das waren so unsere ersten Erfolgserlebnisse, die Vorstellung, wir sind an der Spitze des Fortschritts, es ist wissenschaftlich, es ist ökonomisch. Die Vorstellung, dass das die Anwendung der Lerntheorie ist, die hat uns eine Zeit lang auch noch getragen. Natürlich ist man da später ein bisschen skeptischer geworden, ein paar so Skinner'sche Experimente oder Konditionierungsexperimente, so schnell lässt sich das nicht übertragen auf dieses hochkomplexe Feld, aber als Heurismus so im Kopf war es auch nicht schlecht. Funktioniert hat Vieles, und diese Vorstellung, wir sind diejenigen, die wissenschaftlich sind, und damit fortschrittlich, das hat dazu beigetragen.

Ich weiß noch, ich war einmal zu einem größeren Kreis bei Hörmann eingeladen, als er noch gelebt hat. Und seine Frau hat gesagt: „Ja, nur das Symptom betrachten Sie? Das ist doch primitiv, da sind wir doch schon viel weiter." Und ich fand, diese Frau hat keine Ahnung. Ich weiß noch, wie ich mich unglaublich verteidigt habe, nicht nur im Sinn von defensiv, ich war offensiv, „alles andere ist doch Unsinn ..." Und so ist das eine Zeit lang gegangen, ein paar Jahre war ich doch sehr beeindruckt und auch erfolgreich. Langsam kommt man dann ein bisschen auf andere Spuren, dass es Störungen gibt, die man überhaupt nicht begreift, abgesehen davon, dass man nichts machen kann, dass man gar nicht weiß, womit man es hier zu tun hat. Beispiele wären Borderline, Persönlichkeitsstörungen, alles, was komplexer ist, dass sich das nicht mehr so leicht operationalisieren lässt.

CD: Was mich noch mal interessieren würde, was Sie gerade im Verhältnis zu Frau Hörmann beschrieben haben, nämlich wie Sie darauf reagiert haben, als die das mit der Symptomorientierung kritisiert hat. Diese Selbstgewissheit, dass das Richtige ist, was man da macht, das finde ich ganz oft, oder das gehört auch mit zu der Zeit. Was denken Sie, worin liegt diese Selbstgewissheit begründet?

Prof. Dr. Eva Jaeggi: Na ja, wir haben ja große Feinde gehabt, die Psychoanalytiker. Und wie das immer so ist, die Feinde haben natürlich sofort reagiert. Das war ja klar, dass sie gesagt haben, Symptomkuriererei, dann gibt es Symptomersetzung und „Ihr werdet schon sehen und ihr habt keine Ahnung und man muss ja den Hintergrund, das was darunter liegt ..." Wenn man natürlich auf diese Weise angegriffen wird, muss man ja sich immer mehr in die Verteidigung hineinreden, das waren ja auch immer dieselben Angriffe. Und dann haben wir natürlich auch einige empirische Evidenz gehabt, dass das mit der Symptomersetzung offenbar gar nicht so ist. Das würde ich jetzt differenzierter sehen, aber mit den relativ kruden Messinstrumenten, die man verwendet hat, war es wirklich so. Und wir haben ja auch nicht weiß Gott wie lange Katamnesen gehabt, es war ja noch gar nicht soviel an Stoff da. Wir haben da ziemlich unbedenklich heftig argumentiert.

Ich bin einmal nach Berlin gefahren zu einem Kongress, da waren hauptsächlich Psychoanalytiker, aber ich sollte die Verhaltenstherapie darstellen. Da bin ich furchtbar angegriffen worden. Na ja, so was festigt natürlich die Reihen, solche Angriffe. Und die Angriffe waren auch häufig nicht besonders toll, es war auch nicht unbedingt die Speerspitze der psychoanalytischen Kollegenschaft. Die haben auch immer relativ primitiv argumentiert, also immer mit dem „Symptom kommt heraus“ und „Ihr werdet schon sehen“.

CD: Das ist jetzt zwar etwas weg vom Thema, aber ich finde es ein spannendes Phänomen, dass die Verhaltenstherapie und Psychoanalyse, die sich in der Anfangszeit am vehementesten und polemischsten kritisiert und bekämpft haben, jetzt in der Bundesrepublik die beiden Verfahren sind, die im Kassensystem anerkannt sind und die als wissenschaftlich anerkannt gelten.

Prof. Dr. Eva Jaeggi: Ich habe meine eigene Analyse vergessen, und ich habe die Analytiker auch als meine Feinde angesehen. Wenn ich mit einem Psychoanalytiker zusammen gekommen bin, was im Ruhrgebiet noch nicht so oft der Fall war, weil es da noch nicht so viele gegeben hat, bin ich sofort auf Abstand gegangen. Da war noch keine Rede davon, dass man das zusammen sehen könnte. Obwohl ich sehr bald einen Vortrag über das Sprechen in der Verhaltenstherapie gehalten habe, vielleicht einfach weil ich gerne rede und neugierig bin. Ich haben dann geschrieben, wie wichtig es sei, doch auch in die Lebensgeschichte zu gehen und sprechend etwas zu entwickeln. Ich weiß gar nicht mehr, was ich alles für Theorien gehabt habe. Es gab dann auch einen Vortrag, den ich gehalten habe, zur Rolle des Gesprächs in der Verhaltenstherapie.

CD: Waren denn die Analytiker damals vorwiegend ältere Personen und Ärzte, im Vergleich zu Ihrer Generation?

Prof. Dr. Eva Jaeggi: Meistens ältere. Es waren mehr Ärzte und es waren ältere, im Durchschnitt natürlich. Wir alle waren wirklich ziemlich jung und kamen von der Uni. Das war eine andere Gruppe. Und das heißt, dass wir natürlich weniger, viel weniger Erfahrung mit Patienten gehabt haben, und viele auch nur mit Studenten. Die haben schon auch recht gehabt, wenn sie uns vorgeworfen haben, dass wir die ganze Breite der Pathologie gar nicht kennen. Das war auch so.

CD: Jetzt vielleicht noch mal zum DBV. Sie haben gerade erzählt, dass Sie da auch erste Vorsitzende waren und den auch mitgegründet haben. Aus der Perspektive der Münchner ist mir vermittelt worden, dass der DBV im Vergleich zur GVT eher berufsständische Interessen vertreten hat.

Prof. Dr. Eva Jaeggi: Und reaktionär war ...

CD: Wie haben Sie damals in Bochum die GVT kennengelernt, was haben Sie da wahrgenommen?

Prof. Dr. Eva Jaeggi: Wie habe ich denn die überhaupt kennengelernt? Ich nehme an, ich bin da auch manchmal zu solchen Workshops nach München gefahren. Ich muss gestehen, dass ich mich nie für Berufspolitik interessiert habe. Dummerweise bin ich immer wieder eingebunden gewesen. Die Frage, was ein Berufsverband ist, ist mir gar nicht gekommen. Ich bin gefragt worden, ob ich mitmache, „Wir brauchen einen Berufsverband ..." „Aha, das klingt gut, ja, wir brauchen einen Berufsverband." So war ich Gründungsmitglied des DBV. Obwohl ich andererseits ganz links war und schon durch meinen Ehemann, der ein linker Soziologe war, eigentlich ganz andere Dinge vertreten habe, aber das hat sich bei mir aus Unkenntnis und Dummheit überhaupt nicht gebissen. Erst so langsam hat die DGVT, also die damalige GVT mir immer wieder klar gemacht, dass ich auf dem ganz falschen Dampfer sitze. Heute würde man das alles auch nicht mehr so sehen, aber damals galt das Berufsständische als reaktionär.

Was wir gemacht haben, war genau dasselbe wie die anderen, wir haben auch bei Kongressen mitgemacht, Vorträge, wir haben uns um die Ausbildung bemüht, also unsere Ziele waren auch nicht so anders als die der GVT. Ich habe das gar nicht als so einen großen Kampf empfunden. Aber ich bin da hineingeraten und war recht überrascht, weshalb ich sofort von dem Gedanken begeistert war, dass wir uns wieder irgendwie vereinigen werden. Da ist ja dann die DGVT entstanden. Das war in Berlin damals, ich erinnere mich noch an eine Sitzung, wo wir uns aufgelöst haben. Ich habe das mit großer Freude gemacht, ich fand das immer schön, wenn man sich wieder irgendwie reinintegriert, da habe ich gar keine Probleme damit gehabt. Da war mir vorher schon nicht klar, warum eigentlich ein Berufsverband eigentlich etwas anderes ist als die GVT. Da habe ich überhaupt keine wirklichen, ideologischen Ziele verfolgt. Ich wollte mit Kollegen, die das Gleiche wollten wie ich, zusammen sein und inhaltlich diskutieren; man hat sich auf Veröffentlichungen aufmerksam gemacht. Das war es eigentlich, mehr war da nicht für mich. Da mag es andere gegeben haben, das glaube ich aber nicht. Wir haben uns so leicht wieder aufgelöst, da war kein besonderer Schmerz damit verbunden.

CD: Welche Personen waren denn im DBV noch aktiv, an die Sie sich noch erinnern können oder die für Sie wichtig waren?

Prof. Dr. Eva Jaeggi: Kallinke, Heyse, Schulte, und aus Braunschweig war auch eine Frau dabei, die war sogar Kommunistin. Da dachte ich mir, da kann ja nichts schief gehen, dann kann es doch nicht reaktionär sein. Wie hat denn die geheißen?

CD: Aus Braunschweig?

Prof. Dr. Eva Jaeggi: Ja, die hat zusammen mit der Monika Hoffman auch gearbeitet. Margarethe Tross, genau.

CD: Den Namen höre ich jetzt zum ersten Mal

Prof. Dr. Eva Jaeggi: Ja, Margarethe Tross hat sie geheißen, sie hat sich mit Zwängen befasst. 1968, im Zuge der Politisierung des ganzen Lebens überhaupt ist das von den GVT-Mitgliedern plötzlich so gekommen, dass wir als die Reaktionären angesehen wurden, und das ist man schnell. Das hat schnell so geheißen. Es hat dann manchmal so ausgesehen, als hätten wir reaktionäre Methoden, es war aber genau das Selbe.

CD: Gab es dann zwischen dem DBV und der GVT auch immer wieder Auseinandersetzungen und gemeinsame Veranstaltungen?

Prof. Dr. Eva Jaeggi: Ja, immer gab es gemeinsame Veranstaltungen. Das war keine so große Sache. Ich glaube, Rüggeberg war vielleicht am radikalsten dagegen, ich kann mich nicht mehr so genau erinnern. Ich weiß nicht, ob Belschner damals schon dabei war, aber mit Gottwald jedenfalls war ich befreundet, und mit Bergold, mit denen war ich sehr gut.

Für mich war es kein großer Konflikt und ich habe es auch leichten Herzens wieder aufgegeben.

CD: Waren Sie bis zu der Vereinigung dann auch als Vorstandsfrau tätig?

Prof. Dr. Eva Jaeggi: Ich glaube ja.

CD: Ich frage, weil über den DBV relativ wenig an Dokumenten und Material erhalten ist.

Prof. Dr. Eva Jaeggi: Ja, der war auch nicht sehr wichtig. Also, ich weiß, dass ich noch Protokolle geschrieben habe, als ich schon in Berlin war, und das war 1972. Und auf einem der Kongresse, die nachher waren – das kann nicht sehr lange nachher gewesen sein –, da haben wir uns dann vereinigt.

CD: Das war meins Wissens dann 1976.

Prof. Dr. Eva Jaeggi: So spät erst? Ich weiß, dass wir uns vorher schon getroffen haben. Aber wir haben uns auch fachlich immer wieder getroffen. Wir haben uns beispielsweise in Oldenburg getroffen, oder in Landau sowieso. Das waren aber alles keine Kampfgeschichten. Einmal kann ich mich an eine etwas heftigere Auseinandersetzung erinnern, da sind wir dann als Reaktionäre betitelt worden. Ich weiß, dass ich mich nie wirklich davon gekränkt gefühlt habe. Ich wundere mich, dass das erst 1976 war, ich habe gedacht, das wäre schon früher gewesen. Aber bitteschön, Sie wissen das.

CD: Haben Sie denn nach der Vereinigung in der DGVT auch irgendwelche Funktionen übernommen?

Prof. Dr. Eva Jaeggi: Funktionen habe ich dann nicht mehr gehabt, aber ich habe, ich glaube, zweimal Kongresse mit der GwG zusammen organisiert. Aber das war schon später. Das war nach 1978. Da habe ich mit Wolfgang Schulz zusammengearbeitet, der von der GwG war. Es war eine größere Gruppe, aber ich glaube, wir beide waren die Sprecher. Das war ein wunderbarer Vorlauf, wir haben viel Geld gehabt, die GwG hat Geld gehabt, die DGVT auch, wir sind immer Essen gegangen und haben den Kongress vorbereitet. Es war wunderbar.

CD: Das war dann der Kongress 1980?

Prof. Dr. Eva Jaeggi: Das muss 80 gewesen sein. 1978 bin ich an die TU gekommen, also muss es nach 78 gewesen sein. Ich habe in der DGVT keine Funktionen mehr übernommen. Ich mache so etwas nicht sehr gern. Einen Kongress organisieren, das habe ich schon ganz schön gefunden, das hat mir Spaß gemacht. Aber in Berufsverbänden und solchen Sachen mitzuarbeiten, da bin ich viel zu schlampig, da verliere ich immer Protokolle und weiß nicht genau, was eigentlich Tagesordnungspunkte sind und so. Das habe ich nicht sehr gern gemacht. Ich glaube, ich habe nie eine Funktion gehabt, obwohl ich irgendwie immer drin war. Also ich habe immer die Leute gut gekannt, Steffen Fliegel und Waltraud, und das war mir alles sehr vertraut. Aber außer diesen Kongressen –das war ja eh eine ganze Menge Arbeit – habe ich nichts im Vorstand oder so gemacht.

CD: Wieder zurück zur Verhaltenstherapie, wie hat sich Ihr Verhältnis zur Verhaltenstherapie dann weiterentwickelt?

Prof. Dr. Eva Jaeggi: Ich denke, begonnen hat es schon sehr früh, indem ich mich dafür interessiert habe, was eigentlich das Sprechen bewirkt. Unabhängig von den Vorstellungen, dass das Lernprozesse und Konditionierungsprozesse sind, habe ich das Sprechen immer als wichtig empfunden und habe Überlegungen angestellt, ob das ginge, wenn man nicht spricht. Diese Dinge haben mich einfach interessiert, auch wenn man sich in Bezug auf Diagnose vielleicht die Lerngeschichte vor Augen hält. Aber das habe ich interessant gefunden, mir darüber Gedanken zu machen, und dazu habe ich mir auch theoretisch ein paar Gedanken gemacht. Obwohl ich sagen muss, dass ich in der ersten Zeit hauptsächlich praktisch gearbeitet habe. Ich habe gar nicht soviel Zeit gehabt, habe ein Kind gehabt, den Beruf. Da habe ich theoretisch gar nicht soviel machen können. Ich habe aber gelesen, ein bisschen geschrieben, und da war das mein Hauptinteresse.

Den Vortrag, ich glaube, er hieß „Die Rolle des Gesprächs in der Verhaltenstherapie“, habe ich damals nicht halten können, weil ich krank geworden bin, der ist aber trotzdem verlesen worden. Er ist auf irgendwelchen komischen Wege in die DDR gekommen, und da bin ich dann, als ich in Berlin angekommen war, ganz rasch mit dem Dr. Mehl, das war ein DDR-Verhaltenstherapeut, in Kontakt gekommen. Ich war dann öfters dort, und er hat mir gleich gesagt, dass dieser Aufsatz ihnen besonders wichtig gewesen sei, den hätten alle fotokopiert. Der Aufsatz ist nie veröffentlich worden, ich weiß gar nicht, wo er ist, ich würde ihn ganz gern mal lesen. Das ist natürlich schon mal ein ganzes Stück weg von einer ganz strengen, orthodoxen VT. Von da ist es nur ein kleiner Schritt, sich dann überhaupt mit Einsichtstherapien zu beschäftigen.

Am wenigsten Interesse habe ich immer an der GT gehabt. Das war damals auch diese komische GT, wo man immer alles so echolalisch nachgeplappert hat, was der Patient gesagt hat. Das habe ich nicht interessant gefunden. Ich habe mal einen Kurs bei Tausch gemacht, war langweilig. Hingegen habe ich andere Dinge kennengelernt, ich habe das ja alles in meinem Buch geschrieben, wie das alles so war damals: der Psychomarkt und Psychoboom, Workshops und so weiter. Vor allem die Gestalttherapie hat mir sehr gut gefallen, bis heute. Es gefällt mir eigentlich alles gut, was ein bisschen aktivierend ist, und ich bin auch keine Psychoanalytikerin, die wie ein Ölgötze dahinter sitzt, ich aktiviere auch bis heute. Das waren für mich dann die Interessen, und die sind eigentlich größer geworden in diese Richtung.

Ich habe alles Mögliche ausprobiert, und das haben, glaube ich, sehr viele gemacht. Ich hätte ganz gerne eine Gestalttherapieausbildung gemacht, und bin auch gefragt worden, ob ich mitmachen will. Das war eine Ausbildungsgruppe in Berlin, die sich einmal im Monat ein ganzes Wochenende mit einem amerikanischen Trainer getroffen hat. Aber da war meine Tochter noch zu jung, ich konnte nicht ein Wochenende im Monat einfach wegbleiben. Mein Mann war nicht bereit, da so viel in die Kindererziehung zu investieren. Ich habe das dann abgelehnt, was mir lange Zeit sehr leid getan hat.

CD: Hat man die Gestalttherapie zeitlich ein bisschen versetzt rezipiert?

Prof. Dr. Eva Jaeggi: Ja, Anfang der 70er. Es war vielleicht so 1974, 75, 76. Mein erster Gestalttherapieworkshop war vielleicht 75 oder 76 in Arosa. Ich sehr beeindruckt von dem Ideenreichtum, das war ein Riesentheater. Das war damals das, was man heutzutage an der Gestalttherapie möglichst zu unterdrücken versucht, dieses hysterische Getue und große Szenen mit Ausbrüchen mit Weinen, Schreien, was immer. Aber es hat mir gut gefallen.

CD: Sie haben sich auch relativ früh, vermutlich auch über das Interesse am Sprechen, mit den kognitiven Ansätzen in der Verhaltenstherapie beschäftigt.

Prof. Dr. Eva Jaeggi: Ja, das ist natürlich auch noch wichtig, dass ich mich dann habilitiert habe, und das war mein Thema. Da habe ich dann schon versucht, den Zusammenhang zu Einsichtstherapien zu finden. Ich habe Luria gelesen, aber vor allem Wygotski hat besonderen Eindruck auf mich gemacht. Ich habe versucht, hier irgendwie – wie auch immer theoretisch untermauert – Zusammenhänge und eine Integration zu finden. Deshalb habe ich auch gerne diese Kongresse gemacht, bei denen GwG und DGVT zusammen waren. Wie gesagt, ich habe die GT langweilig gefunden, aber als Einsichtstherapie war es mir schon recht. Durch mein Interesse für die Gestalttherapie bin ich natürlich immer stärker in eine Theorie hineingekommen, in der das Unbewusste eine Rolle spielt. Wie auch immer, das ist ja bei denen so eine Geschichte. Die haben zwar ihre Wurzeln in der Psychoanalyse, aber dann auch wiederum in der humanistischen Tradition. Das konnte ich damals noch gar nicht so genau unterscheiden, aber mein Interesse war schon bald wach. Ich habe ja dann angefangen zu schreiben, bin an die Uni gekommen. Und wenn ich das lese, was ich damals geschrieben habe, klingt das schon so, als hätte ich ein bisschen Ahnung von Psychoanalyse, vorauseilend einem Wissen, das eigentlich erst viel später gekommen ist.

CD: Sie waren doch auch am PI (Psychologisches Institut der Freien Universität Berlin)?

Prof. Dr. Eva Jaeggi: Ja.

CD: Wann waren Sie denn da?

Prof. Dr. Eva Jaeggi: Von 1972 bis 78. Dann bin ich an die TU (Technische Universität Berlin). Dort habe ich mein Hearing gemacht und habe die Verhaltenstherapie damals noch vehement vertreten und verteidigt, diesmal nicht gegen die Psychoanalytiker, die hat es kaum gegeben, sondern als bürgerliche Wissenschaft. Die Kommunisten, die damals dort waren, haben mir geholfen, die orthodoxen Kommunisten, die sogenannten ADSen.

CD: Wie haben die geheißen?

Prof. Dr. Eva Jaeggi: ADSen, Aktionsbündnis demokratischer Sozialismus. Da waren einige davon, mit denen ich mich dann angefreundet habe. Und die haben mir geholfen gegen die Anwürfe, die ich anfangs nicht so recht parieren konnte, weil ich marxistisch nicht so gebildet war wie die. Die haben mir dann geholfen und haben gesagt: „Ja, der Behaviorismus ist natürlich eine bürgerliche Wissenschaft, aber man kann ihn so umdrehen, dass er eben auch den bildungsärmeren Schichten und dem Proletariat hilft" und ... ich weiß nicht, die Argumentation habe ich inzwischen nicht mehr ganz parat. Jedenfalls haben mir die geholfen und haben mir ziemlich gut geholfen, so dass ich ziemlich gut akzeptiert worden bin.

Mein erstes Semester war so, dass ich das Gefühl gehabt habe, ich gehe sofort wieder weg, ich suche mir eine andere Stelle, weil alle mich als scheißliberale, bourgeoise Irgendwas gesehen haben, nur Anpassung und Dressur der Menschen, und diese Vokabeln. Da habe ich wahnsinnig viel dann gelesen und mich kundig gemacht, auch marxistische Schulung mitgemacht, um überhaupt die Sprache zu lernen. Und mit Hilfe dieser Kollegen von den ADSen habe ich sogar mit einer, die ein großes Tier dort war, ein Seminar zusammen gemacht. Es waren hochinteressante Vorbereitungsstunden, mit vielleicht manchmal 20, 30 Zigaretten an einem Vormittag, mit viel Tee, also furchtbar ungesund, haben wir uns hineingeredet und überlegt. Das war sehr interessant.

Es war für mich sowieso ein ganz spannende Zeit, diese PI-Zeit, weil mir da die gesellschaftlichen Bedingungen der Wissenschaft und der Psychologie im Besonderen überhaupt erst klar geworden sind. Und da habe ich mir dann eigentlich einen ganz guten Platz erkämpft. Ich habe mit List und Tücke den Jarg Bergold nachgezogen. Da musste man intrigieren, Ränke schmieden, das habe ich als Österreicherin gekonnt. Ich habe im Senat jemanden kennengelernt, den ich dann heimlich angerufen hab, es war dann ganz witzig, wie das gelungen ist. Zum Schluss habe ich eine sehr gute Stellung als Verhaltenstherapeutin gehabt und habe eine kleine Beratungsstelle aufgemacht.

In der Zeit dann haben schon meine Zweifel angefangen. Wichtig war für mich das Buch von Perry London, da war mir schon klar, dass das mit der Anwendung von Lernprinzipien nicht so hinhaut. Dann habe ich diese kognitiven Autoren natürlich gelesen. Mahoney, das war natürlich eine Bibel. Und darüber habe ich dann meine Habil geschrieben. Ich möchte sie nicht mehr lesen. Ich weiß nicht, ob sie gescheit ist oder nicht, aber vielleicht ist sie nicht ganz blöd.

CD: Was ich auch ein spannendes Phänomen finde ist, dass es in den 70ern einerseits viele Verhaltenstherapeuten gab, die sich selber als links verstanden haben und dann eine Therapieform vertreten haben, der vorgeworfen wurde, sie ist reaktionär, was man sicherlich von den anfänglichen reduktionistischen Theorien her auch so sehen kann. Andererseits beschreiben Sie, wie Sie am PI waren und selber auch als reaktionär bezeichnet worden sind. Wie passt das zusammen, wenn man sich selber als links begreift?

Prof. Dr. Eva Jaeggi: Ja, das war genau das Dilemma. Wir haben natürlich alle Argumente gesammelt, eines der wichtigsten war natürlich, die VT ist nicht nur für die gebildeten Schichten und nicht nur für Leute, die sich das leisten können, sondern eben auch für andere Schichten. Dann habe ich 1973, 74 in München einen Vortrag gehalten, woraus dann eine Veröffentlichung im Argument geworden ist, also in der sozialistischen Zeitschrift. Der Vortrag war über die impliziten Persönlichkeitstheorien der Verhaltenstherapie, und da habe ich versucht herauszuarbeiten, in welcher Weise so etwas wie Aktivität und so weiter, also Werte, die ein Sozialist hochhält, wie das in der Verhaltenstherapie implizit vorhanden ist, und dass man nicht unbedingt immer den Behaviorismus anschauen muss. Das war so mein Coming-out als Wissenschaftlerin, der ist sehr oft zitiert und nachgedruckt worden. Viele Leute haben den gelesen. Von daher habe ich auch für mich selbst eine Position gefunden, dass es nicht der Behaviorismus ist, sondern, dass man in der Praxis bestimmte Vorstellungen vom Menschen herausholen kann. Und ich erinnere mich noch, beim Argument gab es strenge Sitten, bis ein Artikel angenommen wurde, man hat auch einen Betreuer gekriegt. Vor allem solche Menschen wie ich, die als Sozialisten nicht so ganz sichere Positionen gehabt haben, die wurden mit einem Betreuer versehen. Ich weiß noch, der ist mit mir hier gesessen und hat gesagt: „Genossin, Sie haben oder du hast die sozialistische Persönlichkeit und das revolutionäre Potential zu wenig herausgearbeitet." „Das weiß ich", habe ich gesagt, „und das will ich auch nicht." Ich weiß, dass er irgendwie unzufrieden abgezogen ist, aber der Artikel ist trotzdem erschienen. Das ist mir zu weit gegangen, noch irgendwie zu argumentieren, dass Marx wahrscheinlich auch Verhaltenstherapeut gewesen wäre. Nein, das war mir zu viel. Jesus ist ja auch immer abwechselnd ein Grüner oder ein Marxist oder was auch immer.

Aber es hat sich durchaus irgendwie einfügen lassen, aber es war ein dauerndes Sich-Verteidigen. Es waren dann nicht mehr die Psychoanalytiker, gegen die ich mich verteidigt habe, auch viele Kollegen nicht. Mit denen haben wir gar nicht so viel zu tun gehabt. Es hat einen Psychoanalytiker am PI gegeben, den Bach, er war Honorarprofessor. Wir haben sogar mal ein gemeinsames Seminar gehabt, er ist so höflich und freundlich, er hat uns nicht gesagt, dass das Unsinn ist, er fand das ganz interessant. Einmal war ich sogar in das psychoanalytische Institut in der Coserstraße eingeladen, denen sollte ich das vorstellen. Die haben es sicher komisch gefunden, waren aber irgendwie ganz höflich. Sie waren schon interessiert, man war schon offen für andere Richtungen, das hat schon damals begonnen, dass auch andere Richtungen Erfolge haben.

CD: Waren Sie zu der Zeit dann auch praktisch tätig?

Prof. Dr. Eva Jaeggi: Ich war immer praktisch tätig, aber sehr wenig. Wenn ich so meine Kalender von früher anschaue, dann gibt es so in der Woche vier Therapiestunden oder sechs, das war nicht viel.

CD: Da war dann gar nicht soviel Raum und Zeit?

Prof. Dr. Eva Jaeggi: Ich habe wirklich nicht soviel Zeit gehabt. Erstens habe ich ein Kind gehabt, für das ich fast vollständig verantwortlich war. Und dann habe ich auch sehr viel wirklich lernen müssen, ich habe ganz viel studiert. Ich musste mich in ein ganz neues Feld einarbeiten. Ich bin ja nicht von vornherein ein Produkt der Uni gewesen, ich hatte ja schon etliche Jahre praktisch gearbeitet. Ich musste vor allen Dingen auch die Strukturen an der Uni kennenlernen, die Intrigen. Damals, in dieser politisierten Zeit, sind wir manchmal 12 Stunden an der Uni gewesen. Und dann immer schnell heim und noch schauen, was ist mit dem Kind, also Babysitter organisieren, das waren andere Zeiten als später dann. Wir hatten ewig lange Sitzungen, die ganz wichtig waren, weil es darum geht, ob der Tutor mehr von der KP oder mehr von irgendeiner anderen linken Richtung mit rankommt. Da musste man stundenlang diskutieren. Wir haben auch nicht darauf geachtet, wie viele Stunden wir da waren, wir haben einfach gearbeitet, was nötig war. Wir waren schon sehr fleißig. Nicht dass das alles sehr produktiv war, aber getan haben wir viel. Soviel Zeit, mich mit Psychoanalytikern auseinander zusetzen, war dann wirklich nicht mehr. Es war nicht mehr die Kampffront. Die Kampffront war dann eher, sich links zu positionieren, zu zeigen, dass man nicht reaktionäre Anpassung macht.

CD: Wie hat sich das bei Ihnen entwickelt, dass Sie sich dann wieder stärker der Psychoanalyse zugewandt haben? Wie kam das?

Prof. Dr. Eva Jaeggi: Ich habe immer gelesen, und natürlich auch Freud gelesen. Anfang der 80er Jahre haben dann einige der früheren linken Freundinnen angefangen, die analytische Ausbildung zu machen. Das hat mich interessiert. Wir haben einen kleinen Kreis gehabt, wo wir Supervision gemacht haben. Drei Leute waren wir. Zwei Psychoanalytikerinnen und ich, die waren noch in Ausbildung, und auf diese Weise bin ich so langsam reingerutscht. Ich habe dieses oder jenes gelesen und habe das sehr interessant gefunden, und durch diese Workshops, die dann auch zum Teil psychoanalytisch orientiert waren, also TZI und Psychoanalyse und Gestalt, bin ich dann eigentlich reingerutscht. Ich habe mir nicht irgendwann vorgenommen, jetzt werde ich Psychoanalytikerin, sondern ich bin so hinein gekommen, auch durch diese Überlegungen, was unbewusste Motive sind, Triebkräfte, Abwehrmechanismen.

Im Jahr 84 habe ich ein Gastsemester in Wien bei einem Psychoanalytiker gehabt. Wenn ich jetzt zurückdenke, wundere ich mich selbst, er hat mich manchmal gebeten, dass ich seine Vorlesung übernehme. Das war ein sehr bekannter Psychoanalytiker in Wien. Und da habe ich ohne mit der Wimper zu zucken psychoanalytische Vorlesungen gehalten, das weiß ich noch, über die Abwehrlehre, über alles Mögliche. Ich habe eine ganze Menge übernommen, auch mit ihm zusammen. Wir haben dann auch manchmal zusammen ein großes Seminar gemacht und sind dann in die Diskussion hineingeraten. Das war Strotzka, er war sehr interessiert und offen für sehr Vieles, und deswegen hat er auch gar keine Probleme gehabt, mich da einzusetzen.

Damals habe ich dann angefangen, mich auch dafür zu interessieren, was praktisch gemacht wird. Meine frühere Analyse war nun wirklich ganz lang vorbei und ich war in einer ganz anderen Lebenssituation und da bin ich zu einem Psychoanalytiker in Wien gegangen, weil ich Zeit gehabt habe. Das war mehr, würde ich sagen, eine Art Beratung, aber natürlich schon auf Patientenbasis, wenn man so will, also ich war nicht krank oder so, aber ich wollte mir einfach klar werden. Ich hatte damals Zeit, und das hat mich außerordentlich beeindruckt. Das war nun ein ganz besonders guter Analytiker, der in Wien damals auch ungemein bekannt war und ganz viel gemacht hat, auch berufspolitisch, aber als Analytiker auch hervorragend war. Und das hat mir ganz großen Eindruck gemacht. Da habe ich mir dann wirklich gedacht, ich mache das weiter, aber nicht, ich werde Analytikerin, das habe ich noch nicht gedacht, sondern, wenn ich in Berlin bin, suche ich mir einen Analytiker. Das hat mich nun wirklich sehr interessiert, und das fand ich ganz spannend. Irgendwann kommt dann natürlich die Idee auf, ich könnte auch selbst Analytikerin werden.

CD: Und haben Sie das dann auch so ins Verhältnis zur Verhaltenstherapie gesetzt?

Prof. Dr. Eva Jaeggi: Ja, das bin ich oft gefragt worden. Zuerst überhaupt nicht. Ich habe mich vollkommen gelöst. Ich bin aus der DGVT ausgetreten, bin nicht zu den Kongressen gegangen, das habe ich nicht hingekriegt. Und ich wurde dann immer gefragt: „Verwenden Sie auch VT-Methoden?" Und das kann man nicht sehr gut, ich habe das nicht gekonnt.

CD: Als Sie begonnen haben auch analytisch zu arbeiten?

Prof. Dr. Eva Jaeggi: Ja, als ich begonnen habe, da arbeitet man ja dann schon analytisch. Und das habe ich immer so gemacht, dass ich mich zuerst innerlich und äußerlich sehr abgrenze. Das, glaube ich, geht auch gar nicht anders. Und als ich einige Erfahrungen hatte als Analytikerin, ist mir klar geworden, nein, ich verwende gar keine Methoden der Verhaltenstherapie. Ich mache keine Systematische Desensibilisierung oder irgendwas. Ich habe inzwischen schon halb vergessen, was man machen kann. Aber ich habe sicher einiges doch noch, das hängt wahrscheinlich auch mit meiner Persönlichkeit zusammen, dass ich sicher in vieler Hinsicht auch aktiver bin als manch anderer Analytiker. Dass ich mich jetzt in letzter Zeit wieder sehr interessiert habe für diese kürzeren Therapien, diese sogenannten tiefenpsychologisch fundierten. Dass ich das Gefühl habe, man kann auch mal aktivierend sein, auch direktiv mit sehr vielen Fragen. Ich frage sehr viel, ich lasse auch Lösungen fantasieren, also ich bin sicher nicht der ganz zurückhaltende Therapeut, der nichts sagt und nur wartet, was sich entwickelt. Dazu ist unser Setting hier in Deutschland im Übrigen auch gar nicht geeignet. Drei Stunden in der Wochen wären dann noch immer zu wenig, das wären dann die vier-, fünfstündigen Analysen. Ich halte auch nicht so furchtbar viel davon.

Ich bin sicher eine eher aktive Psychoanalytikerin, insofern kann man sagen, ich habe aus meiner Vergangenheit etwas mitgenommen. Wahrscheinlich wäre ich aber auch aktiv, wenn ich von Anfang an Psychoanalytikerin geworden wäre, weil mir das einfach liegt. Mir ist einfach zu langweilig, nie etwas zu sagen. Deswegen hat mir auch die Gestalt so gefallen, und deswegen hat mir die GT nicht gefallen, weil dieses ewige Wiederholen und sich nur empathisch Hineinfühlen war mir langweilig. Das ist jetzt mit der GT auch anders, aber damals habe ich das so empfunden. Insofern würde ich sagen, meine Vergangenheit als Verhaltenstherapeutin spielt sicher eine Rolle. Inzwischen ist auch in der Psychoanalyse sehr viel passiert, und es gibt sehr viele Psychoanalytiker, die auch aktiv sind, die Kurztherapien und systemisches Vorgehen favorisieren, die auch andere Personen und Bezugspersonen unter Umständen hereinnehmen in die Therapie. Ich habe gerade unlängst lange mit Fürstenau telefoniert, weil wir gemeinsam einen Kongress für Tiefenpsychologie eröffnen. Er hat ganz ähnliche Vorstellungen wie ich und ist auch auf Abstand gegangen zur großen analytischen Kur. Wobei ich sehr froh bin, dass ich diese Zeit gehabt habe, es ist ein wunderbares Instrument zur Selbstaufklärung. Aber auch mein Analytiker war nicht von der Ölgötzen-Sorte.

CD: Wenn Sie so zurückgucken, würden Sie für die Etablierung und die Professionalisierung der Verhaltenstherapie in der Bundesrepublik auch Phasen beschreiben können?

Prof. Dr. Eva Jaeggi: So wie ich das erlebt habe, war das zuerst natürlich noch fast unprofessionell. Man hat irgendwie herumprobiert in dieser ersten Phase, in den 60er Jahren. Wolpe lesen, dann ist Eysenck erschienen, zuerst ja in der DDR. Dann hat man das irgendwie ausprobiert, ein bisschen wie Kochrezepte. Die Verhaltensanalyse, die funktionale Verhaltensanalyse! Ich weiß noch, wie ich mir zuerst überhaupt nichts darunter vorstellen konnte. Ich habe ziemlich daran herumgeknapst, um mir überhaupt klar zu machen, was das überhaupt ist. Wie ich es dann kapiert hatte, habe ich es überall gemacht. Und das war wirklich noch sehr wenig professionell.

Und unsere Versuche, GVT, DBV zu gründen, waren ja eine Professionalisierung. Wobei die DGVT natürlich einen großen Fehler gemacht hat, weil sie so links waren, und das wirklich sehr verzögert hat, dass das eine ordentliche Ausbildung wird. Man hat ja immer in diesen Selbsthilfegruppen gearbeitet. Selbsthilfegruppen gut und schön, und sicher soll man die Aktivierung der Kandidaten durchaus anregen, aber das war ein bisschen zu selbstgebastelt. Ich habe dann als Lehrtherapeutin Prüfungen abgenommen, das waren schriftliche Prüfungen, und das war ja wirklich alles handgestrickt. Ich denke, so kann man das nicht machen. Als dann die Institute gegründet worden sind, habe ich den Kontakt gar nicht mehr gehabt. Das wissen Sie wahrscheinlich, wann die ersten VT-Institute gegründet wurden?

CD: Mitte der 80er Jahre war das.

Prof. Dr. Eva Jaeggi: Mitte der 80er. Bis dahin ist die Professionalisierung in der VT langsam vorangeschritten, zu langsam. Ich denke, es gibt eine Reihe von älteren Verhaltenstherapeuten, die nie eine richtige Ausbildung gemacht haben, wie ich auch. Ich habe nur das Glück gehabt, dass ich mit Kanfer zusammen war, dass ich ein Jahr bei Allen Bergin in Amerika war. Und da habe ich natürlich schon auch gelernt, wie die wirklichen Verhaltenstherapeuten arbeiten. Da habe mir eine Menge abgucken können, ist ja klar. Aber ich habe nie eine Prüfung gemacht, und für die Kassenzulassung hier habe ich dann Falldarstellungen gemacht. Durch die Politisierung, dadurch dass sich das so miteinander verbunden hat, ist eine wirklich professionelle Auseinandersetzung mit der Verhaltenstherapie und eine Ausbildung irgendwie hintangehalten worden.

Wir haben im Laufe der Jahre sehr viele Interviews mit Verhaltenstherapeuten gemacht, in meiner Tätigkeit als Diplomarbeits-Betreuerin war das Thema „Beruf des Therapeuten“ immer im Mittelpunkt. Die Verhaltenstherapeuten sind halt auch wirklich Eklektiker. Was ich gut finde, das finde ich gar nicht schlecht. Nur das passiert bei vielen ein bisschen sehr untheoretisch, weil die Professionalisierung lange Zeit nicht im Mittelpunkt stand, so dass die alles mögliche machen. Die haben zwar den Stempel für VT, aber da wird nach allen Richtungen hingegriffen. Das kann man ja machen, aber man sollte nur wissen in welchem theoretischen Zusammenhang.

CD: Was Sie da in den Interviews wahrnehmen, den Eklektizismus, das ist noch eine Auswirkung von der Art der Ausbildung oder von der unprofessionalisierten Ausbildung?

Prof. Dr. Eva Jaeggi: Zum Teil ist es wahrscheinlich eine Auswirkung davon, zum Teil auch, weil man mit der Verhaltenstherapie allein nicht sehr weit kommt, egal ob man sie orthodox oder kognitiv nennt. Da muss man schon auch andere Dinge beherrschen. Man muss etwas verstehen von der Übertragung und Gegenübertragung – wie immer man das jetzt nennt –, aber man muss wissen, was damit gemeint ist, dass das schon wichtig sein kann, sich darauf zu beziehen. Man muss etwas wissen über Widerstände, Abwehrmechanismen. Das, glaube ich, gehört zu jedem Therapeuten dazu, auch zum Verhaltenstherapeuten. Dass er dann damit anders umgeht und andere Methoden anwendet, da habe ich überhaupt nichts dagegen, es gibt sehr gute Verhaltenstherapeuten. Wenn man natürlich die Vergangenheit so wirklich abschneidet, das finde ich wiederum auch nicht so glücklich, das tun auch manche.

CD: Sie meinen jetzt lebensgeschichtlich?

Prof. Dr. Eva Jaeggi: Die Lebensgeschichte, ja. Ich denke schon, dass die Einordnung der eigenen Problematik in einen Zusammenhang an sich schon wichtig ist. Und gute Verhaltenstherapeuten machen das auch. Aber ich höre manchmal so Geschichten, wenn ein Verhaltenstherapeut sagt: „Lassen wir doch die Vergangenheit, das können Sie eh' nicht mehr ändern.“ Das ist dumm.

CD: Was waren Ihrer Meinung nach wesentliche Momente und Gründe für die Professionalisierung der Verhaltenstherapie, und dafür, dass die Verhaltenstherapie sich, wenn man jetzt das Psychotherapeutengesetz oder die Umsetzung des Psychotherapeutengesetzes anguckt, in der Konkurrenz zu anderen Psychotherapieverfahren so durchsetzen konnte?

Prof. Dr. Eva Jaeggi: Sicher die wissenschaftlichen Untersuchungen, das ist sicher der Hauptgrund. Natürlich auch die Tatsache, dass sie so gut kassenkompatibel und mit dem medizinischen Denken gut zu vereinen ist. Dass sie so symptomzentriert vorgeht, das leuchtet Vielen ein. Die Kürze der Behandlung ist auch immer ein Argument gewesen, dass sie sich am Markt gut durchsetzen kann. Ich bin mir gar nicht so sicher, so kurz sind die Therapien gar nicht, die Leute stellen dauernd Verlängerungsanträge. Aber es ist natürlich nicht der große Aufwand wie für die Analyse und insofern ist es auch von daher für die Kasse natürlich eine reizvolle Therapieform. Aber am wichtigsten ist sicher, dass viele Untersuchungen da sind, und da spielen viele Zufälle und politische Sachen ein Rolle. Ich bin der festen Meinung, dass die meisten nicht allzu abgedrehten Therapieverfahren die gleichen Erfolge haben, aber wenn keine Untersuchungen da sind ... Über dieses Fachgutachten war einfach die Argumentationsbasis für die anderen Richtungen nicht gut genug.

Wobei ich es für die GT nicht verstehe, die haben ja auch viele Untersuchungen, die haben einfach falsch argumentiert, die haben sich zu sehr an ihre humanistische Vergangenheit geklammert. Ich habe es im Einzelnen nicht verfolgt, wie die Argumentation war, aber sie haben sich schlecht geschlagen, denn die hätten an sich alle Voraussetzungen. Sie werden es ja vielleicht auch kriegen, die kämpfen ja wie verrückt darum.

CD: Wobei die GT, anderes als die Verhaltenstherapie, auch noch nicht im Kassensystem drin war.

Prof. Dr. Eva Jaeggi: Das kommt natürlich jetzt bei dem Gesetz auch noch dazu. Ich meine, warum sind sie nicht drin? Auch da haben die Leute schlecht argumentiert und schlecht gearbeitet. Es hätte eigentlich passieren können. Das sind politische Gründe, die ich nicht im einzelnen kenne und durchschaue.

CD: Würden Sie sagen, dass die Verhaltenstherapie in der Bundesrepublik im internationalen oder europäischen Vergleich eine spezielle Ausformung angenommen hat, sei es auf einer konzeptuellen Ebene oder auch im Bezug auf die praktische Umsetzung oder auch im wissenschaftlich-akademischen Bereich?

Prof. Dr. Eva Jaeggi: Ich bin nicht mehr sehr gut bewandert, ich habe den Eindruck – aber da weiß ich nicht, ob das nicht überall so ist –, dass dieses sehr eklektische Vorgehen vielleicht bei uns noch stärker ist als in anderen Ländern. Das müssten Sie wissen, ich weiß es nicht.

CD: Das eklektischen Vorgehen ist, glaube ich, nicht nur bei uns so.

Prof. Dr. Eva Jaeggi: Wahrscheinlich. Ich weiß es nicht. Theoretisch? Also da habe ich eine ganz ketzerische Vorstellung. Ich lese nicht sehr viel, aber immerhin so Sachen wie Senf und Broda, da lese ich oft drin, wir müssen uns ja auch immer wieder abgrenzen gegen die VT, wenn wir Tiefenpsychologie machen. Ich kann da nicht sehen, dass die Fortschritte so gewaltig sind. Es wird zwar von Leuten wie Schulte oder Reinecker immer behauptet. Ich sehe es nicht, ich lese eigentlich immer dasselbe. Ich habe immer das Gefühl, das haben wir damals auch schon ähnlich gedacht, und die Methoden sind auch nicht so großartig neu. Ich kann da überhaupt nichts sehen.

Bei der Psychoanalyse ist der Fundus schon reichhaltiger, da lässt sich an den Konstrukten viel mehr herausdifferenzieren, deshalb ist es einfach spannender, Psychoanalyse zu lesen. Irgendwann wird auch das bisschen redundant, also zum hundertfünfundachtzigsten Mal den Übertragungsbegriff so rum und so rum zu drehen und zu vergleichen mit diesem und jenem und mit einem ganz anderen, das ist irgendwann dann auch nicht mehr so spannend.

Mich interessieren im Augenblick sehr viel mehr wissenschaftshistorische und soziologische Fragen, die politischen, gesellschaftlichen Bedingungen, Psychotherapie im allgemeinen. Aber ich finde, dass die Psychoanalyse schon wesentlich interessanter ist. Und man kann auch nicht sagen, dass sie nun neuere Dinge bringt, was das Vorgehen betrifft, außer dass die Tiefenpsychologie, diese sogenannte tiefenpsychologisch fundierte, jetzt durch das neue Gesetz ganz stark an Boden gewinnt. Jeder Psychoanalytiker versucht, jetzt ganz schnell noch etwas über die Tiefenpsychologie zu sagen, mehr oder weniger redundant. Aber da passiert etwas. Ansonsten geht die ganze Psychoanalyse ja in die Richtung von Verkürzung, mehr Aktivität, mehr Gegenwärtigkeit, da hat sie auch von anderen Richtungen etwas angenommen. Beziehungsweise die Psychoanalytiker sind zu arrogant, um je von anderen etwas anzunehmen, die erfinden ja das Rad immer wieder von Neuem. Aber wenn ich natürlich mir immer wieder durchlesen muss, dass das Ehepaar Sendler nicht so sehr das Vergangenheitsunbewusste, sondern das Gegenwartsunbewusste ins Zentrum der Therapie stellt? So haben die Gestalttherapeuten schon lange argumentiert. Das sind alles Dinge, die nicht so neu sind, wenn man sich den gesamten Bereich der Therapie ansieht. Das wird aber in der Psychoanalyse eben auch als jeweils Neues verkauft, was einfach heißt, dass sie Anschluss an jeweils neuere Richtungen der humanistischen oder auch der Verhaltenstherapie auch finden, ohne dass man sich nun von den Techniken her unbedingt da anklammern muss.

CD: Sie haben gerade gesagt, Sie interessieren sich zunehmend für Wissenschaftsgeschichte und auch gesellschaftliche Bedingungen. Was war das eigentlich in den 60er, 70er Jahren auch für ein gesellschaftlicher Bedarf, welche gesellschaftliche Problemsituation, die zu dem Psychoboom und damit auch zu dem Interesse an der Verhaltenstherapie geführt hat, dass die Therapieverfahren so eine gesellschaftliche Bedeutung bekommen haben?

Prof. Dr. Eva Jaeggi: In Deutschland war es natürlich auch ein Nachholbedarf, weil in der Nazizeit die Psychotherapie ja eher klein gehalten worden ist. Und dann war es auch noch die Nachkriegszeit. Das waren ja vor allem Psychoanalytiker, und es waren nicht sehr viele da, deswegen gab es schon einmal dieses Nachholen. In Amerika hat es schon die GT gegeben und die ersten Verhaltenstherapeuten, da war schon ein Bedürfnis. Es gibt ja – mit dem was man Modernität nennt – immer einen Bedarf an Psychotherapeuten in einer bestimmten Gesellschaft. Da könnte man nun lange darüber reden, warum das so ist, zum Beispiel weil andere Formen der Hilfeleistung nicht mehr greifen, die Kirche zum Beispiel nicht. Und dann hat dieser Nachholbedarf zusammen mit der Tatsache, dass man sich in der Nachkriegszeit sehr stark an Amerika überhaupt orientiert hat, natürlich dazu geführt, dass solche Dinge schnell akzeptiert worden sind, und dass man dann sowohl diese englischen als auch die amerikanischen Richtungen der Verhaltenstherapie relativ rasch übernommen hat. Das hat sicher damit zu tun, dass man den angloamerikanischen Bereich sowieso für das Nonplusultra hielt. Man hat sich selbst nichts Rechtes mehr zugetraut, man hat alles übernommen. Die Psychologie der Nazi-Zeit ist ja nachher dann sehr zu Recht diffamiert worden, weil es ja wirklich oft gleichgeschaltete Psychologien waren. Insofern ist das aus dieser Situation heraus verständlich.

Warum Psychotherapie überhaupt eine so große Rolle in unserer Zeit spielt, das kann man natürlich mit Modernitätstheorien erklären. Das würde jetzt vielleicht ein bisschen zu weit führen. Aber das ist natürlich etwas: diese allgemeine Unsicherheit, die pluralistische Welt, die hat sich ja erst nach dem Zweiten Weltkrieg so klar entfaltet. Mit dem Pluralismus und einem pluralen Wertesystem steigt natürlich immer das Bedürfnis nach Orientierung, und möglicherweise sind auch bestimmte Symptome, sowie die Persönlichkeitsstörungen stärker in den Vordergrund getreten. Das ist ja schwer festzustellen, ob das wirklich so ist, aber nehmen wir das mal so an. Deswegen ist das Bedürfnis sehr groß.

Dass bei uns die Klinische Psychologie überhaupt so einen Aufschwung genommen hat und damit natürlich auch die Psychotherapeuten hängt mit diesem Nachholen und mit allgemeinen Bedingungen zusammen. Es war ja dann auch in Amerika die Psychotherapie plötzlich viel mehr noch als vorher im Mittelpunkt des Geschehens, obwohl es dort natürlich allein durch die Emigration der vielen Psychoanalytiker schon früher auch in den Großstädten zumindest ein psychotherapeutisches Klima gegeben. In New York hat man halt schon früher als bei uns seinen Psychoanalytiker gehabt, und wenn möglich einen europäischen Psychoanalytiker. Aber ich denke, dass das ganz allgemein ist, das hängt mit der Modernitätsdebatte zusammen.

CD: Haben Sie auch Gedanken dazu, was die Rezeption der Verhaltenstherapie und auch die Durchsetzung der Verhaltenstherapie möglicherweise auch zu tun hat mit der Emigration von Psychoanalytikern?

Prof. Dr. Eva Jaeggi: Sicher hat die Verhaltenstherapie ein relativ psychoanalysefernes Terrain vorgefunden. Es waren nicht soviel Psychoanalytiker da, wie da gewesen wären, wenn die Emigration nicht gewesen wäre. Insofern haben die natürlich gar nicht so ein Gegengewicht bilden können. Wie gesagt, als ich damals im Ruhrgebiet war, war da weit und breit niemand. Die erste Frau von Mitscherlich hat in Düsseldorf ihre Praxis gehabt, das war die Einzige, die mir bekannt war. Es wird schon andere gegeben haben, aber man hat gar nicht soviel gewusst über die Psychoanalyse. Es hat da und dort welche gegeben, aber die waren wirklich dünn gesät. Da kann natürlich eine andere Therapierichtung leichter Fuß fassen. Dazu kommt noch, dass sie eben ökonomischer ist, und irgendwie hat dieser technische Aspekt der Verhaltenstherapie, der ja oft sehr in den Vordergrund gestellt worden ist, natürlich auch einen gewissen Appeal für manche Leute. Wenn man denkt, dass das so schnell gehen kann, dass man seine Ängste verliert, warum soll ich mich dann erst solange mit meiner Vergangenheit beschäftigen? Da kommt einiges zusammen. Aber dass die Psychoanalyse nicht präsent war in Deutschland, hat sicher auch dazu beigetragen, dass die VT schnell Raum gewinnen konnte.

CD: Jetzt habe ich noch einmal eine ganz andere Frage, das ist jetzt noch ein gedanklicher Sprung. Sie beschreiben in ihrem Buch die Ernüchterung, die mit den ersten Misserfolgen auch eintrat, oder damit, dass sich die Erfolgserwartungen so nicht bestätig haben. Das ist etwas, was ich einerseits von Ihnen beschrieben finde, andererseits wird speziell in der DGVT in den 80ern auch von der Krise der Verhaltenstherapie gesprochen. Wie hängt das miteinander zusammen, ist das deckungsgleich?

Prof. Dr. Eva Jaeggi: Ich habe dann nicht mehr soviel Kontakt zur DGVT gehabt, aber ich denke, es ist etwas Ähnliches. Man merkt, dass man nicht omnipotent ist, man wird einfach älter, man hat mehr Erfahrung, man sieht, dass man nicht mehr so alles machen kann.

Ich war eingeladen zur 25-Jahr-Feier der DGVT in Tübingen, was ungemein nett war. Da bin ich dann eine Zeit lang am Vorstandstisch gesessen, und es war nicht einer vom Vorstand, der wirklich nur VT gemacht hat, die haben alle andere Dinge gemacht. Gestalt, systemische und das und jenes, weil es zu eng ist. Wenn man sich nur verhaltenstherapeutisch, in diesem Prokrustesbett bewegen will, dann kommt man nicht so weit. Daher macht man natürlich alles mögliche andere. Ich glaube, das hängt schon damit zusammen, man merkt einfach: weder hat man diese Erfolge überall, noch kann man überhaupt menschliches Leben so gut erklären auf diese Weise. Ich denke, da braucht es schon eine Öffnung, und bis man das findet und bis man das theoretisch auch wieder in Griff kriegt, da kann man dann schon von einer Krise sprechen. Ich weiß nicht, ob man jetzt davon spricht?

CD: Ich glaube eigentlich nicht, eher im Gegenteil. Es gibt doch eher wieder eine starke Überzeugung von der Wirksamkeit.

Prof. Dr. Eva Jaeggi: Jetzt ist man ja voll im Aufwind, ja.

CD: Im Rückblick, was würden Sie sagen, welche Bedeutung hat die DGVT für die Professionalisierung der Verhaltenstherapie gehabt?

Prof. Dr. Eva Jaeggi: Na ja, schon in dem sie da war. Das ist ja immer wichtig, dass es eine Institution gibt, die das zusammenfasst, die Kongresse macht, Zeitschriften ... Eine Zeit lang hat ja diese blaue Reihe bei Urban und Schwarzenberg eine ganz große Rolle gespielt, wo DGVT-Mitglieder, Kallinke, Bergold, Gottwald und wer noch alles dabei waren. Und natürlich war die DGVT die wichtige VT-Institution, und ich denke bis heute eigentlich. Wobei sie wirklich ja nach allen Richtungen hin sehr offen ist. Wenn man sich das bei den DGVT-Kongressen anschaut, was da für Leute Vorträge halten, da ist viel an Öffnung auch zu anderen Richtungen hin.

Ich denke, vielleicht ist auch der Zusammenhang DGVT und Gemeindepsychiatrie wichtig. Das ist natürlich auch eine Richtung gewesen, die damals wirklich neu aufgekommen ist, sowohl in Amerika als auch bei uns, und das hat sich gut vertragen mit der Verhaltenstherapie. Diese Richtungen sind schon eng verzahnt gewesen, gerade in dieser relativ klar strukturierten transparenten Art des Vorgehens auch bei schweren Störungen. Gemeindepsychiatrie hat sich ja vor allem auch an die Kliniken angelehnt, also Nachsorge oder präventiv oder so. Da kann man natürlich psychoanalytisch nicht so viel machen, da ist diese Art des Vorgehens schon wichtig gewesen. Das war auch noch ein Grund, weshalb sich die VT sich gut etabliert hat. Und auch da hat die DGVT viel gemacht. Da waren ja dann die Kongresse sehr wichtig, Verhaltenstherapie und Gemeindepsychologie, oder zumindest ist es immer ein wichtiger Teil.

CD: Ja, es ist immer mindestens ein Themenblock. Es ist ein wichtiger Teil.

Prof. Dr. Eva Jaeggi: Das ist also schon auch sehr wichtig.

CD: Sie haben vorhin erzählt, dass Sie, als Sie in Berlin waren, auch Kontakt zum Herrn Mehl bekommen haben. Wie kam denn dieser Kontakt zustande und wie hat sich der Kontakt zu dem Herrn Mehl, oder überhaupt auch zu Psychotherapeuten in der DDR, weiterentwickelt?

Prof. Dr. Eva Jaeggi: Zustande gekommen ist es so: Ich war erst kurz in Berlin, und dann war irgendein Treffen vom DBV in Berlin. Ich glaube mich zu erinnern, dass Herr Schulte schon vorher Kontakt zu Mehl gehabt hat, und er hat gesagt: „Wir gehen jetzt rüber, ich habe ausgemacht, dass wir uns mit Mehl treffen." Das hat man nicht offiziell gemacht, da ist man immer in seine Wohnung gegangen, und da hat Mehl zu mir gesagt: „Ach Jaeggi, der Name ist mir vertraut." Weil ich in Berlin war, die anderen nicht, hat sich dieser Kontakt fortgesetzt. Ich war oft bei ihnen. Ich war dann befreundet mit dem Ehepaar Mehl, die Kinder hat man kennengelernt, wir haben uns öfters getroffen. Es ging natürlich immer nur nach der einen Seite. Ich habe mich dann gepolstert und habe dann schwangere Frau gespielt und immer Bücher um mich herum rübergeschmuggelt. Mehl war außerordentlich interessiert an allem, was hier bei uns gerade diskutiert wird, und da habe ich oft Kontakt gehabt. Ich habe selbst nur zu seinem Kollegen Helm Kontakt gekriegt, einem Gesprächstherapeuten. Die waren auch wieder befreundet, alles andere war nicht wirklich möglich, das wäre zu gefährlich gewesen. Mit anderen Psychologen war ich nie zusammen, nur mit Mehl und mit der Frau von Mehl, die auch Psychologin ist. Katzenstein zum Beispiel habe ich dann zum ersten Mal kennengelernt bei dem Kongress in Leipzig.

CD: Der Name ist mir gar nicht bekannt.

Prof. Dr. Eva Jaeggi: Was hat denn der gemacht? Ja, auch Diagnostik, Testpsychologie. Da habe ich auch Edith Kasilke kennengelernt, solche Leute hat man dann kennengelernt bei dem Kongress, da konnte man sich dann offiziell treffen. Mehl hat mich dann mit Leuten bekannt gemacht, aber der Kontakt mit der DDR ist immer nur über ihn gelaufen. Mit Helm waren wir dann noch manchmal zusammen, aber die anderen haben alle Angst vor Westkontakten gehabt. Viele von denen waren auch bei der Stasi oder angeheuert von der Stasi.

CD: Würden Sie sagen, dass sich die Psychotherapie oder auch die Verhaltenstherapie in der DDR auf Grund der anderen gesellschaftlichen Situation auch anders gestaltet und entwickelt hat?

Prof. Dr. Eva Jaeggi: Ich hatte nicht soviel Einblick, ich habe das nur über Mehl mitgekriegt. Das war dann auch kognitive Therapie, das war ja dann überall dabei. Ich habe es relativ schlicht gefunden, was er so erzählt hat, auch wie er mit Patienten umgeht. Was die an der Uni gelernt haben, das war schon sehr stereotyp, und es gab wenig Einfluss von anderen Richtungen. Ich denke schon, dass das in der DDR-Zeit sehr eingleisig war. Später haben sie dann auch alles Mögliche von uns wahrgenommen und sich interessiert. Jetzt, denke ich, ist das kein großer Unterscheid, aber am Anfang war das schon eine andere Art. Ich weiß, dass unsere Kindertherapeuten dann zum Beispiel gleich nach 1989 rübergegangen sind und entsetzt waren, wie die Kinder dort dressiert worden sind. Ich denke schon, dass der technische Aspekt sehr im Vordergrund gestanden hat.

CD: Mich würde zum Abschluss noch interessieren, welche Aspekte oder Themen Sie für die Geschichte der Verhaltenstherapie oder der DGVT jetzt noch wichtig finden würden, die wir jetzt noch nicht besprochen haben?

Prof. Dr. Eva Jaeggi: Da fällt mir auf Anhieb gar nicht soviel ein. Ich denke, Sie haben ein ganze Menge an Fragen schon berührt. Mich interessiert einfach, aber das ist, glaube ich, nicht Ihr Thema, was Verhaltenstherapeuten, die sich als solche auch bezeichnen, für Zukunftsaspekte sehen. Wie die ihre Entwicklung sehen, wie die das für sich verarbeiten, diese unterschiedlichen Ansätze in der Psychotherapie, vor allem auch, wie sie dann den Zusammenhang mit Einsichtstherapien für sich auch theoretisch gestalten. An dieser Frage, was wirklich praktizierende Verhaltenstherapeuten an Zukunftsideen haben und wie Lehrende, also die Cracks in der VT, wer immer das nun ist, das sehen, ich glaube, da würde ich wahrscheinlich weiterforschen wollen. Gibt es noch Feinde für die Verhaltenstherapeuten? Jetzt hat man den Eindruck, weniger aus inhaltlichen, sondern wirklich aus politisch-ökonomischen Gründen versuchen die Verhaltenstherapeuten die Psychoanalytiker eher klein zu halten, und das scheint mir so ein labiles Gleichgewicht. Die Verhaltenstherapeuten haben auf der Basis der Politik im Moment bessere Karten, aber das sind keine wirklich inhaltlichen Debatten. Politik interessiert sich für das Inhaltliche gar nicht. Aber das ist bei Politikern häufig so, die wollen einfach ihre Pfründe sichern. Inhaltlich finde ich es interessant, und auch das würde mich wahrscheinlich interessieren, wie Senf und Broda versuchen, unterschiedliche Herangehensweisen zu sehen, wo sie Gemeinsamkeiten haben, wo die Unterschiede sind. Auf welcher Ebene, auf welcher kategorialen Ebene es hier Integration gibt und wo nicht. Solche Fragen würden mich interessieren.

Biographische Angaben

Prof. Dr. Eva Jaeggi
geboren 1934

Beruflicher Werdegang

1934 Geboren in Wien
1952 Abitur in Wien
1957 Promotion an der Universität Wien in den Fächern Psychologie, Philosophie, Geschichte
1957–1961 Assistentin an der Sozialforschungsstelle Dortmund
1961 Heirat und Umzug nach Bern
1961–1962 Betriebspsychologin bei der schweizerischen Post (PTT)
1962–1967 Akademische Berufsberatung Bern
1966 Geburt der Tochter Rahel
1967–1972 Studienbüro der Universität Bochum, nach einiger Zeit Leitung des Studienbüros
(Studentenberatung bei persönlichen Problemen bzw. Studienproblemen)
1972–1978 Asssistenzprofessur an der Freien Univ. Berlin
1978 Habilitation

1978 Ruf an die Technische Universität Berlin, seither Professorin für Klinische Psychologie
Seit den Siebzigerjahren immer Nebentätigkeit in freier Praxis
Ausbildungsschwerpunkt an der TUB: Psychotherapie, insbesondere Psychoanalyse/Tiefenpsychologie
Seit 1998 Mitglied im Berliner Institut für Psychotherapie und Psychoanalyse (BIPP)
Seither dort auch Tätigkeit als Dozentin. Lehranalytikerin
1999 Pensionierung
seit 1998: Leitung des wissenschaftlichen Schwerpunkts Tiefenpsychologie der „Berliner Akademie für Psychotherapie", Ausbildungsstätte für Psychotherapeuten

Zusatzausbildungen und Qualifikationen

Ausbildung in VT in den Sechzigerjahren
seit 1974 Lehrtherapeutin (DBV)
Seit 1989 von der KV anerkannt als Verhaltenstherapeutin
1987–1992 Ausbildung als Psychoanalytikerin im Institut für Psychotherapie e.V., (Koserstraße, Berlin)
Seit 1992 Zulassung zur kassenärztlichen Versorgung im Delegationsverfahren

Auszeichnungen

„Silbernes Ehrenzeichen der Stadt Wien" 1996.
1998 „Champion der Lehre" an der TU Berlin
„Wissenschaftsbuch des Jahres 2002" für das Buch: „Und wer therapiert die Psychotherapeuten?" Klett-Cotta

Publikationen (Auswahl)

Zahlreiche wissenschaftliche Veröffentlichungen im Bereich Psychotherapie, vor allem Vergleich von Therapieschulen. Sachbücher im Bereich „Moderne Lebensformen".

Jaeggi, E. (1979). *Kognitive Verhaltenstherapie. Kritik und Neubestimmung eines aktuellen Konzepts*. Weinheim: Beltz.

Jaeggi, E. (1983). *Wir Menschenbummler. Autobiographie einer Psychotherapeutin*. Weinheim und Basel: Beltz.

Jaeggi, E. (1989). *Psychologie und Alltag*. Piper Verlag: München.

Jaeggi, E., Rohner, R. &Wiedermann, P. M. (1990). *Gibt es auch Wahnsinn, hat es doch Methoden. Eine Einführung in die Klinische Psychologie aus sozialwissenschaftlicher Sicht*. Piper Verlag: München.

Jaeggi, E. (1991). *Neugierde als Beruf*. Piper Verlag: München.

Jaeggi, E. (1992). *Ich sag mir selber Guten Morgen. Single – eine moderne Lebensform*. Piper Verlag: München.

Jaeggi, E. (1995). *Zu heilen die zerstoß'nen Herzen. Die Hauptrichtungen der Psychotherapie und ihre Menschenbilder.* Rowohlt Verlag: Hamburg.

Jaeggi, E. & Klotter, Ch. (1995). *Essen ist keine Sünde. Ein Antidiätbuch*. Quintessenz: Berlin.

Jaeggi, E. (1996). *Viel zu jung um alt zu sein. Das Lebensgefühl ab sechzig*. Rowohlt Verlag: Hamburg.

Jaeggi, E. (2001). *Und wer therapiert die Therapeuten?* Klett-Cotta Verlag: Stuttgart.

Kontaktadresse

Forststraße 25
14163 Berlin
E-Mail: eva.jaeggi@TU-Berlin.de

Prof. Dr. Jarg Bergold

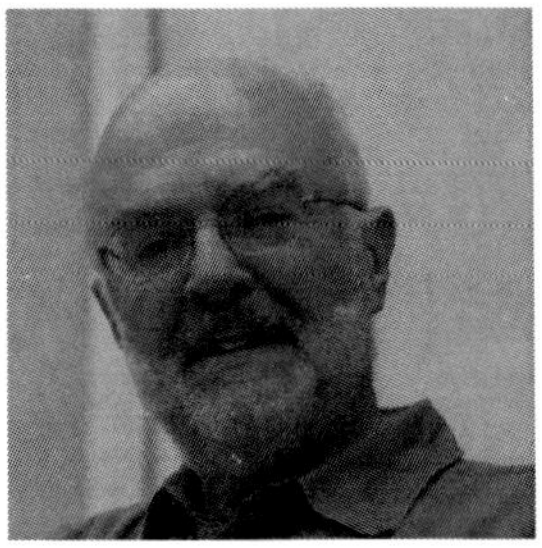

Interview am 26.11.2001 in Berlin

Anmerkung: Da bei der Aufnahme der ersten Hälfte des Interviews das Aufnahmegerät falsch eingestellt war, gab es in der Audio-Version des Interviews einige Lücken. Soweit möglich hat Herr Bergold diese Lücken dankenswerterweise im Nachhinein in der hier vorliegenden Textversion ergänzt und überarbeitet. Vor allem auch die Fragen der Interviewerin fehlten in der Audio-Version. Diese wurden nur zum Teil rekonstruiert.

Christine Daiminger: Mein erster Fragenkomplex lautet: In welchem Kontext hast du die Verhaltenstherapie kennengelernt, wann war das, was fandest du an der Verhaltenstherapie interessant, was hat die VT vielleicht auch versprochen oder was fandest du möglicherweise auch problematisch oder kritikwürdig?

Prof. Dr. Jarg Bergold: ... Ich war HiWi in der Bibliothek ... und es lief alles, was an Zeitschriften und an Büchern da war, über meinen Schreibtisch. Ich musste das einsortieren und fertig machen. Da bin ich über die Verhaltenstherapie gestolpert, und das habe ich dann gelesen ... Und in meiner Diplomprüfung kannten mich die Prüfer natürlich, weil ich immer in der Bibliothek saß. Die Eingangsfrage war die Höflichkeitsfrage und bestand darin, „Was interessiert Sie denn besonders?", und ich habe gesagt: „Verhaltenstherapie." Da haben die gesagt: „Was? Ach, erzählen Sie mal, was ist denn das?"

CD: *(Lacht)* ach so!

Prof. Dr. Jarg Bergold: Damit war die erste Viertelstunde der Prüfung bereits gelaufen *(beide lachen)*. Also insofern ist das wahrscheinlich eine etwas andersartige erste Bekanntschaft ... Das kannte damals also wirklich überhaupt niemand, die Verhaltenstherapie. Damit war die erste Viertelstunde der Prüfung bereits gelaufen *(beide lachen)*. Also insofern war das wohl eine Art Examensgag.

Insofern kannten mich die Professoren in Freiburg als jemand, der sich für Verhaltenstherapie interessiert. Das hat im Weiteren dazu geführt, dass ich eine Stelle bekam und mich auch weiterhin mit Verhaltenstherapie beschäftigt habe. In Freiburg war ich nämlich eigentlich noch stark psychoanalytische ausgerichtet. Der damalige Ordinarius, Prof. Robert Heiss, war einer der wenigen in Deutschland, der die Psychoanalyse an der Universität vertreten hat. Er war noch ein richtiger Ordinarius in der Philosophischen Fakultät und hat z.B. auch über Hegel Vorlesungen gehalten. Ihm verdanke ich eine intensive Beschäftigung mit Freud und der Psychoanalyse überhaupt. Ich habe auch in dieser Zeit in der psychosomatischen Klinik Umkirch psychoanalytisch orientierte Gutachten gemacht.

Es sah also so aus, als ob ich mich in meinem weiteren Leben mit der Psychoanalyse beschäftigen würde. Aber es kam anders und das hatte den folgenden Hintergrund.

CD: Und wie ging es dann weiter?

Prof. Dr. Jarg Bergold: Prof. Albert Görres, der in Frankfurt lehrte, bekam einen Ruf auf den neu eingerichteten Lehrstuhl für Klinische Psychologie an der Maximiliansuniversität München. Er war Arzt und Psychoanalytiker und hatte im Auftrag der DFG eine Denkschrift zur Lage der Psychotherapie in Deutschland geschrieben. Das muss in den 60ern gewesen sein. Ich denke, das war 1964. Er war Psychoanalytiker und hatte aber die ungeheuer fortschrittliche Idee, an dem neuen Institut Psychoanalyse und Verhaltenstherapie einzuführen. Aber: da gab es keine Verhaltenstherapeuten. Görres fragte auf einem Kongress den Michel *[Prof. Lothar Michel]*: „Wissen Sie mir nicht einen, der sich zumindest interessiert für Verhaltenstherapie und der nach München kommen würde?" Und der kannte mich von der Prüfung und aus der Bibliothek und er wusste, dass ich nach München wollte, weil dort meine Freundin lebte und wir heiraten wollten.

Michel sagte: „Ja, da kenne ich einen und ich frag' den einmal." Dann kam er zurück nach Freiburg und sagte zu mir: „Melden Sie sich doch mal bei Görres in Frankfurt, der sucht jemanden, der sich für Verhaltenstherapie interessiert."

Görres war mir völlig unbekannt. Ich bin in die Bibliothek marschiert und habe dann also erst mal rausgesucht, was der gemacht hatte. Durch die Ausbildung bei Heiss, kannte mich relativ gut aus mit der Psychoanalyse. Ich war sehr an Psychotherapie und klinischer Psychologie interessiert, hatte mich aber eher für die anglo-amerikanische Literatur interessiert.

Ich habe dann Görres in Frankfurt angerufen und er hat mir ein Treffen in München vorgeschlagen. Dort haben wir uns da am Café im Englischen Garten getroffen. Wir hatten ein nettes und interessantes Gespräch – auch über mein Interesse an der Verhaltenstherapie und irgendwann hat er dann gefragt „Sagen Sie, würde es Sie interessieren, nach London zu gehen und sich das anzusehen?" Und ich habe mir gedacht: „Na, gut, fahr ich halt nach London, ist mir doch wurscht, was dabei rauskommt, das finde ich auf alle Fälle spannend."

Allerdings ging das Gespräch seinem Ende entgegen und ich wusste nicht, ob ich nun die Stelle nun bekommen würde oder nicht. Er hat mich irgendwie in Zweifel gelassen, ich wusste am Schluss nicht, was ist jetzt und dann habe ich gesagt: „Herr Görres, jetzt muss ich sie mal direkt fragen: Wollen sie mich oder wollen sie mich nicht.“

(Beide lachen) und dann hat er genauso wie gelacht, wie wir jetzt lachen, und hat gesagt: „Ja.“ Damit war es klar – da war mein Examen noch nicht fertig –, wenn ich Examen habe, komme ich nach München. Das war aber dann zunächst nur für zwei oder drei Monate, die ich sozusagen als wissenschaftliche Hilfskraft in München arbeiten sollte und dann sollte ich nach London verschwinden. Ja, und das habe ich dann auch gemacht.

CD: Warst du da eigentlich bei Eysenck?

Prof. Dr. Jarg Bergold: Ja, ich in dann zu Eysenck in das „Institute of Psychiatry“ gegangen. Dort wurde ich als Gast aufgenommen. Ich wurde allen damaligen Größen vorgestellt, also Jack Rachman, Monti Shapiro, Isaac Marks usw. die im Institute oder im Maudsley Hospital arbeiteten. Ich bekam auch einen Arbeitsplatz.

Das ist nur so ein Zimmerchen gewesen, nicht so diese Wissenschaftlervorstellung, nur ein kleines Zimmerchen. Da war man froh, wenn man irgendetwas gehabt hat, aber es war unheimlich lebendig. Wir haben Tag und Nacht eigentlich diskutiert. Und zwar haben wir nicht nur über VT diskutiert, sondern auch über die politischen Verhältnisse in Südafrika. Es war nämlich auch ein Südafrikaner dabei, nee, zwei Südafrikaner und ein Kanadier. Der eine war englischer Südafrikaner und der andere war burischer Herkunft ... Und der Kanadier hat dadurch provoziert, dass er sagte: „There will be a blood bath in South Africa soon“. Es gab also unendlich viele Diskussionen, es war unheimlich lebendig.

Das Institute of Psychiatry war damals ein sehr zentraler und lebendiger Ort, an dem man viel über die Entwicklung der Psychologie überhaupt und der Verhaltenstherapie und der Verhaltensmodifikation mitbekam. Ununterbrochen kamen Gäste aus USA vorbei, so dass man die Chance hatte, die meisten Kollegen kennenzulernen, die damals die Forschung vorantrieben. Da war ich dann ungefähr ein halbes Jahr, bis mir klar geworden ist, dass es ganz unterschiedliche Quellen der lerntheoretisch fundierten Therapie gibt. Ich habe mich mit Jack (Stanley) Rachman angefreundet und von ihm erfahren, dass er auch aus Südafrika kam.

CD: War der damals auch Gast-Researcher?

Prof. Dr. Jarg Bergold: Nee, nee, der war schon Lecturer, Rachman war schon längst Lecturer. Er war ähnlich wie Wolpe aus politischen Gründen aus Südafrika weggegangen und Eysenck hatte ihn nach London geholt. Mir wurde in den Gesprächen klar, dass Südafrika, bzw. die Universität von Witwatersrand in Johannesburg ein wichtiger Ort für die Entstehung eines Teils der Verhaltenstherapie gewesen war.

Das ist eine Quelle der Verhaltenstherapie: also die University of Witwatersrand ist eine der zentralen Quellen. Dort saß eine Frau als Professorin, deren Namen mir jetzt nicht mehr einfällt. Die war Lerntheoretikerin und muss sehr eindrucksvoll gewesen sein. Und die hat Wolpe, Jack Rachman und und und beeinflusst. Sie hat ihnen beigebracht, lerntheoretisch zu denken und hat sie dabei unterstützt, diese Art des Denkens auf den Bereich von psychischen Störungen anzuwenden.

CD: Ach so, das wusste ich gar nicht, von dieser Frau habe ich noch gar nichts gehört.

Prof. Dr. Jarg Bergold: Ja, aus meiner Erfahrung heraus gibt es für mich drei Quellen der Verhaltenstherapie. Eine ist ganz klar da in South Africa – jetzt fange ich an englisch zu reden, merkst du *(beide lachen)* – Südafrika. Das zweite war natürlich diese ganze Operant-Conditioning-Clique in USA. Im Endeffekt ging es damit erst richtig los. Das mit Watson und dem Little Albert und so weiter, das hatte nicht solche Auswirkungen wie dann die Skinner-Gruppe. Und die dritte Quelle war in London. Und zwar war das in London weniger Eysenck. Eysenck hat selber nie einen Patienten behandelt, der war sozusagen Theoretiker, hat das aufgenommen und die Leute herangezogen. Der Leiter der klinischen Abteilung in London war aber Monty Shapiro. Und Monty Shapiro hat die ganzen Leute in London beeinflusst, nämlich mit der Idee, Therapie ist ein Einzelfallexperiment.

Von daher haben die alles Mögliche mit den Patienten gemacht, immer im Grunde genommen mit der Idee, dass es sich um eine Einzelfallstudie handelt und dass man ähnlich wie im Experiment jeweils die unabhängigen und die abhängigen Variablen exakt kontrollieren muss. Das fand ich auch für mich sehr anregend und ganz, ganz wichtig. Das hat meine Einstellung zur Verhaltenstherapie bis heute geprägt. Deshalb hasse ich so etwas wie die Idee, es gibt verhaltenstherapeutische Standardmethoden.

Ich denke, dass es in den letzten Jahrzehnten in der Verhaltenstherapie zu etwas ähnlichem gekommen ist, wie in der Psychoanalyse, nämlich zur Medizinalisierung. Diese Medizinalisierung der Verhaltenstherapie ist genau das Gegenteil von der ursprünglichen Idee von Monti Shapiro:

Psychotherapie als Experiment, als Einzelfallexperiment: Das war die Idee. Es gibt unendlich viele Untersuchungen mit Einzelexperimenten, mit denen die versucht haben, Stottern zu kontrollieren oder absurde Sachen zu kontrollieren. Und zwar immer nach dem Muster: Wir suchen etwas, was funktioniert und überlegen dann, wie es funktioniert und zu erklären ist. Dabei waren sie offen für die gesamte damalige Psychologie. Sie haben also Erklärungen gesucht nicht nur lerntheoretisch, sondern von der Allgemeinen Psychologie her auch aus und auch von anderen psychologischen Theorien. Die hatten schon auch eine Bedeutung für die Frage geht, das systematisch zu modifizieren oder zu verändern. Das ist für mich die dritte relativ selbstständige Quelle, auch von den Ideen her selbstständig.

Also: Afrika, Südafrika, das kam dann über Wolpe und classical conditioning, über die USA dann die Operant-conditiong-Seite und in London diese Idee von dem Monty Shapiro ...

CD: Und was war Eysencks Sichtweise? Er ist ja sehr polemisierend aufgetreten?

Prof. Dr. Jarg Bergold: Eysenck war ja schon früh ein Vertreter der Lerntheorie. Es entsprach seinen Vorstellungen das, was man da entdeckt hatte, systematisch in einem Lernprozess einzusetzen. Außerdem war er ein starker Gegner der Psychoanalyse und war sehr froh darüber, dass durch die Verhaltenstherapie ein wissenschaftlicher Gegenpol entstand. Er hat die Psychoanalyse ja angegriffen und behauptet, dass sich keinerlei therapeutische Erfolge der Psychoanalyse aufweisen ließen. Diese Untersuchung wurde später dann sehr angegriffen und es wurde gezeigt, dass Eysenck es mit den Daten nicht so ganz genau genommen hatte. Seinen Zweck hatte er allerdings erreicht. Er wollte, dass wissenschaftliche Untersuchungen über die Wirksamkeit von Therapie in Gang kommen sollten. Und das hat dann auch in großem Stil stattgefunden. Er ist so einer der Auslöser für die Psychotherapieforschung geworden.

Das war sein ganz eigene Art, er polemisiert, um Veränderungen zu erreichen. Dafür war ihm jedes Mittel recht. Er war als Person völlig introvertiert, aber als Schreiber war er stark extravertiert, er hat sozusagen immer provoziert wie die Sau. Ich hatte so ein ganz gutes Verhältnis mit ihm und konnte ausführlich mit ihm reden. Ich habe ihn auch gefragt, warum er so polemisch argumentiert. Er hatte eine etwas merkwürdige, „statistische" Theorie des Fortschritts der Wissenschaft, die er anhand der Normalverteilung erklärte. Die gesamte wissenschaftliche Produktion in einem Themenbereich würde sich um die augenblickliche herrschende Lehrmeinung normal verteilen. Wenn man wolle, dass sich diese Lehrmeinung ändere bzw. neues Wissen entständen, müsste man die Normalverteilung, also diesen Gipfel in eine Richtung verschieben, dann müssen sich sozusagen die Extreme verändern. Und er hat sich als das Extrem definiert, das dazu beiträgt, dass sich die ganze Verteilung verändert und damit quasi Neues entsteht. Deswegen hat er auch während ganz USA und die ganze Psychologie haben nur von Lerntheorie geredet hat, von den biologischen Grundlagen des Verhaltens geredet, da hat er von „Biological Basis of Personality" geredet, ja?

Diese Polemik hat sicherlich auch später eine Rolle gespielt, als er alle möglichen, für uns zum Teil absurden Ansätze aufgegriffen hat.

Er hat seine Theorien aber auch irgendwie persönlich ernst genommen, z. B seine Theorie von den Grunddimensionen der Persönlichkeit, also von Intro- und Extraversion. Wenn man morgens in das Institut kam, dröhnte dieser Teil dieses Instituts von wahnsinnig lauter Musik und da saß Eysenck in seinem Raum, hat wahnsinnig laute, klassische Musik gehört und hat geschrieben. Er hatte die Idee er ist introvertiert, deswegen braucht er externe Stimulation um sozusagen sein Optimum an Arrousal zu kriegen *(beiden lachen).*

CD: Also er hat seine Konzepte auf sich selber auch angewendet?

Prof. Dr. Jarg Bergold: Ja, der hat relativ früh, dieses berühmte Selbstanwendungstheorem konsequent angewendet, obwohl damals noch niemand darüber gesprochen hat.

CD: Wie war das eigentlich mit diesen verschiedenen Institutionen? War das Institut von Eysenck in dem Maudsley Hospital und wer war da alles oder wie stand das Institut of Psychiatry dazu im Verhältnis?

Prof. Dr. Jarg Bergold: Das ist so: das Institut of Psychiatry ist sozusagen verbunden mit dem Maudsley Hospital. Das hieß, dass bestimmte Forscher, auch die Psychologen, die im Forschungsinstitut, Institut of Psychiatry, gearbeitet haben, auch gleichzeitig im Maudsley Hospital praktisch therapeutisch tätig waren.

Das galt auch für die Ausbildung in Klinischer Psychologie, den Master in Clincal Psychology gemacht. Ja? Die Studenten waren auch gleichzeitig in beiden Instituten, das war eine tolle Ausbildung. Sie sind parallel zur theoretischen Ausbildung in der praktischen Ausbildung durch verschiedene Stationen gegangen, so dass ihre Ausbildung immer gleichzeitig mit Praxis verbunden gewesen ist. Sie haben auf den Stationen gearbeitet und sind alle drei oder vier Monate auf eine andere Station gewechselt. Also mal eine neurologische, eine psychiatrische, eine gerontologische Station – Mal das, mal das ... Sie haben also einen breiten Überblick über das gesamte Feld bekommen. Das fand ich schon toll. Vor allem hatten sie die Chance, als Tutor einen der renomierten Forscher zu bekommen, der eben auch seine praxisrelevante Forschung auf den verschiedenen Stationen des Maudsleys gemacht hat.

Das war für mich auch später immer ein Vorbild für eine wirklich gute klinische Ausbildung.

Nun war ich ja nicht als Student dort, ich war dort als Gast-Researcher. Das bedeutete, dass ich in die praktische Ausbildung nicht eingebunden war, sondern eher theoretisch und experimentell gearbeitet habe. Das war spannend und anregend, weil so viele interessante Leute da waren. Leider konnte ich aber so was wie praktische Therapie nicht machen. Ich war ja auf den Stationen nicht in dem Sinne wie die Studenten, ich war ja sozusagen auf der reinen Forscherseite.

Es gab allerdings alle Woche oder alle 14 Tage ein Treffen der Verhaltenstherapeuten aus ganz London. Dort wurde auch viel über praktische Therapien und die dabei auftretenden Probleme diskutiert. Dort hat mir dann einer unheimlich gut gefallen. Also von seinem praktischen Ansatz her. Er hieß Vic Meyer und arbeitete am Middlesex Hospital und äußerte viele Zweifel über den engen lerntheoretischen Ansatz, der z.T. im Institute of Psychiatry durch Eysenck vertreten wurde.

Da ich noch ein halbes Jahr von München freigestellt war, habe ich den Vic gefragt, ob ich nicht bei ihm noch den Rest der Zeit mitarbeiten könnte. Erfreulicherweise hat er mir zugesagt. Dann habe ich richtig geackert, ganz praktisch in der Therapie. Deine Ausgangsfrage war ja die, hast du damals schon Kritik gehabt.

Vic war einer, mit dem ich ganz viel über die Patient-Therapeut-Beziehung diskutiert habe. Eysenck hatte ja die Position, die Patient-Therapeut-Beziehung ist vernachlässigbar. Er meinte, dass sie für die Lernprozesse eigentlich nichts Entscheidendes ist. Und wir haben aus der klinischen Erfahrung gesagt, das stimmt hinten und vorne nicht ... Und da ich in gewisser Weise aus einer psychoanalytisch geprägten Ecke kam, war für mich Beziehung natürlich ein sehr wichtiger Aspekt. Da habe ich mich mit dem Vic sehr gut verstanden, und es war da schon klar, dass die Beziehung ein ganz zentraler Punkt ist.

Ich habe das für mich auf die Formel gebracht: Therapieerfolg ist gleich Beziehung mal Technik, also wenn eines auf Null geht, geht die ganze Gleichung auf Null. Wenn du nur „Gut-Mensch“ bist und eine wunderbare Beziehung hast, das funktioniert auch meistens nicht. Und wenn du sozusagen Technik ohne Beziehung anwendest, geht's genauso nicht. Das war ganz klar.

Vic Meyer kam auf der einen Seite auch ein bisschen von dem Monty Shapiro her. Also wir haben im Grunde genommen alles eingesetzt, was wirksam sein könnte. Und vor allem, was das Tolle war, du durftest einfach Fantasie entwickeln. Es gab niemand, der dir gesagt hat, „Das ist aber nur dann Verhaltenstherapie, wenn ...“ Wir haben gesagt, „Wenn wir das machen, dann ist das Verhaltenstherapie. Schluss. Was soll es denn sonst sein. Psychoanalyse ist es nicht, Gesprächstherapie ist es nicht ...“

CD: Dann ist es Verhaltenstherapie *(lacht)*.

Prof. Dr. Jarg Bergold: „... es kann also nur Verhaltenstherapie sein“ *(lachend)*. Das fand ich ganz toll, wir haben natürlich die Techniken wie Desensibilisierung angewandt ... Wir haben ganz viel mit In-vivo-Techniken gearbeitet, wir sind in die Familien gegangen. Das war ungeheuer plastisch. Wirklich auch eingehend auf die konkrete Situation.

Am Middlesex Hospital gab es eine Außenstelle, und wir sind hinausgegangen und haben uns die Familienverhältnisse angeschaut. Damals haben wir auch das schon angefangen zu analysieren. Da waren zum Beispiel Hausfrauen mit massiven Phobien. Das Umgebungsviertel der Außenstation war ein Well-to-do-Viertel, ein Aufsteigerviertel, da hatten die Frauen mit ganz starken sozialen Phobien zu tun. Wir haben uns gewundert, warum diese sozialen Phobien bei Frauen in dieser Gegend so häufig sind und haben angefangen die Situation der Frauen zu analysieren. Uns war das dann relativ schnell klar: Die Männer mussten sich in ihrem Job auch entwickeln. Sie kamen sozial aus kleinen Verhältnissen, wie die Frauen auch und haben sich in diesem Job schrittweise entwickeln können. Sie haben dann auch andere soziale Umgangsformen angenommen und kamen auf die Stufe der „Executive“, also das sind noch Unterdirektoren, aber trotzdem. Und das waren zum Teil so US-amerikanische Firmen, die großen Wert darauf legten, dass die Ehefrauen der höheren Mitarbeiter bei bestimmten „social events“ dabei sind und quasi die Firma mitrepäsentieren. Das bedeutete, dass die Ehefrau auch „social events“ mitmachen und damit den Betrieb repräsentieren muss. Und plötzlich waren diese armen Hascherl von jetzt auf nichts damit konfrontiert, denn die hatten ja keine Entwicklungsmöglichkeit gehabt. Die wussten nicht, was sie machen sollen, wie man sich in so einer Umgebung benimmt und sind also völlig ohne ausreichende soziale Kenntnisse vor dieser Aufgabe gestanden. Im Grunde genommen konnten sie sich, ihren Mann und damit auch die Firma nur blamieren.... Die haben wahnsinnige Phobien entwickelt, die ganz klar die Funktion hatten, nicht zu diesen Parties mitgehen zu müssen.

Wir haben also damals schon soziale Analysen gemacht und damit beginnt im Grunde genommen mein Interesse für die Gemeindepsychologie. Der Ursprung sitzt in London bei dieser Arbeit mit Vic Meyer, aber durchaus auch am Maudsley, wo wir uns solche Sachen angesehen haben. Das war selbstverständlich. Wir haben damals schon Token-Systeme eingeführt, das ist ja eine massive Kontrolle der Umwelt. Wir haben nicht nur irgendwelchen depperten Unsinn verstärkt, sondern haben das gesamte Stationsklima eingeschlossen, natürlich auch die Mitarbeiter. Da habe ich ganz, ganz viel gelernt über den Zusammenhang zwischen psychischen Störungen und psychischen Reaktionen und der ganzen Umwelt. Das war im Grunde genommen eine Voraussetzung von so etwas wie kognitiver Therapie und gemeindepsychologischen Interventionen. Wir haben nämlich die Dinge verändert und wir haben auch die Zusammenhänge zwischen den Störungen und der sozialen Umwelt und ihren Reaktionen gesehen und sind darauf eingegangen.

CD: Hm, das ist ja oftmals ein Argument gegen die Verhaltenstherapie, dass sie Zusammenhänge oder Beziehung nicht berücksichtigt. Wieso diese Zusammenhänge der Lebenswelt?

Prof. Dr. Jarg Bergold: Ich denke, das hat ganz viel auch mit den Theorien zu tun: Also wenn du experimentell denkst, denkst du mit Setzung von Bedingungen in der Umwelt, ja? Davon ist es nicht weit zur Lebenswelt, also nimm mal als Beispiel die aufrechterhaltenden Bedingungen ... Auch wenn ich ein operantes Modell nehme, muss ich doch gucken, was die aufrechterhaltenden Bedingungen sind? Und dann muss ich etwas dagegen tun. Das war für mich einer der ganz wichtigen Gesichtspunkte. Dahinter steckt sozusagen eine anthropologische Annahme: Nämlich Verhalten ist unter normalen Bedingungen immer fließend, verändert sich mit den Umweltbedingungen, und wenn es starr wird, muss in der Umwelt etwas sein, was es starr macht. Oder eben auch eben diese Beziehungsgeschichte, das ist auch so eine Story, ich erzähle es natürlich immer gerne ...

CD: Was denn, so Storys höre ich ja auch gerne, ja *(lachend)?*

Prof. Dr. Jarg Bergold: Eysenck war ja der Meinung, dass die Klient-Therapeut-Beziehung für die Verhaltenstherapie praktisch keine Rolle spielt. Nun habe ich gerade in London eine Geschichte erfahren, die dem sehr widerspricht. Zu diesen Meetings, von denen ich vorhin erzählt habe, kam immer auch ein Psychiater aus einer Klinik, Tom Soundso. Er gehörte nicht zu den Wissenschaftlern, sondern eher zu den Praktikern. Auf alle Fälle berichtete der von irrwitzigen tollen Ergebnissen bei der Behandlung von schwer gestörten Patienten. Die Erfolge waren so überragend, dass keiner der anderen mithalten konnte und klangen einfach zu gut. Wir wollten daher wissen, was in dieser Klinik eigentlich geschieht.

Zwei Teilnehmer machten sich auf den Weg und besuchten die Klinik und beobachteten das vorgehen von Tom. und berichteten das Folgende:

In der Klinik war ein großer Aufenthaltsraum, in dem die Patienten saßen und der auch als Wartezimmer für neue Patienten diente. Wenn man als Patient reinkam, kam der erst in diesen täglichen Aufenthaltsraum. Für einige Zeit war der da drin, und da saßen die anderen Patienten und sagten: „Ein toller Psychiater, der Tom" und dass es einem bei dem nur besser gehen kann *(beide lachen)!* Das heißt, es wurde mit dem Neuen quasi eine Art Brainwashing gemacht, viel Hoffnung aufgebaut und Tom zum absoluten Superheiler gemacht.

Auf diesem Hintergrund haben wir natürlich Diskussionen darüber geführt, dass die Beziehung doch vorgeprägt und gestaltet wird, und Erwartungen produziert werden und dass z. B. die Bereitschaft, sich auf ein bestimmtes Vorgehen einzulassen und aktiv mitzumachen, durch die Beziehung geprägt wird. Zumindest diese ganze Truppe, die da beim Vic Meyer war, hat der Beziehung eine große Bedeutung zugemessen.

CD: Und zum Beispiel Vic Meyer, der war ja auch für die Bundesrepublik auch eine wichtige Person oder er kam doch auch öfter hierher?

Prof. Dr. Jarg Bergold: Ja, der kam auch immer wieder nach München. Eine ganze Reihe von Leuten waren für längere oder kürzere Zeit in London beim Vic Meyer. Also da gab es einen Haufen, die am Middlesex Hospital etwas gelernt haben. Kanfer war ebenfalls eine ganz wichtige Person, auf alle Fälle.

CD: Die Kollegen da in London, waren die vom Alter her ähnlich oder gab es da auch ältere ...?

Prof. Dr. Jarg Bergold: Ja, es gab ein paar ältere, aber insgesamt war es eine relavtiv junge Truppe. London war natürlich auch faszinierend, weil die Leute von überall her kamen. Es kamen wirklich alle, die damals im Bereich Lerntheorie oder Verhaltenstherapie etwas zu sagen hatten. Leute aus den USA, die im Operant-Conditioning eine Rolle gespielt haben, habe ich auch dort kennengelernt. Es war eine Truppe, die so ungefähr um die 30 herum waren. Klar gab es natürlich welche, die waren ein bisschen älter, 35, 40.

CD: *(Beide lachen)* na, du gehörst zur ersten Generation?

Prof. Dr. Jarg Bergold: Das war ja so merkwürdig: Nach dieser Londoner Zeit war ich ein Spezialist für Verhaltenstherapie. In Freiburg war ich Student, ja? Habe mich in London als Lernender definiert und bin auf dieser Fahrt vom Lernenden zum Spezialisten geworden. Ich habe mich noch viele Jahre lang als Hochstapler gefühlt. Ich war sozusagen der Einäugige unter den Blinden. In ganz Deutschland gab es vielleicht 3 oder 4 Leute die eine etwas ausführlichere Erfahrung mit Verhaltenstherapie hatten und ich war einer davon. Am psychologischen Institut war da noch Wolfgang Tunner, der einige Monate bei Wolpe in Philadelphia verbracht hatte. In München war dann noch das Max-Planck-Institut, wo Brengelmann war, die waren ja sehr psychiatrisch eingestellt. Brengelmann war ja auch lange Zeit in London gewesen und hat bei Eysenck gearbeitet.

Brengelmann, der Chef der Psychologie im Max Planck Institut für Psychiatrie war, setzte sich ganz stark für die Verhaltenstherapie ein. Er war gut im Organisieren, hat aber so ähnlich wie Eysenck keinerlei eigene Therapiererfahrung gehabt. Auf seine Initiative wurde die Gesellschaft für Verhaltenstherapie (GVT) gegründet und er hat auch dafür gesorgt, dass die VT im ganzen deutschsprachigen Raum bekannt wurde. Es gab eine ganze Truppe aus dem Max Planck Institut und aus dem psychologischen Institut, die auf Kongressen und durch Vorträge in Universitäten über VT informiert haben.

Das war eine Truppe, da war Wolfgang Tunner dabei, da war Peter Gottwald dabei und noch einige Andere, eingeschlossen mich. Und das war klar, wir sind z. B. nach Münster gefahren, haben Verhaltenstherapie gepredigt, wir sind nach Wien gefahren, haben und haben das gleiche dort gemacht usw. Das war eine Truppe, in der jeder schon wusste, was der andere sagt, und man sich so zugespielt hat ... Das war eine richtige Predigertruppe. Und Brengelmann hat seine drei Ws der Verhaltenstherapie gepredigt, ja? Wirksam, wirtschaftlich, wissenschaftlich. Und er hat auch sofort die Idee gehabt, die Verhaltenstherapie zu institutionalisieren und wenn möglich kommerziell zu nutzen. Das IFT in München ist ja sozusagen das Ergebnis.

CD: Wenn ich das richtig verstanden habe, hing damit ja auch zusammen, dass so viel kritisiert wurde und einige sich distanziert haben?

Prof. Dr. Jarg Bergold: Ja klar. Vor allem die Studenten haben sie massiv gegen solche Bestrebungen gewehrt. Es kam zu massiven Auseinandersetzungen. Da waren damals Leute wie Heiner Keupp, Manfred Cramer und viele andere beteiligt, die damals noch studiert haben. Aber auch so Leute wie Peter Gottwald und auch ich wollten damit nichts zu tun haben, ganz klar. Darum gingen auch die Auseinandersetzungen

CD: Wie hat sich das dann gestaltet?

Prof. Dr. Jarg Bergold: Ja, die GVT haben wir, wie man jeden Verein gründet, mit sieben, natürlich, Männern. Ich habe dann die Satzung mit Hilfe meines Vaters, der Rechtsanwalt war formuliert. Selbstverständlich haben wir vorher alle wichtigen

Punkte zusammengetragen und ich habe einen Entwurf gemacht – den habe ich auch irgendwo noch.

CD: War das die Satzung oder?

Prof. Dr. Jarg Bergold: Die Satzung, ja. Und dann allein, wenn man die Gründungsmitglieder anschaut, weiß man ja, wie der Stand der Verhaltenstherapie in Deutschland war: Das waren Görres, seines Zeichens Psychoanalytiker; das war Ploog, Chef des Max-Planck-Instituts, Psychiater und der machte soziale Untersuchungen über das Sozialverhalten von Affen, Peter Gottwald, war Wolfgang Tunner, Cohen, der damals der Leiter der klinischen Abteilung im MPI war und auch eine psychoanalytische Ausbildung hatte, Brengelmann und ich. Es gab also nur drei Gründungsmitglieder, die nähere Erfahrungen mit VT hatten, Gottwald, Tunner und ich. Am Anfang waren es wirklich wenige. Das war ja sozusagen eine ganz große Clique, alle Leute kannten sich.

In kurzer Zeit weitete sich der Kreis der Mitglieder aus. Es kamen dann in München andere Leute dazu, wie z.B. Christoph Kraiker oder Herbert Mandel. Vor allem sind dann auch viele interessierte Studenten eingetreten und dann kam diese Auseinandersetzung mit den Studis. Wobei ich da irgendwie zwischen den Fronten stand, ich fand das interessant, was die Studenten an Kritik äußerten und habe dann das auch unterstützt. Auf der anderen Seite fand ich auch die Entwicklung der VT wichtig und wollte mich nicht einschränken lassen....

Es gab selbstverständlich auch an anderen Orten eine Entwicklung der VT. Es gab Entwicklungen in Bochum, in Frankfurt und dann gab es natürlich Münster, da haben wir sogar einen ganzen Kongress gemacht. Frau Kemmler, die ja eigentlich Gesprächstherapie gefördert hat, war auch an VT interessiert. Dort war unter anderem Dietmar Schulte als Student.

Sie hat auch verschiedene VTler eingeladen. Da war Fred Kanfer, Freddy Kanfer aus USA, der kam öfters nach Münster und hat dort Ausbildung gemacht. Er hatte eine Freundin in Bochum und hat immer alles versucht, um nach Bochum zu kommen. Er hat sehr viel Ausbildung gemacht und hat viele spätere VTler ausgebildet, sowohl in Bochum und dann auch in Münster.

CD: Was gab es damals an Ausbildungsmöglichkeiten an den Universitäten oder dort in Freiburg?

Prof. Dr. Jarg Bergold: Nichts, gab es gar nichts. Süllwold in Frankfurt. Dort gab es ein bisschen etwas, aber das war sehr viel, viel später. Das erste Buch über Verhaltenstherapie erschien in der DDR, Eysenck und Rachman. Sonst im deutschsprachigen Raum nichts, weder in Österreich, noch in der Schweiz.

Es gab ein paar Orte, an denen man Klinische Psychologie lehrte, weil die Lehrstuhlinhaber das wollten, aber es gab keine explizite Ausbildung in diesem Bereich. Das gab es nirgends. Nein, der Heiss war jemand, der sich für Psychoanalyse stark interessiert hat, und die Auseinandersetzung mit Tiefenpsychologie stark gemacht hat. Der hat außerdem alle möglichen Tests gemacht, z.B. den Farbpyramidentest und dann hat er irgendwelche Hegel-Vorlesungen gehalten und alles mögliche. Dann war da der Gespenster-Bender, der Bender. Aber in Freiburg hatten wir schon so etwas wie einen halben Klinischen Lehrstuhl, das war die... Jesses Gott wie hieß sie, Hiltmann.

CD: War das auch eine Professorin?

Prof. Dr. Jarg Bergold: Ja, ja. Aber die hat nichts mit Verhaltenstherapie oder so was zu tun gehabt.

CD: Da kommen die Frauen dann ins Spiel.

Prof. Dr. Jarg Bergold: Na ja, natürlich. Aber die klinische Psychologie war in keiner Weise ein anerkannter Zweig der Psychologie. Da fällt mir noch eine Story aus meinem eigenen Leben ein: Ich habe erst 6 Semester Jura studiert und dann bin ich zur Psychologie übergeschwenkt. Als meine verzweifelten Eltern das erfahren haben, haben sie mich zum Berater am Arbeitsamt geschickt, seines Zeichens Psychologe. Und der hat mich gefragt: „Ja, was wollen Sie denn, und warum wollen Sie denn Psychologie studieren." Ich habe gesagt: „Ja, das interessiert mich", da hat er gesagt „Ja aber das ist doch eine völlig brotlose Kunst„ und dann fragt er: „Ja, was interessiert Sie denn besonders?", „Klinische Psychologie" und dann schaut er mich mit großen Augen an, und jetzt kommt die Antwort im Originalton: „Ja, was wollen Sie denn damit? Das machen doch nur überkandidelte Weiber." Ja?

Prof. Dr. Jarg Bergold: Die damalige Bedeutungslosigkeit der klinischen Psychologie kann ich auch illustrieren. Du, das habe ich auch noch erlebt, dann auch zum Teil im Praktikum, da war es so: Da war dann die Visite, der Chef hat die einzelnen Ärzte nach den Patienten gefragt, dann sagte er: „Na, und was sagt denn unser Psychologe oder unsere Psychologin". Dann aus dem Test – da hast du ja nur Tests gemacht – ja, Du hattest Glück, wenn du einen Patienten überhaupt gesehen hast, da musstest du teilweise Blind-Tests machen. Und wenn du der Meinung warst wie der Chef, dann: „Gut", und wenn nicht, dann sagte er „Danke", und ging zum nächsten Fall über. Also Psychologen waren Testdackel, das Einzige, was wir noch ein bisschen machen konnten, aber da waren natürlich auch die Ärzte davor.

Dann kam der Boom, und dann natürlich der Boom mit Verhaltenstherapie außerdem noch. Jede Universität wollte plötzlich eine Abteilung für Klinische Psychologie haben, aber es gab nur ganz wenige klinische Psychologen, die ausreichend wissenschaftlich ausgewiesen waren. Ich hatte relativ viel über Verhaltenstherapie publiziert und meine Name war durch den Brengelmann-Zirkus in Deutschland bekannt geworden. So passierte es, dass ich eine Anfrage bekam, ob ich mich nicht für den neuen Lehrstuhl für klinische Psychologie in Hamburg bewerben wollte und ich zurück schreiben musste: „Tut mir leid, ich bin noch nicht ein Mal promoviert."

CD: Ich glaube, ich bleibe jetzt bei den Verbänden. Wie hat sich der DBV entwickelt?

Prof. Dr. Jarg Bergold: Das war dann die Frage, wie kriegt man es hin, dass man eine Ausbildung in Gang setzen kann. Und das konnte die GVT, die sich nicht als Berufsverband definiert hat, nicht so richtig, dann hat man einfach gesagt, da muss man einen neuen Verein gründen. Wir haben das gemeinsam mit den verschiedenen Mitgliedern der GVT beschlossen. Und dann ging das eigentlich eher so nach dem Prinzip: du gehst da rein, du bleibst da, du gehst da rein und so. Also das war völlig konfliktfrei Und dann, das ist eine ganz spannende Sache, haben die unterschiedlichen Aufgaben zu einer Eigendynamik geführt. Plötzlich oder unmerklich, aber dann relativ schnell sind die auseinander gewachsen. Plötzlich waren die sozusagen die anderen, die Bösen, die, die scharf sind auf das Geld und die das nur vermarkten wollen und die Patienten kapitalistisch ausbeuten wollen und und und. Und plötzlich war da sozusagen eine Gegenposition. Ich kann nur sagen, ich hatte gute Freunde in beiden Verbänden. Das war für mich immer eine völlig absurde Geschichte.

Dann gab es eben diese ganze Bewegung in der GVT, Brengelmann war immer automatisch Vorsitzender und ist immer wieder gewählt worden, das war ja so praktisch und bequem. Du hast ja immer ganz gern jemanden, der sozusagen den Karren zieht. Und vom Max-Planck-Institut, die haben natürlich auch Geld gehabt. Da ist einiges auch in diese ganze Geschichte hineingegangen: Kongresse, internationale Kongresse haben wir gemacht und so weiter. Das ist alles quasi vom Max-Planck-Institut mitorganisiert worden. Das war super. Und insofern war Brengelmann natürlich immer der Vorsitzende.

Es gab aber immer mehr Bedenken, vor allem gegen diese ganze kommerzielle Seite und seine Wünsche, selbst etwas daraus zu verdienen. Was er da alles auch immer wieder vorgeschlagen hat, es wurde abgelehnt. Hier spielten vor allem die Studenten eine große Rolle, die im Rahmen der damaligen Politisierung sehr kritisch auf alle kapitalistischen und hierarchischen Tendenzen reagierten. Irgendwie gab es also einen großen Krach und dann gab es plötzlich keinen Vorsitzenden mehr. Es sah so aus als käme jetzt die Vereinskatastrophe, und da ist dann Peter Gottwald als Vorsitzender eingestiegen, und mit einer Truppe von ehemaligen Studis oder noch-Studis als Teil des Vorstands. Ja. Das war dieser Moment der Auseinandersetzung.

CD: Ich kenne jetzt unterschiedliche Perspektiven und Geschichten dazu, und ich habe auch den Eindruck, als wäre die GVT mehr etwas Münchnerisches gewesen und der DBV mehr – zwar nicht ursprünglich so geplant, aber als hätte sich das so entwickelt – als wäre der DBV mehr in Münster und Bochum angesiedelt gewesen ...

Prof. Dr. Jarg Bergold: Na ja der Schulte war da mit drin. Das ist schon richtig. Aber das war ursprünglich nicht so gedacht gewesen in irgendeiner Form. Eva Jaeggi war auch da mit drin, das war also eher die Münster-Bochung Gruppierung. Was ich mir vorstellen kann, das kann ich jetzt nur im Nachhinein rekonstruieren: Ich kann mir vorstellen, dass die zum Teil mit der Münchner Übermacht auch Schwierigkeiten gehabt haben. Die waren absolut präpotent, das kann man mal sagen, eben auf diesem Hintergrund mit diesen ganzen finanziellen Möglichkeiten des Max-Planck-Instituts und mit den eingeführten Leuten, die damals in München waren. Da war das natürlich im Grunde genommen ... In Münster das waren Leute, die zunächst noch keine große Rolle gespielt haben, die auch nicht bekannt waren. Und ich kann mir vorstellen, dass sich da so etwas wie eine Absetzbewegung auch gegen diese Münchner Übermacht gebildet hat. Also das ist jetzt Rekonstruktion. Aber eigentlich könnte ich das auch nicht sagen, weil auf der anderen Seite war ich mit denen auch befreundet, und sie haben nichts in diese Richtung zu mir gesagt.

CD: Und jetzt so in deiner ...

Prof. Dr. Jarg Bergold: Die Lilly Kemmler war in Münster die Professorin für Klinische Psychologie und die hat da natürlich eine Rolle gespielt, weil sie die Verhaltenstherapie damals auch gefördert hat.

CD: Was mich noch interessieren würde, wäre deine Perspektive oder deine Erinnerung an das, was zu diesem Krach geführt hat, was waren da die Konfliktlinien oder die unterschiedlichen Positionen?

Prof. Dr. Jarg Bergold: Du meinst jetzt zu welchem Krach? Zwischen DBV und GVT? Oder zu dem Krach mit dem GVT-Vorstand?

CD: Erst mal zu dem GVT-Vorstand. Mir scheint, der Krach mit dem Vorstand berührt in manchen Aspekten auch den Krach, den die GVT mit dem DBV gehabt hat.

Prof. Dr. Jarg Bergold: Na ja, es ging um das, das was ich gerade gesagt habe: Um die Person Brengelmann als Vorstand und eine damit verbundene Kommerzialisierung des Ganzen und der Ausbildung, also eine bezahlte Ausbildung. Wir haben ja Ausbildung gemacht, aber nicht bezahlt, ja? Solche Dinge, und diese ganze Anerkennung. All das war mit dem DBV und gleichzeitig ein stückweit auch mit Brengelmann assoziiert. Das gab natürlich diese massive Auseinandersetzung. Die Studis, die links waren, die antikapitalistisch waren., auf alle Fälle gegen Ökonomisierung waren, die politische Ideen hatten, und auf der anderen Seite der Verein und damit personifiziert diese Personen. Und es ging zum Teil unter die Gürtellinie! Diese Personen, die für Kommerzialisierung, für Anerkennungskriterien standen, so etwas perverses, wie Anerkennungskriterien, für eine Codifizierung der Ausbildung, für all das! Ja? Aus dieser Perspektive! Also im Grunde genommen auch für den alten Muff unter den Talaren, wenn du so willst. Es war in dem Sinne die Auseinandersetzung: Standesorganisation auf der einen Seite – aus der studentischen Perspektive war das zu einer Standesorganisation geworden – und auf der anderen Seite eine politische, sich als politisch fortschrittlich verstehende Organisation. Mit all den Auseinandersetzungen, die aus den Universitäten bekannt sind und die zum Teil unter die Gürtellinie gingen. Das war das. Es wurden einige schon sehr angegriffen, was dann auch mit der Herkunft aus den Verbänden zu tun hatte. Dabei hatten wir ja wirklich gesagt: „Du gehst dahin, du gehst dahin und du bleibst da". Und dann bist du plötzlich ein anderer und bist ein Schwein. ein kapitalistisches Verwaltungsschwein *(lacht)*. Und da waren so Typen, wie Rüggeberg und so diese ganze Clique ... Manfred Cramer vor allem und solche Leute. Heiner Keupp war immer so ein bisschen dazwischen. Die haben schon massiv dagegen gepowert. Genauso wie sie eben gegen die Professoren gepowert haben. Görres hat diese Angriffe von den Studis nicht ertragen. Er war vorher Liebkind der Studis gewesen und wurde dann angegriffenen. Er hatte einen Verfolgungswahn auf mich entwickelt, ich bin deswegen dann aus München weggegangen. Er hatte die Vorstellung, hinter all den Angriffen der Studenten stecke ich. Was in keiner Weise gestimmt hat. Ich hatte nur einmal bei einer Vollversammlung bei einem Punkt gesagt, „Ich finde, die Studenten haben recht". Und das hat er mir übel genommen, man musste sozusagen in Nibelungentreue zu ihm stehen, und ab diesem Zeitpunkt hat er einen Verfolgungswahn gehabt. Das hat er mir gegenüber später auch zugegeben. Wir hatten dann wieder ein ganz gutes Verhältnis. Aber deswegen bin ich weggegangen nach Bern.

CD: Und er ist doch dann auch weggegangen?

Prof. Dr. Jarg Bergold: Er ist auch weggegangen. Er ist von der Uni zur TU in den Medizinbereich hineingegangen. Der hat das nicht mehr ausgehalten. Also das war offensichtlich hochproblematisch. Aber das war halt diese Zeit, wobei es in München zum Beispiel sicherlich noch viel milder als in Berlin war.

CD: Die Auseinandersetzung und Stimmung?

Prof. Dr. Jarg Bergold: Die Auseinandersetzung. Aber ein Stückchen auch sicherlich milder, aber schon auch kränkend, das war genau die Auseinandersetzung, aus meiner Sicht zwischen GVT, Vorstand und studentischer, starker studentischer Gruppe und den Leuten vom DBV. Es war dann ganz schwierig diese Wiedervereinigung zu Stande zu kriegen. Ich war ganz stolz, dass ich auch mit ein Stück dazu beigetragen habe.

CD: Warst du da auch mit beteiligt an der Wiedervereinigung?

Prof. Dr. Jarg Bergold: Ja sicher, ja.

CD: Da gab es ja auch recht lange, lange Verhandlungen ...

Prof. Dr. Jarg Bergold: Ja, und es gab eine berühmte Sitzung, die lässt sich in dem Buch von Eva Jaeggi nachlesen ...

CD: In dem „Wir Menschenbummler"?

Prof. Dr. Jarg Bergold: Ja, aber in einer etwas komischen Form ...

CD: Erzähl du mal, das ist schon lange her, dass ich das Buch gelesen habe.

Prof. Dr. Jarg Bergold: Da waren die beiden Lager. Das eine war in einem Raum und die anderen waren in dem anderen Raum, und die wollten nichts miteinander zu tun haben. Bis ich dann wirklich einen Wutausbruch gekriegt habe und gesagt habe: „Himmel, Arsch und Zwirn, ihr kennt euch doch jetzt nun wirklich lange genug, und ich bin mit euch befreundet, was soll denn dieser Blödsinn, was spielen wir denn eigentlich für ein Spiel hier?" Das war ganz, ganz, ganz, ganz schwierig.

CD: Als es um die Verhandlungen ging, hatte sich das dann so entwickelt, dass im DBV auch andere Personen waren als in der GVT?

Prof. Dr. Jarg Bergold: Ja, natürlich, zum Teil ja.

CD: Und es gab aber wahrscheinlich immer noch ein paar, die in beiden Verbänden irgendwie aktiv waren?

Prof. Dr. Jarg Bergold: Wenn ich das noch wüsste. Nee, nee, das hat man ja extra auseinander genommen. Das war bewusst so gemacht. Ich weiß nicht, ob die sogar aus der GVT ausgetreten sind. Also da gab es irgendeinen Grund, weshalb wir bewusst die Mitgliedschaft auseinander genommen haben oder zum Teil. Ich bin zum Beispiel nie in den DBV eingetreten, aus irgendwelchen Gründen, aber das weiß ich nicht mehr.

CD: Zu deiner Berufsbiografie würde mich interessieren, wie war das in Bern, was waren da deine Arbeitsschwerpunkte, und wie du dann nach Berlin gekommen bist? Da bist du als Verhaltenstherapeut gekommen? In beide Orte?

Prof. Dr. Jarg Bergold: Ja, ja, natürlich. In Bern war das so: Irgendwann waren der Vic Meyer und ich zu einer Tagung in Bern eingeladen, da habe ich Spoerri kennengelernt. Er selbst war auch Psychoanalytiker und Sozialpsychiater, aber auch sehr interessiert an Verhaltenstherapie. Wir hatten einen ganz guten Draht und er hat mich gefragt, ob ich nicht eine Stelle wollte. Habe ich gesagt, „Nee, will ich eigentlich nicht“, aber ob ich denn so eine Beratung machen würde. Dann bin ich einmal im Monat für zwei oder drei Tage von München nach Bern gefahren und habe erst mal Beratungen gemacht.

CD: Beratung im Sinne von Klientenberatung oder ...?

Prof. Dr. Jarg Bergold: Nee, nee, ich war sozusagen für Verhaltenstherapie verantwortlich und habe die Assistenzärzte und die Psychologen ausgebildet. Ich war auch auf den Fallkonferenzen sozusagen als Spezialist für Verhaltenstherapie. Das ging eine ziemliche Zeitlang, ich weiß gar nicht mehr, wie lange, vielleicht ein halbes oder dreiviertel Jahr. Dann setzte diese Geschichte in München ein, Görres hätte meine Stelle verlängern müssen, und weil er diesen Verfolgungswahn auf mich entwickelt hatte, hat er das nicht mehr gemacht. Es gab einen Aufstand der Mitarbeiter, auch der Wolfgang Tunner, der eher ein milder Mensch ist, hat sich empört. Daraufhin hat der Görres gesagt: „Okay, ich nehme es zurück“, er verlängerte meinen Vertrag. Ich habe aber dann von mir aus gesagt, dass ich nicht mehr will und dass mir das alles zu unsicher ist. Da hatte ich dann mit Spoerri geredet, und der hat gesagt: „Wunderbar, kommen Sie.“ Ich hatte die Schnauze so voll, dass ich gesagt habe, „Nee, jetzt gehe ich nach Bern“.

Da hatte ich tolle Möglichkeiten, er hatte mir tolle Möglichkeiten angeboten. Die waren gerade dabei die Entwürfe für eine neue psychiatrische Poliklinik mit zwei Stationen zu machen. Ich sollte eine Station voll übernehmen und war verantwortlich für Kurz-Interventionen, im Rahmen eines sozialpsychiatrischen Modells sollten die Leute nach verhaltenstherapeutischen Kurz-Interventionen entlassen werden. So bin ich Berner Beamter geworden: „Ich bin Beamter des Kantons Bern“ *(spricht das auf Schwyzer Dütsch aus, beide lachen)*. Das war auch dort weiterhin mein Job: Ich habe mit den Ärzten Ausbildung gemacht, es liefen immer die Assistenzärzte durch, die habe ich auch beraten, natürlich auch selber Therapie gemacht, ich habe ein paar Untersuchungen gemacht. Jede Woche war eine große Tafel, an der man saß und die Assistenzärzte haben ihre Fälle vorgetragen, eine Fallkonferenz. Er hatte eine ganz unterschiedliche Schar von Ausbildern engagiert: Es saß da ein Uralt-Analytiker, der noch bei Freud sein, seine Lehranalyse gemacht hatte, da saßen Jungianer da, da saßen andere Analytiker und alles Mögliche. Und unter anderem ein Verhaltenstherapeut, das war ich. Zum Teil wurden die Interviews, die die Assistenzärzte gemacht haben vorgeführt, Video und so, das war ganz modern. Wir haben jeweils Vorschläge aus unseren Positionen gemacht, was die jetzt tun sollten. Das wurde diskutiert, dann hat man sich auf etwas geeinigt. Also so das war mein Job in Bern. Ich habe so schon ganz viel in der Sozialpsychiatrie gemacht. Zum Beispiel habe ich mit einem Kollegen, einen Psychiater-Kollegen, der nun wiederum Jungianer war, einen Patientenklub aufgebaut, der von den Patienten selber organisiert war, so etwas. Also das war ganz toll, wir hatten sozialpsychiatrische Ansätze, die gab es in Deutschland noch gar nicht. Das war in Bern relativ selbstverständlich, in Deutschland hat man darüber diskutiert, dass man so etwas vielleicht einmal machen sollte.

Also wie gesagt, wir hatten eben eine Poliklinik. Die sind rausgegangen und haben einmal oder zweimal in der Woche in irgendwelchen Dörfern in der Umgebung Sprechstunden gemacht, wir hatten eine Tagesstätte, wir hatten eine Werkstatt, wir hatten einen Patientenklub, wir hatten ein Wohnheim. Das war schon toll.

CD: Und wie war das eigentlich so im Verhältnis zu den Psychoanalytikern, weil in der Anfangszeit gab es ja gerade auch zwischen den Analytikern und den Verhaltenstherapeuten auch recht polemische Auseinandersetzungen ...?

Prof. Dr. Jarg Bergold: Ja.

CD: Da kann ich mir auch vorstellen, dass das auch eine sehr unterschiedliche Sprache ist, die man spricht. Wie bist du da als Verhaltenstherapeut von den Analytikern angenommen worden?

Prof. Dr. Jarg Bergold: Das war zum Teil sehr spannend. Ich meine, zu diesem Verhältnis erzähle ich dir meine Story mit dem Wiener Psychoanalytiker, Strotzka: Mit Strotzka war ich eingeladen zu Streitgesprächen, er als Psychoanalytiker und ich als Verhaltenstherapeut, mit der Hoffnung, dass wir feste aufeinander hauen. Und das haben wir auch gemacht, fanden das aber sehr amüsant.

CD: Mit Spaß *(lacht)?*

Prof. Dr. Jarg Bergold: Mit viel Spaß, und hinterher sind wir einen Wein trinken gegangen, ein Vierterl *(beide lachen)*. Und ab da waren wir befreundet und wurden weiter zu Kämpfen eingeladen ... aber nun waren es Schaukämpfe: Jeder wusste vom anderen, welche Argumente er bringt, und an welcher Stelle er einsetzen kann oder wo man dem anderen etwas zuspielt: Wir haben also wahnsinnige Schaukämpfe gemacht, wir haben uns tot gelacht. Also es kam sehr auf die persönliche Beziehung an.

Also in Bern zum Beispiel mit dem alten Analytiker, er hieß Blum, hatte noch bei Freud seine Lehranalyse gemacht hat und wollte die Anna Freud heiraten, worauf ihm der Alte dringend abgeraten hat, weißt du, die war lesbisch. Das war faszinierend, weil die Begründungen waren völlig verschieden, und am Schluss, wenn es darum ging, was man praktisch macht, waren wir uns an vielen Punkten relativ einig. Ebenso hervorragende Erfahrungen habe ich mit Jungianern gemacht. Völlig andere Begründungen, auf völlig andere Sachen gekuckt. Aber wenn es darum ging, was machen wir denn jetzt, gab es erstaunliche Einigkeit. Ich war auch gewohnt, mit Psychoanalytikern im Görres-Institut zu arbeiten. Ich habe damals mit dem Houben gemeinsam, er als Analytiker, ich als Verhaltenstherapeut, dieselbe Patientin behandelt und solche Geschichten haben wir ausprobiert. Also insofern war es zwar manchmal auf einer offiziellen Ebene so, aber direkt in der Arbeit oder im Gespräch fand ich das alles nicht so aufregend. Ich war auch relativ gut informiert über die Psychoanalyse und konnte relativ gut mitreden. Das war nicht so schlimm. Es war ja immer der Vorwurf, dass die Verhaltenstherapie notwendigerweise Symptomverschiebung produzieren muss. Als die Untersuchungen heraus kamen, an denen auch Analytiker mitgemacht hatten, in denen sich gezeigt hatte, dass Symptomverschiebung in der Verhaltenstherapie nicht häufiger als nach Psychoanalyse ist, hatte sich das gegeben, außer möglicherweise so auf Verbandsebene.

CD: Also das heißt, wenn man sich die Auseinandersetzungen und die Kritiken aneinander ankuckt, muss man sehr differenziert auf verschiedenen Ebenen gucken was da tatsächlich passiert ist?

Prof. Dr. Jarg Bergold: Ja, ich denke ja. Ich habe auch immer mal wieder gerne polemisiert. Aber das hatte nichts mit der konkreten Arbeit zu tun, und schon gar nicht mit der konkreten Arbeit am Patienten, das ging eigentlich relativ gut. Ja, du hast gefragt, wie ich von Bern nach Berlin gekommen bin ...

CD: Nach Berlin, ja.

Prof. Dr. Jarg Bergold: Ja, das war auch eine eher traurige Geschichte. Weil mit den Möglichkeiten, die ich in Bern hatte, das hatte ich dir ja erzählt, wollte ich nicht weg von Bern. Auf einem Verhaltenstherapie-Kongress in München sagte Eva Jaeggi, die kannte ich schon vorher, wir haben irgendwo gefeiert, und da hat sie gesagt: „Mensch, wir haben eine Stelle in Berlin, bewirb' dich doch da an dem psychologischen Institut. Die wollen jetzt doch auch irgendwie einen Verhaltenstherapeuten für den Klinischen Lehrstuhl. Mit Psychoanalytikern haben sie schlechte Erfahrungen gemacht ..." Derjenige, der auf diese Stelle sollte, wie hieß denn der Analytiker, das weiß ich nicht mehr, auf jeden Fall hat der dann abgesagt. Die Eva hat gesagt „Nee, und das ist ganz toll". Und ich habe gesagt „Du, Eva, ich will mich nicht bewerben, ich habe in Bern ideale Arbeitsbedingungen, solche Arbeitsmöglichkeiten, die kriege ich nirgends." Aber ich habe gesagt „Also gut, ich mache es spaßeshalber" und habe ich mich beworben. Ja, und dann ist mein Chef, der Spoerri, relativ kurzfristig mit 49 an Prostata-Krebs gestorben. Damit waren wirklich alle Pläne und auch alle Zusagen im wahrsten Sinne des Wortes beerdigt. Dann habe ich mich so 'rumbeworben. Gleichzeitig wollten die mich in Hannover, an der Medizinischen Hochschule Hannover. Ich war dort ein paar Mal auf Einladung von Kisker gewesen, hatte vorgetragen. Das war aber eine C3-Stelle. Und an dem Tag, an dem ich vorgetragen hatte und die diskutiert haben, wer nun auf dem ersten Platz stehen soll, kam die Nachricht „Bergold hat eine C4-Stelle in Berlin". Da haben die gesagt, „Dann kommt der doch nicht zu uns" und haben den anderen genommen, sonst hätte ich die Hannover-Stelle gekriegt, weil der Chef dort wollte mich unbedingt. Mit dem konnte ich einfach auch persönlich ganz gut. Ich bin mir nicht sicher, von meinen Arbeitseinstellungen und von meinen Arbeitsmöglichkeiten wäre ich wahrscheinlich eher nach Hannover gegangen. Ich kam aus diesem Bereich in Bern mit wirklich vielen Möglichkeiten, Hannover war eine gut funktionierende Klinik mit einer Psychiatrie, wo ich wusste, dass ich da erwünscht bin, ja? Ich weiß nicht, aber ich denke, ich wäre wahrscheinlich eher nach Hannover gegangen, wenn ich die Auswahl gehabt hätte. Die hatte ich dann nicht. Und dann habe ich Berlin zugesagt, weil mir klar war, dass in Bern überhaupt nichts mehr geht. Es dauerte dann vier oder fünf Jahre bis dann Ciompi kam, sie haben die Stelle von Spoerri aufgesplittert in eine Sozialpsychiatrie-Stelle, die Ciompi gekriegt hat, und eine Psychotherapie-Stelle, die hat – den wirst du nicht kennen – ein Herr Heim gekriegt.

CD: Nee, kenne ich glaube ich nicht.

Prof. Dr. Jarg Bergold: Nee, kennst du nicht. Da ist nichts mehr gegangen, und dann bin ich nach Berlin gegangen.

CD: War das dann?

Prof. Dr. Jarg Bergold: 74.

CD: 74. Hm.

Prof. Dr. Jarg Bergold: Da hatte ich natürlich eine Situation, die sehr schwierig war. Ich meine, das war ja damals noch ein wildes Institut, im Grunde genommen hast du nur etwas machen können, wenn du eine Hausmacht hast, aber wir hatten ja keine. Ich hatte keine Hausmacht oder so etwas. Es ist aber dann etwas spannendes passiert. Ich bin über Eva, die mit Irma Gleiss wiederum gut befreundet, von den ADSen[1] adoptiert worden.

CD: Ah ja, hm *(beide lachen)*.

Prof. Dr. Jarg Bergold: Und die ADSen waren natürlich die Spitzenmannschaft, weil die waren kadermäßig organisiert, da konntest du dich darauf verlassen: Wenn eine Abstimmung ist, sind die da, wissen um was es geht und wissen, wie sie abstimmen müssen. Wir haben sozusagen alles durchgekriegt *(beide lachen)*. Ich habe nichts damit zu tun gehabt, aber ich bin als Verhaltenstherapeut akzeptiert worden.

Das hängt natürlich auch mit dem Osten zusammen, Eysenck und Rachman war ja das allererste verhaltenstherapeutische Buch, das in Deutschland überhaupt herrausgekommen ist, und das ist in Ost-Berlin herausgekommen. Von daher gab

1 ADS: Aktionsbündnis demokratischer Sozialismus

es auch eine gewisse Bereitschaft für die Verhaltenstherapie da, damit hing das zusammen. Und dann kam ich und habe herausgehandelt, dass ich eine Außenstelle haben will.

Da gab es noch so ein paar verrückte Mitarbeiter an diesem Institut, und es kamen schon die Studis und haben mir Vorschläge gemacht, sie wollten ein Kriseninterventionszentrum daraus machen, mit Betten und Übernachtungsmöglichkeiten. Ich hatte ja nun klinische Erfahrung und habe gesagt, „Also, liebe Leute, ohne mich. Das könnt ihr machen, wenn ihr dafür sorgt, dass ich mindestens vier Krankenschwestern kriege, und noch das und das Personal, dann können wir so etwas machen". Die wollten das also mit Assistenten und Studenten machen, also mit wissenschaftlichen Mitarbeitern auf Zeit, verstehst du? Wir haben das in der Rheinbabenallee aufgebaut und das *(meint die Räume des Projekts)* ist der Überrest davon. In der Rheinbabenallee haben wir mit Einwegscheiben angefangen, hier sind ja auch noch einige Scheiben drin *(meint die Räume des Projekts)*. Das ist ein Stückchen das noch aus dieser Zeit stammt.

Ursprünglich kam ich nach Berlin mit dem Vorsatz, das ist eine Chance, ich wollte „Psychotherapie für Unterschichtangehörige", so hieß das Projekt, entwickeln. Nach meiner Erfahrung in der Poliklinik werden 90 Prozent der Unterschichtangehörigen mit Medikamenten versorgt, und da muss man etwas tun. Das war sozusagen eine Chance. Ich dachte mir, Berlin, dieses Institut ist ein guter Platz, da kann man etwas dafür tun. Eigentlich wollte ich mit der Außenstelle gleich von vorneherein in einen Arbeiter-Bezirk. Dann hieß es im Präsidialamt, das geht nicht, es muss in Dahlem sein. Sie haben uns also diese Rheinbabenallee gegeben, wo die Leute ewig fahren mussten, um in dieses Villenviertel zu kommen. Irgendwann brauchten sie diese Räume unbedingt für den damaligen Präsidenten und haben mir dann gesagt, „Ja. Sie können sich etwas suchen, wo Sie wollen". Und da sind wir in den Wedding gezogen. So ist das hier entstanden. Aber das hat wenig mit deiner Story zu tun.

CD: Aber das ist eine andere Weiterentwicklung, ja,

Prof. Dr. Jarg Bergold: Ja, das ist eine andere Story.

CD: Ich habe noch eine ganze Menge Fragen, ziehe jetzt aber mal aus Zeitgründen Einschätzungsfragen vor. Würdest du bestimmte Phasen der Entwicklung und Professionalisierung der Verhaltenstherapie benennen können, Phasen und vielleicht auch Höhepunkte oder Tiefpunkte?

Prof. Dr. Jarg Bergold: Höhepunkt war gleich die Anfangsphase, habe ich dir ja erzählt, die würde ich überschreiben mit „Anything goes", wirklich in dem Sinne. Das war absolut faszinierend. Das habe ich ja in diesen Artikeln, die du dir wahrscheinlich angekuckt hast, beschrieben. Das ging ja Pchchch: so hoch, wie wahnsinnig, nä!

Weil, das war einfach eine Passung aus ganz vielen verschiedenen Ecken, gesellschaftlich, politisch eben da Willy Brandt und die Machbarkeit, „alles ist machbar, Herr Nachbar“, und von den Medizinern her: „Endlich mal Psychotherapie, die man versteht“ und und und und und. Von den Universitäten her, endlich mal eine Psychotherapie, die aus dem Kanon der Psychologie herauskommt usw. Da ist wirklich was zusammengeschossen. Das war absolut faszinierend. Gut, dann gab es sozusagen – wenn man es in Phasen fassen will – eine Etablierungs-Phase, in der ganzen Lehrstühle kamen. Dann, habe ich den Eindruck, kam so etwas wie ein Niedergang, eine Medizinalisierungs-Phase, so würde ich das nennen.

CD: Die Medizinalisierung?

Prof. Dr. Jarg Bergold: Ja, die Medizinalisierung. Dann kamen diese Stichworte, die für mich schrecklich klingen, wie der Titel des Buches von Steffen Fliegel, den ich ja gerne mag. Aber dieses „Verhaltenstherapeutische Standardmethoden“, da haben sich bei mir alle Stacheln aufgestellt. Den kognitiven Ansatz fand ich einerseits recht interessant, andererseits ist der auch ein Medizinalisierungsphänomen. Aus folgendem Grund: Was wir ja ganz viel gemacht haben, und was ich immer noch für notwendig halte, ist, in die Lebenswelt der Leute zu gehen. Und ich habe den Eindruck, dass der kognitive Ansatz aus dem Zwang heraus kam, rechtfertigen zu müssen, warum man für 45 Minuten in seinem Therapiezimmer bleibt. Wir sind hinausgegangen, dann hat es halt fünf Stunden gedauert. Aber dann haben wir gewusst, was los ist. Also so ist das zumindest aus meiner Perspektive. Es haben sich da zweifellos interessante Sachen entwickelt, aber wenn es dann auch wieder so ausschließlich wird, habe ich große Probleme da mit. Ich denke, das hat etwas mit dieser Geschichte zu tun: Die Diskussion um Kassenzulassung und Psychotherapeutengesetz haben wir ja schon ewig. Am Anfang war ich mitbeteiligt, auch in Bonn, aber irgendwann habe ich mich zurückgezogen. Also dann sozusagen noch mal eine Phase, in der das relativ rigide wird, was sich in Begriffen wie Standardmethoden, Panik-Therapie und so was ausdrückt. Natürlich hatten wir auch damals viele physiologische Spekulationen gehabt und uns für physiologische Prozesse interessiert, aber das lief dann sehr, sehr, sehr straight und eng. So sehe ich das.

Insofern hat für mich die Verhaltenstherapie den Spaßfaktor eigentlich verloren. Oder wenn ich Verhaltenstherapie machen würde, würde ich sie ganz anders machen, auch heute noch, denke ich. Das war natürlich das Interessante, das auch dann auch zur Gemeindepsychologie geführt hat. Deswegen haben wir hier in Berlin gesagt: „Wir wollen die Klinische Psychologie und im Endeffekt auch die Verhaltenstherapie dann schon mit einer gemeindepsychologischen Grundhaltung verbinden.“ Da ist natürlich zumindest eine geschichtliche Logik darin enthalten: Das heißt also, Gemeinde als der Kontext.

CD: Da gäbe es einiges, was ich dich noch fragen möchte ... also zum Verhältnis von Verhaltenstherapie und Gemeindepsychologie. Das stelle ich aber jetzt hinten an ... und bleibe bei meinen Einschätzungsfragen. Was waren Gründe und was waren wichtige Aspekte dafür, dass die Verhaltenstherapie sich in Konkurrenz zu anderen Verfahren so etablieren konnte, wie sie heute etabliert ist?

Prof. Dr. Jarg Bergold: Da kann ich im Endeffekt nur das, was ich eh' schon geschrieben habe, wiederholen. Ich denke, das war völlig klar. Wenn du das mit erlebt hast, die Mediziner, die Psychiater, wir sind ja ganz blitzschnell in die Stationen hinein gekommen, was früher für die Psychologen völlig undenkbar war. Sofort offen. Das ist eine Sprache, die ihrer Sprache entspricht. Die Wirksamkeit. Eine Therapie, die nicht 10 Jahre wie die Psychoanalyse verlangt. Im akademischen Bereich und auch die Kassen haben das verstanden. Wir sind ja damals schon ohne weiteres zum Beispiel von der Techniker-Kasse finanziert worden. Also das sind diese Punkte. Und dann kommt vielleicht noch dazu, es gab einen sehr starken Druck, weil es mehr und mehr Studis gab, die sich in dieser ganzen Umbruchszeit für Psychologie interessiert haben, und dann auch da aufgesprungen sind, weil es auch ein großes Angebot an Stellen gab. Aber du konntest dir ja damals die Jobs aussuchen. Es gab viel zu wenig Ärzte. Das war ja eine Zeit, in der ganz viele verhaltenstherapeutisch ausgebildete Psychologen Stationsarzt-Stellen in der Psychiatrie übernommen haben.

CD: Hm, stimmt. Das kann man sich heute gar nicht mehr vorstellen.

Prof. Dr. Jarg Bergold: Ja kann man sich heute gar nicht mehr vorstellen.

CD: Okay, dann stelle ich jetzt meine letzte und abschließende Frage: Gibt es noch wichtige Aspekte oder Themen, die wir jetzt noch überhaupt nicht besprochen haben oder wo ich nicht nachgefragt habe, von denen du aber sagen würdest, das ist wichtig für die Verhaltenstherapie in der Bundesrepublik oder auch, das ist wichtig für die Geschichte der DGVT in der Bundesrepublik?

Prof. Dr. Jarg Bergold: Der DGVT?

CD: Hm, also DGVT auch mit ihren Vorläuferorganisationen, DBV und GVT.

Prof. Dr. Jarg Bergold: Ich überlege gerade. Mir fällt noch ein ... aber das sind eher Randgeschichten, so das Verhältnis zur EABT ... Da war ich ja lange Zeit auch. Ich war auch mal der Präsident der EABT. Das war immer ein sehr gebrochenes Verhältnis.

Dann diese Verhaltenstherapie in Österreich und in der Schweiz, das hat sich im Nachhinein dann auch entwickelt. Man müsste vielleicht noch einmal, wenn es um die DGVT-Geschichte geht ... Die DGVT-Geschichte ist ja viel stärker eine Geschichte der Etablierung und auch der Professionalisierung, aber auch der Auseinandersetzung mit den anderen Verhaltenstherapievereinen. Was hier interessant wäre, sich noch einmal die Auseinandersetzungen mit den anderen verhaltenstherapeutischen Ausbildungsvereinen anzugucken. Weil die DGVT in deren Augen ja immer als „linkischer" Verein galt, der immer noch versucht hat, bestimmte Themen hochzuhalten, wie Ausbildung günstiger zu machen und und ... Ich denke, das sind Aspekte, die vielleicht noch interessant wären.

Und zur Professionalisierung? ... Ich denke, es ist interessant diesen Prozess der Professionalisierung anhand der Verhaltenstherapie zu betrachten. Wobei man natürlich sagen muss, das hat es natürlich in anderen Therapieformen vielleicht noch deutlicher gegeben ... Die Professionalisierung spielt ja in der Verhaltenstherapie insofern natürlich nicht die Rolle, weil die VT eben aus einer akademischen Ecke kam. Das waren ja Psychologen, die per se professionalisiert waren. Das lässt sich wahrscheinlich nicht exakt mit diesem Professionalisierungsbegriff fassen. Die mussten nicht darum kämpfen überhaupt eine Profession zu sein, die waren schon eine, aber sie mussten natürlich darum kämpfen, in diesem einen Bereich dann auch etwas zu sagen zu haben.

CD: ... Und haben jetzt ja auch eine eigene Profession geschaffen ...

Prof. Dr. Jarg Bergold: Jetzt ist eine eigene, neue Profession geschaffen worden, ja. Wenn du denkst, wie lange dieses Psychotherapeutengesetz in der Diskussion war.

CD: Ja. Dann erst mal vielen Dank für das Interview.

Biographische Angaben

Jarg Bernard Bergold

1939 geboren in Nürnberg, als Sohn des Rechtsanwalts Dr. Friedrich Bergold und seiner Ehefrau Wilhelmine
1959 Abitur
1959 Studium der Rechtswissenschaft an der Universitäten Erlangen
1960 Studium der Rechtswissenschaften und Psychologie (Prof. Boesch) an der Universität Saarbrücken
1961 Ende des Jurastudiums und Beginn des Psychologiestudiums (Prof. Heiss) an der Universität Freiburg
1966 Diplom in Psychologie an der Universität Freiburg
1966 Wissenschaftlicher Mitarbeiter am Psychologischen der Universität München (Prof. Görres)
1967 sechsmonatiger Forschungsaufenthalt am Psychological Department of the Institute of Psychiatry, London (Leitung: H.-J. Eysenck)

1967 sechsmonatiges praktisches Training in Verhaltenstherapie am Middelsex Hospital bei Dr. V. Meyer
1968 Rückkehr nach München und Tätigkeit als wissenschaftlicher Mitarbeiter am Psychologischen Institut in den Bereichen Klinische Psychologie, Verhaltenstherapie und Psychotherapieforschung
Mitgründer und Mitherausgeber der Reihe: „Fortschritte der Klinischen Psychologie" (Verlag Urban & Schwarzenberg)
Gründungsmitglied der „Gesellschaft für Verhaltenstherapie"
1970 Klinischer Psychologe und Ausbilder an der psychiatrischen Poliklinik der Universität of Bern/Schweiz. Lehre in Verhaltenstherapie, Entwicklung von sozialpsychiatrischen Einrichtungen in der Stadt und dem Kanton Bern
1971 Promotion an der „Philosophischen Fakultät der Universität München". Mit der Arbeit: „Über das Problem der Auswahl von Messvariablen zur Kontrolle der Desensibilisierung"
1972 Dozent für medizinische Psychologie an der Universität Bern
1974 Gastprofessur am Psychologischen Institut der Universität Hamburg
C4-Professur am Psychologischen Institut der Freien Universität Berlin
Herausgeber der Newsletter der "European Association for Behaviour Therapy", Board member der Zeitschrift "Behaviour Research and Therapy"
1979 Entwicklung eines postgraduierten Modellstudiengangs „Fachkräfte für die psychosoziale Versorgung" als Kooperation zwischen der Freien Universität Berlin und der Alice Salomon Fachhochschule
1980 Präsident der "European Association for Behaviour Therapy"
1991 Mitherausgeber des „Journal für Psychologie"
1992 Mitglied des „Berliner Zentrums Public Health"
1992/95 Forschungsprojekt: Probleme der Organisation psychosozialer Dienste, ihre Auswirkungen auf die Nutzer und Reformpotentiale durch Vernetzung in den Bezirken Mitte, Prenzlauer Berg und Wedding (zusammen mit D. Filsinger)
1993 Beirat der Zeitschrift „Psykhe", Zeitschrift der Universidad Catolica Santiago de Chile
1997 Mitherausgeber der Zeitschrift „Gemeindepsychologischer Rundbrief"
1999 Mitherausgeber der Online Zeitschrift "Forum Qualitative Social Research"
1995 Invited address auf dem "Interamerican congress of psychology", 9 bis 14 Juli in San Juan, Puerto Rico: Models of psychosocial services in East and West Germany: Varying problems and chances
Invited address auf dem "International workshop on Community Psychology in Europe 'Enhancement and Quality of Community Psychology in Europe'"
1995/96 Forschungsaufenthalt an der „Universidad National de Rosario", Argentinien
1996 Organisation eines Kongresses "Seminario de intercambio y reflexión. Trama social, salud y participation comunitaria." 10.–17. Nov. in Rosario zusammen mit Argentinischen Kollegen

1999 Forschungsprojekt: Wissenschaftliche Begleitung der Erprobungsphase des ambulanten Krisendienstes im Land Berlin, zusammen mit Ralf-Bruno Zimmermann, Katholische Fachhochschule Berlin
Forschungsprojekt: Entwicklung einer Datenbank für den Berliner Krisendienst
2004 Organisation des "5th European Congress of Community Psychology – Learning Communities, Empowering Organisations and Quality of Life in a Changing Society"
Emeritierung
2006 Praxis- und Forschungsprojekt: „Zukunft Fotografie", Persönliche Entwicklung und finanzielle Zukunft für Kinder und Jugendliche aus argentinischen Slums. Rosario, Argentinien

Forschungsschwerpunkte

Angst und ihre Bewältigung, Handlungstheorie, Systemtheorie, institutionelle Vernetzung, Arbeitsweisen psychosozialer Dienste, Psychotherapieforschung, Public Health-Forschung, Förderung von empowerment unter Armutsbedingungen, Kriseninterventionsforschung, qualitative Forschungsmethoden, Evaluation

Mitgliedschaften

Deutsche Gesellschaft für Verhaltenstherapie (DGVT)
Gesellschaft für gemeindepsychologische Forschung und Praxis (GGFP)
Neue Gesellschaft für Psychologie (NGfP)
European Community Psychology Association (ECPA)

Dr. Irma Gleiss

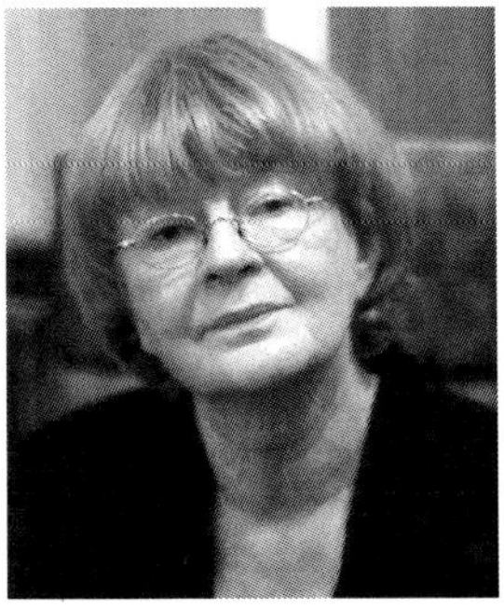

Interview am 30.11.2001 in Berlin

Christine Daiminger: In welchem Kontext haben Sie die Verhaltenstherapie kennen gelernt, wann war das, wo war das? Was fanden Sie damals interessant daran und woran hatten Sie vielleicht auch schon Kritik?

Dr. Irma Gleiss: Also das hatte ich befürchtet, dass Sie nach Zahlen fragen würden ...

CD: Also so ja ...

Dr. Irma Gleiss: Das war, als ich Assistentin am PI (Psychologisches Institut) an der FU (Freie Universität Berlin) war, in einer Zeit ...: es waren natürlich die 68er und vielleicht war es 1970. Ich war politisch auch sehr engagiert. Wir haben alles auf den Kopf gestellt, haben die bürgerliche Psychologie kritisiert und demontiert. Es entstand dann ein Teil in dieser Bewegung, der gesagt hat, „Na ja, dafür, dass wir sie demontieren, werden wir wahrscheinlich nie bezahlt werden": also Schlagwort berufsqualifizierendes Studium. Das wurde von einer politischen Gruppe, der ich auch nahe stand, den so genannten ADSen (Aktionsbündnis von Demokraten und Sozialisten), favorisiert. Und wir haben also Ausschau gehalten, dass wir Dozenten und Lehrkräfte kriegen, die nicht nur in Marxismus und Leninismus fit sind, sondern sozusagen auch gute, brauchbare, verwendbare Psychologie lehren. Zur Auswahl stand ...: Also mit der Psychoanalyse waren wir ziemlich auf Kriegsfuß und die war auch zu weit weg, obwohl es gab schon einen Analytiker am Institut, aber das war nicht meine Welt. Zur Auswahl stand Gesprächspsychotherapie oder Verhaltenstherapie.

Die Verhaltenstherapie hatte bei der Mehrheit und auch bei mir aus ganz verschiedenen Gründen die größere Sympathie, natürlich in erster Linie aus ideologischen Gründen. Man hat geglaubt, dass sie materialistisch ist. Der Materialismus stand ja – ideologisch gewertet – an oberster Stelle. Und dann war es auch wirklich so, wir haben ja auch nach Osten in die DDR geschielt, dass die der Verhaltenstherapie wohlwollender gegenüberstanden, weil man dort irrtümlicherweise dachte, dass sie gut kompatibel mit der Pawlowschen Reflexologie sei. Was ich nicht glaube, dass das stimmt. Jedenfalls das war so, Eysenck ist als allererstes in der DDR übersetzt worden, und das hat uns eher offen gemacht. Aber ansonsten wusste ich noch überhaupt nichts, ich hatte also, glaub ich, weder Eysenck noch sonst irgendeinen original verhaltenstherapeutischen Text gelesen.

Dann kam Eva Jaeggi als Verhaltenstherapeutin und mit ihr ging alles sozusagen weiter. Sie hatte recht schnell einen offenen, kritischen Ansatz, der später zu der kognitiven Verhaltenstherapie geführt hat. Und in dem Kontext mit Eva Jaeggi haben wir die Theorie – das was es gab – kritisch aufgearbeitet und haben unter ihrer Anleitung oder unter gegenseitiger Supervision erste praktische Erfahrungen mit Patienten gemacht. Das habe ich eine Weile mitgemacht bis ich den Eindruck hatte, das befriedigt mich nicht, also meine Neugier bleibt auf der Strecke, besonders in der Frage, wie das lebensgeschichtlich zusammenhängt. Das hat mich persönlich in die Psychoanalyse geführt.

CD: Zu der Zeit, von der Sie sprechen, haben Sie da noch studiert oder waren Sie da als wissenschaftliche Mitarbeiterin beschäftigt?

Dr. Irma Gleiss: Ich war Assistentin und habe erst im so genannten Grundstudium unterrichtet und bin dann aber durch Eva in den klinischen Bereich hinein gekommen. Sie hatte natürlich ein bisschen Anfangsschwierigkeiten, weil sie die ganze Berliner Szene nicht so kannte, sie wurde doch hart rangenommen. Ich hatte ihr dann angeboten, dass wir zusammen Seminare machen, denn ich war so quasi als Linke anerkannt und ideologisch lupenrein. So hatte sie ein wenig den Schutz sozusagen, so dass dann auch konstruktive Seminararbeit möglich war. Denn es war zu befürchten, dass das „gegen, gegen, gegen“ überhand nimmt und alles paralysiert.

CD: Aber ein Klinisches Institut gab es damals schon?

Dr. Irma Gleiss: Nee. Das kam dann später, erst fünf oder zehn Jahre später ist die so genannte Rheinbabenallee etabliert worden. Das war wie eine Außenstelle. Die hatte aber im Prinzip nie den Charakter einer Poliklinik, weil die ganzen Lehrer, die wir hatten, also Eva und dann kam Jarg Bergold noch dazu, eigentlich auch keine Kliniker waren. Also die klinische Erfahrungen, so wie ich sie später kennen gelernt habe, die war sehr gering. Das waren Erfahrungen mit einzelnen Patienten, die in der Regel meist monosymptomatische Phobien oder Störungen hatten oder glaubten zu haben. Da wurden dann irgendwelche Programme durchexerziert, aber ... Es gab keinen Neurosebegriff, es gab nichts dergleichen, und auch keine Vorstellung, wie die Störungen im lebensgeschichtlichen, familiären Zusammenhang entstehen. Das hat sich in der Verhaltenstherapie sicher auch weiterentwickelt, aber das habe ich nicht verfolgt.

CD: Sie haben jetzt schon Einiges dazu gesagt, aber ich frage trotzdem noch einmal nach: Können Sie sich noch erinnern, was Sie interessant an der Verhaltenstherapie fanden oder was die auch versprochen hat?

Dr. Irma Gleiss: Also interessant fand ich wirklich nur die Vorstellung, dass man mit einer materialistischen Psychologie also mit der Kategorie Tätigkeit operieren kann, und auch den rationalen Ansatz, das fand ich interessant. Also jetzt fällt mir ein ... – ich weiß nicht, ob ich Einfälle haben darf in diesem Interview?

CD: *(Lacht).* Natürlich.

Dr. Irma Gleiss: Als ich das erste Mal einem Freund erklärte – der war Mathematiker und etwas weltfremd –, dass ich mit einer Patientin Verhaltenstherapie mache, die keinen Fahrstuhl fahren kann, da sagte er: „Ach, das ist ja interessant, das macht ihr dann wahrscheinlich so, dass ihr ihr erst einen ganz kleinen Fahrstuhl zeigt und dann ... immer größer und immer größer und immer größer" *(beide lachen).* Und da hatte ich schon Schwierigkeiten, irgendwie fand ich es auch trivial. Also das hat mich intellektuell nicht so richtig zufrieden gemacht. Diese erste Patientin, die nicht Fahrstuhl fahren konnte, war eine Ärztin. Und die hat gesagt, „Das geht ja so nicht, ich kann nicht immer im Flachbau arbeiten" *(lacht).* Mit der sind wir so richtig alle Hierarchien von Fahrstühlen, offenen und immer geschlossener usw. durchgegangen. Das haben wir in-vivo mit ihr durchexerziert, und das wurde auch besser – ich weiß nicht, ob die heute noch damit zu kämpfen hat –, aber das war's dann auch. Und das darüber Nachdenken, ob es auch eine unbewusste Dimensionen gibt und womit das alles zusammenhängt, das blieb auf der Strecke.

CD: Wurde das tatsächlich nicht gemacht, also was Sie jetzt sagen, das Nachdenken über Zusammenhänge und auch das mit den lebensgeschichtlichen Aspekten?

Dr. Irma Gleiss: Nee, das kam wirklich nicht vor. Ich denke, es kam eine ganze Menge vor, mir fiel gerade wieder ein, wir haben das immer zu zweit gemacht. Zwei Therapeuten, eine war eine Studentin, die noch mitmachte und ich. Und die Studentin hat sich mit der auch angefreundet und ist mit der dann ... Die haben Touren durch die Alpen gemacht und dieses und jenes. Ich denke, die hat sehr viel gekriegt, von dem man überhaupt nicht mehr sagen kann, dass das jetzt Verhaltenstherapie war. Aber wir haben darüber nicht reflektiert. Also es war ja auch eigentlich so, die DGPT (Deutsche Gesellschaft für Psychoanalyse, Psychotherapie, Psychosomatik und Tiefenpsychologie) gab es noch nicht oder die DGVT, so dass es in Berlin noch überhaupt keine institutionalisierte Ausbildung gab, da waren die Berliner wahrscheinlich viel später dran. In München war es, denke ich, einfacher ...

CD: Sie meinen jetzt VT-Ausbildungen?

Dr. Irma Gleiss: Ja, ja. Ich meine, wir haben dann angefangen, die erste Berliner Gruppe zu gründen, immer noch mit diesen antiautoritären Vorstellungen, dass es keine Unterschiede geben darf, dass es also nicht von irgendwelchen Zertifikaten abhängt, wer Mitglied wird. Lauter solche Sachen mischten sich da hinein. Es wurde aus politischen Gründen auch Supervision abgelehnt, weil das heißt ja auch oben und unten, und man ist ja per definitionem gleich. Das führte zu vielen, vielen endlosen Diskussionen, die mir irgendwann zu fad waren, so dass ich rausgegangen bin. Da habe ich nicht mehr durchgehalten.

CD: Aus der DGVT oder aus der Gruppe dann?

Dr. Irma Gleiss: Ja, ausgetreten bin ich Jahrzehnte später, aber ich habe da einfach nicht mehr mitgemacht.

CD: Wie sind Sie denn zur GVT in Kontakt gekommen? Wie haben Sie von der Organisation, von dem Verband erfahren? War das damals noch die GVT oder die DGVT?

Dr. Irma Gleiss: Das war auch über Jarg Bergold und über Eva Jaeggi. Es gab ja eine ursprüngliche Gruppe von einem doch eher konservativen Verhaltenstherapeuten, ich weiß nicht, ob es der Herr Schulte war oder dieser Münchner vom Max-Planck-Institut ...

CD: Der Herr Brengelmann? Das war der aus München.

Dr. Irma Gleiss: Genau. Und dann gab es bald einen linken Gegenverein. Das war dann die DGVT. Und die DGVT war wesentlich mehr als nur eine Verhaltenstherapie-Organisation. Die hat sich auch über die Versorgung Gedanken gemacht, über soziale Gerechtigkeit, über alles Mögliche.

Das war für uns ein Grund, da den Anschluss zu suchen. Jetzt fällt es mir wieder ein –, die haben ein Verbandsblatt gehabt, da habe ich eine Zeit lang sogar mit anderen Leuten die Redaktion gemacht. Das war natürlich schön. Das war etwas, was mir sehr entgegenkam, Aufsätze lesen, prüfen, veröffentlichen und so weiter. Aber es war eher der theoretische Teil, in der verhaltenstherapeutischen Praxis habe ich mich nicht wohlgefühlt, aus Gründen ..., oh Gott, da könnte ich jetzt spekulieren! Ich habe während der Uni-Zeit nur diesen einen Fall gemacht und das war's. Als ich nach der Assistenten-Zeit von der Uni wegging und dann wirklich auch mit psychisch Kranken konfrontiert war, da ist es mir nicht mehr eingefallen verhaltenstherapeutisch zu arbeiten. Ich hätte gar nicht gewusst, wie ich bei den komplexen Problemen irgendetwas so reduzieren könnte, dass ich verhaltenstherapeutisch arbeiten kann. Da habe ich schnell Anschluss an eine analytische Gruppe gefunden, das war eine Lehrerin, die abseits von den psychoanalytischen Instituten weitergebildet hat. Und der nächste Schritt war dann in das psychoanalytische Institut.

CD: Mhm, haben Sie da eine Analyseausbildung gemacht?

Dr. Irma Gleiss: Ja, ja. Und so richtig, zwar berufsbegleitend, aber doch in einer Weise gründlich, dass man angefangen hat, sich eine Vorstellung davon zu machen, was eine neurotische Entwicklung ist.

CD: Wieder zurück zum Verband –, weil ich habe nachgeguckt, und Sie waren ja ab 76 in der Redaktion. Und die DGVT ist entstanden aus der Vereinigung von DBV, Deutscher Berufsverband für Verhaltenstherapeuten und GVT. Und das war auch 76, also kurz bevor Sie in der Redaktion aktiv geworden sind. Können Sie sich noch erinnern können, ob Sie die Vereinigung von den beiden Verbänden irgendwie mitgetragen haben? Oder was haben Sie hier in Berlin von der Vereinigung der beiden Verbände wahrgenommen? Und als zweite Frage, wie hat sich das Verhältnis von dem Redaktionskollektiv – hieß das damals so? – im Verhältnis zu den andern Verbandsgremien gestaltet?

Dr. Irma Gleiss: Also wir hatten relativ freie Hand. Ich glaube, Jarg Bergold war vom Vorstand öfter da, war der im Vorstand?

CD: Ich glaube, der war zu der Zeit nicht mehr im Vorstand.

Dr. Irma Gleiss: Jedenfalls kam der hin und wieder. Ich hatte ein bisschen Erfahrung in der politischen Verbandsarbeit, bin aber in dem Sinne überhaupt kein Vereinsmensch, dass es da noch andere Organe gab in dem Verband wie Vorstand oder Ähnliches, also das ist mir ganz blass. Ich denke, da gab es nichts Formalisiertes, vielleicht jede Menge informelle Kontakte, wir haben ja dauernd zusammengegluckt. Sicherlich ist das so zu Stande gekommen, dass jemand gesagt hat, „Kannst du das nicht machen", und ich hatte die Zeit, weil ich eine Stelle und Freiräume hatte. Dann habe ich bei meinen Freundinnen geguckt, wer noch in Frage kommt und habe gesagt: „Du musst mitmachen, du musst mitmachen ..." Und dann machten die mit. *(Beide lachen)*. Damals haben die Leute noch gemacht, was ich gesagt habe. Das ist heute anders geworden *(beide lachen)*. Ja und ich weiß noch, wir durften dann als Lohn für die Arbeit einmal im Jahr essen gehen. Wir sind immer schwäbisch essen gegangen, ganz opulent ...

CD: In Berlin oder *(lachend)*?

Dr. Irma Gleiss: In Berlin, ja. *(Beide lachen)*

CD: Und wo waren Sie da?

Dr. Irma Gleiss: In den Durlacher Stuben, die gibt es gar nicht mehr. Das war auch elsässisch ... Wir haben da Zimteis und lauter teuere und leckere Sachen gegessen. Und das musste die DGVT zahlen. Also es war so, wie so Anfänge sind, ja?

CD: Mhm, ja. Und können Sie sich noch erinnern, welche Diskussionen, Texte oder Themen für Sie in dieser Redaktionszeit besonders interessant waren?

Dr. Irma Gleiss: Ich glaube, dass der klinische Aspekt, der klinische Nutzen oder so etwas wie klinische Überzeugungsarbeit oder einfach auch nur Demonstrationen von Fallgeschichten, dass das alles überhaupt keine Rolle spielte. Ich denke, es waren ganz viele theoretische Legitimationsarbeiten, es war Theoriekritik, und es war dieser verzweifelte Versuch, aus der Verhaltenstherapie eine politisch kommode oder akzeptable, emanzipatorische Therapie zu machen.

Wir waren ja immer so geplagt vom schlechten Gewissen, dass wir bürgerliche Anpassungsarbeit machen, dass die Reparation von psychisch Kranken sie sozusagen systemkonform macht, dass dadurch kritisches und revolutionäres Potenzial verloren geht. Also da mussten wir schon ganz schön viel herum rationalisieren. Und wir haben unseren ganzen Verstand dafür eingesetzt, uns irgendwelche Konstruktionen auszudenken, dass das irgendwie hinhaut. So. Und auf die Idee, dass es zwei Paar Schuhe sind, also dass man zum Beispiel, wenn ein Bein kaputt geht, auch nicht sagt, wenn der wieder laufen kann, wird der systemkonform benutzbar ... Das haben wir alles nicht so gesehen. Aber ich denke, das hängt ja auch mit den psychisch Kranken zusammen. Das war auch die Zeit, in der es das Sozialistische Patientenkollektiv gegeben hat. Ich denke, die psychisch Kranken fallen eben auch in anderer Weise aus dem System heraus als jemand der sich das Bein bricht.

CD: War das ein Grund, warum das auch zusammengedacht worden ist, also die politischen Ansprüche und die fachlichen?

Dr. Irma Gleiss: Ja, also jedenfalls für uns in der Redaktion. Und es war ja so, dass die Linken jedenfalls anfangs immer die Mehrheit hatten, so dass das gern gesehen war. Und die Idee, dass das ja doch eine etwas luxuriöse Spinnerei ist, die auch nicht sonderlich berufsqualifizierend ist oder eben der klinischen ...

CD: Der Verband? Oder was ist eine luxuriöse Spinnerei, Psychotherapie?

Dr. Irma Gleiss: Mehr dieses Überlegen um Theorie und Emanzipation und was ist systemkonform und was nicht. Das meine ich jetzt. Nach meiner Zeit hat sich das so entwickelt. Aber da hätte ich gut mitmachen können, weil darüber habe ich auch differenzierter nachgedacht.

CD: Wie ging das dann zusammen, der emanzipatorische Anspruch bzw. die linken Positionierungen und die Verhaltenstherapie? Sie haben eben auch gesprochen von „Da hat man sich einiges konstruiert, damit das zusammen gepasst hat". Was waren das für Gründe oder Konstruktionen?

Dr. Irma Gleiss: Ich denke, ein Kerngedanke ... – heute würde ich das natürlich anders sehen und anders interpretieren, ich denke, wir haben einfach massiv Gefühle abgewehrt; das war ja eine absolut rationalistische Herangehensweise – und ein Kerngedanke war der Praxis-Begriff, ja? Den gibt es ja im Marxismus genauso wie in der Verhaltenstherapie, sozusagen das Sein bestimmt das Bewusstsein. So dass die Verhaltenstherapie in dem Sinne also auch ein materialistischer Ansatz war. Dass der Mensch Gedanken hat ..., das haben dann andere fortgesetzt, da bin ich schon längst ausgestiegen, weil es mir zu fragwürdig erschien. Aber der Gedanke, dass man über eine bestimmte Praxis mit dem Patienten auch erreichen kann, dass er gesellschaftliche Widersprüche erkennt und nicht nur die Krankheit in sich sieht, sondern sich als Opfer der kapitalistischen Widersprüche sieht. Ich weiß nicht, ob Ihnen der Fall Kapella was sagt?

CD: Nee.

Dr. Irma Gleiss: Das war zwar nicht Verhaltenstherapie, aber der ganze linke Ideologieteil war ähnlich, nämlich dass man die Patienten aufklärt ...: Das war in dem Fall ein Kind, das eben darüber aufgeklärt wurde, dass seine Eltern eigentlich nur Handlanger der kapitalistischen Gesellschaft sind, und das wurde ermuntert, gegen die Eltern zu rebellieren, und das war sozusagen Therapie. Also dass wir auf dem Papier den Anspruch hatten, auch politisch zu agitieren. Ich denke, mit der jungen Ärztin, die nicht Fahrstuhl fahren konnte, haben wir vielleicht auch darüber geredet, aber ging es wirklich ums Fahrstuhl fahren. Aber es ging ja darum, sich theoretisch zu legitimieren. An solche Sachen denke ich.

CD: Aus der heutigen Perspektive, was würden Sie sagen, was wurde da damals verdrängt oder was wurde wegrationalisiert (lachend)?

Dr. Irma Gleiss: Ja. Also ich glaube wirklich, dass wir den ganzen Bereich der psychischen Störungen wirklich als kognitive und bestenfalls noch als erlebnisbestimmt gesehen haben. Aber dass wir überhaupt nicht in der Lage waren, auch nur ansatzweise die Idee zu entwickeln, dass irgendwelche subjektiv brisanten, schmerzhaften Gefühle und so etwas zentral waren. Dieser ganze vielleicht auch etwas verschwommen-romantische Bereich der tieferen und schwierigen Gefühle ...: Das war alles nicht mal tabu, also so, dass man wusste, da ist etwas, was man nicht anfassen darf, sondern es war wie ausgeblendet. Es war einfach nicht da. Und die ganze Psychologie, die das getragen hat damals, war ja auch eine Psychologie, die so schlankweg aus der Nazizeit herübertransportiert wurde, die man natürlich nur abartig und schrecklich fand. Von daher war die Begegnung mit der Psychoanalyse für mich dann wirklich eine Erleuchtung, also so ein Wissensgebäude, in dem es um die Emotionen geht, wo man sich damit befasst ohne darin zu versinken.

Was die Verhaltenstherapie damals betrifft, kam das, denke ich, auch vielen gelegen. Wobei es auch viele Diskrepanzen gab. Ich kann mich erinnern, wenn Leute ausgeklinkt sind, was ja immer wieder mal passiert ist, zum Beispiel aus dem Freundeskreis oder auch in dem politischen Kreis: Da sind auch viele zu Psychoanalytikern gegangen.

CD: Weil man den Verhaltenstherapeuten nicht getraut hat? Oder weil es da noch nicht so eine Struktur gab?

Dr. Irma Gleiss: Ja vielleicht beides. Es gab niedergelassene Verhaltenstherapeuten, die dann auch allmählich mit klinischer Erfahrung gearbeitet hatten, aber die kannte ich überhaupt nicht. Ganz spät, also sicherlich auch erst so gegen 1980, kamen über den Verband die Kontakte zustande. Aber anfangs war das ziemlich getrennt, die tauchten an der Uni nicht auf und waren uns auch furchtbar suspekt, weil die ja dem Modell des niedergelassenen Arztes folgten und wir waren nur für poliklinische Modelle.

CD: Was ich auch ein interessantes Phänomen finde, die polemischen Auseinandersetzungen zwischen Psychoanalyse und Verhaltenstherapie in den Anfangszeiten und auch die Kritik allgemein an der Verhaltenstherapie, die es ja schon relativ früh gab. Und da würde mich interessieren, können Sie sich erinnern, was in der frühen Phase an der VT kritisiert worden ist, und wie sich das bei Ihnen dann in Ihrer Sicht auf die Verhaltenstherapie verändert hat, wie Sie da der Verhaltenstherapie gegenüber kritischer wurden?

Dr. Irma Gleiss: Na ja, es war von Anfang an ein kritisches Verhältnis. Also wir haben vor allem den Behaviorismus kritisiert: also das behavioristische Menschenbild, diese Analogie Ratte-Mensch, dass es so undifferenziert ist, und wir hatten lange die Idee: „Die Theorie ist schlecht, die Praxis ist brauchbar." Weil die Praxis mehr ist als angewandte Theorie. Das ist eigentlich eine ganz moderne Sicht der Dinge, dass es oft sehr vereinfacht dargestellt wird, und dass die Verhaltenstherapeuten das ja zum Teil auch selber konstruiert haben, um ihr Vorgehen als wissenschaftlich auszuweisen. Das war aber nicht die Stoßrichtung unserer Kritik damals, sondern einfach: der Behaviorismus ist per definitionem ... Da muss man nur in dem philosophischen Wörterbuch von Klaus und Buhr nachlesen, zu den vorgegebenen marxistisch-leninistischen Kategorien: Da fällt er eben durch, und das wurde stark kritisiert, aber wie gesagt, eben mit der Idee, dass die Praxis mehr ist als nur angewandte Theorie.

Das waren auch Dinge, die Eva Jaeggi dann aufgegriffen hat, weil die ja durch die Arbeit in Bochum einfach schon wesentlich weiter in der Berufserfahrung war. Ich bin an sich in die Praxis der Verhaltenstherapie gar nicht eingestiegen, außer diesem einen Übungsfall. Und ich habe dann auch keine klinisch verhaltenstherapeutischen Arbeiten mehr gelesen, um mich besser weiterzubilden, da bin ich dann schon umgeschwenkt auf die Psychoanalyse. Ein wichtiger Theorieteil waren damals die sozialwissenschaftlichen Theorien von Heiner Keupp, also Abweichendes Verhalten und so weiter. Heiner Keupp war mein Doktorvater, wir haben uns gut gestritten, wissenschaftlich gestritten, weil ich diese Etikettierungstheorie nie gut finden konnte. Er war ein sehr fairer Kontrahent, also das war wunderbar. Aber das waren auch einfach Versuche, das Problem psychischer Störungen theoretisch zu bewältigen. Für mich war die theoretische Bewältigung wichtiger als die Praxis. Die wurde erst dann wichtig, als ich selber vor einem Problem stand und mich also acht Stunden am Tag mit psychisch Kranken beschäftigen musste. Da entstand dann ein anderer Druck. Und ich wüsste auch gar nicht, ob es damals außer diesem Eysenck-Buch schon Praxisanleitungen in Verhaltenstherapie gab?

CD: Ja, ob man das, was es Anfang der 70er gab Praxisanleitungen nennen kann? Da gab es schon die ersten also auch explizit deutschsprachigen Veröffentlichungen, von deutschen Autoren.

Dr. Irma Gleiss: Das war Schulte zum Beispiel?

CD: Na ja, die Frau Blöschl hatte 68 das erste deutschsprachige Buch veröffentlicht ..., und dann gab es viele Veröffentlichungen, was Forschungsarbeiten anbelangt und dann eben das Buch von Eysenck. Also vieles gab es da noch nicht.

Dr. Irma Gleiss: Das habe ich auch so in Erinnerung und die englischen Sachen haben wir, glaub ich auch, wenn dann nur übersetzt und später zur Kenntnis genommen.

Nee, also ich fand auch die klinische Verhaltenstherapie soweit ich sie kennen gelernt habe einfach nicht spannend, also es hat mich nicht gepackt. Das war ganz anders als ich die ersten psychoanalytischen Fallgeschichten gelesen habe, das hat sofort eingeschlagen sozusagen. Also so, dass ich gemerkt habe, dass das andere Bereiche in mir berührt hat als einfach den Kopf und die Gedanken.

CD: Sie haben vorhin von dem Buch von Eysenck gesprochen, das als Erstes in der DDR herausgekommen ist. Gab es hier in Berlin oder speziell von Ihnen aus auch Kontakte in die DDR? Also fachliche Kontakte. meine ich.

Dr. Irma Gleiss: Ja, ich hatte einen Bekannten, einen Freund, Psychologen, der in der DDR an der Humboldt-Universität unterrichtet hat und auch verhaltenstherapeutisch ausgerichtet war. Ich bin damals öfter angeschrieben worden aus der DDR, um Artikel und solche Sachen zu schicken. Ich habe ganz spät erfahren, vor ein paar Jahren erst, dass das für viele ... Das war etwas ganz Witziges: Die sind mit meinen kritischen Arbeiten über die Verhaltenstherapie zu ihren Vorgesetzten gegangen und haben gesagt, „Schaut her, so marxistisch kann man sich mit der Verhaltenstherapie auseinandersetzen“, was wiederum dazugeführt hat, dass das in der DDR mehr oder minder salonfähig wurde. Das wurde mir erzählt, da stimmt natürlich wahrscheinlich nur ein Zehntel davon. Aber solche Kontakte hat es gegeben. Ich bin allerdings nie zu irgendwelchen Veranstaltungen eingeladen worden, habe aber diesen Psychologen besucht, und wir haben uns auseinander gesetzt. Aber das hatte mehr informellen Charakter.

CD: Und wie hat sich das für Sie dann innerhalb der DGVT entwickelt? Wie lange waren Sie in der Redaktion?

Dr. Irma Gleiss: Also ich denke, es waren schon drei, vier Jahre. Ich habe leider keine Erinnerungen, wie das ausgegangen ist. Irgendwann haben wir es abgegeben, ich weiß aber gar nicht, ob da Konflikte waren? Ich glaube nicht, also ich denke, es war einfach so turnusmäßig dran. Und ich kann mich auch nicht an eine Entwicklung erinnern, außer dass es eine sehr schöne Art der Arbeit war. Ich habe das gerne gemacht, mit den Autoren Kontakt aufzunehmen und über die Sachen zu reden, die sie geschrieben haben. Aber so genau fehlen mir da die Erinnerungen.

CD: Können Sie sich noch erinnern, ob Sie die DGVT weiter beobachtet haben, ob Sie noch etwas mitgekriegt haben?

Dr. Irma Gleiss: Also ich bin noch eine Zeit lang auf die Jahrestagungen gegangen, die waren ja immer im Januar, Februar, oft in Berlin und fand das immer gut, da viele alte Bekannte zu treffen. Aber es hat mich nicht mehr interessiert. Also das Interesse war erloschen.

CD: Sie haben sich in eine ganz andere Richtung bewegt und entwickelt?

Dr. Irma Gleiss: Ja! Da ist natürlich auch ein Bild über die Verhaltenstherapie geblieben, das nicht dem entspricht, wie sie sich entwickelt hat. Ich habe jetzt wieder den Kontakt mit Bekannten, die verhaltenstherapeutisch arbeiten. Wir reden darüber und tauschen uns aus, und das sind so ganz persönliche Eindrücke, ich halte die für fähige Leute.

Ach und jetzt fällt mir ein, es gibt durch das Psychotherapeutengesetz institutionell einen Austausch, dass die Analytiker zu den Verhaltenstherapeuten gehen und denen kurz erzählen, was Psychoanalyse ist, die Verhaltenstherapeuten kommen zu uns und erzählen uns kurz, was Verhaltenstherapie ist, und da gehe ich im nächsten Jahr zu den Verhaltenstherapeuten (lacht) und erzähle ihnen ...

CD: In eine Ausbildungsgruppe?

Dr. Irma Gleiss: Ja, ich habe einen Kurs. Dann gibt es zwei Leute, die ich gut kenne, die die Doppelausbildung gemacht haben. Aber die sind, glaub ich, mehr oder minder in der Verhaltenstherapie geblieben. Ich bin nie richtig hineingekommen. Ich denke, man muss von Überzeugung reden, von wissenschaftlicher Überzeugung, und die hat auch sehr viele subjektive Anteile. Es ist bei mir nie zum Zustand der Überzeugung gekommen. Mein Verhältnis zur Psychoanalyse ist auch ganz ambivalent, die kann man auch nicht als Ganzes schlucken, aber bei der Verhaltenstherapie ... Nee, wir waren nie für einander geschaffen und vielleicht war es auch so etwas ganz Persönliches, so etwas wie ein Instinkt. Ich wusste, dass ich selber, eine sehr rational übersteuerte Person war, und in meinen Händen wäre dieses Instrument möglicherweise völlig in die Hose gegangen. Das könnte auch sein.

CD: Was würden Sie sagen, was waren Gründe dafür, dass die Verhaltenstherapie sich auch in Konkurrenz zu anderen Therapieverfahren so durchsetzen und etablieren konnte? Was alles hat da eine Rolle gespielt?

Dr. Irma Gleiss: Es war eine absolut gute Politik, die sie gemacht haben. Also ausschließlich. Ich denke, es hat auf dieser Ebene nur mit guter Politik zu tun. Und dann hat es vielleicht etwas damit zu tun, dass die Organmediziner weniger Vorbehalte gegen Verhaltenstherapie als gegen andere Psychotherapierichtungen haben. Weil der Nimbus des Naturwissenschaftlichen ist da größer, vielleicht ja auch berechtigt, das kann ich gar nicht beurteilen, könnte sein.

Aber sie haben eine wirklich gute Berufspolitik gemacht. Und die haben sie auch einfach aus der Position desjenigen gemacht, der noch draußen ist und der – in meinen Augen – ungerechtfertigt draußen gehalten wurde von denen, die fett sozusagen auf dem Topf saßen, den Psychoanalytikern. Da hatten die natürlich vielmehr Elan, als diejenigen, die alte Privilegien verteidigen mussten, wo jeder gedacht hat, „Na ja, die haben wir doch Kraft unseres ...“, ja? Und die Psychoanalytiker waren viel verpennter und viel skrupulöser, um so etwas Niedriges wie Berufspolitik zu machen. Da denke ich, haben sie echt eine gute Arbeit für ihre Leute geleistet. Sie waren überzeugend und informiert und so weiter. Warum es die Gesprächspsychotherapeuten nicht erreicht haben, das verstehe ich nicht, also keine Ahnung. Ich kenne die Verhältnisse aber auch nicht so gut.

CD: Könnten Sie, wenn Sie so zurückgucken in der Etablierung und der Professionalisierung der Verhaltenstherapie auch bestimmte Phasen benennen und auch Höhepunkte und Tiefpunkte?

Dr. Irma Gleiss: Na ja, die erste Phase war die Theoriekritik. Und die zweite Phase bestand in dem Versuch, die Praxis progressiv umzudeuten, also Deutungsversuche, aber alles noch ohne wirkliche Praxis, sondern als gedankliche Konstruktion. Die dritte Phase, in der diese progressive Umdeutung dann auch wirklich getan wurde, das waren Leute, mit denen hatte ich schon nichts mehr zu tun. Das waren dann Leute, die im Umfeld mit Klaus Holzkamp weitergearbeitet haben, das wäre die dritte Phase, das hat mich nicht überzeugt. Und wie sich die unpolitisch konservative Verhaltenstherapie weiterentwickelt hat, das habe ich gar nicht mehr verfolgt. Über Eva habe ich noch mitgekriegt, dass es irgendwann die kognitive Verhaltenstherapie gab, dass dieses Blackbox-Modell aufgefüllt wurde, und man darüber einige Hoffnungen hatte, dass es differenzierter wird und es ist ja auch differenzierter geworden.

CD: Dann habe ich noch eine Einschätzungsfrage: Was war das für eine gesellschaftliche Situation in den 60er und 70ern, die das überhaupt ermöglicht hat, dass die Verhaltenstherapie und auch andere Therapieformen rezipiert worden sind, und dass es dann auch diesen Psychoboom geben konnte? Auf welche gesellschaftliche Problematik oder Situation hat die Verhaltenstherapie auch eine Antwort versprochen oder vielleicht gegeben?

Dr. Irma Gleiss: Das war die Zeit der Psychiatrieenquete. Es war die Zeit, in der ins Bewusstsein kam, dass es ein soziales Problem ist, dass die psychisch Kranken durch alle Maschen fielen, es war die Zeit der Antipsychiatrie und der Psychiatriekritik. Die Studentenbewegung hat die Frage der psychisch Kranken mit ins Gespräch gebracht, und das hat sich transportiert zu den sozialpsychiatrisch- fortschrittlichen Leuten. In dem Kontext war natürlich die Frage, welches Verfahren geeignet ist, um möglichst vielen Leuten zu helfen. Denn von der Psychoanalyse gab es die Vorstellung, die ja auch stimmt, dass man elaboriert sein muss, dass man – damals noch – Geld haben musste, dass sie teuer ist, und dass sie nicht für den einfachen, ungelernten Arbeiter zum Beispiel in Frage kommt.

Das hat schon auch für viele so etwas wie ein schlechtes Gewissen produziert, dass man nur in seiner Kaste bleibt. Das durfte man nicht, man musste ja die Arbeiterklasse beglücken, und die Verhaltenstherapie war eine ..., also das war eine Vorstellung. Und ich könnte mir vorstellen, dass da auch etwas dran ist, dass man mit strukturierten Verfahren und Verfahren, die mehr vorgeben, als eine Psychoanalyse, wesentlich breitere soziale Schichten erreicht. Das war die Zeit, in der die Verhaltenstherapie sich hier dann auch verbreitert hat. Da gab es eine Kollegin, das muss jetzt schon eine ziemlich alte Dame sein, die hat so ganz standhaft als verhaltenstherapeutische Praktikerin gearbeitet, schon ewig lange, aber in einer Weise, die wir eigentlich nie ins Auge gefasst haben, so dass wirklich Störungen wegtrainiert werden. Das war für uns eigentlich nicht die Idee. Sondern es war schon eingebettet in der Vorstellung, einen Beitrag zu einer besseren Welt (lacht) zu machen.

CD: Woher kam denn das schlechte Gewissen, das ist auch etwas, was ich jetzt schon öfter gehört habe oder war das vielleicht auch ein Phänomen der Zeit?

Dr. Irma Gleiss: ... Unverarbeitete Nazizeit natürlich. Wir sind ja, ohne dass wir es sagen und benennen konnten, alle mit den unausgesprochenen Schuldgefühlen unserer Eltern und der ganzen Generation doch auch konfrontiert worden. Ich denke, das hat eine große Rolle gespielt. Es wurde ja auch eigentlich erst seit der Studentenbewegung möglich, an die Nazi-Geschichten heranzugehen. Ich denke, das spielt eine große Rolle. Und auch, dass es einfach damals die Form des Jugendprotestes war. Heute ist es leider eher umgekehrt, dass der Jugendprotest auf der rechten Linie steht. Aber das spielt schon auch eine Rolle, einfach nur gegen die Werte der Elterngeneration zu sein, und die waren ja nun nicht sozialistisch.

CD: Könnten Sie sich vorstellen, dass das Moment, dass die Verhaltenstherapie aus den USA kam, dass damit auch eine Vorstellung von Demokratie oder von demokratischerer Psychotherapie mittransportiert worden ist?

Dr. Irma Gleiss: Nee. Also für uns war Amerika nicht die Demokratie, sondern der Aggressor, der globale Aggressor, der Vietnamkriege macht. Also auf die Idee bin ich noch nie gekommen, nee. Aber es könnte für einige natürlich so sein.

CD: Es gab ja eine sehr polemische Auseinandersetzung und auch starke Kritik, an der Psychoanalyse und auch umgekehrt. Was mich da interessieren würde, ob das innerhalb der Kreise der Psychoanalytiker oder Analytikerinnen, in denen Sie sich bewegen, ob die Kritik an der Verhaltenstherapie da überhaupt eine Rolle gespielt hatte, auch als Sie begonnen haben sich für die Analyse zu interessieren?

Dr. Irma Gleiss: Ich habe ja die Ausbildung an einem Institut gemacht, das damals noch ziemlich neoanalytisch war, also Schultz-Hencke und so weiter. Und die Nachfolger von Schultz-Hencke, Dührssen und Heigl, haben ja richtig Versuche gemacht, Verhaltenstherapie und Psychoanalyse zu integrieren und haben den Lern-Teil der Psychoanalyse herausgestellt. Sie hatten ein ganz positivistisches Verständnis von Psychoanalyse, da ging das gut. Das passte da gut rein, und die konnten das auch vertreten, ohne dass irgendwelche Leute in Ohnmacht gefallen sind. Ansonsten, denke ich, war die Auseinandersetzung gering, also so gut wie gar nicht. Es ist immer so. Ich denke, das ist der Narzissmus der kleinsten Differenz, man hat so viele noch nähere Feinde innerhalb der Psychoanalyse, die in ihren Ansichten noch näher sind, dass man sich lieber mit denen fetzt. Da sind die Verhaltenstherapeuten schon so weit weg und exotisch, das tangiert einen nicht mehr. So denke ich, läuft das. Und es gibt keine vernünftige Institution, wo das passieren könnte. In der Analyse haben die unterschiedlichen Fachrichtungen einen gemeinsamen Dachverband, in dem dann durchaus solche Auseinandersetzungen stattfinden können. Wenn es später einmal so etwas über die Psychotherapie und Kassen und Verbände gibt, könnte ich mir vorstellen, dass es auch wieder vernünftige Auseinandersetzungen gibt. Aber bis zu der Zeit ist das noch ein weiter Weg.

CD: Ich habe auch den Eindruck, dass es vielleicht auch wichtig ist, was die Auseinandersetzung zwischen Analyse und Verhaltenstherapie anbelangt, sehr genau zu gucken, auf welchen Ebenen das tatsächlich stattgefunden hat und wo nicht.

Dr. Irma Gleiss: Ich meine die Vorwürfe Symptomverschiebung und so weiter, das sind, glaube ich auch, Vorbehalte, die von den Theoretikern geäußert wurden, die selber gar nicht so viel praktische Erfahrung hatten. Was mich mal interessieren würde ist, wo geht ein Verhaltenstherapeut hin, wenn er denkt ...

CD: Selber eine Therapie machen will oder?

Dr. Irma Gleiss: Also solche Bewegungen, die würden mich interessieren. Weil die Analytiker, die gehen natürlich nicht zur Verhaltenstherapie, aber die gehen oft auch nicht zur Analyse, sondern machen dann ... sei es jetzt Atemtherapie oder Gestalttherapie, das hat lange viele Leute fasziniert, und machen da ihre Erfahrungen. Solche Untersuchungen, die kriegt man vielleicht hin und wieder mit.

CD: Meine abschließende Frage: Gibt es Themen oder Aspekte, die für die Geschichte der Verhaltenstherapie oder die Geschichte der DGVT in der Bundesrepublik wichtig sind, über die wir jetzt noch nicht gesprochen haben oder von denen Sie sagen würden, „Damit würde ich mich beschäftigen oder gucken Sie sich das an"?

Dr. Irma Gleiss: Spontan fallen jetzt zwei Bereiche ein: Einmal das ist insgesamt das Problem der Professionalisierung innerhalb der Psychotherapie, die besondere und ganz einzigartige Facetten gegenüber anderen Professionalisierungsbereichen hat, wobei man durch eine zu große Professionalisierung mitunter vielleicht das Ziel verfehlt. Es ist kein Zufall, dass wir noch so viele, fast romantische Zirkel haben, ohne die es die Psychoanalyse gar nicht geben würde. Ich habe mindestens drei, vier. Also dieses Zirkelwesen stellt ja eigentlich ein gewisses Gegengewicht gegen die Institutionen dar, dort kann sich viel Wildwuchs, Besonderheit und Eigenes einfach erhalten und kann weiter tradiert werden.

Und das zweite ist – dazu weiß ich bei der Verhaltenstherapie sehr wenig – und beschäftige mich aber jetzt damit, weil ich auch Lehraufgaben innerhalb der Psychoanalyse habe: nämlich die besonderen Probleme im Erlernen von Technik, also der psychoanalytischen Methode, wie das im didaktischen Geschehen damit zusammengeht, dass das Besondere ist, dass man trotz allem seiner Person treu bleiben muss. Aber das ist jetzt eine Spezialfrage. Es ist letztlich der ganz subjektive Teil in der Aneignung, weil es geht ja dann wirklich um zwei Menschen, die miteinander verhandeln, und dass da alte Muster mit hereinkommen, dass dieses und jenes eine Rolle spielt, die eigenen Komplexe oder Neurosen oder wie man die nennt, und ja? Und wie da zu verfahren ist. Das finde ich eine spannende Frage. Das ganze Problem der Didaktik in der Psychotherapie ist eigentlich noch Brachland ...

Und ansonsten ist natürlich die große Frage: Was hat es insgesamt mit den Schulen auf sich; wie ist es zu bewerten, was zum Beispiel der Grawe favorisiert, also die große, globale Einheitspsychotherapie, der stehe ich nicht besonders aufgeschlossen gegenüber und kenne auch nur gescheiterte Versuche. Ja, wobei, das geht vielleicht auch wieder zum Anfang zurück, weil die Schulenbildung ist ja sozusagen der romantische Anteil an der Wissenschaft, wo der Zirkel noch eine Rolle spielt. Aber ich glaube, das sind Probleme, die nicht nur die Psychotherapie beschäftigen, sondern auch alle anderen Wissensbereiche.

CD: Ich wollte jetzt noch mal nachfragen, weil ich Ihren ersten Punkt mit der Professionalisierung nicht ganz verstanden habe. Wenn ich Sie richtig verstanden habe, meinen Sie, es gibt in dem Bereich, also in dem psychotherapeutischen Bereich etwas Einzigartiges, was die Art der Professionalisierung anbelangt und auch eine Überprofessionalisierung, habe ich das richtig verstanden?

Dr. Irma Gleiss: Nee, ich wollte sagen, man muss sich bei aller Professionalität eine Naivität erhalten, sonst tötet die Routine. Wenn die Routine dazu führt, dass ich den Menschen ... Also ich gehe davon aus, ich muss die Psychoanalyse mit jedem Patienten neu erfinden und für ihn oder mit ihm neu erfinden, und wenn das wegfällt durch die Professionalisierung, dann geht etwas ganz Wichtiges verloren. Auch in der Psychoanalyse gibt es Tendenzen zur Schematisierung, ob das mit Verwissenschaftlichung zusammenhängt, kann ich nicht beantworten. Aber da gibt es dann vielleicht auch Grenzen. So meine ich das.

CD: Ahja, gut dann habe ich das falsch verstanden.

Dr. Irma Gleiss: Gut.

CD: Ja, danke Ihnen.

Dr. Irma Gleiss: Gern geschehen.

Biographische Angaben

Dr. Irma Gleiss

Diplom-Psychologin, Psychotherapeutin in Berlin
Anfang der 70er Jahre: Wissenschaftliche Assistentin am Psychologischen Institut der Freien Universität Berlin
Mitte der 70er Jahre: Redaktionsmitglied der Zeitschrift „Mitteilungen", die später umbenannt wurde in „Verhaltenstherapie und psychosoziale Praxis"
Ausbildung als Psychoanalytikerin

Prof. Dr. Alexa Franke

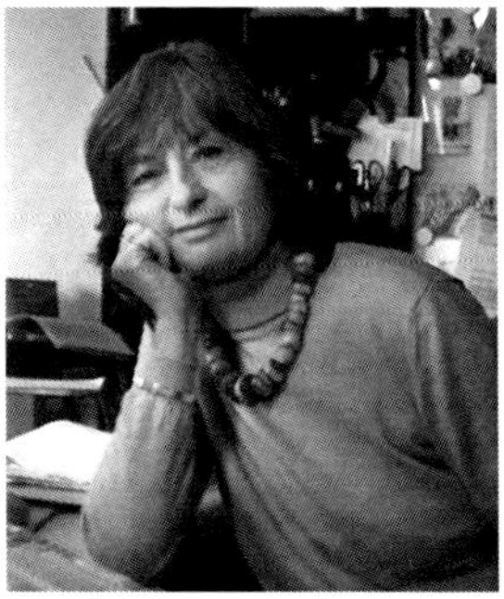

Interview am 28.01.2002 in Dortmund

Christine Daiminger: Dann beginne ich mit meinem ersten Fragenkomplex: Wie haben Sie die Verhaltenstherapie kennengelernt? Wo war das, in welchem Kontext und wann war das, was fanden Sie an der Verhaltenstherapie damals interessant, was fanden Sie damals vielleicht auch problematisch, was hat die Verhaltenstherapie versprochen?

Prof. Dr. Alexa Franke: Das kann ich am besten so machen: „Und dann will ich mal erzählen ..." Kennengelernt habe ich sie 1969, im Wintersemester. Ich hatte das Vordiplom gemacht und war danach lange verreist, kam dann aber zu spät ins Semester zurück. Ich hatte eigentlich nach dem Vordiplom wechseln wollen und hatte das zeitlich einfach nicht geschafft, weil ich irgendwo in der Türkei hängen geblieben war. Ich kam dann zurück nach Münster, und da hatte Lilly Kemmler zu dem Zeitpunkt gerade den Lehrstuhl für Klinische Psychologie bekommen. Es gab drei neue Assistenten, der eine war Dietmar Schulte, der andere war Hanko Bommert und der dritte war Dieter Vaitl, dann gab es noch Margarete Reiss. Die boten alle neue Seminare an. Eigentlich wollte ich nie Klinische Psychologie machen, das war wirklich das, was mir am entferntesten war. Aber ich war zu spät gekommen, und eine fleißige Kommilitonin hat mich dann in diesen ganzen Therapiekursen angemeldet. Dann bin ich da einfach hingetapert. Mich hat dann die Gesprächstherapie bei Heiko Bommert fasziniert, die habe ich ganz toll gefunden, da habe ich mich sehr reingekniet. Die VT fand ich am Anfang einfach sterbenslangweilig und bin da aber einfach hin, weil ich meine Scheine kriegen musste. Damals war es noch möglich, das alles parallel zu machen.

Ich habe dann sehr schnell eine studentische Hilfskraftstelle bei dem Hanko Bommert in der Gesprächstherapie gekriegt. Damals saßen die Assistenten alle nebeneinander auf einem Flur. Und ich kriegte mit der Zeit mit, dass die GT und die VT eigentlich gar nichts voneinander wussten.

CD: Sie meinen, inhaltlich oder die Leute, die das vertreten haben?

Prof. Dr. Alexa Franke: Inhaltlich und die Leute. Das war wirklich ein Schulenstreit, der sich bei uns auf dem Flur auch dadurch manifestierte, dass die eigentlich nichts miteinander zu tun hatten. Und ich bin immer fröhlich zwischen den Fronten hin und her. Ich habe das alles irgendwie nie kapiert, warum ich mich jetzt zu dem einen oder dem anderen bekennen sollte.

CD: Aber das war gefordert?

Prof. Dr. Alexa Franke: Das wurde sehr schnell gefordert. Ganz am Anfang war das, nach meiner Erinnerung, nicht so, aber das hat sich innerhalb eines halben oder dreiviertel Jahres ausgebildet, dass die einen Anhänger von Schulte und die anderen die Anhänger von Bommert waren. Es gab ganz wenige, die zwischen diesen Fronten waren. Der eine war der Jochen Winterhäuser, die andere war die Ellen Seidensticker und ich. Wir waren, ich glaube, fünf oder sieben Leute, die beide Ausbildungen an diesem Institut parallel durchlaufen haben. Die waren jeweils dreisemestrig. Aber da durfte man das eigentlich schon nicht mehr richtig sagen, dass man auch bei den anderen war.

CD: Der Klinische Lehrstuhl ist ja damals neu eingerichtet worden, Sie haben gerade erzählt, dass Sie gerade Vordiplom gemacht haben, als Frau Kemmler den Lehrstuhl bekommen hat. War Klinische Psychologie eine mögliche Perspektive, war das vor dem Vordiplom schon eine Option?

Prof. Dr. Alexa Franke: Nein, zumindest nicht für mich erinnerbar. Damals hatte Klinische Psychologie noch gar keinen Rahmen. Was man sich vorstellen konnte war, irgendwie mal an eine Erziehungsberatungsstelle gehen oder so etwas, aber irgendwelche anderen Vorstellungen habe zumindest ich mir nicht gemacht. Was ich damit machen sollte oder wollte, das habe ich sowieso nicht gewusst. Da muss man aber auch sagen, dass ich wirklich blutjung war, ich war gerade mal 20. Ich habe mit 22 Examen gemacht.

CD: Und hat sich Ihr Verhältnis zur Verhaltenstherapie dann irgendwann verändert?

Prof. Dr. Alexa Franke: Ich bin immer mit Leib und Seele, vor allen Dingen mit Seele, Gesprächstherapeutin gewesen. Zur Verhaltenstherapie hat sich meine Beziehung verändert durch eine Person, das war Margret Reiss. Die Margret saß ja auch mit auf dem Flur, die war nur älter als die anderen und hatte immer ein fürchterliches Minderwertigkeitsgefühl gegenüber Dietmar Schulte, weil Dietmar konnte die Theorie. Damals schien die Margret mir natürlich eine uralte Frau zu sein. Ich müsste mal nachgucken, wie alt sie war, wahrscheinlich war sie Mitte, Ende 40. Aber das war eine ganz lebenskluge Frau, und sie war so ein Vollblut-Mensch, die brachte einfach Fleisch an dieses Gerippe. Wir, also diese Gruppe um sie herum, haben viel Spaß gehabt, das hat enorm viel Freude gemacht. Wir haben einfach alle gemeinsam gelernt. Ich weiß noch, da waren irgendwelche Fortbildungen bei Marks gewesen, und sie hatte irgendetwas gefragt, und er hat gesagt: „If you're asking like that, you'll be very unhappy." Und das hat sie dann auch bei uns gesagt, wenn wir irgendwelche Fragen hatten: „You'll be very unhappy."

(Beide lachen). So haben wir immer versucht Verhaltenstherapie zu verstehen. Zum Beispiel habe ich diese sogenannte kognitive Wende immer als Witz empfunden, ich habe gedacht, da ist doch vorher kein Mensch davon ausgegangen, dass Kognitionen oder Emotionen keine Rolle spielen. Ich habe das einfach niemals so streng gesehen. Vielleicht noch eines, ich habe diese Kongresse von den GVT-Leuten damals immer komische Veranstaltungen gefunden, die Leute da, die kamen mir immer sehr komisch vor.

CD: Da waren Sie als Studentin dabei?

Prof. Dr. Alexa Franke: Wir waren permanent unterwegs. Das fand ich immer ganz komisch, die liefen immer so ernst und streng durch die Gegend, bis sie dann abends Alkohol getrunken haben, dann wurde es anders. Mir hat damals als Studentin bei den Verhaltenstherapeuten so ein Stück etwas Kommunikatives, Menschliches und so gefehlt. Das fand ich bei den Gesprächstherapeuten viel mehr.

CD: Und wissen Sie vielleicht noch oder können Sie sich erinnern, woher Frau Reiss, Herr Schulte und vielleicht auch Frau Kemmler die verhaltenstherapeutischen Konzepte rezipiert haben oder wie sie die rezipiert haben?

Prof. Dr. Alexa Franke: Sie haben alle versucht, das gemeinsam zu lernen und sind dann auch zu Eysenck gefahren. Da war ich nicht bei. Das müsste ungefähr ein Jahr oder zwei davor gewesen sein.

CD: Die drei sind zusammen gefahren?

Prof. Dr. Alexa Franke: So weit ich weiß zu dritt. Vielleicht waren noch ein paar dabei, das weiß ich nicht genau, aber auf jeden Fall waren sie dann bei Eysenck. Ich erinnere das als einen unglaublich gemeinsamen Lernprozess, in dem sie uns nicht sehr viel voraus waren.

CD: Eine meiner Ausgangsfragen war, wie sind sie eigentlich an das Denken, an das Denkmodell, an die Konzepte herangekommen, über Literatur oder über eben so etwas, wie Sie sagen, über Besuche in England oder in den USA?

Prof. Dr. Alexa Franke: Wie das bei Lilly war, weiß ich nicht. Was sie sicherlich vereint hat: Lilly war ja eine sehr erfahrene Erziehungsberaterin, Margret Reiss auch. Und Margret Reiss war mit einem Psychiater verheiratet gewesen, eigentlich war sie früher Journalistin. Was sie geeint hat, war, dass sie die psychoanalytischen Konzepte für Therapie nicht brauchbar fanden. Das ist meine Hypothese, dass sie alternative Konzepte gesucht haben. Und es war damals natürlich auch so eine Zeit, in der man eigentlich von der empirischen Fundierung der Psychologie insgesamt sehr fasziniert war und sehr davon ausging. Die Verhaltenstherapie war eine Methode, die diesem Denken sehr nahe lag, auch in der Anwendung psychologischen Wissens im Bereich von Therapie.

Das könnte ich mir schon vorstellen, dass das gerade für Lilly und für Margret am Anfang gestanden hat. Margret wusste viel von Psychiatrie und hat, glaube ich, auch lange als Sprechstundenhilfe bei ihrem Mann gearbeitet. Ich glaube, sie waren wirklich auf der Suche nach anderen, praktikableren Konzepten. Aber genau weiß ich das nicht wirklich. Vaitl war offiziell angestellt als Assistent für die Psychoanalyse. Ich kann mir vorstellen, dass Lilly, als sie den Lehrstuhl gekriegt hat, gesagt hat, es gibt jetzt drei große Therapieformen, Gesprächstherapie, Verhaltenstherapie und Psychoanalyse, und da hat sie die drei genommen. Und ich meine, Dietmar Schulte kannte ja von Verhaltenstherapie auch noch nicht mehr, als das was er am Institut von Lilly gehört hatte.

CD: Die Assistenten waren wahrscheinlich alle auch noch relativ jung?

Prof. Dr. Alexa Franke: Ach klar, Dietmar war damals ... weiß ich nicht, 1969, das müsste man noch nachrechnen können. Ich weiß nur, dass er 27 oder 29 war, als er den Lehrstuhl für Klinische kriegte, er war also damals 24 oder 25.

CD: Sie haben gerade vorhin von der kognitive Wende gesprochen. Das würde mich auch interessieren, wann Sie davon gehört haben? Oder hat man schon von der kognitiven Wende gesprochen, als Sie noch studiert haben?

Prof. Dr. Alexa Franke: Nein, das war danach. Aber wie gesagt, ich habe immer gefunden, wenn das für euch eine Wende ist, mag das sein, aber ich habe vorher auch so gedacht. Ich glaube, ich war irgendwie nie so richtig in dem Sinne eine strenge Verhaltenstherapeutin.

CD: Aber haben Sie dann auch verhaltenstherapeutisch gearbeitet?

Prof. Dr. Alexa Franke: Ja, ganz viel, jetzt in den letzten Jahren nicht mehr. Ich habe ja sogar mal vier Jahre eine verhaltenstherapeutische Klinik geleitet. Wenn ich heute auf einem Kasernenhof stünde und mich irgendeiner Gruppe zuordnen müsste, dann würde ich mich heute ganz sicherlich der Verhaltenstherapie zuordnen, und würde mich nicht als klientenzentrierte Therapeutin einordnen, so wie die Dinge jetzt in Deutschland stehen. Ich habe ganz lange gesagt, ich bin eine klientenzentrierte Verhaltenstherapeutin.

Ich schätze an der Verhaltenstherapie ungemein ihre Transparenz, wenn sie gut gemacht wird, dass man wirklich transparent dem Patienten oder der Patientin sagt: „Das und das tue ich jetzt, weil ...“ Und dass man wirklich Modelle hat, um es zu begründen, also wenigstens weitgehend oder zum Teil. Man kann Alternativen anbieten, man kann sagen: „Also, wir können das so und so machen, oder wir können das so und so machen.“ Dieses Praktische, dieses Handhabbare, dass man klare Zielvereinbarungen treffen kann, das kann man meiner Meinung nach in der Therapieform wirklich besser als in allen anderen. Man kann den Leuten Handwerkszeug für den Umgang mit sich selber und mit ihrer Umgebung an die Hand geben. Das finde ich toll. Das finde ich wirklich toll. Und dass sie so ganz offensichtlich wenig geeignet ist für irgendwelche Heilsbotschaften. Das haben jetzt einfach die letzten 30 Jahre gezeigt. Bei den meisten anderen muss man irgendwann ein Glaubensbekenntnis ablegen. Das braucht man bei der Verhaltenstherapie nicht. Und das schätze ich an ihr sehr. Da ist sie offenbar wenig gefährdet.

CD: Die Punkte, die Sie jetzt nennen, was Sie an der Verhaltenstherapie schätzen, war das etwas – wenn Sie sich zurückerinnern an die Anfangszeiten, – was Sie damals auch schon geschätzt haben? Oder ist das etwas, was sich in ihrem eigenen Professionalisierungsprozess für Sie so entwickelt hat?

Prof. Dr. Alexa Franke: Das Zweite, also ganz eindeutig, das hat sich ganz eindeutig so entwickelt und so ergeben. Das war am Anfang nicht, das ist eindeutig so im Lauf der Zeit gekommen.

CD: Jetzt mache ich mal einen Schwenk hin zu GVT-DBV-DGVT. Sie haben wahrscheinlich die GVT als Erstes kennengelernt? Wie haben Sie die kennengelernt?

Prof. Dr. Alexa Franke: Da habe ich wirklich keine Ahnung, das weiß ich nicht. Ich kann nur sagen, ich war irgendwie immer dabei. Wissen Sie, wir sind damals alle noch zusammen in klapprigen VWs nach München gefahren ...

CD: Zu den Kongressen?

Prof. Dr. Alexa Franke: ... und haben alle zusammen irgendwo übernachtet. An meine ersten Kongresse, erinnere ich mich, da habe ich nachts irgendwo auf irgendwelchen Schlafmatratzen in Schlafsäcken geschlafen. Das war alles irgendwie eine Clique, jeder kannte jeden. Für mich war das natürlich auch toll, so eine soziale Gruppe so kennenzulernen. Das war eine allgemeine Aufbruchstimmung, „Wir machen etwas Neues“. Das hat einfach total Spaß gemacht. Aber wann ich das erste Mal dabei war oder wann ich Mitglied geworden bin, das müsste man ja an der Mitgliedsnummer feststellen können. Bestimmt ganz am Anfang.

CD: ... Sind Sie dann Mitglied in der GVT geworden?

Prof. Dr. Alexa Franke: Ja.

CD: Was ich jetzt so aus den Akten weiß, waren Sie, bevor die beiden Verbände sich wieder zusammengeschlossen haben, beim DBV Vorsitzende.

Prof. Dr. Alexa Franke: Ja, um ihn aufzulösen.

CD: Das würde mich noch mal interessieren, dass Sie zum Beispiel auch bei der GVT Mitglied waren, das wusste ich gar nicht. Und über den DBV, da ist so gut wie nichts an Quellenmaterial erhalten.

Prof. Dr. Alexa Franke: Diese GVT, da war ich dabei, keine Ahnung seit wann. Und dann gründete ja irgendwer diesen DBV, aber welche Leute das genau waren, das weiß ich nicht. Ich weiß nur, wer am Anfang dabei war. Ich bin dann zum DBV gekommen, eigentlich ohne wirklich zu wissen, dass ich dazukomme. Das weiß ich noch genau: Es ging darum, dass wir jetzt Ausbildungsrichtlinien und so etwas machen müssen. Und diese Ausbildungsrichtlinien wurden dann vom DBV gemacht. DBV-Mitglied zu werden, hieß für mich damals eigentlich: In die Gilde der Anerkannten aufgenommen zu werden. Dass ich damit einem berufspolitisch orientierten Verband beitrat, das habe ich nicht gewusst. Für mich bedeutet das, die Anerkennung kriegen. So hieß das auch. Die Anerkennung kriegen als Verhaltenstherapeut und damit wurde man DBV-Mitglied. Der Chef von dem ganzen Laden war Dietmar Schulte. Ich glaube, er war auch der erste Vorsitzende von diesem Verein, das weiß ich aber nicht mehr. Er war der, den ich abgelöst habe. Das weiß ich definitiv.

CD: Er war auf jeden Fall mal Vorsitzender, aber ich weiß auch nicht, ob er der erste Vorsitzende war.

Prof. Dr. Alexa Franke: Ich weiß nicht, ob er jemals einen Vorgänger gehabt hat. Für mich war Dietmar Schulte der DBV. Er hat das alles gemacht und in die Wege geleitet. Ich war dann da drin und war ganz stolz, dass ich jetzt anerkannte Verhaltenstherapeutin war. Dann fuhr ich wieder zu einem Verhaltenstherapiekongress, von Zürich aus. Ich war damals Assistentin in Zürich. Ich hatte mich bei dem Kongress angemeldet, und es gab einen, der für die Quartiere sorgte, der hieß Manfred Cramer. Ich kannte mich ja nun nur hier oben im Norden aus, und für mich war Zürich im Süden und München im Süden, für mich lag das also sehr nah beieinander. Aber ich bin dann ziemlich lange Auto gefahren, bis ich endlich da war, und kam mitten in der Nacht in München an. Diese Quartierstelle war dann natürlich schon zu. Da hatte ich also wirklich nur diesen Namen: Manfred Cramer. Ich habe dann einfach da angerufen und er hat gesagt, ich sollte einfach mal kommen. Und ich landete in der WG von Manfred Cramer. Zu dem Zeitpunkt gab es schon die Frontenbildung zwischen GVT und DBV. Manfred Cramer mir dann in der Nacht über die Konflikte und die Positionen erzählt, und dass der DBV ein „reaktionärer Verein" ist. Da ist mir erst klar geworden, dass das unterschiedliche Sachen waren, das Gesundheitspolitische und das Berufspolitische. Alles, was Manfred sagte, leuchtete mir sofort ein. Das muss ich jetzt wirklich sagen. Ich hatte das vorher nicht gesehen. Für mich war natürlich völlig klar, diese berufspolitische Linie war etwas, was ich überhaupt nicht wollte. So weit war ich damals politisch auch schon. Dann weiß ich noch, dass der Kongress für mich persönlich wirklich ganz schwer war. Das war für mich unglaublich schwer, das auszuhalten.

CD: Weil Ihnen das so bewusst geworden ist, dass es diese unterschiedlichen Positionen gab?

Prof. Dr. Alexa Franke: Ja, weil ich da plötzlich merkte, meine Güte, was machst du da. Ich denke, das war für mich wirklich ein ganz entscheidender Punkt, mich überhaupt so richtig gesundheitspolitisch zu betätigen. Damit habe ich dann erst angefangen, zumindest in meinem Bewusstsein hat das damals für mich angefangen. Ich war 1972 in Zürich, das ist jetzt 30 Jahre her. Wahnsinn. Und da habe ich angefangen, wirklich darüber nachzudenken und mich sehr viel mehr in der GVT und dann auch im DBV zu engagieren.

Auf alle Fälle wurden wir dann auch im DBV ein paar mehr Leute. Und diese Sachen, die bei der GVT diskutiert wurden, wurden auch im DBV diskutiert. Damals begann diese ganze Diskussion um Gesundheitspolitik und Anerkennung und so weiter. Das waren wirklich heftige Auseinandersetzungen mit vielen, vielen Diskussionen. Es gab eine auch innerhalb des DBV immer größer werdende Gruppe, die sagte: „Ja, aber das wollen wir nicht, dass wir so ein Verein von ein paar Leuten werden, die die höheren Weihen haben". Das wollten ziemlich viele nicht. Jetzt weiß ich nicht genau, wie lange das gedauert hat. Auf alle Fälle war es so, dass wir innerhalb des DBV eine Gruppe wurden, die sagte: „Nee, das nicht. Das wollen wir einfach nicht. UUnd wir müssen sehen, dass wir wieder zusammenkommen." Ich war zusammen mit Inge Jöhrens an der Stelle sehr aktiv. Dann haben Inge und ich uns bei der nächsten MV als Vorstand wählen lassen. Ich war dann erste und die Inge war zweite. Wir haben das im Wahlprogramm – wenn Sie so wollen – ganz klar gemacht, dass wir den DBV und die GVT irgendwie in einen großen Verband zusammenführen wollen. Und das haben wir dann gemacht. Ich glaube, dass hat zwei Jahre gedauert. Es gab dann diese Mitgliederversammlung in Berlin, wo ich ständig zwischen diesen beiden Mitgliederversammlungsräumen hin und her bin. Der DBV und die GVT mussten sich auflösen, und dann hatten wir die DGVT. Im Vorfeld war ein fürchterlicher Streit mit diesen ganzen Diskussionen um diese Satzungsgeschichten. Meine Güte.

CD: Ich habe jetzt im Grunde genommen zwei Linien, wie ich weiter fragen könnte. Zum einen haben Sie die sogenannte Palastrevolution in der GVT auch mitbekommen? Und dann als anderes, können Sie sich noch erinnern, was die Konfliktpunkte zwischen den beiden Verbänden waren?

Prof. Dr. Alexa Franke: Für mich in meiner Erinnerung ist der Unterschied, dass die GVT sagte: „Diese ganze Psychotherapie muss verankert werden in Deutschland, aber im Rahmen einer großen gesundheitspolitischen Reform. Was wir auf keinen Fall wollen, ist eine Privatisierung des Psychotherapeutenbereichs. Wir haben dieses eine schreckliche Medizinsystem, und so eines darf es im Psychotherapiebereich nicht geben. Wir wollen psychologische Therapie aufbauen, groß machen, bekannt machen und und und. Alles, aber nicht in Richtung auf eine Professionalisierung der Psychologen als zweite, elitäre und privatisierte Gruppe im Gesundheitssystem."

Der DBV hatte eigentlich nichts anderes als Ziel als eine Professionalisierung von Psychologen als Psychotherapeuten. Ich weiß nicht, ob es damals schon um diese Diskussion des Heilberufs ging, ich glaube, ja. Der DBV hatte eine ausschließliche berufspolitische Ausrichtung. Und die GVT sagte: „Also, nichts da. Berufspolitische Sachen, eigentlich gar nicht." Das war hinterher in der DGVT so, dass gesagt wurde, „Wenn es denn sein muss, dann aber bitte absolut untergeordnet unter diese größere, übergeordnete gesundheitspolitischen Gesamtstrategie." Das waren die wesentlichen Punkte zwischen GVT und DBV.

Die Palastrevolution, den Begriff habe ich noch nicht gehört. Ich weiß noch, wie der Brengelmann damals abgelöst wurde, das wurde auch höchste Zeit. Das finde ich heute auch. Er hat einfach den Verein mit viel Schulden hinterlassen und hat den geführt wie ... ja, weiß ich nicht.

CD: Haben Sie das damals auch schon gewusst, oder war das etwas, was dann erst transparent wurde?

Prof. Dr. Alexa Franke: Nein, das wusste man. Das waren irgendwie Feudalstrukturen. Er machte, was er wollte. Viele haben gesagt, er hat sich um die Verhaltenstherapie und so weiter Verdienste erworben. Ich habe ihn einfach schlecht in Erinnerung. Vielleicht tue ich ihm damit unrecht, er wird einiges gemacht haben, aber als ich ihn kennenlernte, war er bereits so ...

CD: Waren Sie eigentlich auch noch in anderen Verbänden? Die GwG gab es ja damals auch schon.

Prof. Dr. Alexa Franke: In der GwG war ich. Im BDP bin ich nie gewesen.

CD: Das heißt, Sie waren dann parallel in zwei Verbänden?

Prof. Dr. Alexa Franke: Ich habe auch in beiden die Ausbildung gemacht, ich habe in beiden diese Ausbilderzertifikate gehabt. Das war immer alles völlig parallel. Ich habe damit nie Mühe gehabt, weiß aber, dass manche mir das auch angekreidet haben, dass ich einfach nicht linientreu genug war. Das war auch bei den Gesprächstherapeuten so, die Gesprächstherapeuten waren da schrecklich.

CD: Sowohl von verhaltenstherapeutischer als auch von gesprächstherapeutischer Seite aus ist Ihnen das angekreidet worden?

Prof. Dr. Alexa Franke: Ja, von beiden Seiten. Ich war irgendwie nicht religiös genug oder so etwas.

CD: Hat sich das im Laufe der Zeit verändert?

Prof. Dr. Alexa Franke: Ja, die Schulen haben sich ein bisschen angenähert. Ich denke, das wird heute nicht mehr so rigide gehandhabt. In der GwG bin ich schon sehr lange nicht mehr, da bin ich schon vor langer Zeit ausgetreten.

CD: Ich habe auch den Eindruck, dass sich das angenähert hat. Vielleicht noch mal zur DGVT. Was haben Sie da dann für ein Verhältnis dazu gehabt bzw. welche Rollen, Funktionen und Aufgaben innerhalb des Verbandes haben Sie nach der Vereinigung von den beiden Verbänden zur DGVT übernommen?

Prof. Dr. Alexa Franke: Erst war ich ein paar Jahre Vorstand, vier Jahre, glaube ich, war ich im Vorstand. War ich eine Zeit lang mal erste Vorsitzende? Wissen Sie das?

CD: Ich habe eine Liste, und nach dieser Liste hat das gewechselt. Sie waren auch mal erste Vorsitzende.

Prof. Dr. Alexa Franke: Das weiß ich nicht, ich meine, ich wäre auch eine Zeit lang erste Vorsitzende gewesen, zweite war ich auch eine Zeit lang. Wie viele Jahre das insgesamt waren, ob vier oder sechs, weiß ich nicht. Dann war ich lange in der Redaktionskommission der *VPP,* weil die damals eine ganz schlechte Phase hatte. Wir haben irgendwie gefunden: „Okay, dann sehen wir zu, dass wir dieses Ding retten." Da denke ich tatsächlich, dass wir damals einen qualitativen Sprung gebracht haben. Das finde ich bis heute, wenn man sich das anguckt, wie die bis dahin war. Es hat immer mal wieder gute Gruppen gegeben. Es gab einmal diese Uralt-Gruppe um Cramer herum, die war gut. Dann hat das eine Zeit lang ein Team um Heiner Keupp und Dieter Kleiber gemacht, die waren sehr gut. Als wir die *VPP* übernahmen, war die ziemlich am Ende, und wir haben wir richtig aufgepeppt. Das war eine schöne Zeit. Da waren in der Redaktionskommission: Steffen, Franz Caspar, Ingrid Jost und ich. Ich weiß auch nicht genau, wie lange ich das gemacht habe, vier Jahre sicher. Ich weiß nicht, ob ich noch andere Sachen gemacht habe. In der Kongresskommissionen habe ich mal mitgearbeitet. Das Einzige, was ich nie gemacht habe, war Anerkennungskommission. Aus tiefer Überzeugung.

CD: In der Zeit, als Sie im Vorstand waren, welche Bedeutung hatte es da, ob Sie erster oder zweiter Vorstand waren? Hat das eine Rolle gespielt?

Prof. Dr. Alexa Franke: Nein, die Überlegung war jetzt gerade nur für mich, weil ich gedacht habe: „Mensch, welche Rolle habe ich denn eigentlich nach außen hin übernommen." Nein, das hat überhaupt keine Rolle gespielt. Wir waren ein Team mit Arbeitsteilung.

CD: Können Sie sich für die Zeit, in der Sie im Vorstand waren, noch erinnern, was für Sie wichtige inhaltliche Themen in der Funktion und für den Verband waren?

Prof. Dr. Alexa Franke: Es war eine Zeit, die in meiner Erinnerung ganz stark von einem Neuaufbruch im Bereich der Psychiatrie und der Psychotherapie und der Gesundheitsversorgung gekennzeichnet war. In meinem Kopf geht da alles mögliche kreuz und quer durcheinander. Ich war damals sicherlich auch parallel sehr in der Gesundheitsbewegung, Gesundheitsladenbewegung engagiert. Das kam alles irgendwie parallel. Wir hatten tatsächlich die Idee, wir könnten das Gesundheitswesen neu organisieren und zwar in Richtung auf ein staatlich organisiertes Gesundheitssystem, was wir absolut präferiert haben. Wir haben gesagt: „Gesundheitliche und psychotherapeutische Versorgung sind gesamtgesellschaftliche Aufgaben. Der Staat hat dafür zu sorgen, dass das gewährleistet ist." Wir waren alle im weitesten Sinne – ich sage jetzt mal – sozialistisch in so einem Sinne, dass wir alles verhindern wollten, was ein Klassengesundheitswesen schuf. Wir waren gemeindepsychologisch und gemeindepsychiatrisch orientiert.

Das war wirklich eine Zeit von einer unglaublich guten Integration wissenschaftlicher und politischer Arbeit. Wir hatten wirklich gesellschaftliche Visionen, wir hatten gesellschaftliche Visionen eines veränderten Gesundheitssystems. Und die haben wir versucht umzusetzen, wir haben auch versucht, das wissenschaftlich zu fundieren. Ich erinnere mich zum Beispiel an diese wahnsinnig spannenden Gewerkschaftstreffen, die wir hatten. Die DGVT hat ja damals zum Beispiel das gesundheitspolitische Programm für die ÖTV geschrieben. Bernd Röhrle hat sehr viel daran formuliert. Die Präventionskonzepte waren auch von Bernd Röhrle, unter anderem. Das waren alles Sachen, bei denen wir auch so etwas wie Ghostwriter innerhalb der DGVT waren, auch für andere. Das steht für mich für diese Zeit ganz im Vordergrund. Dabei ging es auch immer um eine Weiterentwicklung der Verhaltenstherapie, und es ging natürlich immer darum, – ich sage mal so – die Mitglieder, die nicht so bei der Speerspitze der Revolution dabei waren, auch noch mitzuziehen.

Wir waren natürlich im Vorstand alles Uni-Leute, und uns wurde von den Mitgliedern manchmal entgegengehalten: „Ja, ihr habt gut reden, aber wir müssen ja sehen, und wie soll ich ..." Das weiß ich noch. Das waren Diskussionen, die mich persönlich sehr belastet haben. Ich habe das damals abgelehnt, dass jemand sagte: „Ja, aber wo soll ich eine Stelle finden, ich muss mich doch privat niederlassen." Ich habe das wirklich abgelehnt.

CD: Dass jemand sich privat niederlässt?

Prof. Dr. Alexa Franke: Ja, das empfand ich wirklich als Verrat, und ich finde das nach wie vor so. Ich meine, die Entwicklung ist jetzt so gelaufen. Aber sie ist auch sehr unterstützt worden, leider auch von der DGVT. Das ist etwas, was ich sehr bedauere. Aber ich finde nach wie vor, dass das eine ganz schlechte Entwicklung ist, dass unsere damaligen Konzepte besser waren und dass vieles von dem eingetreten ist, was wir damals befürchtet haben. Da fühle ich mich manchmal wie eine Kassandra, aber ich finde wirklich, dass das so ist und bedauere das sehr. Ich frage mich dann manchmal, „Mensch, hängst du da irgendwelchen Jugendzeiten nach oder so?“. Aber ich bin fest davon überzeugt, dass das gute Konzepte waren, gute Modelle, die wir hatten, und dass die humaner waren, dass die besser gewesen wären für die gesundheitliche Versorgung und meiner Meinung nach auch besser für die Psychologie. Ich befürchte sehr, dass diese Psychotherapeuten-Gesetzgebung, die wir jetzt haben, dazu führt, dass die Psychotherapie nicht weiterentwickelt wird, weil sie einfach von ihren psychologischen Wurzeln losgekoppelt wird. Das ist verheerend, damit wird sie eine Praxeologie und damit wird sie schlecht.

CD: Gibt es andererseits auch etwas von den Konzepten, politischen Positionen und Zielen, die Sie damals vertreten haben, was Realität geworden ist?

Prof. Dr. Alexa Franke: Das fällt mir schwer, das zu erkennen, das fällt mir wirklich schwer. Und wenn, dann wüsste ich ehrlich gesagt nicht, wo die DGVT in den letzten Jahren dazu beigetragen hat, dass das realisiert wird. Im Bereich der Psychiatrie sind jetzt sicherlich stärker gemeindepsychiatrische Konzepte verankert als das früher der Fall war. Aber zu sagen, dass die DGVT in der Entwicklung der letzten Jahre einen entscheidenden Beitrag gehabt hat, stimmt meiner Meinung nach nicht. Ich würde mir kein abschließendes Urteil erlauben, aber ich glaube das eigentlich nicht.

Ich muss auch sagen, ich bin die letzten Jahre eigentlich nur noch DGVT-Mitglied, ja, ein bisschen, weil es mein Kind ist. Aber wenn ich schon dieses Heft gesehen habe und dann dieses rosa Ding, und es ging nur um diese Psychotherapeuten und nur um die Anerkennung und nur um die Ziffern und nur um all das, da habe ich immer gedacht, „Das kann nicht wahr sein, wofür haben wir damals so gekämpft? Damit wir jetzt wieder bei den Scheiß-Ziffern landen. Das kann doch nicht wahr sein.“ Da sind manche Leute für mich einfach Wendehälse, das finde ich auch schon irgendwie sehr komisch, wie manche da doch ihr Mäntelchen in den Wind hängen, die vor zwanzig Jahren noch etwas ganz anderes gesagt haben. Ich habe mich sehr gewundert bei manchen.

CD: Sowohl die DGVT als auch die Verhaltenstherapie sind heute sehr etabliert und professionalisiert, vielleicht auch das, was Sie jetzt beschrieben und kritisiert haben. Welche Gründe und Faktoren haben dazu beigetragen, dass die Professionalisierung so stattgefunden hat, wie sie jetzt stattgefunden hat, und dass die DGVT auf der einen Seite und die Verhaltenstherapie auf der anderen Seite so etabliert sind, wie sie heute sind?

Prof. Dr. Alexa Franke: Dass die Verhaltenstherapie insgesamt so etabliert ist, ist auch ein internationaler Trend. Sie ist einfach für eine flächendeckende psychotherapeutische Versorgung – wenn Sie es mal ganz weit fassen, nehmen wir mal den ganzen Psychosomatik-Bereich mit rein – eine ökonomische Methode der Wahl und auch eine Methode, die für Leute unterschiedlichen Bildungsniveaus am ehesten geeignet ist. Wie wollen Sie mit der Psychoanalyse Versorgung machen? Das geht gar nicht. Und die Klientenzentrierte Therapie hat sich, meiner Meinung nach, selbst ins Aus befördert, die sind fast eine Religion geworden. Sicherlich ist auch eines der Motive, dass die Verhaltenstherapie tatsächlich effizient ist, und sie ist besser überprüfbar als andere. Damit war sie ein Objekt der Begierde, auch für Leute, die Doktorarbeiten schreiben müssen, sich promovieren, sich habilitieren und was weiß ich. Davon hat sie profitiert.

Sie ist sehr lernbar, das ist sicherlich auch ein Grund. Nicht alle Menschen, die Psychotherapeuten werden wollen, sind auch ausreichend begnadet dafür bzw. haben die ausreichende Intuition. Ich meine, dass Intuition was ganz Wichtiges für Psychotherapie ist, aber die haben leider nicht alle. Verhaltenstherapie ist sicherlich eine Methode, die man besser lernen kann als manche andere. Dann ist es immer noch gut, wenn man ein bisschen Intuition hat, aber man kann auch ohne. Dann ist es noch ein Grund, meine ich, dass sie sich tatsächlich mit der Art ihrer Methoden wunderbar in das Konzept der Einzelabrechnung einfindet. Damit war sie für die Mediziner sehr attraktiv, die konnten sich zunächst einzelne Ziffern herausnehmen. Und damit hat sie eine gewisse Akzeptanz bekommen. Das wären die Gründe, die mir jetzt so einfallen. Vielleicht fallen mir die Wichtigsten erst in zwei Stunden ein.

CD: Das sind die, die Ihnen spontan einfallen?

Prof. Dr. Alexa Franke: Vielleicht hat in Deutschland auch noch eine Rolle gespielt, dass die Verhaltenstherapie an den meisten psychologischen Instituten recht gut und schnell einen Fuß auf die Erde gekriegt hat. Das hing sicherlich auch mit der Historie in Deutschland zusammen, dass die Psychoanalyse von der Psychologie eher abgelehnt wurde, und es gibt wenig psychologische Institute, die analytisch ausgerichtet sind. Es gibt ein paar, aber wirklich sehr wenige. Das hat sicherlich eine Rolle gespielt.

CD: Was die DGVT anbelangt, was würden Sie sagen, was waren da wesentliche Gründe und Aspekte, dass sie sich so professionalisieren konnte oder auch bestehen konnte?

Prof. Dr. Alexa Franke: Dass sie überhaupt so schnell so groß geworden ist, lag natürlich daran, dass viele Leute damals mit in der allgemeinen Gesundheitsbewegung waren und alle Leute, auch die, die in der Szene arbeiteten oder studierten, einen Verband brauchten. In den BDP wollten viele nicht, und die DGVT war wirklich ein großes Sammelbecken. Und dann hat die DGVT natürlich – das ist jetzt böse, was ich sage –, aber sie hat es natürlich ermöglicht, auch mit dem eigenen schlechten Gewissen gut umzugehen. Man brauchte sich in der DGVT nicht zu entscheiden. Man war Mitglied eines fortschrittlichen Verbandes und durfte trotzdem absolut berufsständische Politik betreiben. Und das ist, glaube ich, für viele Leute ausgesprochen praktisch gewesen. Es war ja schon früh abzusehen, dass die Verhaltenstherapie in Bezug auf eine Psychotherapiegesetzgebung einfach die besten Chancen haben würde. Es war auch klar, dass die irgendwann kommen würde. Ich habe immer zu denen gehört, die gesagt haben, das dauert noch ganz lange. Aber dass die mal irgendwann kommen würde, habe ich auch immer geglaubt. Und da war eigentlich klar: Wenn, dann ist es VT. Unheimlich viele sind da dann aufgesprungen. Ich glaube, wenn das nicht gewesen wäre, dann wären es so viele nicht geworden. Ich kenne sehr viele Leute, die nur um die Anerkennung zu kriegen in der DGVT sind und mit dem ganzen Gesundheitspolitischen nichts, aber auch gar nichts am Hut haben.

CD: Würden Sie denn Phasen in der Professionalisierung benennen können oder Höhepunkte und Tiefpunkte?

Prof. Dr. Alexa Franke: Der Tiefpunkt ist für mich das Psychotherapeutengesetz. Also ganz eindeutig. Das ist für mich der absolute Tiefpunkt.

CD: Ich meinte das jetzt eher bezogen auf die ganze Zeit, die wir jetzt im Gespräch so überrissen haben.

Prof. Dr. Alexa Franke: Das kann ich schlecht, glaube ich. Ich habe immer bedauert, dass die Kontakte zur DGSP sehr mühsam waren. Das hatte auch sehr viel damit zu tun, dass die DGSP berufsständischer oder hierarchischer als die DGVT war. Die DGSP war nie in dem Maße ein Mitgliederverein wie die DGVT. Früher bei den Mitgliederversammlungen der DGVT waren riesige Hörsäle rappelvoll. Das waren Sachen an der DGVT, die ich wirklich unheimlich geschätzt habe, und wo ich auch denke, das hat ihr so leicht keiner nachgemacht. Da hat es wirklich Phasen gegeben, da waren die Leute unglaublich interessiert, politisch interessiert, gesundheitspolitisch interessiert. Das gab es in dem Maße in der DGSP nicht. Ich habe das schade gefunden, ich denke, das wäre ein guter Koalitionspartner auf breiter Ebene gewesen.

CD: Es gab ja auch die Plattform, waren Sie da auch engagiert?

Prof. Dr. Alexa Franke: Bei diesen Plattformtreffen war ich immer dabei. Aber das war letztlich auf Vorstandebene, auf Funktionärseben. Ich fand, dass das nie wirklich so richtig auf Mitglieder-Ebene stattgefunden hat. Das ist meine Wahrnehmung, das kann falsch sein.

CD: Eine Frage finde ich spannend. Wie hat das eigentlich zusammen gepasst, einerseits Verhaltenstherapie und andererseits das Fortschrittliche, das was Sie vorhin auch benannt haben, so eine linke, sozialistische politische Ausrichtung? Ging das überhaupt zusammen? Und wenn ja, wie hat das zusammen gepasst?

Prof. Dr. Alexa Franke: Das war überhaupt kein Problem. Ich denke, uns allen hat eine Verhaltenstherapie vorgeschwebt, in der wir versucht haben, das Patient-Therapeut-Verhältnis auch als Machtverhältnis zu diskutieren. Es gab damals einen unheimlich guten Artikel von Heiner Keupp über die verschiedenen Formen von Macht in der Interaktion. Und da war unsere Aussage – und das denke ich eigentlich bis heute –, dass das ein Machtverhältnis ist, aber dass man als Therapeut einfach alles tun muss, um dieses Machtverhältnis transparent und klar zu gestalten, und dann, denke ich, ist es kein Problem. Es gab in dieser Zeit auch die Diskussion, die Verrückten – sage ich mal – zur Vorhut der Revolution zu machen, und diese ganzen Diskussionen, dass nicht die Verrückten die Kranken sind, sondern dass das die eigentlich Sensiblen für diese schrecklichen gesellschaftlichen Bedingungen sind. Das, glaube ich, ist eine Position, die in der DGVT so weit eigentlich niemand übernommen hat. Ansonsten gibt es doch bis heute eine irrsinnige Parallele: Sozialismus geht davon aus, dass die Lebensbedingungen entscheidend dafür sind, wie Leute sich entwickeln, welche Chancen sie haben und welche Chancen sie nicht haben. Genau das ist auch der Ansatz der VT, nicht in der Person, sondern wirklich durch eine Veränderung von Umwelt, von Umgebungsbedingungen, von sozialen Bedingungen mehr Chancen zu schaffen. Ich habe da nie ein Problem gehabt.

CD: Sie haben sich und tun es immer noch, mit dem Thema Frauen und Gesundheit und überhaupt mit der Frauenperspektive beschäftigt. Da würde mich interessieren, welchen Platz das in der DGVT hatte oder hat.

Prof. Dr. Alexa Franke: Das war unendlich mühsam. Wir haben 1980, ich weiß nicht mehr genau, das erste Mal im Rahmen des Kongresses einen Themenblock, ich glaube, einen halben Tag, für das Thema „Frauen“ gekriegt. Den haben wir uns erkämpft, aber wirklich, wie verrückt. Aus meiner Perspektive hat es immer einen Mann, oder besser gesagt, zwei gegeben, die das wirklich mit unterstützt haben, und zwar auch aus voller Seele, nicht nur als Pathos. An erster Stelle der Dieter Kleiber, der hat immer gesehen, dass das wirklich mitthematisiert wurde. Er war auch derjenige – so von meiner Erinnerung her –, der richtig dafür gesorgt hat, dass dieser Tag kam, und dass wir das in diesem Programm durchsetzen. Ich glaube, wir waren zusammen in diesem Programmkomitee, und Dieter hat wahnsinnig dafür gekämpft. Der andere, bei dem ich sagen würde, der hat das voll mitgetragen, und den ich innerhalb diesen großen Umfeldes DGVT immer als einen die Angelegenheiten von Frauen ganz unterstützenden Mann empfunden habe, das war Heiner Keupp. Es gibt noch ein paar mehr. Aber es gibt auch gerade in der DGVT ungeheuer viele Salonfeministen, die das irgendwie ganz toll finden mit den Frauen, aber in Wirklichkeit nicht entscheidend dazu beigetragen haben, dass da wirklich Frauen-Angelegenheiten diskutiert wurden. Auch die DGVT könnte an dieser Stelle nach wie vor mehr tun.

CD: Das war und ist auch in der DGVT eine ewige Auseinandersetzung?

Prof. Dr. Alexa Franke: Ja. Das gesamtgesellschaftliche Klima hat sich ja da etwas geändert, und man darf ja eigentlich nicht mehr sagen, man hätte da etwas dagegen. Das tut ja nun auch wirklich keiner, aber es geht darum, wie sehr es unterstützt wird, oder wie sehr fällt auch einmal irgendeinem Mann auf, dass gerade ein irgendeiner Stelle mal wieder nicht über die Frauen geredet wird, die Frauen wieder einmal hinten runterfallen. Und da finde ich nicht, dass die DGVT sich an die Spitze der Revolution gesetzt hat, ganz bestimmt nicht. Das mit diesem Tag damals war ausgesprochen schwierig. Wir haben das dann auch geschrieben, ich weiß nicht, ob Sie diese kleine Publikation kennen, „Das Gleiche ist nicht Dasselbe“. Es sollte alles vom Kongress publiziert werden, aber das klappte wieder mal nicht.

CD: War das Buch eigentlich ein Resultat des Kongresses?

Prof. Dr. Alexa Franke: Ja, das waren weitgehend die Vorträge von dem Kongress, und wir haben noch ein, zwei dazugeholt.

CD: Das war mir gar nicht so klar, das ist schon so lange her, dass ich das gelesen habe.

Prof. Dr. Alexa Franke: Das ist ganz lange her. Ja, es war wirklich so: kein Mensch hat jemals gesagt: „Nein, ist kein wichtiges Thema“, aber merkwürdigerweise fiel es immer irgendwo durch, war dann wieder nicht da, war wieder nicht auf dem Plan. „Ach, ja, ja, aber jetzt ist die Woche aber schon voll, blöd.“ Oder die Publikation: „Ja, aber jetzt ist das Geld ausgegeben, ja Mensch, da hättet ihr eher etwas sagen müssen.“ Ja? Wieso? Was ich wirklich gut finde, ist die Einrichtung dieses Arbeitskreises „Frauen in der DGVT“. Ich weiß gar nicht, wie aktiv der jetzt aktuell ist. Da hat die DGVT mit „Frauen in der psychosozialen Versorgung“ sicherlich viel getan bzw. Frauen den Raum gegeben, etwas tun zu können. Das muss man schon sagen, da hat sie sicherlich viel mehr getan als die psychoanalytischen Verbände. Aber das erwarte ich auch, das finde ich keinen Maßstab.

CD: Was mich noch interessieren würde, ist noch mal der Punkt mit der Redaktionskommission, weil Sie gesagt haben, Sie haben sozusagen einen frischen Wind hineingebracht. Wie haben Sie das vorher wahrgenommen, und gab es dann von der neuen Kommission eine Art Programmatik? Was war der frische Wind, was war das Neue?

Prof. Dr. Alexa Franke: Da müsste man sich das jetzt noch einmal angucken, wie das war. Aber das wurde schon formal geändert. Eine gute Zeitschrift zu machen, ist sehr schwer und da müssen Leute zusammenkommen, die auch das Know-how haben. Und ich glaube tatsächlich, dass das innerhalb der DGVT oder überhaupt in Verbänden die anspruchsvollste Kommission ist. Anerkennung und Weiterbildung und all so etwas ist nicht so anspruchsvoll wie so eine Redaktionskommission. Da müssen einfach Leute sein, die so etwas können und die dann noch bereit sind, sehr viel für Nichts zu arbeiten. Ich glaube, das wäre sicherlich spannend, das noch einmal extra zu untersuchen. Das kann man sicherlich beobachten, dass es das mehrmals im Verlauf dieser Zeitschrift gegeben hat, immer ein bisschen ein Auf und Ab. Und wenn sie wieder schlechter war, dass dann eine Gruppe gesagt hat, „Also komm, jetzt machen wir noch mal ...“, und dass es dann immer wieder ein ganzes Stück nach vorne gegangen ist.

Ich glaube, wir haben die Themenhefte eingeführt, die hatte es bis dahin gar nicht gegeben. Wir haben auch angefangen, Beiträge anzufordern, das hatte es bis dahin auch nicht gegeben. Was wir auch eingeführt haben, ist die Kategorie „Dove DGVT“, wir haben die Pinnwand eingeführt, wir haben den Verbandsteil stärker von dem anderen getrennt und und und. Das waren schon auch formale Sachen, aber wir haben vor allen Dingen diese Themenhefte gemacht, das fällt mir jetzt wieder ein, und wirklich Artikel angefordert. Bis dahin war es eigentlich mehr so, dass man was an die DGVT schicken konnte und dann wurde ein Heft gemacht. Andererseits ist es ja enorm, wie ein Verband das schafft, wirklich viermal im Jahr ein doch qualitativ anspruchsvolles Heft herauszubringen, ohne eine irgendwie bezahlte Redaktion. Das finde ich nach wie vor. Das ist schon eine Leistung. Die Arbeit in der Redaktionskommission war auch wahnsinnig spannend und interessant, und sie war sehr lohnend. Also ich würde sagen, dass ich in der Arbeit wahnsinnig viel gelernt habe, Artikel lesen, beurteilen, darüber diskutieren, verschiedene Gesichtspunkte sehen, ich habe da unheimlich viel gelernt, auch für meinen jetzigen Job. Wir haben einfach unglaublich viel gelesen, auch mit einem sehr großen Zeitaufwand.

CD: Wie haben Sie das Verhältnis zwischen den verschiedenen Gremien und Kommissionen im Verband erlebt? Lässt sich das vielleicht irgendwie charakterisieren oder beschreiben?

Prof. Dr. Alexa Franke: Da habe ich jetzt wirklich nur historisches Wissen, wie das seit einigen Jahren ist, weiß ich nicht. Damals war das so: Die Anerkennungskommission, die musste man haben, irgendwie hatten wir ständig diesen Eiertanz, aber zumindest die Leute aus dem Vorstand und der Redaktionskommission, wir wären da nicht reingegangen. Ich denke, dass in diesem Verband einfach eine Schizophrenie war, das ist völlig klar.

CD: Die sich dann auch in den Kommissionen ausgedrückt hat?

Prof. Dr. Alexa Franke: Die hat sich dann auch in den Kommissionen ausgedrückt, ja. Die Anerkennungskommission war – meiner Sichtweise nach – immer diejenige, die am wenigsten Anerkennung hatte. Die hat eigentlich in dem Bereich die Drecksarbeit gemacht. Aber das kann auch dadurch bedingt sein – das gebe ich durchaus zu bedenken –, dass ich selbst den Teil im Verband immer am wenigsten geschätzt habe und dann auch die Leute aus der Kommission immer besonders zwanghaft fand. Zu den anderen Kommissionen kann ich eigentlich wenig sagen. Es gab ja immer diese großen Treffen, die Kommissionstreffen, aber daran erinnere ich mich eigentlich wenig.

CD: Es gab mal den Begriff „Elefantentreffen".

Prof. Dr. Alexa Franke: Genau, Elefantentreffen, bei denen die Kommissionen alle zusammenkamen. Aber wie das war oder wie das da lief, da kann ich nichts dazu sagen.

CD: Was würden Sie sagen, was hat die DGVT speziell zur Etablierung der Verhaltenstherapie beigetragen? Welche Bedeutung hat sie dafür gespielt?

Prof. Dr. Alexa Franke: Eine sehr große, einfach dadurch, dass die DGVT, seitdem es sie gibt, in Deutschland niemals einen Konkurrenzverband gehabt hat. Ich wüsste auch nicht, dass irgendjemand jemals versucht hätte, einen anderen Verhaltenstherapieverband auf die Beine zustellen. Eine verhaltensmedizinische Gesellschaft, das überlege ich gerade, die haben es mal versucht. Ist da etwas daraus geworden?

CD: Ja, den Verband gibt es, und dann gibt es noch den DVT, das war immer der Dachverband für die KBV-anerkannten Institute.

Prof. Dr. Alexa Franke: Darum habe ich mich nie gekümmert. All die Sachen habe ich nicht gelesen. Das geht bei mir alles völlig ungefiltert noch im Umschlag in den Papierkorb. Ich habe vor kurzen auch einen früheren VT-Kollegen, der jetzt Kammerpräsident oder irgend so etwas ist, so verblüfft mit der Brüskheit meiner Absage, mit ihm auch nur ein Wort zu reden. Ich habe keine Zeit für so etwas, was Kammer betrifft. Ich habe keine Zeit und keine Lust darüber zu reden. „Ja, wer, wenn nicht du? Hm?"

Ich denke, da hat die DGVT sehr viel getan. Auch die Leute, die meines Wissens diese ganzen Verhandlungen geführt haben, in den Ministerien usw., waren alles DGVT-Leute.

CD: Waren Sie eigentlich bei den ganzen Verhandlungen um das Psychotherapeutengesetz auch irgendwie involviert oder beteiligt?

Prof. Dr. Alexa Franke: Nein, da war ich schon aus dem Ganzen ausgestiegen. Ich war beteiligt bei den ersten Sitzungen von DBV und GVT mit den Ärztekammern und mit der kassenärztlichen Vereinigung. Da habe ich viele Gespräche, meistens mit Dietmar Schulte zusammen, in Kammern und bei Kassenverbänden geführt. Aus der Erfahrung dieser Treffen kommt, dass ich hinterher gefunden habe, dass wir so nicht weitermachen können. Jetzt etwas verkürzt, aber am Anfang hatten die Ärzte überhaupt keine Ahnung.

CD: Sie hatten von Verhaltenstherapie keine Ahnung?

Prof. Dr. Alexa Franke: Von Verhaltenstherapie und überhaupt, wie man Psychotherapie fassen kann oder psychische Störungen und und und. „Ja, was kann man denn machen mit Verhaltenstherapie?" Und dann hat Dietmar Schulte das erklärt, dann haben die irgendwie ärztlich geantwortet, und dann hat Dietmar sich hingesetzt und hat gearbeitet und gearbeitet, hat bis zum nächsten Mal ein schönes Schema erarbeitet und hat denen gesagt, wie man jetzt irgendwie das, was ihnen wichtig erscheint, mit Verhaltenstherapie behandeln kann. Dann haben die gesagt: „Ja, aber da gibt es doch noch das und das." Und dann ist Dietmar wieder nach Haus gegangen, hat gearbeitet und hat den Ärzten beim nächsten Mal noch ein schöneres Schema gebracht. Da habe ich gesagt: „Das kann doch nicht wahr sein, wir nähern uns immer mehr dem medizinischen Modell. Du erarbeitest hier ein Modell nach dem anderen, wie du Verhaltenstherapie in das Denken der Ärzte reinbringen kannst." „Ja, anders können wir nie die Anerkennung kriegen." Da habe ich gesagt: „Nein, das muss anders gehen." Mein Ansatz wäre immer gewesen zu sagen: „Das ist unser Modell von psychischen Störungen, das ist unser Modell von Psychotherapie, und das versuchen wir jetzt irgendwie zu etablieren, wir versuchen zu zeigen, was wir als Psychologen da tun können. Wenn wir das nicht machen, dann ist unser gesamtes Modell, das annimmt, dass psychische Störungen in Interaktion mit der sozialen Umwelt entstehen, ad absurdem geführt. Wir werden ...", das habe ich wirklich Anfang der 70er gesagt – „... wir werden z.B. eine familientherapeutische Behandlung einfach nicht mehr machen können, wenn wir da Patienten benennen und sagen: der hat eine Schizophrenie oder die hat eine Magersucht und so weiter." Und genau so ist es gekommen. Und das finde ich nach wie vor ganz, ganz bedauerlich. Ich weiß nicht, ob der andere Weg Erfolg gehabt hätte.

CD: Gut, so was weiß man nie. Sie haben da jetzt schon vieles benannt, aber ich frage jetzt trotzdem noch einmal: Was ist denn in diesem Prozess alles preisgegeben worden?

Prof. Dr. Alexa Franke: Ein sozialwissenschaftliches Modell von Krankheit und Gesundheit. Und damit ist auch ein Krankheitsmodell und ein Gesundheitsmodell, das nicht von dieser Dichotomie lebt, preisgegeben worden. Mein Ansatz ist, wenn Sie so wollen, ein kommunikationstheoretischer. Das heißt, ich gehe einfach davon aus, dass das, was sich als Problem darstellt, ein gescheiterter Lösungsversuch ist, und dass Leute versucht haben, etwas irgendwie zu lösen, und da müssen wir gucken, wie man dafür konstruktivere und bessere Lösungen finden kann.

Dieses medizinische Krankheitsmodell halte ich für untauglich und für verkürzend. Das haben wir aufgegeben. Und damit all die Möglichkeiten, Leuten, die aus welchen Gründen auch immer kurzfristig oder ein bisschen länger von der Spur abgekommen sind, dabei zu helfen, wieder auf die Spur zu kommen. Wir müssen sie jetzt erst als krank deklarieren, und was passiert ist, dass die Leute alle irgendwelche schweren Diagnosen brauchen. Genau das, was ich befürchtet habe. Wir kommen auf erschreckende Weise wieder zu solchen Diagnosen zurück wie Persönlichkeitsstörungen, das finde ich etwas absolut Fatales. Wir müssen die Leute als Menschen krankschreiben, damit sie in den Genuss von Psychotherapie kommen. Das finde ich alles ganz schlimme Auswirkungen. Das sind für mich die wirklich wesentlichen Sachen. Alles, was wir an Ansätzen von kritischen Gesundheitsmodellen, Krankheitsmodellen gehabt haben, ist weg.

CD: Was gibt es noch an Aspekten und Themen, die Sie wichtig halten für die Geschichte der Verhaltenstherapie und der DGVT, über die wir jetzt noch nicht gesprochen haben, wozu ich keine Frage gestellt habe? Wo wollen Sie vielleicht jetzt zum Abschluss etwas akzentuieren, wo Sie sagen würden, das ist wichtig, das sollten Sie sich angucken oder das würde ich mir angucken?

Prof. Dr. Alexa Franke: Wir haben jetzt Therapie wirklich als Therapie genommen und eben Therapie im Bereich des medizinischen Krankheitsmodells. Das ist jetzt wahrscheinlich auch schon so eine Auswirkung davon. Aber ich denke, dass die Verhaltenstherapie als eine angewandte Psychologie im Bereich von Veränderung, also zum Einleiten von Veränderung wahnsinnig viel mehr kann und eigentlich sehr viel mehr und breiter entwickelt werden müsste. Wir müssten dringend wieder mehr auf den Bereich von Beratung und Prävention gucken. Da müssen wir sehr aufpassen, dass das nicht ganz weggeht und das nur noch eine Engführung auf den Bereich der jetzigen Indikationskriterien wird.

Was ich mir für die Verhaltenstherapie wünschen würde, wäre wieder eine engere Anbindung an die Grundlagen der Psychologie überhaupt. Ich denke, das fehlt der ganzen Klinischen Psychologie. Ich habe große Angst, dass die Klinische Psychologie, die Verhaltenstherapie oder überhaupt die Psychotherapie sich davon entfernen. Ich glaube, dass manches, was es an Erkenntnissen im Bereich von Motivationspsychologie oder von Emotionspsychologie oder von Neurophysiologie und und und gab, überhaupt noch nicht bei der Verhaltenstherapie angekommen ist. Und ich glaube, das ist sehr schade. Ich weiß nicht, wer noch Grundlagenforschung der VT macht, ich kenne nichts. So die alten Kanfer-Geschichten: „Put your hands in iced water." und solche Sachen, ich weiß nicht, wer das noch macht. Die Forschung ist ja nur noch eine anwendungsbezogene Therapieforschung. Es geht um eine Therapieverlaufsforschung, und es geht um eine Outcome-Forschung und um Katamnesen. Es geht nicht mehr um Grundlagenforschung für VT. Das finde ich vom Perspektivischen her betrachtet eine riesengroße Gefahr. Es könnte uns das passieren, was der Psychoanalyse schon passiert ist, dass sie wirklich nur noch eine reine Praxeologie wird und nur noch angewendet wird. Irgendwann wird hinterher nur noch untergebetet, was vor dreißig Jahren vielleicht wirklich einmal aktuell war, was aber inzwischen nur noch alte Hüte sind. Das ist so ein Aspekt, der ist mir sehr wichtig. Kennen Sie da irgendwie etwas in der Richtung, wirklich Grundlagenforschung? Für eine Therapie? Ich kenne da nichts.

CD: Ich kenne auch vor allem Psychotherapieprozessforschung und die Outcome-Forschung, und dann aber einige Verhaltenstherapeuten, die Grundlagenforschung oder Emotionsforschung miteinbeziehen, und welche, die eher in Richtung Neurophysiologie gehen und diese Aspekte miteinbeziehen. Aber so, wie Sie das formulieren, kenne ich eigentlich auch nichts.

Prof. Dr. Alexa Franke: Nein, aber mir ist das vorhin eingefallen. Ich hatte einen Kollegen, der eine Lehrstuhlvertretung bei uns gemacht hat, ein richtig guter Allgemeiner Psychologe, mit Wahrnehmung und Motivation und Denken und so. Das war eine so konstruktive Zeit mit dem, weil ich selbst gemerkt habe, Mensch verdammt noch mal, was wissen wir eigentlich alles in der Psychologie, was gibt es da alles und wir wissen es nicht. Wir hatten ein gemeinsames Forschungskolloquium, und das war so spannend, weil der fand auch viele Sachen spannend, die wir machten. Aber er bot für einiges Erklärungsmodelle an, die waren einfach gut, die waren weitreichend, und auf die wäre ich vom Klinischen her gar nicht gekommen. Das ist schade, dass sich das so auseinander entwickelt hat.

Ja, und das mit den anderen Anwendungsbereichen, das habe ich schon gesagt, mit den wirklich in viel stärkerem Maße nichtmedizinischen Anwendungsbereichen. Na ja, man muss sehen, wie es jetzt wird. Das Gesetz ist noch zu neu, aber ich finde manche meiner Befürchtungen bestätigt. Ich denke auch, dass die Psychologen nicht so sehr lange Freude an diesem Gesetz haben werden. Das habe ich schon immer gesagt.

CD: Ist das die These, dass das Gesetz die Psychologische Psychotherapie abschaffen wird?

Prof. Dr. Alexa Franke: Ja, ich bin auch immer Anhänger dieser These gewesen. Ich glaube einfach nicht, dass man sich als Hering in ein Walfischbecken begeben kann und dann glauben kann, dass man als Hering erstens freudig begrüßt, zweitens als Bereicherung empfunden wird und drittens auch noch in einigen Jahren diese Walfische beherrscht. Das klappt nicht, dieser ganze Apparat ist einfach zu mächtig. Ich bin wirklich keine Medizin-feindliche Person, aber die Medizin soll Medizin machen, aber was wir machen ist keine Medizin. Und darum müssen wir sehen, dass wir etwas Eigenes aufbauen, und nicht, dass wir uns in irgendeinen anderen, völlig etablierten Bereich begeben und so tun, als ob wir das Gleiche machen würden oder als ob wir es besser machen würden. Wir können keine Medizin. Aber die können auch keine Psychotherapie. Das ist der Punkt.

CD: Sie haben vorhin gesagt, Sie sind noch Mitglied in der DGVT, aber die letzten Jahre eher aus dem Grund, dass sie Ihr Kind ist. Von daher möchte ich Sie fragen, was würden Sie aus der Perspektive ihrem Kind wünschen und mit auf den Weg geben?

Prof. Dr. Alexa Franke: Vorhin habe ich gesagt, das Psychotherapeutengesetz ist der Tiefpunkt. Dann wünsche ich mir, dass es das wirklich war, und dass man sich von da aus, wo dieser Bereich sozusagen abgegessen ist, vielleicht tatsächlich wieder auf andere Sachen konzentrieren kann. Vielleicht bin ich zu pessimistisch in diesem Sinne, und es entwickelt sich nicht so schlecht, dann wäre es ja ganz gut, dann wäre jetzt wieder Energie für etwas anderes frei.

Es kann aber auch sein, dass es sich so schlecht entwickelt, und auch dann ist es wichtig, dass die anderen Bereiche wieder ein bisschen intensiviert werden. Ich habe schon den Eindruck, dass nicht alle voll auf diesen Psychotherapiezug aufgesprungen sind. Unter Umständen entwickeln diejenigen, die nicht auf diesem Psychotherapiezug sind, jetzt doch wieder ihre Kräfte oder können wieder ein bisschen lauter werden. Das wäre ja möglich. Ich bin auch gespannt, was jetzt auch auf dem Kongress passiert. Ich könnte mir vorstellen, dass das so eine Zeit ist, in der sich das ein bisschen manifestiert.

Ich würde ihm wirklich wünschen, dass es ein paar von diesen nicht-kapitalistischen Idealen behält und dass es eine der Kräfte ist, die in diesen Zeiten überdauern. Ich hoffe, dass das nicht so eine Altersgeschichte ist, dass ich alles von früher besser finde. Das finde ich auch nicht, aber ich finde schon, dass wir eine ziemliche gesellschaftliche Verrohung haben, und dieser ungebremste Kapitalismus, da bin ich wirklich manchmal fassungslos, auch im Hochschulbereich. Was da manchmal läuft, was Leute sich wieder herausnehmen und wirklich so alte Sachen wieder aufgreifen, dass sie wieder anfangen mit so einem Schmonzes wie Magnifizenz und und und ...

CD: Womit?

Prof. Dr. Alexa Franke: Ja, diese alten Titelgeschichten: Mit Magnifizenz, Respektabilität, so reden sie sich bei uns an der Uni schon wieder an. Das geht wieder los. Ich finde, dass ist ein gesellschaftlicher Rückschritt, ich bin wirklich oft völlig konsterniert und sehr traurig. Das finde ich schon beachtlich, dass das alles so schnell geht. Gerade hier im Ruhrgebiet sieht man, dass unheimlich viele Leute inzwischen unter die Räder geraten. Die Arbeitslosigkeit wird höher und höher, und einige profitieren. Ich habe so einen Arbeitskreis Verhaltenstherapie, da bin ich immer noch drin, einer der ältesten in Deutschland, mit lauter so Faktoten wie mir. Zwei von uns haben eine eigene Praxis, und eine der Kolleginnen sagte jetzt vor kurzem, wenn sie sich ihre Klientel anguckt, bei mindestens einem Drittel der Patienten würde sie sagen, wenn die eine einigermaßen sichere ökonomische Perspektive hätten, bräuchten die keine Psychotherapie. Ja, wo sind wir denn. Das wäre auch nebenbei eine Situation, wo ich nicht Psychotherapie machen könnte, ich finde das Verarschung. Und ich finde, an der Entwicklung hat die DGVT ein bisschen mitgestrickt. Leider. Sie hat sich ihr zumindestens nicht entgegengestellt. Ob das gesellschaftliche Pendel da noch einmal umschlägt? Und wenn ja, wann, müssen wir mal gucken.

CD: Das wird noch eine Zeit lang dauern.

Prof. Dr. Alexa Franke: Ja, das befürchte ich auch, das braucht noch eine Zeit. Den Tiefpunkt haben wir noch nicht. Ja, das ist meine Sicht der Dinge. Manche finden vielleicht, wir sind im Aufbruch in eine tolle, neue Welt. Ich glaube das nicht.

CD: Ja, soweit. Das war jetzt noch ein Schlusswort. Ich danke Ihnen für das spannende Interview.

Prof. Dr. Alexa Franke: Bitte. Ich bin gespannt, was dabei herauskommt.

CD: Ich auch.

Prof. Dr. Alexa Franke: Ich beneide Sie ja um das Wissen, das Sie haben.

Biographische Angaben

Prof. Dr. Alexa Franke
geboren 1948

Seit 1991 Lehrstuhl für Rehabilitationspsychologie an der Fakultät für Rehabilitationswissenschaften der Universität Dortmund

Qualifikationen und beruflicher Werdegang

1966–1971 Studium der Psychologie in Münster
1975 Promotion in Bochum
anschließend akademische Stationen an den Klinisch-Psychologischen Instituten der Universitäten Münster, Zürich, Bochum, Bielefeld
1987–1991 Leitende Psychologin an einer verhaltensmedizinisch orientierten Psychosomatischen Klinik
Approbation als Psychologische Psychotherapeutin (Verhaltenstherapie)

Forschungsschwerpunkte

Gesundheitsforschung, Suchtforschung, Psychotherapie bei Patientinnen und Patienten mit psychosomatischen Störungen, Essstörungen, wobei ich mich bei allen Themen bemühe, der spezifischen Situation von Frauen gesonderte Aufmerksamkeit zukommen zu lassen

Berufs- und gesellschaftspolitische Aktivitäten

1974–1976 Vorstand des Deutschen Berufsverbandes der Verhaltenstherapeuten (DBV)
1976–1979 Vorstand der Deutschen Gesellschaft für Verhaltenstherapie (DGVT)
1982–1983 Vorstand der Pro Familia, Landesverband NRW
1992–1998 Mitglied im Nationalen Drogenrat der Bundesregierung
1992–2003 Mitglied des Wissenschaftlichen Beirats der Deutschen Hauptstelle für Suchtfragen (DHS)
1999–2002 Vorsitzende der Drogen- und Suchtkommission beim Bundesministerium für Gesundheit
2001–2004 Mitglied der Enquêtekommission „Zukunft einer frauengerechten Gesundheitsversorgung" NRW

Publikationen (Auswahl)

Franke, A. (2006). *Modelle von Gesundheit und Krankheit*. Bern: Huber.
Franke, A. & Kämmerer A. (Hrsg.) (2001). *Klinische Psychologie der Frau. Ein Lehrbuch*. Göttingen: Hogrefe.
Franke, A., Mohn, K., Sitzler, F., Welbrink, & Witte, M. (2001). *Alkohol- und Medikamentenabhängigkeit bei Frauen. Risiken und Widerstandsfaktoren*. Weinheim: Juventa.
Franke, A., Elsesser, K., Sitzler, F., Algermissen, G. & Kötter, S. (1998). *Gesund-*

heit und Abhängigkeit bei Frauen: Eine salutogenetische Verlaufsstudie. Cloppenburg: Runge.

Antonovsky, A. (1997). *Salutogenese. Zur Entmystifizierung der Gesundheit*. Tübingen: dgvt-Verlag.

Franke, A. (1994). *Wege aus dem goldenen Käfig. Anorexie verstehen und behandeln*. München: Quintessenz; zweite Auflage (2003), Weinheim: Beltz.

Franke, A. & Broda, M. (Hrsg.) (1993). *Psychosomatische Gesundheit. Versuch einer Abkehr vom Pathogenese-Konzept*. Tübingen: dgvt-Verlag.

Beerlage, I., Caspar, F., Elke, G., Fliegel, S., Franke, A. & Jost, I. (Hrsg.) (1986). *Verhaltenstherapie. Theorien und Methoden*. Tübingen: dgvt-Verlag.

Franke, A. & Jost, I. (Hrsg.) (1985). *Das Gleiche ist nicht dasselbe. Zur subkutanen Diskriminierung von Frauen*. Tübingen: dgvt-Verlag.

Franke, A. (1984). *Gruppentraining gegen psychosomatische Störungen*. München: Urban und Schwarzenberg.

Fiedler, P. A., Franke, A., Howe, J., Kury, H. & Möller, H. J. (Hrsg.) (1982). *Herausforderungen und Grenzen der klinischen Psychologie*. Tübingen/Köln: DGVT/GwG

Franke, A. (1981). *Psychosomatische Störungen: Theorien und Versorgung*. Stuttgart: Kohlhammer.

Franke, A. (1978). *Die klientenzentrierte Gruppenpsychotherapie*. Stuttgart: Kohlhammer.

Fliegel, S., Franke, A., Heyden, T., Röhrle, B. & Zimmer, D. (Hrsg.) (1978). *Fortschritte in der Verhaltenstherapie*. Tübingen: DGVT.

Kontaktadresse

Universität Dortmund
Fakultät für Rehabilitationswissenschaften
Rehabilitationspsychologie
Martin-Schmeißer-Weg 13
44221 Dortmund
E-Mail: alexa.franke@tu-dortmund.de

Prof. Dr. Klaus Grawe

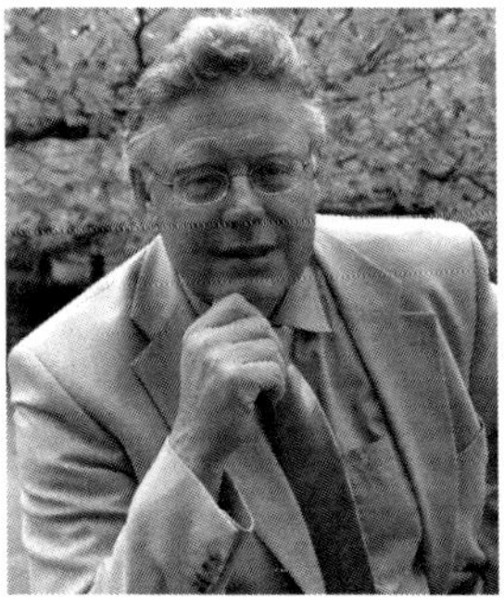

Interview am 09.01.2003 in Bern*

Christine Daiminger: Ich fange immer mit einem Fragenkomplex an. Und zwar würde mich als erstes interessieren, wie und wo, in welchem Kontext und wann haben Sie die Verhaltenstherapie kennengelernt? Und was fanden Sie interessant daran, was fanden Sie damals vielleicht auch schon problematisch?

Prof. Dr. Klaus Grawe: Also ich habe sie 1966 kennengelernt, ich war im letzten Teil meines Studiums. Ich habe damals an und für sich experimentelle Psychologie gemacht und eine Vorlesung von Professor Tausch in Hamburg besucht, dem Gesprächspsychotherapeuten. Er hatte zu dem Zeitpunkt eine Phase, in der er für die Verhaltenstherapie begeistert war, das hat sich dann später gegeben. In seiner Vorlesung hatte er viel über Gesprächstherapie gemacht und hatte aber einen langen Abschnitt über Verhaltenstherapie. Und das war damals also Verhaltenstherapie à la Eysenck. Ich habe damals dieses Buch von Eysenck und Rachman gelesen, Neurosen hieß das und ist, ich glaube, 1965[1] herausgekommen ...?

CD: Deutschsprachig ist es 67 herausgekommen, glaube ich.

Prof. Dr. Klaus Grawe: Ja, damals habe ich damit angefangen. Das hat mich angesprochen, das war total neu, und Tausch hat es auch als neu dargestellt: als einen vollkommen neuen Zugang. Ich habe dann erst eine Gesprächstherapieausbildung gemacht, weil das bei Tausch in Hamburg ausgebaut war. Man konnte das schon im Studium anfangen. Ich hatte im Herbst 68 Examen gemacht und Anfang 69 an der Universität in der psychiatrischen Klinik in Hamburg begonnen zu arbeiten.

---

* An dieser Stelle möchte ich mich ganz herzlich bei Frau Dr. Mariann Grawe-Gerber bedanken: Sie hat mir nach dem Tod von Herrn Grawe genehmigt, das Interview zu bearbeiten und zu veröffentlichen.

1 1965 ist die englischsprachige Erstausgabe erschienen, 1967 die erste deutschsprachige Übersetzung.

Ich habe an für sich sofort gedacht, Verhaltenstherapie: das wäre es jetzt. Aber es gab keine Ausbildung. Im Jahr 69 erschien, glaube ich, das Buch von Ulman und Krasner „Psychological Approach to Abnormal Behavior". Davon war ich damals völlig begeistert, das war gewissermaßen meine Bibel. In dieser Klinik mussten wir hauptsächlich Tests machen, das war damals die Aufgabe. Und ich habe die Gesprächstherapieausbildung zu Ende gemacht und das auch ausgeübt eine Zeitlang. Aber ich habe gewissermaßen heimlich für mich ausprobiert: Wenn ich Patienten bekam, die zur Testung angemeldet waren, und es war ein Phobiker darunter, habe ich selbst ausprobiert, mit denen systematische Desensibilisierung zu machen.

In der Klinik gab es noch zwei Leute, die daran interessiert waren: Die eine ist die jetzt verstorbene Frau Ploog, mit der ich ganz eng zusammengearbeitet habe. Mit ihr habe ich auf dem Gebiet dann auch meine Dissertation gemacht. Und es gab Herrn Schröder in der Kinderklinik, er muss heute vielleicht ca. 70 Jahre alt sein. Und der war auch an der Verhaltenstherapie interessiert. Wir haben uns immer Leute zu Workshops eingeladen: Das waren zum Beispiel Victor Meyer, Isaac Marks, Fred Kanfer. Die haben wir zum Teil öfter kommen lassen. Das ging damals gut, finanziell war alles ziemlich großzügig in dieser Klinik. Und es gab einen immer größer werdenden Kreis von Leuten, die auch daran interessiert waren. So habe ich ab 1969 eigentlich autodidaktisch und in eigener Regie angefangen, Verhaltenstherapie zu lernen. Also eine eigentliche Ausbildung, wie es sie heute gibt, habe ich nie gehabt. Diese ganze Crew vom Max-Planck-Institut in München durchkreuzte damals Deutschland und kam dann auch nach Hamburg ...

CD: Kamen die auch nach Hamburg *(lachend)?*

Prof. Dr. Klaus Grawe: Ja, das war ja eine Zeit, in der das überall aufbrach. Ich habe dann 1969 mit meiner Dissertation angefangen. Das war ein Vergleichsprojekt: Verhaltenstherapie, Gesprächspsychotherapie und eine Routinetherapie. Diese ist unter dem Titel „Differentielle Psychotherapie" erschienen und ist unmittelbar aus diesem Interesse und der Behandlung von klinisch relevanten Phobien entstanden. Eigentlich muss ich sagen, dass ich mir das in einem Zeitraum von vielleicht sechs Jahren autodidaktisch angeeignet habe, dadurch, dass wir uns immer Koryphäen haben kommen lassen. Ich bin dann auch einmal an das Max-Planck-Institut gegangen, 1970, da waren Ullrich de Mynck und Ullrich ...

CD: Nach München auch?

Prof. Dr. Klaus Grawe: Ja, ja, ich bin einen Monat dort gewesen, habe das Assertiveness-Training gelernt und habe das dann bei uns in der Klinik eingeführt. Ich habe fast zehn Jahre lang hauptsächlich Gruppentherapie gemacht. Diese Jahre, in denen ich das kennengelernt habe, habe ich in sehr, sehr guter Erinnerung, weil das war so eine Frischheit und eine Aufbruchphase, wie es sie jetzt eigentlich gar nicht mehr gibt: Alles ist nun formalisiert und ...

CD: Das ist etwas, was ich auch spannend finde, was auch alle beschreiben, diese erste Phase, als eine Aufbruchphase mit einer Euphorie und Selbstgewissheit. Da würde mich noch interessieren, was hat speziell die Verhaltenstherapie versprochen, vielleicht auch im Vergleich zur GT? Was hat die VT attraktiv gemacht?

Prof. Dr. Klaus Grawe: Gut, also mich hat das wissenschaftliche angesprochen. Ich habe ja Gesprächstherapie gemacht, und ich muss sagen, in wissenschaftlicher Hinsicht habe ich da nie Respekt davor gehabt, weil ...

CD: Vor der GT?

Prof. Dr. Klaus Grawe: Vor der Gesprächstherapie. Weil ich habe in der psychiatrischen Klinik gearbeitet, und wenn ich mir vorstelle, wie ich dort mit manchen Patienten Gesprächstherapie gemacht habe, kriege ich heute noch rote Ohren. Da schäme ich mich richtig dafür, also wie wenig ich den Patienten aktiv geholfen habe, mit ihren Problemen fertig zu werden. Und angezogen hat mich dabei, das wissenschaftlich Fundierte: So wie das damals von Eysenck und in Fallbeispielen dargestellt war, schien das wirklich eine genuin aus der Psychologie kommende Behandlungsmethode zu sein: mit dem was man im Psychologiestudium als Psychologie gelernt hatte. Und dieses Buch von Ulman und Krasner hat ja eigentlich ausgestrahlt, „So wir rollen das ganze Feld jetzt mal neu auf." Ja? Man muss es noch einmal neu beginnen, und so habe ich das auch gesehen: Eine wissenschaftliche Psychotherapie beginnt eigentlich erst. Ich hatte schon vorher Freud und alles gelesen und eigentlich schon während meines Studiums mit Psychoanalyse abgeschlossen. Das war mir klar, das ist nicht die Art von Wissenschaft ...

Und bei der Gesprächstherapie hat mich schon dieses Menschenfreundliche angesprochen, das da darin enthalten ist, aber habe auch gefunden, dass man dafür nicht Psychologie studiert haben muss. Aber dieses Spezifische, spezifische Verhaltensprobleme, spezifische Störungen, etwas ganz Spezifisches theoretisch begründet, das hat mich sehr angezogen ... Es hat eine Zeit lang gedauert, bis ich gemerkt habe, dass das auch eine Ideologie ist und es in der Praxis ganz anders ist als in den Büchern steht. Also ich habe dann zehn Jahre wirklich hauptsächlich Fälle bearbeitet, sicher ein paar 100 Fälle. Und während der Zeit habe ich gemerkt, dass die Verhaltenstherapie wirklich mit Wasser kocht, ja?

CD: Inwiefern?

Prof. Dr. Klaus Grawe: In dieser experimentellen Untersuchung, die ich gemacht habe, haben wir wirklich nach Zufall Patienten zugewiesen: schwer gestörte phobische Patienten. Diese galten damals als „infauste Diagnose", so hieß das, und waren Teil der Drehtürpsychiatrie. Phobiker kamen immer wieder in die Klinik, und wir haben angefangen, sie zu behandeln. Wir haben sie nach Zufall der Gesprächstherapie, Verhaltenstherapie ... zugewiesen. Und ich war fest überzeugt, dass die Verhaltenstherapie das Beste war. Aber tatsächlich gefunden haben wir, dass die Therapien im Mittel gleich wirksam waren: Die Gesprächstherapie war in der Reduktion gleich wirksam, und zwar in der Beurteilung von den Angehörigen, Experten, Psychiatern und im Selbsturteil der Patienten. Ich hatte die Daten alle selbst erhoben und bei den Verhaltenstherapien selbst mit der Frau Ploog zusammen die Supervision gemacht. Wir kannten also jede Therapie und mussten dann sehen, dass erstaunlicherweise dieses Sprechen mit Leuten in der Symptomreduktion einfach genauso wirksam war. Wir haben schon Flooding gemacht, das war ab 72, und haben regelmäßig mit Reizkonfrontation gearbeitet. Das hat mich erst recht verstört.

Aber ich habe dann auf einer gemischten Psychotherapiestation gearbeitet, die ich selbst dort gegründet habe: Da war Gesprächspsychotherapie, Psychoanalyse und Verhaltenstherapie – dafür war ich zuständig – vertreten. Ich habe diese Therapieformen die ganzen zehn Jahre aus nächster Nähe erlebt und habe dann gemerkt, man kann als Verhaltenstherapeut mit Patienten arbeiten, bei denen sich die Anderen nicht einmal trauen würden: Weil wenn die Patienten den Mund überhaupt nicht aufmachten, dann war bei den anderen Therapien Hopfen und Malz verloren. Aber wir konnten mit diesen Patienten zum Bespiel das Assertiveness-Training oder später die weiterentwickelte Gruppentherapie gut machen. Von daher habe ich ein gutes Gefühl zu dem Nutzen der Verhaltenstherapie gehabt. Aber ich habe eben immer alle Therapien, die ich machte, gleichzeitig beforscht und festgestellt, dass in ungefähr der Hälfte der Fälle der Therapieerfolg unbefriedigend war. Das war nicht so viel besser als bei den anderen. Zwar konnten wir mit etwas anderen Patienten arbeiten, aber wir waren nicht durchweg erfolgreicher als die anderen, ja, vielleicht einen Tick erfolgreicher, aber nicht so, dass man sagen könnte, Verhaltenstherapie ist die Lösung. Und eigentlich frühzeitig – zu Mitte der 70er Jahre – hatte ich mich dann verabschiedet, ab da habe ich mich nicht mehr als Verhaltenstherapeut gesehen, sondern als Psychotherapeut – freischwebend.

CD: Ach, so früh ging das schon los, das ist mir gar nicht klar.

Prof. Dr. Klaus Grawe: Ja, mein Buch heißt schon „Differenzielle Psychotherapie“, und auf dem Klappentext dieses Buches steht „... eine Abkehr von dem Streit der Therapieschulen“. Das habe ich 1975 geschrieben, und das ganze Projekt atmet das schon ein Stück weit, ja? Aber ab Mitte der 70er Jahre habe ich eigentlich selbst von mir nicht mehr gedacht, „Ich bin Verhaltenstherapeut“. Ich habe ja immer viel Lehre machen müssen und immer Studenten und Praktikanten gehabt. Und wenn ich denen begründet habe, warum ich in der Gruppentherapie was wie mache, konnte ich das sehr gut mit operanter Konditionierung oder der Zwei-Faktoren-Theorie erklären, aber ich habe mir selber nicht geglaubt beim Reden. Ich habe das zwar alles – man kann sagen – virtuos beherrscht, habe aber genau gewusst, das ist ein Sprachspiel, ich könnte es auch anders ausdrücken. Und ab diesem Zeitpunkt habe ich eigentlich angefangen, darüber nachzudenken, was wohl wirklich in Therapien geschieht, und versucht, mir darauf einen Vers zu machen. Ich habe mir auch die anderen Therapieansätze wieder genauer angeschaut, was da wohl dran ist. Aber diese erste Phase war sehr schön, das war die optimistischste Phase, aber blauäugig.

CD: Jetzt gehe ich in Richtung Organisationsformen: Gab es damals in Hamburg eigentlich auch schon eine Organisation? Zu dieser Zeit wurden ja viele Organisationen gegründet.

Prof. Dr. Klaus Grawe: Nein, gar nicht. Es gab das nur ... In der Universitätsklinik Eppendorf hatten wir einen kleinen Arbeitskreis Verhaltenstherapie gegründet. Das war schon 1969. Das waren erst Frau Ploog, Herr Schröder und ich, das hat sich mit der Zeit angereichert, dann kam zum Beispiel Herr Hand zurück an die Klinik. Der ging zu der Zeit gerade nach London, war da bei Viktor Meyer und kam dann später zurück. Das war Anfang der 70er Jahre, glaube ich. Er hat die Verhaltenstherapie dann als Mediziner vertreten. Aber eine richtige Organisation gab es in Hamburg nicht.

Von der damaligen GVT, der ich früh beigetreten bin, 1969 oder so, gab es dann ... dieses Modell mit den örtlichen Arbeitskreisen. Dann gab es eine Zeitlang den DBV, der wurde vielleicht 1971 gegründet oder ...?

CD: Ja, ja, 71.

Prof. Dr. Klaus Grawe: Damals ist man im Nu Lehrtherapeut geworden. Ich glaube, ich war schon 1972 Lehrtherapeut. Fantastische Karrieren waren dort möglich. Aber es gab auch keine Kollegen, die mehr Erfahrung in Verhaltenstherapie hatten. Also mit drei Jahren Vollzeittätigkeit mit Verhaltenstherapie war man da schon der Erfahrenste, nicht? Wir haben uns wie Münchhausen aus dem Sumpf der Nichtexistenz ans Licht befördert.

Ich bin dann der GVT beigetreten. Dann gab es ja diese starken politischen Auseinandersetzungen zwischen GVT und DBV, diese Richtungskämpfe. Und ich dachte eher, das muss professionalisiert werden: Also ich bin auch in den DBV gegangen. Nachträglich besehen, muss ich sagen, das wäre sehr gut gewesen, wäre der DBV weitergeführt worden. Dass wir den damals aufgegeben haben, war sicher ein Fehler.

CD: Den DBV?

Prof. Dr. Klaus Grawe: Ja.

CD: Wie haben Sie das damals erlebt? Was waren die zentralen Konfliktlinien und Themen, um die es in den Auseinandersetzungen ging?

Prof. Dr. Klaus Grawe: Also das stand ja in einem Kontext, das war überhaupt nicht isoliert nur die Verhaltenstherapie. Als ich damals in die Klinik kam, wurde die noch geleitet von Prof. Bürger-Prinz[2], das war jemand, der hatte schon während der Nazi-Zeit eine leitende Funktion in der Klinik ... Ungefähr eineinhalb Jahre, nachdem ich dort angefangen hatte, wurde von uns ein Exil-Tscheche zum Klinikchef gekürt, und zwar, weil es damals Drittel-Parität gab. Das war eben die 68er Zeit, die Revolution auf der Hochschule. Wir hatten einen Klinikrat, mit Drittel-Parität: ein Drittel Professoren, ein Drittel Mittel- und ein Drittel Unterbau. Selbst die Putzfrauen durften mitstimmen damals, ja? Und wir haben mit Macht verhindert, dass irgend einer von den etablierten Psychiatern dort hinkam. Und das ist damals gelungen ... das kann man heute gar nicht glauben. Mit Professor Groß kam ein wirklich unbekannter Flüchtling aus der Tschechoslowakei auf die Chefstelle dieser bedeutenden Klinik, die damals eine prestigereiche Klinik war.

Und in der Klinik war bei uns die Hölle los. Es gab irre Richtungskämpfe, die Sozialpsychiatrie, Dörner, Klaus Dörner war in der Klinik, Ursula Ploog, die beiden haben später dieses Buch „Irren ist menschlich“ geschrieben. Aus diesem Kreis heraus ist dann die Sozialpsychiatrie entstanden. Die haben damals angefangen, sich zu treffen, das war dieselbe Zeit. Es war diese ganz starke, linke Bewegung innerhalb der Psychiatrie, auch mit dem „Man muss das total ändern“, ja? Und das hatte auch viel mit dem Schwung der Verhaltenstherapie zu tun „Man muss es total ändern“, nur die hatten mit Wissenschaft weniger im Sinn.

CD: Die Sozialpsychiatrie?

Prof. Dr. Klaus Grawe: Die Sozialpsychiater, ja. Die hatten ein klares Programm, was sie machen wollten. Ich habe als Gruppentherapeut erst eine Zeitlang mitgemacht, ich war auf vielen Treffen, es wurde auch die Gesellschaft gegründet. Aber dann hat mich das abgestoßen, weil ich wissenschaftlich interessiert war. Deswegen hat mich die Verhaltenstherapie viel mehr interessiert. Aber was sich damals – also um die 68er Jahre herum – dann in der Verhaltenstherapie abgespielt hat, war eigentlich dasselbe, was ich von der Uni und aus unserer Klinik kannte: heftigste ... also politische Richtungsauseinandersetzungen. Die VT ist damals sehr stark politisiert gewesen. Eine Zeitlang, fand ich, war es eigentlich hauptsächlich ein politischer Verein.

Das war aber auch der Zeitpunkt, wo ich gedacht habe, der DBV gefällt mir viel besser. Obwohl ich zwar nicht distant zu denen war, ich habe mich ja eher auf

2 Professor Bürger-Prinz galt als renommierter Psychiater. Entsprechend der Homepage des Universitätsklinikums Hamburg Eppendorf ist „die Rolle der Klinik und ihres ärztlichen Leiters Bürger-Prinz bei ‚Euthanasie‘ und Zwangssterilisation ... bis heute noch nicht restlos geklärt. Seine eigenen Aussagen dazu nach dem Krieg sind bezweifelbar. Die Mortalitätsrate der Patienten war während des Krieges extrem hoch ...“ (Universitätsklinikum Hamburg Eppendorf, Homepage: http://www.uke.uni-hamburg.de/kliniken/psychiatrie/index_15716.php; letzter Zugriff: 29.11.05).

dieser Linie gefühlt, aber es hat mich abgestoßen, dass die mit Wissenschaft nichts im Sinn hatten. Also ich hatte gedacht, man müsste sowohl die Psychiatrie revolutionieren als auch wissenschaftlich herangehen. Die Verhaltenstherapie erschien mir am Anfang ein geeignetes Mittel dafür. Ich sehe das so: Das ist keine Entwicklung innerhalb der Verhaltenstherapie gewesen, sondern die Verhaltenstherapie-Entwicklung war Teil einer breiten gesellschaftspolitischen Entwicklung. Und in gewisser Weise kann man auch sagen, das traditionelle Gedankengut der Verhaltenstherapie hat auch einen sehr reaktionären Kern, wenn man so will, ja? Und dass sich das mit der fortschrittlichsten politischen Richtung verschmolzen hatte, das hat eigentlich gar nicht eingeleuchtet.

CD: Das ist für mich auch eine Frage, jetzt aus der heutigen Perspektive. Es waren ja Widersprüchlichkeiten, die mich zu der Thematik geführt haben, zum Beispiel die Frage, wie passt das eigentlich zusammen, dass ein Teil der verhaltenstherapeutischen Bewegung sehr linksorientiert war und die Verhaltenstherapie zum Teil dann eben auch als sehr konservativ und reaktionär kritisiert worden ist?

Prof. Dr. Klaus Grawe: Ja, von den ausübenden Personen her war sie das überhaupt nicht, weil die haben ... Wir waren ja alles typische 68er-Kinder, ja? Wir haben total anders ausgesehen, mit langen Haaren und Nickelbrillen, ich bin noch nach Bern in roten Socken gekommen ... Auch in dem DBV hatten sich nicht die reaktionären Leute gesammelt. Das war mehr so, dass den Einen die Wissenschaft wichtiger und den Anderen das Politische wichtiger war. Und die GVT damals ist eigentlich von den Politikern übernommen worden. Das hat auch zu dem Exodus der Wissenschaftler geführt. Das hat Folgen bis heute, zum Beispiel dass auf den Kongressen der DGVT praktisch keine Universitätsleute sind. Das ist zurückzuführen auf diese politische Phase Anfang der 70er Jahre, wo es einen allgemeinen Auszug der Leute gegeben hat, die ... Ja, man ist abgestoßen gewesen eigentlich, also nicht von der gesundheitspolitischen Ausrichtung, sondern davon, dass das Fachliche überhaupt keinen Platz mehr hatte. Es war kein Ort, wo man über Therapie diskutieren konnte, sondern wo man über gesundheitspolitische Aspekte von Psychotherapie diskutiert hatte. Deshalb gab es schon eine Suche nach anderen Organisationsformen. Nur der DBV, der hat nie etwas eigentlich in der Richtung geboten, also dass man jetzt sagen könnte, dass fachliche Treffen oder so etwas organisiert worden wären.

CD: Sie hatten gerade gesagt, es ist der Verhaltenstherapie zwar vorgeworfen worden, dass es einen reaktionären Kern gäbe, aber die Personen, die das ausgeführt haben, die waren eigentlich nicht reaktionär. Die von „außen kommende Kritik" und gerade der Vorwurf reaktionär zu sein, kam ja auch sehr stark von psychoanalytischer Seite. Meine Frage zielt auf das Spannungsverhältnis ab, von wie stellt sich die Verhaltenstherapie dar bzw. wie hat sich dargestellt, was ist an ihr kritisiert worden, und was wird konkret gemacht. Da geht ja etwas auseinander, das haben

Sie ja zu Beginn schon gesagt, dass Sie im Laufe von zehn Jahren in der Arbeit gemerkt haben, da ist ein großer Teil Ideologie ...

Prof. Dr. Klaus Grawe: Aber das habe ich jetzt nicht mit reaktionärer Ideologie gemeint, sondern damit gemeint war die lerntheoretischen Sichtweise, diese S-R-psychologische Denkweise, die damals innerhalb der Psychologie gerade abgelöst wurde. Das, was der Verhaltenstherapie zugrundegelegt wurde, entsprach nicht der modernen Psychologie, nicht? Und wenn man damals an der Entwicklung interessiert war ... dieses Buch von Miller, Galanter und Pribram ist 1960 erschienen, und ab da gab es eigentlich die kognitive Psychologie. Das ist bei mir schon im Studium passiert.

CD: Wurden Miller, Galanter und Pribram damals schon im Studium rezipiert?

Prof. Dr. Klaus Grawe: Nein, ich habe das erst 1969 gelesen. Aber im Studium begann es schon. Ich habe damals bei Pawlik studiert und habe mich sehr mit Arbeiten zur Informationsverarbeitung beschäftigt. Das ist früh gewesen und dieses Buch von Klix, „Information und Verhalten“ ist, glaube ich, 1971 erschienen. Das ist für mich eine Zeitlang praktisch meine Bibel gewesen. Und dieses ganze lerntheoretische Sprachgebäude lag eigentlich neben dem, was sich in der ganzen Psychologie während der Zeit getan hat, nicht? Das war für mich vollkommen klar, dass es sich dort um einen abgelegten Ansatz handelt, und dass die Psychologie längst auf einem anderen Weg war. Und das hat sich aber sehr gut getroffen mit den klinischen Erfahrungen. Weil es war vollkommen klar, dass man sich als Therapeut nicht allein mit dem Verhalten beschäftigt hat. Wenn man jemandem gegenüber sitzt, redet man unentwegt über das Erleben, wie man fühlt, die Welt der Bedeutungen und so etwas. Es war klar, dass das einen riesigen Anteil hatte ... Deswegen lag es für jemanden, der das ausgeübt hat, ganz nah, sich mit irrationalen Leitsätzen und dysfunktionalen Gedanken zu beschäftigen.

Also für mich hatte das Reaktionäre nichts mit Politik zu tun. Diese simple Betrachtungsweise: hier ist das Problem, das ist gelernt, jetzt machen wir es weg, das entsprach nicht meinem Menschenbild. So einfach habe ich mich nie verstanden, dass ich, wenn ich ein Problem habe, es halt weg machen muss, ja? Sondern ich muss erst einmal verstehen, warum entwickle ich so ein Problem und wie habe ich das aufzufassen. Das muss ich aber sagen, das hat man natürlich in der Praxis der Verhaltenstherapie längst gemacht, wir haben nicht nur Symptome behandelt. Ich meine, am einflussreichsten ist damals dieses Kanfer'sche Modell gewesen, ich glaube, das ist 69 veröffentlicht worden: Kanfer und Philipps. Dieses Verhaltensanalyse-Konzept wurde von Schulte dann ins Deutsche übertragen. Dieses Verhaltensanalysemodell hat ja neben der Symptomatik ganz großen Wert auf Verhaltensaktiva, Verhaltenspassiva und so etwas gelegt. Das ganze störungsorientierte Denken, das uns heute so selbstverständlich geworden ist, ist zwar damals durch die Verhaltenstherapie wissenschaftlich, also seriös geworden, aber die Verhaltenstherapie ist gar nicht so sehr störungsfixiert gewesen. In den Fallkonzeptionen, die wir gemacht haben, hat eigentlich das Umfeld der Symptomatik eine sehr große Rolle gespielt. Und das war überhaupt nicht reaktionär, sondern da ging es darum, das wirkliche Leben zu verändern. Und ich habe immer empfunden, dass die Psychoanalyse reaktionär ist. Die Verhaltenstherapie habe ich als fortschrittlich empfunden, weil sie sich mit den wirklichen Lebensbedingungen auseinander setzt. Wir haben damals ja auch noch Karl Marx und so etwas gelesen, ja? Wie sich ein Mensch fühlt und sein Bewusstsein sind abhängig von seinem gelebten Sein, und das muss man verändern. Das hat sich für mich also überhaupt nicht widersprochen, diese Art des klinischen Zugangs und ein fortschrittliches Menschenbild oder gesellschaftliches Denken. Ich habe eher gefunden, die Psychoanalyse ist erzreaktionär. Es gab von Seiten der Psychoanalyse natürlich immer diese Angriffe, aber das hat in meinen Augen eigentlich nie so gestimmt, das hatte mit der Praxis der Verhaltenstherapie gar nicht viel zu tun.

CD: Gleichzeitig habe ich auch den Eindruck, man muss sehr genau unterscheiden, auf welcher Ebene man diskutiert, also geht es jetzt um die Praxis oder geht es auch um ideologische Auseinandersetzungen. Ich habe schon auch den Eindruck, dass die Kritik mit der Selbstdarstellung der Verhaltenstherapie in der frühen Phase zu tun hatte, was zum Beispiel auch von Eysenck propagiert worden ist ...

Prof. Dr. Klaus Grawe: Ja, ja. Es gab ja dann anderes ... Also Eysenck war ja ... Sowohl Wolpe als auch Eysenck waren ja sehr schnell – ich sage mal in Anführungsstrichen – „altes Eisen", finde ich. Es war dann mehr diese persönlichkeitspsychologische Kritik von Walter Michell im Vordergrund, dann war Bandura unheimlich wichtig um diese Zeit herum. Also für mich war die Verhaltenstherapie sehr schnell nichts mehr, was mit Eysenck und Wolpe zu tun hatte. Aber es ist schon so, dass man sagen muss, (das betrifft jetzt auch die S-R-Psychologie) dass dort das reflektierende, kritische Denken gefehlt hat, auch im Menschenbild, es gab keine Konzeption von Bewusstsein oder vom Menschen in der Gesellschaft. Obwohl die Verhaltenstherapie damals sicher simplifiziert wurde.

Also mir hat damals Skinners Roman „Walden Two" sehr gefallen, weil das war ein sehr konsequenter Versuch, gesellschaftliche Utopie durch zu denken. Das habe ich sehr stimmig oder ehrlich gefunden, verhaltenstheoretische Prinzipien ganz konsequent durch zu denken, um zu sehen, wie sähe eigentlich das Leben aus, wenn man es so machen würde. Und ich glaube, dass man diesen Roman nicht als reaktionär im politischen Sinne betrachten könnte. Das war mehr eine Utopie. Ich habe da nicht sehr daran geglaubt, aber ich habe das intellektuell als ein sehr reizvolles Unterfangen angesehen.

Und dann erschien 70 oder 71 auch „Menschliche Kommunikation" von Watzlawick, Beavin und Jackson auf Deutsch. Dieses Buch hatte einen ungeheuren Einfluss damals. Es hat alle, die ich damals kannte, ganz enorm beeinflusst, und das hat sich dann mit Verhaltenstherapie verbunden. Also für mich war dann während dieser zehn Jahre in Hamburg die Entwicklungsrichtung eher der Systemansatz ...

also eher das Verbinden von Verhaltenstherapie mit Kommunikationstheorie und Systemansatz.

CD: Sie haben jetzt schon einige für Sie wichtige Autoren und Literatur genannt. Gibt es im Laufe der Entwicklung noch andere, von denen Sie sagen würden, die haben jetzt vielleicht nicht nur für Sie, sondern insgesamt für die Entwicklung der Verhaltenstherapie eine wichtige Rolle gespielt?

Prof. Dr. Klaus Grawe: Also ich glaube, das Verhaltensanalyse Buch von Schulte, Schulte war jedenfalls wichtig. Das hat, glaube ich, auf die deutsche Verhaltenstherapie sehr großen Einfluss gehabt, weil nach diesem Verhaltensanalyseschema wurde dann lange vorgegangen. Dann sicher die Bücher, die ich schon genannt habe. Bandura war sehr wichtig, später kamen Mahoney und Meichenbaum dazu. Sonst sind eigentlich ... Die für mich einflussreichen Bücher stammen sonst nicht aus der Verhaltenstherapie, wie gesagt dieses Buch von Klix. Überhaupt bin ich in meinem Denken dann nicht zu sehr von der Psychotherapie-Literatur beeinflusst worden, sondern von der allgemeinen Entwicklung der Psychologie, also erst der ganzen Informationsverarbeitungspsychologie oder Cognitiv Science und das bis heute hin. Heute ist es nun eben mit den neuronalen Themen verbunden.

Darin habe ich auch immer die Stärke der Verhaltenstherapie gesehen, in diesem engen Bezug auf ein grundlagenwissenschaftliches Verständnis. Darin sehe ich heute eigentlich auch die Essenz, und das hat sich für mich nie geändert. Also wenn ich ein positives Bild von Verhaltenstherapie habe, würde ich sagen, das ist die Richtung, die sich am ehesten ankoppelt an die Erkenntnisfortschritte, die man in der Psychologie macht. Und das vermisse ich eigentlich bei allen anderen Therapierichtungen. Wenn ich mich irgendeiner Schule zuordnen sollte, wäre deswegen die kognitiv-behaviorale für mich die einzige, mit der ich könnte und zwar aus folgendem Grund: Sie hinkt zwar weit hinter der Entwicklung in der Grundlagenwissenschaft her, aber sie nimmt das auf. Und das sehe ich bei den anderen gar nicht.

CD: Hm. Ich würde jetzt gern etwas, was Sie gerade genannt haben als Stichwort nutzen: nämlich die Ausprägung der Verhaltenstherapie in deutschsprachigen Raum. Würden Sie sagen, dass es im internationalen Vergleich in der Bundesrepublik eine spezifische Ausprägung der Verhaltenstherapie gibt?

Prof. Dr. Klaus Grawe: Also im negativen Sinne eine Verschulung, zu meinem großen Bedauern ist die Verhaltenstherapie eine Therapieschule geworden: Ich hätte mir sehr gewünscht, dass es nicht dazu kommt. Ich finde, dass sich die Verhaltenstherapie bis in die jetzige Zeit vieler Ausblendungen schuldig macht. Wenn man die Literaturverzeichnisse von verhaltenstherapeutischen Arbeiten nimmt oder Kongresse, EABCT oder irgendeinen Verhaltenstherapie-Kongress, dort ist sehr, sehr viel ausgeblendet von dem, was auf anderen Kongressen im Mittelpunkt steht. Also wenn ich zum Beispiel auf einen Kongress von der Society for Psychotherapy

Research gehe, die durch und durch empirisch ausgerichtet ist, dann sind dort vier Fünftel der Beiträge nicht verhaltenstherapeutisch. Das ist alles empirische Forschung auf dem Gebiet der Psychotherapie und wird nicht rezipiert in verhaltenstherapeutischen Arbeiten. Die Journals sind wie eine Kluft dazwischen, und so ist es auch auf den Kongressen. Der letzte Kongress in Maastricht ist für mich wieder ein Beispiel für eine reine Therapieschulen-Veranstaltung gewesen. Das ist in Deutschland zumindest auch stark. Das liegt aber wiederum an dem ganzen System, dadurch dass es nicht an den Unis stattfindet. In den USA ist es ja mehr so, dass alle einen PhD machen, die das hinterher ausüben und an der Universität bleiben, und es ist nicht so stark schulenorientiert. Weil bei uns die postgradualen Weiterbildungen über die längste Zeit nicht an der Uni stattgefunden haben und an der Uni leider Gottes auch Viele schulenorientiert Denkende sind, hat sich durch die Kopplung von Therapierichtung und existenzieller Grundlage, also Ausbildungsinstitute und so weiter, wieder das ergeben hat, was bei der Psychoanalyse schon das Übel war, weil sie sich außerhalb der Uni entwickelt hat: Die Existenz ist verquickt mit dem Inhalt, ja? Und das ist sehr bedauerlich, finde ich. Und in Deutschland hat sich die Verhaltenstherapie ja im Vergleich, sagen wir, zur Schweiz erfreulich mächtig entwickelt. An und für sich finde ich das positiv, aber ich hätte mir gewünscht, dass sie mehr von ihrem innovativen Potenzial behalten hätte und offener bleiben würde. Bedauerlich finde ich, diese im Moment vorherrschende sehr starke Ausrichtung nur auf Störungen, das nicht genügende bedenken, was eigentlich der Grund ist, auf dem sich Störungen entwickeln, dass die Störungen schließlich die Hervorbringungen eines Menschen sind, ja? Ich finde es bedauerlich, dass es so ist, aber in Deutschland ist es am schlimmsten. Es ist die Ausprägung innerhalb der Psychotherapierichtlinien, aber das ist nicht die Verhaltenstherapie allein, das ist nun mal typisch deutsch, dass man alles regeln muss, und ...

CD: ... das hat Auswirkungen ...

Prof. Dr. Klaus Grawe: Ja, ja, und da ist jetzt die Verhaltenstherapie mit drin. Da muss ich sagen, das hat von außen aus Schweizer Perspektive gesehen viel Abschreckendes jetzt, ja? Zu sehen, was nach dem Psychotherapeutengesetz daraus geworden ist. Das bedauere ich auch sehr, ich habe schließlich an dem Gutachten damals mitgewirkt und habe mich in dieser Gutachtergruppe damals sehr dafür eingesetzt, nur eine Therapierichtung vorzusehen, eine wissenschaftliche. Wir konnten uns einfach nicht einigen, ich war der Einzige der dafür war. So haben wir zwei Grundorientierungen vorgeschlagen, und die sind es dann geworden. Die Zeit war einfach nicht reif dafür. Aber ich muss sagen, die Verhaltenstherapie ist – im Vergleich zu anderen Ländern – in Deutschland natürlich weit fortgeschritten, nicht so sehr wissenschaftlich, sondern in der Praxis, nämlich durch diese vielen verhaltenstherapeutischen Kliniken, die schließlich ein großes Berufsfeld geworden sind, in denen viel klinische Kompetenz herangewachsen ist. Da setze ich ehrlich gesagt auch eine Hoffnung darauf, dass aus diesem klinischen Know-how, das dort entsteht, schließlich die Leute herauswachsen, die die Verhaltenstherapie in die richtige Richtung befördern können, weil diese Leute wissen, dass man nicht nur störungsorientiert denken kann.

Also was die Zukunft anbelangt, bin ich eigentlich nicht wenig optimistisch, weil die nächste Generation, die auf die Lehrstühle kommen wird, hat eine Therapieausbildung gehabt. Viele von der Generation aus der ich stamme, wir haben ja keine reguläre Ausbildung. Ich habe eine reguläre Gesprächstherapieausbildung gehabt, wenn man das, was damals an Ausbildung angeboten wurde, so nennen kann. Und ich habe mich intensiv eingearbeitet in die Verhaltenstherapie, aber eine Ausbildung, wie die Ausbildungsteilnehmer sie heute erhalten, in dieser Breite und wirklich dem Training dahinter ... Die haben dann doch einen anderen Stand. Und ich nehme jetzt einmal an, dass die Begabten von denen nicht dabei stehen bleiben, sondern über ihre Ausbildung hinausgehen werden. Und da sehe ich ein großes Entwicklungspotenzial. Auf die nächste Generation von Lehrstuhlinhabern, darauf setze ich eigentlich große Hoffnungen.

CD: Jetzt eine Einschätzungsfrage in der Rückblende. Was würden Sie sagen, was waren Gründe und wichtige Faktoren, die zur Etablierung der Verhaltenstherapie beitrugen?

Prof. Dr. Klaus Grawe: Also ich denke schon, das war dieser ganze enorme Ausbau der Klinischen Psychologie Ende 60er und in den 70er Jahren. Und das war klar, die Leute, die damals auf die Lehrstühle kamen, kamen aus der Wissenschaft Psychologie, deswegen sind ja eigentlich die meisten Professuren für Klinische Psychologie mit Verhaltenstherapeuten besetzt. Und das hat einfach dazu geführt, dass eine ganze Generation von Klinischen Psychologen in dieser Richtung ausgebildet worden ist. Die Aktiven von denen, die in dem Feld außerhalb der Universität tätig geworden sind, haben Institute gebildet, Verbände gegründet. In dieser Entwicklung hat die GVT und später DGVT eine sehr große Rolle gespielt. Das sind günstige Bedingungskombinationen für die Verhaltenstherapie gewesen.

Zu dem Zeitpunkt, als die Mittel dafür da waren, war die Verhaltenstherapie in Deutschland gerade in ihrer Entwicklungsphase, und so ist die Klinische Psychologie an den Instituten heute zu einem ganz großen Teil kognitiv-behavioral ausgerichtet ist. Ich meine, dass das keine rein innerwissenschaftlichen Gründe sind, sieht man ja daran, dass es in der Medizin genau anders ist. Dort sind fast alle Professuren psychoanalytisch besetzt. Und ich glaube, dadurch, dass die Psychoanalyse in der Psychologie nie Fuß gefasst hatte, konnte die Entwicklung der Klinischen Psychologie hin zur Therapie nur nicht-psychoanalytisch sein. Und der Gesprächstherapie und anderen Ansätzen fehlte in meinen Augen eben die Substanz, die wissenschaftliche Substanz, als dass sie jetzt ernsthaft in Frage kämen. Und von daher ist für mich eigentlich auch klar, dass die kognitiv-behaviorale Richtung die Grundlage für die Zukunft der Psychotherapie ist.

CD: Hm, hm.

Prof. Dr. Klaus Grawe: Also ich glaube nicht, dass es zum Beispiel irgendwo sonst auf der Welt so viele Betten in den Kliniken gibt, in denen verhaltenstherapeutisch behandelt wird. Das ist vollkommen ... da steht Deutschland vereinzelt da. Aber das betrifft natürlich genauso gut die psychoanalytischen Betten, Deutschland hat zirka 8000 Krankenhausbetten für Psychotherapie. Das ist auf der ganzen Welt einmalig ...

CD: ... dass es international betrachtet insgesamt wesentlich mehr an Betten gibt, was Psychotherapie überhaupt anbelangt?

Prof. Dr. Klaus Grawe: Ja, ich glaube, das ist auf der ganzen Welt einmalig. Das ist natürlich ein riesiges Entwicklungsfeld gewesen. Und dieses Entwicklungsfeld hatte ein großes Innovationspotenzial, weil die Leute da machen dürfen, was sie wollen. Da gibt es keine Gutachter, ja?

CD: Ja, stimmt *(lachend)!*

Prof. Dr. Klaus Grawe: Ja, also dort ist in meinen Augen der beste Fundus sozusagen, weil die dürfen verwirklichen, was sie für richtig halten. Die haben Kostenerwägungen einzuhalten, das ist nun einmal die Realität, aber sie müssen keine Psychotherapierichtlinien einhalten. Und das ist nun mal ein Punkt.

CD: Jetzt noch einmal zur GVT und DGVT-Geschichte. Was würden Sie sagen, welche Rolle hat aus Ihrer Perspektive die GVT bzw. die DGVT in dem Prozess für die Verhaltenstherapie gespielt?

Prof. Dr. Klaus Grawe: Aus meiner Perspektive hat die GVT, aus der die DGVT wurde, so das zweite Drittel der 70er Jahre bis tief hinein in die 80er Jahre sehr viel versäumt: Dass sie es zugelassen hat, dass es zu einer Spaltung gekommen ist oder zu einer Abkoppelung der Verhaltenstherapie, wie sie dort entwickelt wurde, von der wissenschaftlichen Entwicklung, das ist sehr bedauerlich. Wobei das eine zweiseitige Angelegenheit ist: Die Universitätsleute sind nicht mehr zu den Kongressen gegangen und Ähnliches, das ist ein bisschen ... Also die DGVT bemüht sich heute sehr darum, dass ... Das mit diesen sich selbstorganisierenden Gruppen war alles ein bisschen handgestrickt. Das würde man nicht denken, dass ein seriöses Ausbildungssystem so aussehen sollte. Und das hat sich ja sehr geändert. Und ich weiß, dass es heute von der DGVT ein großes Bemühen ist, sich wieder stärker mit der Wissenschaft und den Universitäten zu verkoppeln. Hoffentlich gelingt das auch wieder stärker.

Aber für diese Spaltung hatte, glaube ich, diese sehr starke Betonung der gesundheitspolitischen Orientierung maßgeblichen Einfluss. Diese haben viele Wissenschaftler an den Universitäten nicht geteilt. Also dass es über weite Strecken eigentlich kein therapeutischer Fachverband gewesen ist, sondern sozusagen mehr eine gesundheitspolitische Stoßkraft. Man kann das ja positiv bewerten, was die gesundheitspolitische Komponente angeht, aber das Vernachlässigen der fachlichen, das ist bedauerlich. Nicht? Und das hat ein Stück weit dazu geführt, dass dann die Verkoppelung von universitären klinischen Psychologen und Praxisfeld schwächer war, als sie hätte sein können. Jetzt vermehrt, also erst in den letzten Jahren wurden Ambulanzen aufgebaut, das hätte eigentlich 15 Jahre vorher schon geschehen sollen. Und ohne einen großen Praxisbetrieb lehrt man natürlich eine andere Klinische Psychologie als mit. Das ist jetzt erst in den letzten fünf Jahren oder so in großem Stil geschaffen worden, dass so eine Ambulanz eigentlich dazugehört...

CD: Meinen Sie jetzt an den Universitätsinstituten?

Prof. Dr. Klaus Grawe: An den Universitäten, ja. Ich sehe das ja bei uns, wir haben eine sehr große Ambulanz, und wir haben über 150 Therapeuten postgradual in den Weiterbildungen und viele, viele klinische Aktivitäten, die dort laufen. All die Mitarbeiter, die dort in die Therapie und in die Weiterbildung integriert sind, wirken in der universitären Lehre mit. Und das macht natürlich eine ganz andere Lehre.

CD: Ja, klar.

Prof. Dr. Klaus Grawe: Weil die Assistenten wissen, wovon sie reden, wenn sie von Depressiven reden. Die haben das nicht aus Büchern, sondern die haben jeweils auch Patienten. Ja, und die können Sie auch in ihren Lehrveranstaltungen dann als Beispiele zeigen. Und dadurch gewinnt der Unterricht an der Universität eine ganz andere Verbindung von Anschauungsmaterial und theoretischen Konzepten. Also das sehe ich sehr positiv. Das ist eine sehr positive Entwicklung, dass sich das ergeben hat. Ein großer Teil von den verhaltenstherapeutisch orientierten, von denen würde ich mir jetzt wünschen, dass sie eines Tages einfach offene klinische Ambulanzen sind, die alles ausprobieren, was sich irgendwie bewährt.

Also das ist das kritischste, was ich zur Entwicklung der Verhaltenstherapie zu sagen hätte, dass sie einen großen Beitrag zur Aufrechterhaltung der Therapieschulen geleistet hat und weiter leistet. Das bedauere ich.

CD: Und würden Sie in dem Fall sagen, das ist in der Bundesrepublik besonders ausgeprägt?

Prof. Dr. Klaus Grawe: Nein. Wie gesagt, das Formalisierte ist in Deutschland sehr ausgeprägt, aber das Schulendenken ist hier in der Schweiz mindestens so stark. In der Schweiz machen wir in der Regel nicht so genaue Regeln. Aber das liegt auch ein bisschen an der Größe von Gebilden, so dass das dort regulierter ist.

CD: Ich habe auch die Frage, inwieweit die Tatsache, dass im ambulanten Bereich die tiefenpsychologische, analytische und die verhaltenstherapeutische Ausrichtung als wissenschaftlich anerkannt gelten, auch prägend dafür ist, dass das Schulendenken weiterbestehen bleibt und sich weiter fortsetzt?

Prof. Dr. Klaus Grawe: Ja, ich glaube, das ist so ... Der Teil, der psychoanalytisch genannt wird, ist nicht nach den Kriterien wissenschaftlich fundiert. Das weiß ich nun sehr gut. Also die erfüllen niemals diese Bedingungen, die der Beirat aufgestellt hat, wohl aber die psychodynamische Richtung, die in Deutschland Tiefenpsychologie genannt wird, die können das erfüllen. Aber das, was dort die dritte Komponente ist, ist sozusagen einfach ein historischer Appendix. Aber ansonsten muss man sagen, es erscheinen noch heute weltweit viel mehr psychoanalytische als kognitiv-behaviorale Veröffentlichungen. Dazu gab es gerade ein interessantes Poster auf einem Kongress, da war ich sehr verblüfft, wie viel mehr es sind. Also wenn man die weltweite Literatur nimmt, dann muss man sagen, das sind die beiden mit Abstand wichtigsten Triebkräfte auf dem Gebiet, ja? Und deswegen, ich würde unbedingt sagen, die psychodynamische Richtung gehört auf jeden Fall dazu, aber was ich bedauere, ist dieser Trennungsstrich, der da dazwischen geht.

Dass Menschen Motive haben sollte auch für Verhaltenstherapeuten keine Überraschung sein, und die wissenschaftliche Beschäftigung damit täte sehr Not. Diese findet in der Psychologie ja auch statt. Aber das wird einfach zu wenig aufgenommen. Aber das, was heute in dem deutschen System vorhanden ist, da kann man nur sagen, das ist ein Kompromiss zwischen einerseits diesen Bemühungen um Qualitätssicherung, aber andererseits dem Festhalten der einmal gewonnenen Machtstellung. Die Psychoanalytiker haben längerfristig, glaube ich, keinen Platz im Versorgungssystem, sondern nur das, was Tiefenpsychologie genannt wird. Aber das regelt die Zeit, wie Max Planck gesagt hat. Das geht nicht durch Überzeugung, sondern durch Aussterben.

Ich würde mir wünschen, dass die Verhaltenstherapie die treibende Kraft wird, um diese Missstände zu überwinden. Da sehe ich auch Anzeichen dafür. Wenn ich überhaupt Potenzial sehe, dann von dieser Richtung, weil ich finde, man hat das ja schon einmal gesehen, dass der Behaviorismus, wie man so schön sagt, sich zu Tode gesiegt hat. Er hat selbst herausgefunden, dass es nicht stimmen kann *(lachend)*.

CD: Dass es nicht geht *(lachend)*.

Prof. Dr. Klaus Grawe: Und so wird es mit dem störungsspezifischen Ansatz sein, ja? Man wird den bis zu Ende gehen und sehen, das reicht nicht aus. Und dann geht man eben konsequent einen anderen Weg noch einmal. Aber man hat Erkenntnisse gewonnen auf dem Weg, und die, die bleiben bestehen. Und da sehe ich jetzt auch gerade die ersten ermutigenden Anzeichen. Ich glaube, die Verhaltenstherapie wird diesen Weg gehen.

CD: Hm. Mich würde jetzt noch interessieren, wenn Sie so zurückgucken, könnten Sie in Bezug auf die verhaltenstherapeutische Forschung besondere Phasen oder wichtige Themen der Forschung benennen?

Prof. Dr. Klaus Grawe: Also das lässt sich für mich sehr schwer auf einen roten Faden reduzieren. Da spielen sehr viele, viele Entwicklungen zusammen. Wenn man verhaltenstherapeutische Veröffentlichungen in großen Abständen anschaut, ist allein schon die Sprache, die verwendet wird, sehr unterschiedlich. Man findet heute wenig Veröffentlichungen, in denen einfach nur die Terminologie der klassischen Lerntheorie benutzt wird, von operanter Konditionierung oder Ähnlichem wird relativ wenig gesprochen. Also das hat sich einfach mit den sonstigen wissenschaftlichen Konzepten, die auch außerhalb der Verhaltenstherapie benutzt werden, verändert. Da würde ich sagen, ist sie einfach ein Stück mitgegangen ...

CD: ... mit der Psychologie oder allgemein ...?

Prof. Dr. Klaus Grawe: Überwiegend mit der Psychologie, stark natürlich auch mit der biologisch orientierten Psychologie und auch den Neurowissenschaften, das ist ja recht gut integriert in der Verhaltenstherapie. Wenn man führende Artikel der letzten Jahren nimmt, würde ich schon sagen, dass ein sehr, sehr großer Entwicklungssprung stattgefunden hat. Zum Beispiel die Ätiologie psychischer Störungen wird wirklich ernsthaft untersucht. Dort wird nicht einfach geschaut, wann ist die klassische Konditionierung passiert, sondern das wird mit der Bindungsforschung in Zusammenhang gebracht und die ganze Entwicklungspsychopathologie wird mehr einbezogen. Von den Störungen her ist es eben so: Erst standen die Angststörungen im Vordergrund, dann waren die einigermaßen abgegrast. Dann kamen die Depressionen, dann wurden die posttraumatischen das große Thema ... Also das kann man so sehen, dass praktisch das ganze Feld abgegrast ist. Spannend wird es, wenn alle Störungen abgegrast sind. Die Phase wird in meinen Augen jetzt kommen ...

CD: Was passiert dann?

Prof. Dr. Klaus Grawe: Also voraussagen würde ich, die Depression wird noch einmal ganz neu konzipiert, ja? Das ist unmittelbar. Beck wird ad acta gelegt, das sehe ich jetzt voraus. In dem Bereich gibt es noch einmal eine große Veränderung. Aber dann? Das ist die Frage, ja?

Wenn man von der dynamischen Entwicklungstheorie ausgeht, würde ich mal sagen, ist da eine große Offenheit, wohin sich das Feld bewegen wird. Und ich glaube, in diese Phase beginnen wir gerade hinein zu wachsen. Es ist von heute, finde ich, sehr schwer vorauszusagen, wohin sich die Verhaltenstherapie entwickeln wird. Das hat ja auch mit der störungsspezifischen Entwicklung zu tun. Die Verhaltenstherapie hat zwar immer um die Symptome herum analysiert, aber dass das DSM gekommen ist oder das DSM III mit einer besseren Definition der Störungen, das war keine rein verhaltenstherapeutische Sache. Da haben die Verhaltenstherapeuten zwar Einfluss gehabt, aber das war eine Sache, an der auch die Psychiater maßgeblich daran beteiligt waren. Und seitdem wir das DSM III haben, ist die Forschung sehr dogmatisch um Störungen herum orientiert. Das ist jetzt eine sehr lange Phase, in der das so ist. Jetzt gibt es erste Bücher, die die ganze DSM-Diagnostik oder die kategoriale Diagnostik stark in Frage stellen. Das ist sicher einer der zukünftigen Entwicklungstrends. Aber ich meine, da ist man auch in Gefahr, seine persönlichen Vorlieben in die Zukunft zu projizieren. Ich habe ja meine eigenen Vorstellungen davon, was ich am liebsten möchte, wohin das geht.

Aber ich denke schon, dass wir in einer interessanten Phase der Verhaltenstherapie sind ... Ein bisschen über soziale Phobie und noch ein bisschen über posttraumatische: so schaffen wir keine Durchbrüche mehr, ja? Da gibt es einerseits eine enorme wissenschaftliche Fundierung. Es gibt ein großes Potenzial, aber dann natürlich die bisher offen gelassenen Fragen, ja? Die Fragen, wo kommen die Störungen her, was bewegt den Menschen überhaupt und Ähnliches. Die ganze motivationale Landschaft ist sozusagen verhaltenstherapeutisch unbeackert. Die Verhaltenstherapie rezipiert zwar jetzt mehr, dass die Therapiebeziehung wichtig ist, hat aber keine originären Beiträge dazu geleistet. Auch das Feld könnte natürlich mal richtig beackert werden. Das ist nicht unwahrscheinlich, dass sich eine Entwicklung in diese Richtung ergeben wird.

Und dann kommen diese Einflüsse von ganz anderen wissenschaftlichen Entwicklungen. Wenn wir viel stärker Einblicke in die Gehirnvorgänge bekommen, dann ist die Blackbox eben nicht mehr black, sondern ziemlich erleuchtet, und dann muss man nicht mehr spintisieren, was sich dort abspielt, sondern man kann es gut untersuchen. Also die Gedächtnisforschung ist für mich einer der Motoren der zukünftigen Entwicklung.

CD: Jetzt gucke ich noch einmal auf eine Liste, ich habe eigentlich schon meine wesentlichen Fragen ... Dann würde ich Ihnen meine letzte Frage stellen. Wir haben schon über viele Themen und Aspekte gesprochen. Was ich gerne noch von Ihnen wissen würde, ob Sie nun zum Abschluss sagen würden: „Dieses und jenes Thema wäre noch wichtig für die Geschichte der Verhaltenstherapie in der Bundesrepublik oder auch für die DGVT, gucken Sie sich das an". Oder ob Sie sagen würden, dieses und jenes, worüber Sie schon etwas erzählt haben, ist besonders wichtig. Was würden Sie mir da noch mit auf den Weg geben?

Prof. Dr. Klaus Grawe: Nee, da könnte ich eigentlich nichts herausgreifen, was ich jetzt ... Für mich sind die Sachen vollkommen im Fluss. Und positiv finde ich, dass sich auch die DGVT professionalisiert hat, ich finde, sie ist heute in „much better shape" als vor 15 Jahren. Heute ist sie ein ernst zu nehmender Gesprächspartner und Vertragspartner, mit dem man verbindliche Dinge eingehen kann, also ich würde denken: ein guter Zusammenarbeitspartner für Universitäten. Das ist etwas, was sich sehr zum Positiven verbessert hat. Es entspricht ein bisschen einer U-förmige Funktion: Am Anfang war es sehr positiv, dann ist es mit dem fachlichen Aspekt bergab gegangen, jetzt ist er wieder ...

Die Professionalisierung und das Bemühen um fachliche Qualität ist jetzt wieder ziemlich gut bestellt, das sehe ich als positiv an. Und man muss auch sehen, die DGVT ist in Deutschland immerhin, glaube ich, der größte Ausbildungsanbieter auf dem Gebiet. Das musste man nicht immer denken, dass es so kommt, ja? Also der Zustand in dem sich mal befunden hat, dass sie so vor sich hingewurstelt hat und sich geweigert hat, professionell zu werden: das hätte wahrscheinlich auch ihren Tod bedeutet. Ich denke sowieso, die Psychologie wird ein sehr wichtiger gesellschaftlicher Beruf, das sieht man überall, Psychologen kommen überall in Führungspositionen, so ähnlich wie Juristen früher. Das ist eine breite Ausbildung, und die Klinische Psychologie ist auch stark professionalisiert, da können die ganzen Verbände und Institutionen nicht so bleiben, wie sie waren.

CD: Die müssen sich mit verändern.

Prof. Dr. Klaus Grawe: Also aus dem Amateurstadium sind wir heraus. Ich könnte mir vorstellen, vielleicht dass die DGVT auch eine positive Rolle spielt wegen ihrer immer noch vorhandenen gesundheitspolitischen ...

CD: Ausrichtung?

Prof. Dr. Klaus Grawe: ... hm ja. Sie ist vielleicht nicht einfach so ausgerichtet, aber sie nimmt es wichtig. Dass die DGVT nicht einfach in diesen verbandspolitischen Sachen stecken bleibt und rein drauf ausgerichtet ist, Nägel nach hinten zu streuen. Das sehe ich bei der DGVT eben nicht so sehr. Also da könnte sie vielleicht weiterhin eine erfreuliche, innovative Kraft sein.

Jetzt die letzten Jahre würde ich dem Steffen Fliegel ein sehr großes Verdienst bei der Professionalisierung und dem heutigen Erscheinungsbild der DGVT zuschreiben. Ich glaube, das ist zu einem sehr großen Teil auch sein Verdienst. Und dass sie heute eine wirklich ernst zunehmende Kraft in diesem Feld ist und professionell gegenüber den anderen nicht abfällt, das ist eine Leistung. Wünschenswert wäre, dass vielleicht auch die Kongresse der DGVT wirklich noch einmal wissenschaftliche Kongresse werden können. Also das Niveau in den letzten Jahren ist leider beklagenswert.

CD: Obgleich Sie ja immer zu den Kongressen gekommen sind.

Prof. Dr. Klaus Grawe: Ja, ich habe eben eine Anhänglichkeit dahin. Mich hat das Bemühen um Inhalte, also gesundheitspolitische Inhalte immer positiv angezogen, dabei meine ich, dass es um das Bemühen um die Sache geht und nicht so sehr darum, nur den eigenen Status zu erhalten. Und das finde ich wirklich gut dabei. Aber wenn man zu Kongressen geht, möchte man doch auch einen Austausch haben.

Und wenn wir, meine Mitarbeiter und ich zu Kongressen gehen, haben wir den Eindruck, dass das eine recht einseitige Sache ist, dass wir etwas darstellen, von dem was wir machen, aber wir hören eigentlich wenig, von dem wir uns selber befruchtet fühlen. Und das könnte natürlich auch ganz anders sein. Weil es gibt ja genügend Aktivitäten auf dem Gebiet. Es ist einfach so: Die Leute, die auf dem Gebiet forschend aktiv sind, gehen da nicht hin. Und es ist eine Wechselwirkung, die gehen nicht hin, weil sie erwarten: „Ich kann da nichts lernen, das ist für mich nicht ... da werden wir eingeladen zu einem Vortrag, halten den und gehen wieder weg ..." Aber daraus ergibt sich kein gutes Niveau für einen Kongress. Das würde sich ergeben, wenn Leute, die wirklich an vorderster Front der Entwicklung sind, auf gleichem Niveau miteinander diskutieren, und andere zuhören können wie kontroverse Dinge ausgetauscht werden. Also das würde nur gehen, wenn man die Leute zurückholen könnte, die ...

CD: Wissenschaftler.

Prof. Dr. Klaus Grawe: Ja. Da bin ich ein bisschen skeptisch, ob das gelingt. Ich finde es eben sehr, sehr wichtig. Man muss schließlich sehen, wo Psychologie oder wo Klinische Psychologie den Leuten zugute kommt: der allgemeinen Bevölkerung. Und das sind Praktiker, die das machen. Und die Praktiker treffen sich dort auf den DGVT-Kongressen, das sind viele Praktiker. Früher waren es sehr über 2000, das hat nachgelassen. Und das ist für mich ein Grund gewesen, dorthin zu gehen, weil schließlich: an wen soll man das richten, was man herausfindet. Man möchte ja, dass es angewendet wird. Deswegen schreibe ich auch in der Zeitschrift der DGVT, obwohl dies das wissenschaftliche Renommee eher herunter- als heraufzieht. Aber man kann dort Leute ansprechen, die das hinterher ausüben. Aber mit den Entwicklungen in den letzten Jahren, würde ich es auch nicht für ausgeschlossen halten, wenn es wieder stärker wird, dass sich doch noch mehr Leute wieder verführen lassen, dort hinzugehen.

Eine Sache ist mir noch aufgefallen, und das ist etwas sehr bedauerliches: Auf den internationalen Kongressen der Verhaltenstherapie, also nehmen Sie einmal die EABCT zum Beispiel, ist die deutschsprachige Verhaltenstherapie sehr mickrig vertreten, ganz wenig, also jetzt in Maastricht waren aus Deutschland vielleicht zehn Leute, die da etwas vorgetragen haben.

CD: Und wie kommt das, was denken Sie?

Prof. Dr. Klaus Grawe: Ich weiß es nicht, ob die Szene total mit sich beschäftigt ist? Also es ist immer so, dass am meisten von dem Land da sind, wo das stattfindet, diesmal waren sehr viele Holländer da. Aber Deutschland ist immerhin wirklich Nachbarland, also Maastricht ist so nah an der Grenze. Wäre der Kongress in Dortmund, wären viele Deutsche da gewesen. Jetzt war er in Maastricht, das ist zwar ganz nah, aber es sind praktisch keine Deutschen da gewesen. Und das hat mich wirklich irritiert, ja? Das betrifft jetzt nicht hauptsächlich die deutschen Praktiker, sondern ich habe mehr den Fokus auf den Vortragenden gehabt. Es sind keine deutschen Vortragenden. Ich weiß es nicht, ob die nichts vorzutragen haben oder warum sind sie da nicht vertreten? Man muss ja sehen, dass die Ausübung in Deutschland so groß geworden ist. Und in diesem, im europäischen Vergleich großen Land ist die Verhaltenstherapie sicher am größten entwickelt, was die Anzahl von Verhaltenstherapeuten angeht und im Vergleich zu den anderen europäischen Ländern. Dann sollte man doch erwarten, dass dort massiver Input herkommt! Und das findet nicht statt.

CD: Eigenartig.

Prof. Dr. Klaus Grawe: Ja, hm, das ist aber jetzt nicht ein Vorwurf, der sich an die DGVT richtet. Es sind meine Fachkollegen, die nicht da sind. Es sind schließlich die Universitätsabteilungen für Klinische Psychologie, die dort vertreten sein sollten. Ich bin nicht der Einzige, der das festgestellt hat. Wir haben auf einer Fachgruppentagung der Universitätslehrer neulich darüber gesprochen, das haben mehrere festgestellt ...

CD: In einem anderen Interview hatte das auch schon jemand festgestellt.

Prof. Dr. Klaus Grawe: Ja, ja also die fehlende internationale Präsenz ist sehr bedauerlich. Ich kann mir vorstellen, dass die Errichtung des ganzen Gebildes um das Psychotherapeutengesetz herum in den letzten vielleicht sieben oder acht Jahren wahrscheinlich den Löwenanteil von Energie auf sich gezogen hat, so dass so viel Kraft in diese Kämpfe und den Aufbau gesteckt werden musste, dass dafür einfach zu wenig übrig geblieben ist. Aber das ist eine vage Vermutung ... Mit der Teilnahme aus der Schweiz ist es zum Beispiel anders: wir von der Schweiz beteiligen uns mehr ...

CD: Sind mehr da?

Prof. Dr. Klaus Grawe: Ja, ich denke, wir beteiligen uns mehr als Deutschland, obwohl Deutschland ist zehnmal so groß. Gut wir haben nicht diese intensive Beschäftigung mit uns selbst gehabt. Vielleicht ist das mit ein Grund.

CD: Ja, ich denke das Psychotherapeutengesetz hat schon viele Energien gekostet.

Prof. Dr. Klaus Grawe: Ja, ich weiß es von vielen Kollegen, die haben nichts anderes gemacht außer Anträge geschrieben und sich verteidigt gegen Zumutungen. Sie sind damit beschäftigt gewesen, etwas durchzuboxen, dass sie überhaupt eine Ambulanz aufbauen dürfen, dass sie anerkannt werden, dass die Universitäten Räume dafür zur Verfügung stellen und so weiter. Und das muss ja irgendwo abgezogen werden. Auf der anderen Seite kann ich mir nicht vorstellen, dass deren wissenschaftliche Tätigkeit völlig eingeschlafen ist. Sonst kann ich nichts Kluges beitragen. Keine durchgreifenden Erkenntnisse und Erleuchtungen.

CD: *(Lachend)* dann danke ich Ihnen für dieses spannende Interview!

Prof. Dr. Klaus Grawe: Ja, es ist interessant gewesen, mir das jetzt noch einmal durch den Kopf gehen zu lassen. Es ist doch ein weiter Weg gewesen, von den Anfängen, was daraus geworden ist und mit welcher Selbstverständlichkeit jetzt über so ein großes Arsenal verfügt wird. Aber das kann man wieder positiv sehen, so in 30 Jahren hat sich dann doch etwas getan!

CD: Ja, dann will ich Ihre Zeit nicht länger beanspruchen. Herzlichen Dank noch einmal.

Prof. Dr. Klaus Grawe: Ja, ich habe es gern gemacht, es ist interessant gewesen.

Biographische Angaben

Prof. Dr. Klaus Grawe
geboren 1943, verstorben am 10.07.2005

Beruflicher Werdegang

1963–1968 Studium der Psychologie in Hamburg und Freiburg i.Br.
1969–1979 Klinischer Psychologe an der Psychiatrischen Universitätsklinik Hamburg-Eppendorf, Schwerpunkt stationäre Psychotherapie
1976 Promotion
1979 Habilitation
1979–2005 Inhaber des Lehrstuhls für Klinische Psychologie und Leiter der Psychotherapeutischen Praxisstelle der Universität Bern

Forschungsschwerpunkte und Aktivitäten

Schwerpunkt ambulante Psychotherapie
Past President der "Society for Psychotherapy Research"
Gründungs-Herausgeber der Zeitschrift "Psychotherapy Research"
Autor zahlreicher Studien zu Fragen der Wirksamkeit und Wirkungsweise von Psychotherapie

Empfänger des Großen Georg-Gottlob-Preises 2005

Publikationen (Auswahl)

Grawe, K. (1980). *Verhaltenstherapie in Gruppen*. München, Wien, Baltimore: Urban und Schwarzenberg.

Grawe, K. (1991). *Über die richtige Art, Psychologie zu betreiben*. Göttingen: Hogrefe.

Grawe, K., Donati, R. & Bernauer, F. (1994). *Psychotherapie im Wandel*. Von der Konfession zur Profession. Göttingen: Hogrefe.

Grawe, K. (1998). *Psychologische Therapie*. Göttingen: Hogrefe.

Grawe, K. (2004). *Neuropsychotherapie*. Göttingen: Hogrefe.

Grawe, K. (2004). *Psychological therapy*. Cambridge, MA: Hogrefe and Huber.

Abkürzungsverzeichnis

AABT	Association for Advancement of Behavior Therapy; älteste VT-Organisation in USA
AFKV	Ausbildungsinstitut für Klinische Verhaltenstherapie in NRW gem. e. V., Gelsenkirchen
AGPF	Arbeitsgemeinschaft Psychotherapeutischer Fachverbände (GwG, GMVPP, NGfP, VPP)
AGPT	Arbeitsgemeinschaft Psychotherapie
AGR	Arbeitsgemeinschaft Richtlinienverfahren
APA	American Psychiatric Association
APA	American Psychological Association
APV	Gesellschaft für Angewandte Psychologie und Verhaltensmedizin mbH, Münster
ASG	Arbeitsgemeinschaft Sozialdemokraten im Gesundheitswesen
AVM (A)	Arbeitsgemeinschaft für Verhaltensmodifikation, Wals (Österreich)
AVM (CH)	Arbeitsgemeinschaft für Verhaltensmodifikation, Ostermundingen (Schweiz)
AVM (D)	Arbeitsgemeinschaft für Verhaltensmodifikation, Bamberg (Deutschland)
BAP	Bayerische Private Akademie für Psychotherapie GmbH, München
BDP	Berufsverband Deutscher Psychologen
BSG	Bundesvereinigung Seelische Gesundheit
bvvp	Bundesverband der Vertragspsychotherapeuten e. V.
CIP	Centrum für Integrative Psychotherapie, München
DÄVT	Deutsche Ärztliche Gesellschaft für Verhaltenstherapie e. V., Bad Pyrmont
DBV	Deutscher Berufsverband der Verhaltenstherapeuten
DFG	Deutsche Forschungsgemeinschaft
DGPS	Deutsche Gesellschaft für Psychologie
DGSP	Deutsche Gesellschaft für Sozialpsychiatrie
DGVM	Deutsche Gesellschaft für Verhaltensmedizin und Verhaltensmodifikation
DGVT	Deutsche Gesellschaft für Verhaltenstherapie e. V.
DPTV	Deutscher Psychotherapeutenverband
DPWV	Deutscher Paritätischer Wohlfahrtsverband
DVT	Deutscher Fachverband für Verhaltenstherapie e. V. 1992: Zusammenschluss aus früher: FKV: Fachverband Klinische Verhaltenstherapie und DAVT – Deutsche Akademie für Verhaltenstherapie

EABCT	European Association for Behavioural and Cognitive Therapy
EABT	European Association for Behavioural Therapies
GAP	Gesellschaft für Ausbildung in Psychotherapie GmbH, Frankfurt/M.
GGFP	Gesellschaft für Gemeindepsychologische Forschung und Praxis
GKV	Gesetzliche Krankenversicherung
GMVPP	Gesellschaft zur Förderung der Methodenvielfalt in der Psychologischen Psychotherapie
GNP	Gesellschaft für Neuropsychologie
GPT	Gesellschaft für Psychosomatische Therapie
GT	Gesprächspsychotherapie
GVT	Gesellschaft zur Förderung der Verhaltenstherapie
GwG	Gesellschaft für Wissenschaftliche Gesprächspsychotherapie
IFKV	Institut für Fort- und Weiterbildung in Klinischer Verhaltenstherapie, Bad Dürkheim
IFT	Institut für Therapieforschung
IVB	Institut für Verhaltenstherapie Berlin e. V., Berlin
KBV	Kassenärztliche Bundesvereinigung
KliPs	Klinische Psychologie
MPI	May-Planck-Institut
NGfP	Neue Gesellschaft für Psychologie
NIVT	Norddeutsches Institut für Verhaltenstherapie (NIVT) e.V. – Bremen
ÖGVT	Österreichische Gesellschaft für Verhaltenstherapie, Wien
PA	Psychoanalyse
PTG	Psychotherapeutengesetz
SGVT	Schweizerische Gesellschaft für Verhaltenstherapie, Bern
TAVT	Tübinger Akademie für Verhaltenstherapie, Tübingen
TP	Tiefenpsychologische Verfahren
VFKV	Verein zur Förderung der klinischen Verhaltenstherapie, München
VFKV	Verein zur Förderung der klinischen Verhaltenstherapie
VPP	Vereinigung Psychologischer Psychotherapeuten beim BDP
VT	Verhaltenstherapie

Literaturhinweise

Ausgewählte Literatur zu
- Psychologiegeschichte
- Oral History
- Qualitative Sozialforschung
- Quellen der Chronologie
- In den Interviews zitierte Quellen und „Klassiker“ der VT-Geschichte in der BRD – eine Auswahl

Psychologiegeschichte

Ash, M. G & Woodward, W. R. (Hrsg.), *Psychology in twentieth-century thought and society*. Cambridge: Cambridge University Press.

Ash, M. G. & Geuter, U. (Hrsg.). (1985). *Geschichte der deutschen Psychologe im 20. Jahrhundert: ein Überblick*. Opladen: Westdeutscher Verlag.

Ash, M. G. & Söllner, A. (Hrsg.). (1996). *Forced migration and scientific change: emigré German-speaking scientists and scholars after 1933.* Cambridge: Cambridge University Press.

Ash, M. G. & Woodward, W. R. (Hrsg.). (1987). *Psychology in twentieth-century thought and society.* Cambridge: Cambridge University Press.

Bruder, K. J. (1982). *Psychologie ohne Bewußtsein. Die Geburt der behavioristischen Sozialtechnologie*. Frankfurt a. M.: Rowohlt.

Bruder, K.-J. (1978). Propaganda der sozialen Kontrolle. Über Skinners „Radical Behavoirism“ (1). *Psychologie und Gesellschaftskritik*, *2*(4), 37–57.

Daiminger, C. & Padberg, T. (2001). Zur Geschichte der Verhaltenstherapie und der DGVT in der Bundesrepublik Deutschland. *Verhaltenstherapie und psychosoziale Praxis, 33,* (3), 397–410.

Daiminger, C. (2007). *Eine Erfolgsgeschichte mit Differenzen. Zur Geschichte der Pprofessionalisierung der Verhaltenstherapie und der Deutschen Gesellschaft für Verhaltenstherapie (DGVT) in der Bundesrepublik Deutschland.* Tübingen: dgvt-Verlag.

Danziger, K. (1990). *Constructing the Subject: Historical Origins of Psychological Research.* New York: Cambridge University Press.

Fishman, D. B. & Franks, C. M. (1992). Evolution and differentiation within behavior therapy: a theoretical and epistemological review. In D. K. Freedheim (Hrsg.), *History of psychotherapy: a century of change* (S. 159–196). Washington, DC: American Psychological Association.

Graumann, C. F. & Gergen, K. J. (Hrsg.). (1996). *Historical dimensions of psychological discourse*. Cambridge: Cambridge University Press.

Herman, E. (1996). *The Romance of American Psychology: Poltical Culture in the Age of Experts*. Berkley and Los Angeles: University of California Press.

Lück, H.E. (1996). *Geschichte der Psychologie* (2. Aufl.). Stuttgart: Kohlhammer.

Schorr, A. (1984). *Die Verhaltenstherapie. Ihre Geschichte von den Anfängen bis zur Gegenwart*. Weinheim: Beltz.

Schorr, A. (1990). Verschenkter Neubeginn – Zur Tätigkeit beratender und behandelnder Psychologen im Nationalsozialismus und ihren Wirkungen in der Gegenwart. In A. Schorr & E. G. Wehner (Hrsg.), *Psychologiegeschichte heute* (S. 239–260). Göttingen: Hogrefe.

Simpson, C. (Ed.). *Universities and Empire. Money and Politics in the Social Sciences During the Cold War*. New York: The New Press.

Staeuble, I. (1996). Emancipation – a failed project? Remarks on the discourse of radical critique. In C. F. Graumann & K. J. Gergen (Hrsg.), *Historical dimensions of psychological discourse* (S. 243–262). Cambridge: Cambridge University Press.

Oral History

Geppert, A. C. T. (1999). Forschungstechnik oder Disziplin? Methodische Probleme der Oral History. In H. Boockmann, J. Rohlfes & W. Schulze (Hrsg.), *Geschichtsunterricht heute. Grundlagen – Probleme – Möglichkeiten. Sammelband: GWU-Beiträge der neunziger Jahre* (S. 123–139). Seelze-Velber: Erhard Friedrich Verlag.

Goertz, H. J. (Hrsg.). (1998). *Geschichte. Ein Grundkurs*. Reinbek bei Hamburg: Rowohlt Taschenbuch Verlag.

Niethammer, L. (Hrsg.). (1980). *Lebenserfahrung und kollektives Gedächtnis. Die Praxis der „Oral history"*. Frankfurt am Main: Syndikat.

Plato, A. von (2000). Zeitzeugen und die historische Zunft. *BIOS*, *13*(1), 5–29.

Starr, L. M. (1980). Oral History in den USA. Probleme und Perspektiven. In L. Niethammer (Hrsg.), *Lebenserfahrung und kollektives Gedächtnis. Die Praxis der „Oral history"* (S. 27–54). Frankfurt am Main: Syndikat.

Welzer, H., Moller, S. & Tschuggnall, K. (2002). *Opa war kein Nazi. Nationalsozialismus und Holocaust im Familiengedächtnis*. Frankfurt am Main: Fischer.

Qualitative Sozialforschung

Flick, U., Kardorff, E. v. & Steinke, I. (Hrsg.). (2000). *Qualitative Forschung. Ein Handbuch*. Reinbek bei Hamburg: Rowohlt.

Mayring, P. (1988). *Qualitative Inhaltsanalyse: Grundlagen und Techniken*. Weinheim: Deutscher Studien Verlag.
Mayring, P. (1997) *Qualitative Inhaltsanalyse,* 6. Auflage. Weinheim, Basel: Beltz.
Wolff, S. (2000). Dokumenten- und Aktenanalyse. In U. Flick, E. v. Kardorff & I. Steinke (Hrsg.), *Qualitative Forschung. Ein Handbuch,* (S. 502–513). Reinbek bei Hamburg: Rowohlt.

Quellen der Chronologie

Bergold, J. (1984). Verhaltenstherapie – gestern und heute. *Verhaltenstherapie und psychosoziale Praxis, 3*, 344–348.
Fiedler, P. (1994). Die Verhaltenstherapie zu Beginn der 90er Jahre: Historische Entwicklung und Perspektiven. In M. Zielke & J. Sturm (Hrsg.), *Handbuch stationäre Verhaltenstherapie* (S. 33–41). Weinheim: Beltz.
Gebhardt, H. J. & Wutka, B. (1987). Verhaltenstherapie. In H. Zygowski (Hrsg.), *Psychotherapie und Gesellschaft* (S. 72–97). Reinbek: Rowohlt.
Gleiss, I. (2000). Berlin: Verhaltenstherapie und Weltrevolution – die Jahre am P.I. Unveröffentlichtes Redemanuskript.
Christoph-Dornier-Stiftung-Homepage: http://www.christoph-dornier-tiftung.de/
DVT-Homepage: http://www.verhaltenstherapie.de/index.htm
IFT-Homepage: http://www.ift.de/
Kraiker, C. (1977). Zur Entwicklung und Rezeption der Verhaltenstherapie in Deutschland. In H. Zeier (Hrsg.), *Die Psychologie des 20. Jahrhunderts. Bd. 4: Pawlow und die Folgen* (S. 657–665). München: Kindler.
Lehmann, H. G. (2000). *Deutschland-Chronik. 1945 bis 2000. Schriftenreihe der Bundeszentrale für politische Bildung*. Band 366.
Lieb, H. (1995). *Verhaltenstherapie, Systemtherapie und die Kontrolle menschlichen Verhaltens. Ein Beitrag zur Paradigmendiskussion in der Psychotherapie*. Regensburg: Roderer.
Margraf, J. (1996). Grundprinzipien und historische Entwicklung. In ders. (Hrsg.), *Lehrbuch der Verhaltenstherapie. Band 1: Grundlagen – Diagnostik – Verfahren – Rahmenbedingungen* (S. 1–30). Berlin: Springer.
März, F. (Hrsg.). (1967). *Bericht über den 25. Kongress der Deutschen Gesellschaft für Psychologie, Münster.* Göttingen: Hogrefe.
Mattes, P. (1985). Die Psychologiekritik der Studentenbewegung. In M. G. Ash & U. Geuter (Hrsg.), *Geschichte der deutschen Psychologie im 20. Jahrhundert. Ein Überblick* (S. 286–313). Opladen: Westdeutscher Verlag.
Métraux, A. (1985). Der Methodenstreit und die Amerikanisierung der Psychologie in der Bundesrepublik 1950–1970. In M. G. Ash & U. Geuter (Hrsg.), *Geschichte der deutschen Psychologie im 20. Jahrhundert. Ein Überblick* (S. 225–251). Opladen: Westdeutscher Verlag.

Notvorstand der GVT e.V. (1973). *Dokumentation zur Entwicklung der Verhaltenstherapie in Westdeutschland*. Druck: Sofortdruck München.

Schorr, A. (1990). Verschenkter Neubeginn – Zur Tätigkeit beratender und behandelnder Psychologen im Nationalsozialismus und ihren Wirkungen in der Gegenwart. In A. Schorr & E. G. Wehner (Hrsg.), *Psychologiegeschichte heute* (S. 239–260). Göttingen: Hogrefe.

Schulte, D. (2003). Frederick H. Kanfer (1925-2002). *Verhaltenstherapie, 13,* 7–8.

SGIPT-Homepage: http://www.sgipt.org/berpol/gesptvg0.htm, Zugriff: 16.06.2004. Diese Homepage bietet eine umfangreiche Datensammlung zu Daten der Geschichte der Psychologie und der Entwicklung Psychotherapeutengesetzes.

Sturm, J. (1996). Verhaltenstherapeutische Kliniken. Ihre Rolle für die Entwicklung der Verhaltenstherapie in Deutschland. In H. S. Reinecker & D. Schmelzer (Hrsg.), *Verhaltenstherapie, Selbstregulation, Selbstmanagement. Frederick H. Kanfer zum 70. Geburtstag* (S. 343–352). Göttingen: Hogrefe.

Westmeyer, H. & Hoffmann, N. (1977). *Verhaltenstherapie. Grundlegende Texte*. Hamburg: Hoffmann & Campe.

In den Interviews zitierte Quellen und „Klassiker" der VT-Geschichte in der BRD – eine Auswahl

Bachmann, C. H. (Hrsg.). (1972). *Psychoanalyse und Verhaltenstherapie*. Frankfurt am Main: Fischer.

Bandura, A. (1969). *Principles of behavior modification*. New York: Holt, Rinehart & Winston.

Bergold, J. B., Fröschen, G., Keupp, H., Klinkers, J., Kopkow, A., Möhlen, G., Permien, H., Rüggeberg, A., Stevens, U. Zimmer, D. (1973). Emanzipation und Verhaltensmodifikation: Widersprüche und Möglichkeiten. In J. C. Brengelmann & W. Tunner (Hrsg.), *Behavior Therapy – Verhaltenstherapie* (S. 367–385). München: Urban & Schwarzenberg.

Blöschl, L. (1972). *Grundlagen und Methoden der Verhaltenstherapie* (3. erw. Aufl.). Bern: Huber.

Braun, P. & Tittelbach, E. (1978). Verhaltenstherapie. In L. J. Pongratz (Hrsg.), *Handbuch der Psychologie* (S. 1955–2081). Göttingen: Hogrefe.

Breger, L. & McGaugh, J. L. (1965). Critique and Reformulation of „Learning theory" Approaches to Psychotherapy and Neurosis. *Psychol Bulletin. 63,* 338–358.

Breger, L. & McGaugh, J. L. (1977). Kritik und Neufassung „lerntheoretischer" Ansätze zur Psychotherapie und zum Begriff Neurose. In H. Westmeyer & N. Hoffmann (Hrsg.), *Verhaltenstherapie – Grundlegende Texte* (S. 32–62). Hamburg: Hoffmann und Campe.

Brengelmann, J. C. (1969). Einstellungen zur Verhaltenstherapie. In M. Irle

(Hrsg.), *Bericht über den 26. Kongreß der DGfP* (S. 254–258). Göttingen: Hogrefe.

Brengelmann, J. C. & Tunner, W. (1973). *Verhaltenstherapie. Praktische und theoretische Aspekte. Behavior Therapy.* München: Urban & Schwarzenberg.

Chomsky (1959). Review of „Verbal Behavior". *Language, 35,* 26–58.

Chomsky, N. (1974). *Aus Staatsraison.* Frankfurt a.M.: Suhrkamp.

DGSP, DGVT & GwG. (1982). *Psychosoziale Hilfen im regionalen Verbund.* Tübingen: DGVT.

Eysenck, H. J. (1952). The Effects of Psychotherapy: An Evaluation. *Journal of Consulting Psychology, 16,* 319–324. On-Line-Version unter: http://psychclassics.yorku.ca/Eysenck/ psychotherapy.htm; Zugriff am 20.07.2004.

Eysenck, H.-J. & Rachman, S. (1968). *Neurosen – Ursachen und Heilmethoden. Einführung in die moderne Verhaltenstherapie* (2. Aufl.). Berlin: VEB Deutscher Verlag der Wissenschaften.

Franks, C. M. & Wilson, G. T. (1979). *Jahresüberblick der Verhaltenstherapie 1978: Entwicklungen in Theorie, Forschung und Praxis.* Tübingen: DGVT.

Geuter, U. (1988). *Die Professionalisierung der deutschen Psychologie im Nationalsozialismus.* Frankfurt a. M.: Suhrkamp Taschenbuchverlag. (Erstausgabe als Hardcover: 1984)

Görres, A., Heiss, R, Thomä, H. & Uexküll, T. v. (1964). *Denkschrift zur Lage der ärztlichen Psychotherapie und der psychosomatischen Medizin.* Wiesbaden: F. Steiner.

Grawe, Donati & Bernauer (1994). *Psychotherapie im Wandel. Von der Konfession zur Profession* (4. Aufl.). Göttingen: Hogrefe.

Hartig, M. (1973). *Selbstkontrolle: Lerntheoretische und verhaltenstherapeutische Ansätze.* München: Urban & Schwarzenberg.

Hoyos, C. Graf (1964). *Denkschrift zur Lage der Psychologie.* Wiesbaden: F. Steiner.

Jaeggi, E. (1975). Persönlichkeitstheoretische Implikationen verhaltenstherapeutischer Praxis. *Das Argument 91, 5/6,* 233–241.

Jaeggi, E. (1979). *Kognitive Verhaltenstherapie: Kritik und Neubestimmung eines aktuellen Konzepts.* Weinheim: Beltz.

Jaeggi, E. (1983). *Wir Menschenbummler: Autobiographie einer Psychotherapeutin.* Weinheim: Beltz.

Kanfer, F. H. & Karoly, P. (1972). Self-control: A behavioristic excursion into the lion's den. *Behavior Therapy, 3,* 398–415. dt. Übersetzung: Kanfer, F. H. (1977). Selbstkontrolle: „Ein behavioristischer Ausflug in die Höhle des Löwen". In F. Petermann & C. Schmook (Hrsg.), *Grundlagentexte der Klinischen Psychologie,* Bd. 2 Ergebnisse der Klinischen Psychologie (S. 97–120). Huber: Bern.

Kanfer, F. H., Reinecker, H. & Schmelzer, D. (1996). *Selbstmanagement-Therapie* (2. Aufl.). Berlin: Springer.

Kemmler, L. & Heckhausen, H. (1980). Die Psychologie an der Universität Münster. In H. Dollinger (Hrsg.), *Die Universität Münster 1780 – 1980* (S. 325–330). Münster: Aschendorff.

Keupp, H. & Bergold, J. (1972). Probleme der Macht in der Psychotherapie unter spezieller Berücksichtigung der Verhaltenstherapie. In C. H. Bachmann (Hrsg.), *Psychoanalyse und Verhaltenstherapie*. Frankfurt am Main: Fischer.

Keupp, H. & Kraiker, C. (1977). Die Kontroverse zwischen Verhaltenstherapie und Psychoanalyse. In H. Zeier (Hrsg.), *Die Psychologie des 20. Jahrhunderts. Bd. 4: Pawlow und die Folgen* (S. 666–712). München: Kindler.

Keupp, H. (Hrsg.). (1972). *Der Krankheitsmythos in der Psychopathologie: Darstellung einer Kontroverse*. München: Urban & Schwarzenberg.

Klix, F. (1971). *Information und Verhalten*. Berlin: Deutscher Verlag der Wissenschaften.

Kraiker, C. (1977). Zur Entwicklung und Rezeption der Verhaltenstherapie in Deutschland. In H. Zeier (Hrsg.), *Die Psychologie des 20. Jahrhunderts. Bd. 4: Pawlow und die Folgen* (S. 657–665). München: Kindler.

Lazarus, A. (1971). *Behavior Therapy and Beyond*. New York: McGraw-Hill.

Lindsley, Skinner & Salomon (1953). *Studies in Behavior Therapy. Status Report 1*. Waltham, Mass.: Metropolitan State Hospital.

London, P. (1972): The End of Ideology in Behavior Modifcation. *Amer. Psychol. 27*, 913–920.

London, P. (1964). *The Modes and Morals of Psychotherapy*. New York:

Lovaas, O. I, (1973). Strenths an Weakness of Operant Conditioning Techniques for the Treatment of Psychotic Children. In J. C. Brengelmann & W. Tunner, *Verhaltenstherapie. Praktische und theoretische Aspekte*, (S. 54–60). München: Urban & Schwarzenberg.

März, F. (Hrsg.). (1967). *Bericht über den 25. Kongreß der Deutschen Gesellschaft für Psychologie, Münster, 1966.* Göttingen: Hogrefe.

Meyer A. E., Richter R., Grawe K., Schulenburg Graf v. J. M. & Schulte, B. (1991). *Forschungsgutachten zu Fragen eine Psychotherapeutengesetzes. Im Auftrag des Bundesministeriums für Jugend, Familie, Frauen und Gesundheit.*

Miller, G. A. Galanter, E. & Pribram, K. (1960). *Plans and the structure of behavior.* New York: Holt, Rinehart & Winston. In deutscher Übersetzung: (1973) Strategien des Handelns. Pläne und Strukturen des Verhaltens. Stuttgart: Klett-Cotta.

Miltner, W., Birbaumer, N. & Gerber, W. D. (1986). *Verhaltensmedizin*. Berlin: Springer.

Mitscherlich, A. (1970). *Versuch, die Welt besser zu verstehen: Fünf Plädoyers in Sachen Psychoanalyse*. Frankfurt: Suhrkamp.

Notvorstand der GVT e.V. (1973). *Dokumentation zur Entwicklung der Verhaltenstherapie in Westdeutschland*. Druck: Sofortdruck München.

Pongratz, L. (1973). Geschichte, Gegenstand und Grundlagen der Klinischen Psychologie. In *Handbuch der Psychologie, Band 1,1. Halbbd. Klinische Psychologie* (S. 1–56). Göttingen: Hogrefe Verlag.

Reinecker-Hecht, C. & Reinecker, H. (1996). Frederick H. Kanfer – Person und Werk. In H. Reinecker & D. Schmelzer (Hrsg.), *Verhaltenstherapie, Selbstregulation, Selbstmanagement: Frederick Kanfer zum 70. Geburtstag* (S. 1–7). Göttingen: Hogrefe.

Schulte, D. (Hrsg.). (1975). *Diagnostik in der Verhaltenstherapie* (2. Aufl.). München: Urban & Schwarzenberg.

Skinner, B. F. & Lindsely, O. R. (1954). *Studies in Behavior Therapy. Status Report II and III.* Office o Naval Research Contract N5 ori-7662.

Skinner, B. F. (1938). *The Behavior of Organisms.* New York: Appelton-Century-Crofts.

Skinner, B. F. (1948). *Walden Two.* New York: Macmillan.

Skinner, B. F. (1953). *Science and Human Behavior.* New York: Macmillan.

Skinner, B. F. (1957). *Verbal Behavior.* New York: Appelton-Century-Crofts.

Skinner, B. F. (1970). *Futurum Zwei.* Hamburg: Wegener.

Skinner, B. F. (1974). *About Behaviorism.* New York: Knopf.

Skinner, B. F. (1977). Why I am not a cognitive psychologist. *Behaviorism, 5,* 1–10.

Skinner, B. F. (2002). *Beyond Freedom and Dignity.* Indianapolis, IN: Reprinted by Hackett Publishing Company.

Szasz, T. S. (2002). The Myth of Mental Illness. First published in *American Psychologist, 15,* 113–118, 1960. In *http://psychclassics.yorku.ca/Szasz/myth.htm.* Zugriff: 23.07.04

Strotzka, H. (1972). Fortschritte der Neurosentherapie. In C. H. Bachmann, (Hrsg.),. (1972). *Psychoanalyse und Verhaltenstherapie* (S. 58–70). Frankfurt am Main: Fischer.

Vorstand der Sektion Klinische Psychologie des BDP (1973). *Informationsbroschüre Nr. 1: Berufsbild und Ausbildungsplan des Fachpsychologen für Klinische Psychologie.*

Wachtel, P. L. (1977). *Psychoanalysis and Behavior Therapy. Toward an Integration.* New York.

Watzlawick, P., Beavin, J. H. & Jackson, D. D. (1969). *Menschliche Kommunikation.* Bern: Verlag Hans Huber.

Wolpe, J. (1958). *Psychotherapy by Reciprocal Inhibition.* Stanford: University Press.

Wolpe, J. (1974). *Praxis der Verhaltenstherapie* (1. Nachdruck). Bern: Hans Huber.

Wolpe, J., & Lazarus, A. A. (1966). *Behavior therapy technique.* New York: Pergamon Press.